The Bloomsbury Encyclopedia of Aromatherapy

芳疗百科

英国芳疗大师 克莉西·怀伍德 著

美容教主 牛尔 译

U0397669

世界图书出版公司

上海·西安·北京·广州

图书在版编目（CIP）数据

芳疗百科/（英）怀伍德著；牛尔译.—上海：上海世界图书出版公司,2010.7（2025.4重印）
ISBN 978-7-5100-2292-0

Ⅰ.①芳… Ⅱ.①怀… ②牛… Ⅲ.①植物香料—保健 Ⅳ.①R161

中国版本图书馆 CIP 数据核字（2010）第 096808 号

书　　名　芳疗百科
　　　　　Fang Liao BaiKe
著　　者　[英]克莉西·怀伍德
译　　者　牛　尔
责任编辑　魏丽沪
出 版 人　唐丽芳
出版发行　上海世界图书出版公司
地　　址　上海市广中路 88 号 9—10 楼
邮　　编　200083
网　　址　http://www.wpcsh.com
经　　销　新华书店
印　　刷　上海景条印刷有限公司
开　　本　710 mm × 1000 mm　1/16
印　　张　26.5
字　　数　450 千字
版　　次　2010 年 7 月第 1 版　2025 年 4 月第 10 次印刷
版权登记　图字 09—2009—419 号
书　　号　ISBN 978-7-5100-2292-0/T · 203
定　　价　68.00 元

第一部 芳香疗法的基础理论

第二部·芳香治疗

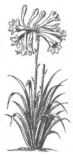

一座芳香博物馆

本书的原文书名为《The Encyclopedia of Aromatherpay》，我们不妨就从百科全书的概念谈起。法国哲学家狄德罗在 18 世纪所编纂的百科全书，被视为人类历史上第一部"图像化"的历史记忆工具，其编辑原则为近代所有的百科全书编者奉行不渝。当我们第一次翻阅克莉西·怀伍德（Chrissie Wildwood）这本书时，所得的印象也相当吻合狄德罗式的百科全书范式。事实上，与所有其他相同企图或相近书名的芳疗书籍相比，怀伍德这本书称得上是最名副其实的一本芳疗百科。对于一般读者来说，这本书真能令他大开眼界，了解到芳疗所涉及的知识领域有多么辽阔。对于有心深造的专业人员来说，这本书既是敲门砖又是里程碑，足以帮他打下万丈高楼平地起的基石。

然而，在这个 google 取代图书馆的时代，任何一种号称是百科全书的书籍，所引发的反应往往不见得是景仰与依赖，反而是畏惧与倦怠。要避免这种窘境，读者应该以逛博物馆的态度，而非以查词典的心理来运用这本书。博物馆"museum"的字根"Muse"（缪斯），是一群掌管了历史、诗歌、戏剧、舞蹈等不同领域的创造力之女神，她们是天地之神宙斯与记忆之神曼茉欣所生之女儿。这意味着创造力应源自于"上知天文，下知地理"的渊博知识。因此，所谓逛博物馆的态度，即是尽可能不偏不倚且悠闲从容地广泛涉猎，而不是急急忙忙要找出一两个问题的答案。如此反复搜寻，渐渐就能养成一种广角视野，遇到任何状况，都可以全面考量而非机械地反射。这也就是阅读本书最大的益处：它的贡献不在于让你迅速找到有效的配方，而在获得一种崭新的、创造性的眼光——芳疗师的眼光。

本书作者克莉西·怀伍德就是个有特定视野、著书立言绝不浮滥的芳疗专家，她不但著作等身，临床经验也很丰富，兼具理论与实务之专长，所以极受英国媒体的欢迎。近年来她尤其致力于"健康土壤"的研究与推广，拉大了芳疗应用与关注之范畴，进一步映证"博物馆派"的发展潜力。译者牛尔先生同样是一位学养扎实、考据严谨，同时又有开创性格局的"博物馆派"作者。他们两位共同为华语世界打造了这座芳香的博物馆，中文读者置身其中，必定能领略柏拉图所揭示的真理——"没有什么比知道所有的事情更加神圣"。

肯园负责人、芳疗师 温佑君

一本不可或缺的芳疗百科

牛尔又出书了，这次很不一样的是芳香疗法书籍。这本书牛尔用尽全力做翻译工作，因此好长一段时间他几乎每天只睡 3 小时，靠着天天吃将近 30 颗维生素或健康食品维持体力。问他怎么会翻译翻到废寝忘食的地步？他说：没办法，这本原文书就是那么令人着迷！

果然，当我看到这本已经被翻译成中文的芳疗百科全书时，我也是深深被它所吸引。借由牛尔本身对化妆保养品的专业素养，他用相当易懂又贴切的描述，让读者很容易进入芳疗领域。只要读者想到的问题，这本书几乎都有解答。尤其在我怀孕时期，非常在意孕妇到底可不可以使用精油？哪种精油成分对孕妇及胎儿是安全的？这些问题也在这本书中有所描述。相信对想要了解芳疗，或是想要在芳疗领域更上一层楼的读者来说，这绝对是一本不可或缺的百科全书。

认识牛尔这么多年，他很努力在专业上扎根，过去在保养品业界、学术界，以及现在跨足到芳疗领域所累积的经验，称他作"美容教主"一点也不为过。

牛尔，加油！

消费高手节目主持人 支艺桦

一段芳疗机缘

虽然接触芳香疗法多年,许多朋友也认为我何不自己写一本有关芳疗的书籍,然而,会翻译这本书其实有这么一段机缘。

记得是在7年以前的事情吧,那时我任职于美体小铺训练部门,由于当时芳香疗法在中国台湾省尚属陌生,所以那时公司芳疗产品的销售量一直不是很好。然而,同时期在英国,芳香疗法却由来已久,方兴未艾,当时英国总公司决定将旗下的芳疗产品全面扩充、更新;为了要让产品在中国台湾能创造销售佳绩,也为了让中国台湾的消费者能够更充分明了芳疗的奥妙,负责教育训练工作的我感受到业绩的压力。虽然之前也受过一些芳香疗法的专业训练,但是仍然感到不足,找遍了中国台湾各大书局相关的芳疗书籍,资讯竟是相当的贫乏。一次偶然的机会,我找到了克莉西·怀伍德女士的这本经典之作,当时渴望获取芳疗知识的我,感觉就像找到武林秘笈般,好像从此就可以修成绝世神功,这样的想法其实还满好笑的。任何的学问,其实都是一条漫长的路,特别是芳疗。这个累积了将近5000年人类智慧的学问,不是一下子就能够修成正果的。然而,这本书对当时算是井底之蛙的我,可说是大开眼界,一股雄心壮志就这么油然而生:如果能够将这本书翻译成中文,介绍给中国台湾对芳疗有兴趣的学子,应该也算是功德一件吧!

就这么过了7年之后,自己终于有幸、也有能力,能够将这本启蒙我芳疗之路的巨著介绍给喜爱芳疗的朋友们,虽然过了7年,中国台湾的芳疗资讯已经相当的充足。然而,我认为这本书仍有它不可抹灭的价值,值得大力推荐给喜爱芳疗的朋友们。

难能可贵的是,由于作者克莉西·怀伍德女士本身受过医学方面基础知识的教育,使得这本书具有相当的实用价值。它不像一些芳疗的"配方"书籍过度夸大精油的疗效,好像所有的问题都可以借由"精油"来得到解决,我觉得这种过度江湖味的说法不免显得有些不负责任。再加上作者本身多年的芳疗临床心得,以及丰富的写作经验,使得这本书阅读起来不会让人觉得生涩、难懂,更不会让你觉得像在读论文,而是一本真正好读的书。

由于这本书的内容相当丰富,适合所有喜爱芳疗的朋友们阅读,你不需要一定得由第 1 章开始循序渐进。依我的看法，如果你是初学者，建议先从第 5 章开始阅读，你会很快进入芳疗的领域；而一些精油老手则建议不妨仔细品味本书第 19~21 章，它将会带你进入更宽广的芳疗领域；喜欢实践精油的各种生活应用法则，不妨参考本书第 8~18 章的部分；爱美的芳疗迷，则不妨由第 26~27 章开始阅读；想要学习按摩方法的读者们，则不妨参考第 22~25 章的部分。总而言之，不管您是新手，还是老手，这本书充实的内容都值得推荐给您参考。

最后，针对精油选择与购买的部分，我特别于本书书末附录部分加上自己这些年来购买精油的经验与心得提供读者参考。希望对您有所帮助，如果您有任何疑问，或是有任何心得分享，也欢迎您随时与我联系，芳疗之路虽漫长，但一路上却是充满鸟语花香，希望有您一同加入！

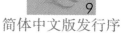
简体中文版发行序

　　熟悉老牛的朋友都知道，我家里有着上千瓶的植物精油，像稀有的玫瑰蜡、茉莉蜡、沉香木原精、超临界萃取的玫瑰果油，以及环保冷媒所提炼的珍贵玫瑰精油……我天天沉浸在这片芳香的世界里，闭上眼睛，仿佛就来到了一处天堂花园，也因此，我自己所研发的护肤产品中植物精油是相当重要的关键成分。

　　会对芳香疗法如此着迷，大概是从1992年开始的吧，当时我正担任沙龙的专业护肤讲师，而中国台湾当时刚刚引进芳香疗法这门学问，虽然当时的我对精油了解不多，然而，一吸嗅到薰衣草精油甜而不腻的气味，瞬间脑中就有了彩虹般的美丽画面，而心也似乎被这气味所抚慰，而令人感到平静、舒适……

　　在后来化妆品公司的经历中，我一次又一次的与芳香疗法结缘，而这本书，就在当时求知若渴的情况之下，出现在我的眼前，而成为我最喜欢的一本工具书。

　　为了要让更多读者能够更加了解芳香疗法，我在2004年发表了这本翻译作品——《芳疗百科》（中国台湾版译名为《芳疗圣经》）。从找海外版权，一直到找出版社愿意印行，然后接下来就是好几百个不眠的夜晚，一点一点耕耘出这部作品。

　　严格来说，为了这本书的翻译，我花了两年的时间，才将这本45万字的巨著翻译完成。这两年中，为了更能贴近芳疗的生活，除了阅读许多同类的芳疗书籍，我也开始上网购买各种品牌的植物精油、纯露、植物油……来比较这些芳疗产品的异同，为此，我花了超过20万元人民币、搜集了将近千瓶的植物精油。但也因此，这些植物精油都成了我的宝贝，也是我实践芳疗生活的最好材料。

　　后来，我还去了保加利亚的玫瑰谷，这是世界上玫瑰品种最好的地方；也多次造访了心中的香草天堂——普罗旺斯；甚至，我还与当地一位百年精油实验室的经营者结缘，他让我跟随他的芳疗师以及调香师学习精油调香，让我更多地体会到精油多种组合的神奇力量。

虽然，这本书的繁体中文版出版已经六年，知道如今这本书将有简体中文版的发行，我心中还是有着许多感动的。也足见，一本好的作品，不会受到时空的限制。这些年来，每每翻到书中的一些内容，还是觉得非常受用，不管是运用精油纾压、还是心灵方面的充实，又或者，将精油运用于护肤美容的用途，这本书就像是一个值得传世的宝典，值得一看再看，而且每回阅读，我竟都会有新的收获。

诚心地将这本芳疗界的经典之作呈现给您，即使您很忙碌，或心感疲惫，也不妨腾出10分钟，看上一篇章节，或是仅仅几段文字，相信您必能有所收获，同时爱上芳香疗法的世界。

2010 年 5 月

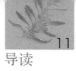

这一本《芳疗百科》将引导您进入各种芳香疗法不同应用领域的发现之旅，本书分为 7 个单元，内容包罗万象，对芳香疗法的各种实用方法都提供完整的介绍，包含个人保健与居家环境的应用。

本书的第一部针对初入门的精油使用者，对芳疗的专有名词及理论架构做概括的阐述。同时探索芳疗的历史，对照其近代受欢迎的评价来看，其实芳香疗法并非新世纪疗法，而是一项具有历史传统根基的操练与实践。

第二部则是以芳疗师的角度来审视人体内部的各个系统及影响系统运作的各种因素。本部分内容能够提供充分的资讯（然而并不是要取代医师的功能），对于许多身体的问题与疾病提供实用的解决方式。

在芳香疗法的领域里，各种不同的治疗哲学与理论扮演很重要的角色，而本书第三部就针对这个主题探讨，这个部分对于追求自然疗法的热衷人士具有很棒的启发性。

针对不同芳疗的对象以及芳香疗法的按摩应用技巧则涵盖于本书第四部，这个部分邀请您一同探索世界上各种不同的按摩方法，并用图文介绍其正面价值。

第五部则针对目前全世界的美容与香水业提出极为有趣的观点。同时也启发您如何利用植物精油来自制美容护肤产品及天然香水。

第六部则针对居家环境及庭园美化的相关主题来介绍如何使用芳香植物与植物精油，并提出多种不同的建议与方法。

本书的最后部分——植物精油档案，罗列了一些最实用性的植物精油，对于其使用方式及安全注意事项做了完整的介绍。

本书的作者克莉西·怀伍德女士是一位全方位的专业芳疗师，也由于她丰富的写作经验，使得这本书能完整而清楚地提供芳香疗法各种不同且复杂的面向，她让读者清楚明了芳香疗法能为自身带来什么样的帮助，相信这本《芳疗百科》能够让所有渴望芳香疗法不同领域的读者们带来充实与满足的收获。

Vivian Lunny 医师
MD, DIPL SCB – ESIPF, MIFA REG., MIACT CERT. ED., DMS
（著名的芳疗临床咨询师及专科医师）

芳香疗法是一种全方位的治疗艺术，借由运用芳香植物所萃取出的天然植物精油来促进身体健康及心灵的平衡。虽然这种美丽的疗法源自久远的时代，本书却证实了这项传统疗法的可行性与有效性。从特殊问题的治标方式一直到身、心、灵全面性的治本疗法，本书提供了各种植物精油的应用方法来解决。同时也提供一些较轻松有趣的精油应用方式，例如教您如何运用植物精油自制天然香水、调制护肤保养品，以及让两性关系更为协调的芳香疗法和按摩方式。

比较目前市面上林林总总的芳疗书籍，究竟本书有何不同？我认为本书一方面可说是第一本最完整涵盖芳香疗法各种领域与观点的百科全书，另一方面就是本书完整地介绍了各种按摩技巧。由于按摩是芳香疗法各类应用方法中疗效最佳的一种，本书特别运用分解按摩图片介绍全身按摩技巧，包括孕妇、婴儿、儿童，以及年长者的按摩方式。此外，本书还另辟一章节针对运动伤害者提出了改善的按摩方式。

本书适用于一般不熟悉芳香疗法的人作为入门书，通过运用植物精油来改善他们与家人的身体健康与生活情趣。对于学习芳香疗法的学生以及专业芳疗师而言，本书也是一本极佳的专业参考用书。更有甚者，对于从事按摩工作的沙龙美容师以及健身中心指导专家而言，由于本书涵盖的范围非常广泛，有一部分内容也能为他们的工作提供参考。

虽然芳香疗法已为时甚久，然而一直到过去几年才开始有比较多的人认识它。为何芳香疗法如此受到瞩目？不可否认的是除了植物精油特殊的疗效之外（近年来医学也有越来越多的研究证实），芳香疗法也提升了我们的气质与美的品味。再加上近年来人们对于"天然"、"抗压"等事物的风靡，芳疗理所当然地成为这一波趋势下的主流。

然而，尽管许多人都听过"芳香疗法"这个名词，却不是每个人都能明了这门艺术的奥秘。有些人认为芳香疗法就是高级的护肤保养品代名词；而有些人可能认为芳香疗法只是用含有香味的按摩油来按摩罢了；对相信灵学的人来说，芳香疗法是运用吸收天地灵气的植物精油来调养心灵；而对一些较实际的人说来，芳香疗法则是维持人体健康与活力的一种令人乐于接受的方式。

其实芳香疗法包含了上述的所有观点，而且还有更多。

何谓植物精油？

植物精油是由芳香植物所萃取出的高浓缩物质，大部分是借由蒸馏的方式萃取出来，蒸馏植物技术最早可溯源自古美索不达米亚时代，不像一般玉米油或是橄榄油等植物油，植物精油具有高度挥发性，会在空气中挥发掉。

植物精油的化学组成相当复杂，大部分含有上百种物质，例如萜烯（terpenes）、醇类（alcohols）,醛类（aldehydes）及酯类（esters）等化合物。因此，仅一种植物精油就足以应付多种不同的问题，例如薰衣草精油具有抗菌、防腐、止痛、抗沮丧、抗充血，以及镇静的作用。此外，由于精油分子相当细微，它能透过肌肤接触吸收至人体的血液当中，呼吸吸入精油分子亦然。在人体肺部当中，精油通过肺泡而被输送至周围的微细血管中，一旦精油借由血液输送至全身，就能够参与人体的各种生化反应。

令人感到愉悦的治疗方法

与一般药物不同之处在于植物精油的芬芳气息能提升至心灵层次让我们感觉舒适。那是因为嗅觉连接着大脑的边缘系统（limbic system）。边缘系统是情感和记忆的中枢，掌控着人类对于艺术的神秘潜力。事实上，香味对于精神层次的影响使得一些芳疗师专注于此领域的研究，我们称之为"心灵芳疗师"，只运用精油来作为心灵治疗的用途。

芳香疗法也是少数自然疗法中具有独创性的疗法，其中最重要的技巧来自于芳疗师如何巧妙地调和不同比例的植物精油来治疗各种生理及心理方面的问题。而比起其他临床疗法，如顺势疗法（homeopathy）及针灸等，芳香疗法的效力来自植物香气对于想象力的启发，而立即让人产生愉悦或是安适感。

借由各种感官来改善身体及心理问题其实并不是一件新鲜的事情。古希腊医师阿克列比德（Asclepiades）就提倡运用按摩、芳香沐浴、音乐及香精来抚平生活中的紧张与压力，其至连酒也是他所运用的一项快乐处方。

相同的是，芳香疗法也是借由嗅觉与触觉来让身心愉悦的一种疗法，加上一些轻柔的音乐与环境的布置，借此提升视觉与听觉的愉悦感，再用专注的爱与关怀从事芳香疗法，如此身心都能够获得滋养。

事实上芳香疗法的疗效可建立于目前最新的一项研究——精神神经免疫学（psychoneuroimmunology），这门学科研究证实当我们处于恋爱、听音乐、按摩，以及闻到愉悦的香气时，诸如此类的正面情感状态都能强化人体的免疫系统。相反，不快乐的情绪也会降低人体对各种生理疾病的抵抗力，例如细菌性感冒、病毒性感冒、带状疱疹或其他更严重的疾病。一个人心碎可能真的会就此死去，这就是情感的影响力。

全面性的影响

整体全面治疗（holistic healing）着重在找出引发疾病的原因与预防方式，而不强调单纯的控制疾病的症状，而全面治疗也有助于人体的健康。为了持续其效果，芳香疗法也强调需要健康的饮食与生活形态来配合。此外，芳香疗法也能与其他治疗方法巧妙结合。例如心理治疗、营养咨询、植物药草疗法，甚至传统的医学疗法。对于现代人最大的毒害——压力，芳香疗法能够有效地消弭其所带来的种种负面影响。

情绪的掩饰与不协调终会导致生理疾病的产生，而芳香按摩所带来的心灵愉悦能够让身心重新恢复平衡状态。它能够让人完全放松，并能释放心中所有杂念，即使只有一会儿，也足以能够启动人体潜在的自愈能力。这就是芳疗的神奇力量。

温和的治疗艺术

芳香疗法中最重要的一种治疗方式便是通过抚触，这样的方式同时兼具生理及心理治疗的效果。通过温柔的按摩技巧，加上使用具有药物特性与心理治疗作用的植物精油来达成，芳香疗法不只能够改善情绪并平抚压力，对于许许多多生活中的小小病痛，通常医师不容易借由一般药物找出较为温和的治疗方法，而芳香疗法却能有效而温和地解决问题，且能避免传统药物的不良反应。

妇女的问题用植物精油按摩特别有帮助，包含经前症候群（PMS）以及生理痛，它还能平抚焦虑沮丧、改善睡眠问题、心理性的性功能障碍、消化道问题、头痛，以及肌肉酸痛。许多植物精油还是护肤保养的圣品，它们能平衡肌肤油脂分泌、促进血液循环、改善肌肤黯沉、恢复红润气色。同样地，它们还能运用于头发及头皮的保养，促进头皮血液循环、防止头皮屑、促进健康头发的再生。植物精油甚至不需要通过按摩，就能够改善一些肌肤的问题，如足部感染、唇部干裂、肌肤霉菌感染等。而借由呼吸蒸气熏蒸的精油，能够有效改善种种感冒的症状，例如咳嗽、扁桃腺炎、喉咙痛、鼻窦炎、急性支气管炎等等。

此外，芳香疗法还能改善更严重的身体状况，然而我建议专业芳疗师或是一般家用者在使用精油治疗一些长期的健康问题前，还是要寻求医师的协助。许多医师越来越认识到综合性治疗的重要性。包括英国、意大利、西班牙、挪威、丹麦、美国、加拿大、澳大利亚、新西兰、南非、新加坡、日本、甚至沙特阿拉伯等国家，芳香疗法辅助医疗的优势越来越受到重视。

各国的芳香疗法

欧洲许多国家是由美容师来从事精油按摩的工作，然而他们却很少会与植物精油的治疗特性搭上边，因为在欧洲许多国家没有医疗执照是不可以从事任何"治疗"行为的。因此，许多欧洲的芳疗师本身也是医师，虽说按摩是芳疗的主要实施技巧，然而仅有少数芳香疗法的医师真正拥有按摩师执照，因此大多芳疗医师会建议患者使用"吞食"的方式来使用植物精油。这样一来，"芳香疗法"已失去其名称真正的含意，因为吞食只会注意到精油的药理学作用而忽略其"芳香"对于心理层面的精妙意义。

由于一些芳疗先驱者的成就，现在法国一些医疗学校已开始将"芳香疗法"纳入课程。此外，欧洲传统的药草疗法中，也会运用植物精油来作为治疗配方，这也使得精油广泛运用于法国。美中不足的是，即使许多医师能够开立精油处方给患者，而且大多数药房都可买到植物精油，但在法国植物精油仍未纳入健康保险的给付项目之中。目前仅有瑞士与德国，经由专业合格医师开立处方，健康保险可以支付这种辅助性疗法。

芳疗之路

至此，你可能很好奇在哪里可以学习芳香疗法与按摩技术，目前已有一些学校提供专业的芳疗学习课程，其中一部分学校将人体解剖学与生理学纳入课程之中，作为学习此疗法的必要基础课程。虽然这些课程主要是针对需要通过资格认证的专业芳疗师，大部分学校也提供了短期的入门课程，提供一般有兴趣的人士研习如何安全使用精油，一些美容学校也将"芳香疗法"纳入特殊的选修课程，然而许多美容师喜欢选择专业的芳疗学校进修芳香疗法。

如果你已经具有按摩技术或是其他自然疗法的资格，希望将植物精油纳入你的工作项目之中，你可以考虑选修精油学（aromatology）就能满足你的需要。精油学主要是研究植物精油的专业知识，而不包括按摩技术。一些学校也提供此课程供你学习参考。由于对于精油药理学课程的需求越来越多，特别是一些护理及医学学校，似乎也开始考虑将这类精油课程纳入选修之中。

作者 克莉西·怀伍德

第一部

Basic principle

芳香疗法的基础理论

精油到底是什么，根据中古世纪炼金术士的说法，
精油代表着植物的灵魂、植物的能量。

玛格丽特·摩利 夫人
（Marguerite Maury）

{ 第1章 }
芳香疗法的历史

上古时代及古埃及时代

古代文明所用的芳香油与现行蒸馏萃取的植物精油其实有很大的不同。大致说来，一般认为古埃及人是最早发明芳香疗法的民族。虽然根据考古学家研究，埃及人其实并不懂得用蒸馏法来萃取植物精油，大部分他们所使用的芳香油是将植物浸泡于植物油或是兽脂之中，然后在太阳下放置数星期而成。

这种方式似乎对于已有高度文明的埃及人说来有点奇怪，他们创造金字塔，熟知天文学、数学，并制造木乃伊，却采用如此传统的技术来制造芳香油。事实上，根据古希腊历史学家迪奥斯科里德（Dioscorides）表示，埃及人的确知道蒸馏的技术，虽然跟后来的蒸馏技术比较起来，埃及当时的蒸馏技术算是相当的原始。他们将水加入装有芳香植物（例如雪松树脂）的土瓶中，瓶口盖上羊毛制的纤维，将土瓶加热后随着水蒸气带出的植物精油被羊毛纤维所吸收。再将羊毛压榨出植物精油，其中雪松精油被埃及人大量使用于医疗、熏香及防腐。在古代雪松可说是最为昂贵且受欢迎的植物精油之一。

另一种埃及人用来萃取一些外来花朵如莲花等香油的方式，则是采用压榨法。现在巴黎的罗浮宫还藏有一幅古埃及时代的浅浮雕作品，刻画妇女搜集花朵于布袋当中，两个男士用木棒绑在布袋的两端，然后将木棒互相旋转借此将布袋缠绞，以压榨出花朵中的植物精油。

溯源自更早的上古时代，我们大概能想象祖先们围在燃烧木材及树脂的火堆旁，借由吸嗅燃烧出的植物香气来完成圣洁的宗教仪式。有些香味据说具有驱除体内邪灵的功效，而在祭坛上熏香也具有平抚天怒与获知神谕的功用，至今这种方法仍然被人们所沿用，而所谓"香水"的英文perfume，是源自拉丁文 per fumen，原意为通过烟熏。

根据科学的研究来解释，这种通过香水或熏香来提升个人精神层次或是其他领域的智慧并非迷信或是原始行为。这种现象其实属于一种下意识的转移，例如灵魂出窍、极乐状态、宗教狂乐或是性爱高潮。有此经验者会知道进行一些冥想或是瑜伽会比较容易进入此种状态，或是服用迷幻药的结果，这种感受起源自大脑的边缘系统（limbic system）。边缘系统在大脑的位置接近嗅觉中枢。有趣的是，最近德国科学家发现最早被古人用来熏香的乳香树脂，含有一种称为氢化大麻醇（trahydrocannabinole）的化学物质，这种物质具有神经兴奋的作用，会借由熏烧乳香而被释放出来。

对于肉体的层次上，一些如松针、雪松、没药及肉桂等芳香植物还具有防腐功效。借由埃及木乃伊的出土让我们知道芳香植物不仅代表着赋香的作用，还具有卓越的防腐功能。在1922年埃及图坦卡门墓被挖掘出来之时，考古学家发现一个装有香脂的瓶子还散发着乳香的香气，当距离今天最近的一具3000年前的木乃伊被解开包裹之时，裹布上还散发着没药及雪松的香气。

更有甚者，这些今天才被发现的木乃伊身上的香油可能仍具有防腐功效。在中古世纪，当时的药剂师可能会使用一种称为"木乃伊的灵药"的可怕药材，是将尸体裹布上的黏质香油压榨所搜集而得。这种药材据说具有极佳的对抗传染病的效果，原因在于其香油本身防腐与令人兴奋的功效。

防腐技术是古埃及人运用香油的一种方法。除此之外，芳香植物还可以用来通过熏香改变情绪，或是制成浓郁醉人的香水、加入护肤保养品中、提炼药物制作外用药膏或是按摩油。在庙中的实验室（祭司专门制造芳香处方的房间）的石墙壁上，用石刻记载着这些配方，因此能够让我们得以一窥古人最精华的芳疗配方。可惜的是，某些记载中的芳香植物因为无法翻译当时某些植物的名称，到今天仍然无法辨识。除了将这些植物花粉的取样或是其他残余物加以科学分析之前，这些植物的天然成分是无法用人工复制的。

埃及最知名的芳香配方之一就是奇斐（kyphi）香油了。这种由16种原料所组成的豪华配方包含了菖蒲（含有一种麻醉及迷幻的物质——细辛醚asarone）、番红花、桂皮、甘松、肉桂及杜松等，加上蜂蜜、葡萄及红酒一起浸泡所制成，希腊历史学家迪奥斯科里德称它为接近天神之香。奇斐熏香具有催眠功效，并拿来当作药物使用，它还可以作为外伤及皮肤感染用药。

还有theriaque这种配方，据说它能消除焦虑，还能够作为解毒及治疗瘟疫的特效药，即使被野兽咬伤也能够使用它。theriaque包含了57至96种成分（来自不同版本的庙中所记载的配方），成分包含没药、肉桂、水菖蒲、杜松、桂皮及较不优雅的蛇皮、鳄鱼粪便及唾液等等。古希腊医师由埃及人那儿搜集了许多芳香植物的配方及疗效，他们非常推崇theriaque，事实上，一直到19世纪初西方主流医学发达之前，它都被视为是一种万灵丹。

希腊及罗马

比起其他民族，希腊人还喜欢将有香味的花朵戴在头上，这是一种心灵芳疗的好方法。事实上，希腊医师Marestheus曾写过一篇关于如何制作花圈与花冠的论文，描写哪些植物会让精神焕散、引起沮丧和疲乏，哪些又能提振精神、令人感觉舒适。玫瑰、风信子等植物香脂，以及大部分的果香及辛香能够使疲倦的心灵恢复活力；百合及水仙则被认为具有压迫性，如果过多闻到此种香味，容易让人疲倦。

希波克拉底（Hippocrates）鼓吹每天进行芳香沐浴与使用精油按摩能延年益寿，其效果好到连柏拉图（Plato）都要责备希波克拉底的老师Herodicus的长寿可谓"老而不死"。

希腊的香水及香膏很快便在罗马流行开来。当时著名的罗马作家皮里尼（Pliny）描述一种昂贵的称为"susinum"的香膏，这种香膏起源自雅典，它是由白百合、玫瑰、番红花及没药所组成，除了当作化妆品使用之外，它还是一种利尿剂及妇女生理抗发炎剂。

罗马人可说是最会洗澡的民族，他们不只珍惜天然温泉水的干净，也重视其对人体健康的疗效；他们还创造了芳香疗法按摩术，有钱人家会将一天的时光消耗在沐浴里，会有专属的奴隶终其一生地为他们做芳香按摩的工作。

东方文明

在中国古时候，药草与针灸、按摩一并用于治疗各种疾病。中国人还着迷于可以让人长生不老的炼丹术。这些术士在炼丹之前会先熏香，并沐浴于有香味的水中。他们相信从芳香植物中萃取的精华具有神奇的力量，能够协助他们炼制出长生不老的仙丹，他们也相信这种技术能够修持出更加完美的灵气。

波斯医师阿维西那（Avicenna）在11世纪发明了更好的蒸馏技术，其先进的技术与蒸馏设备在今天看来仍无太大的改变。他同时提倡按摩、断肢牵引，并将全水果的排毒饮食列为他的养生秘诀之一。波斯人最喜欢玫瑰，玫瑰香油及玫瑰露成为全波斯人最大的消费品项。传说波斯国王的宫殿中甚至有玫瑰花露的喷泉。延续希腊医学之父希波克拉底的推荐，阿拉伯医师用香油及花露水来净化空气，防止疾病。虽然此时并不知道有细菌这回事，他们却深知植物精油能预防疾病。他们会用檀香木、樟脑、玫瑰花露来消毒衣物及保护身体。关于香味心理治疗的功效他们亦有所知，阿维西那认为植物精华能够保护肉体及灵魂，他认为恐惧及忧郁会导致身体的疾病产生，而芳香的气味能够对抗这些负面的情绪。

早期欧洲

十字军东征带回了阿拉伯人的香水与蒸馏技术，有钱人家自己会蒸馏植物精油当作香水及药品。人们会用香水掩饰身体及衣服的异味，他们出门还会携带一小把芳香植物来预防传染病，并借此掩盖城市街道的污秽恶臭。

在中古世纪的欧洲有一种习俗，就是在地板上洒些薰衣草、百里香、甘菊等具有甜美香味的植物。当脚踏上这些植物之时，香味便会被释放出来。这些气味具有驱虫与杀菌的功效，家中的虱子及跳蚤因此而被驱除，而这样的方式还对于防止传染病蔓延扮演非常重要的角色。

然而这些芳香植物能对抗如天谴般的黑死病——鼠疫吗？

芳香疗法与瘟疫

鼠疫杆菌及其传染源老鼠和跳蚤一直到19世纪后期才被人所发现。

在这之前，有人认为鼠疫与下列这些事情有关：恶臭、地狱之风、上帝对人类的惩罚。而这股致命的秽气会经由毛孔以及呼吸将鼠疫传染给人类。

尽管中医早就认识到人类的瘟疫与老鼠的关联性。可惜的是早在公元前50年，希腊医师卢克莱修（Lucretius）差点就找出传染疾病的关键，他认为疾病之所以会传染是因为空气中散布着疾病的"小分子"。在第2世纪时，葛伦（Galenus）医师将瘟疫的引发归咎于两种原因，一为空气遭受过多的不良污染，另一则为身体的虚弱。而身体的虚弱可能缘于纵情逸乐、暴饮暴食、怠惰、工作负荷过重，或是心烦意乱。数百年之后，1655～1656年一位英国医师汤马斯·史登汉（Thomas Sydenham）发现伦敦居民被瘟疫感染，他推测是因为这些地区距离瘟疫感染死亡的尸体过于接近，而这些腐坏尸体的流出物正是导致感染瘟疫的原因。

综观历史，含有芳香植物的森林火灾以及经常熏香、使用香水，往往都能阻止传染疾病的蔓延，既然这些令人愉悦的植物香气能够有如此多的功效，是否可以理所当然地推断出甜美的植物香气也能够对抗这些臭气冲天的鼠疫？（鼠疫的一个症状就是口中会散发有如腐尸般的恶臭）。

据说瘟疫蔓延之时，制造香水的

人，因为时常接触植物精油之故，能够获得免疫，这个发现创造出一种鼎鼎大名的药水——"四个小偷的醋"（four thieves vinegar）。这个奇怪的名称起源自 1722 年法国马赛大瘟疫流行之际，一个四人组的窃盗集团，他们专挑瘟疫患者下手。在他们作案之前，会先在全身涂上这种药水，这个配方是由大蒜、迷迭香、樟脑、薰衣草、肉豆蔻、鼠尾草及肉桂浸泡于醋中制成，具有绝佳的抗菌效果。

17 世纪之时，法国治疗瘟疫的医师会从头到脚包得密不透风来保护身体不受感染，他们会穿上摩洛哥人

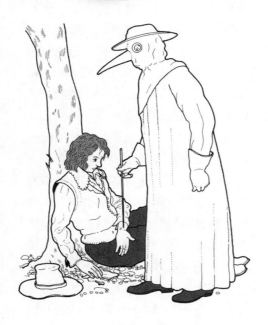

17 世纪法国治疗瘟疫的医师

所制的皮衣，还会戴上一顶非常怪异好笑的鸟嘴面具。鸟嘴中浸有龙涎（一种抹香鲸的肠道分泌物）、丁香、肉桂及其他辛香植物的物质，借此达到消除"毒气"的功效。为了能与受感染者保持距离，他们还会拿着一支木棒用来抵住患者手腕来测量脉搏。

中世纪之后，沐浴被认为是一件危险的事（至少热水浴是如此）。事实上，自从 16 世纪欧洲关闭了许多的公共浴室之后，沐浴是危险的观念就此产生。由于当时大家认为瘟疫是通过毛孔及呼吸而感染，热水会加速毛孔张开，因此被认为会让瘟疫的秽气更容易进入人体。当时医师只推荐使用浸泡过芳香植物的水洗手洗脸，而治疗瘟疫的医师每天会用浸泡过芳香植物的醋来擦洗身体两次。

纵使愉悦的芳香气味被认为足以对抗鼠疫，它们显然对于治疗鼠疫并无太大效果。在绝望的挣扎中竟然曾一度发展出击败瘟疫的另类方法，一位法国的医师 Herri de la Cointe 于 1634 年决定否定当时医疗的方式。他提出一个以毒攻毒的方法，他使用比鼠疫还要恶臭的山羊尿来抵挡瘟疫。事实上，根据现代的研究显示，山羊尿的臭气的确能够驱逐跳蚤和虱子这些鼠疫的传播源。令人诧异的是，一些天然植物油也具有类似的驱虫效果，例如橄榄、花生及核桃油。

当然，许多人排斥 Herri de la Cointe 的这种激烈的臭味疗法。由于他们较喜爱芳香植物的气味，因而做出一些修正与妥协。例如将一些较为刺激气味的成分，如硫及锑中调入一些较为芳香气息的成分，如肉桂、丁香及龙涎等，用来熏蒸室内、衣物及患者身上。但这种方法不见得行得通，许多原本健康的人因为熏蒸的气息中带有强烈腐蚀性的药剂而窒息死亡。

化学药物的出现

17 世纪末期，化学合成药物开始出现，成为天然植物精油及药草等主流配方的另一选择。例如水银（汞）在当时就以治疗梅毒而知名。然而水银却有极为可怕的不良反应，例如患者会不断地流口水（往往一天会流好几品脱的口水）、掉牙齿、下颚腐坏、时而颤抖或是全身瘫痪等。虽然有些梅毒患者真的就此痊愈，可是许多患者却因此而送命。20 世纪的芳疗医师尚瓦涅（Jean Valnet）曾指出柠檬精油亦具有治疗梅毒的功效，如果他们在 17 世纪就能知道的话，可能历史就要改写了。

到 19 世纪，化学药品已经建立一套完整的规范，化学家们热切地想要从他们所谓不纯粹的植物当中挑选出其最主要的"活性分子"，可是往往他们所排斥掉的"不纯粹的成分"

才是整株植物当中最重要的部分。根据药草学家表示，植物中无数的"不纯粹的微量成分"其实能够平衡所谓植物"活性成分"的作用，特别是在降低其不良反应上。然而，特别要注意的是，并非所有天然植物都是良性的，像月桂树（laurel）的叶子，可以提炼出最毒的氰化物；指顶花（foxglove），含有强心剂毛地黄的成分，这两种植物若使用过量都会致死。

20 世纪的先驱

● 法国

Aromatherapy "芳香疗法"这个名词是 1937 年由一位法国的化妆品科学家，惹内·莫理斯·盖特佛塞（Rene-Maurice Gattefosse）所创。他发现由蒸馏法所萃取出的植物精油对肌肤具有更深一层的意义。他对于植物精油的兴趣来自于另一位法国人 Dri Chaberies 在 1838 年所著的一篇论文。其内容是有关于芳香植物的治疗特性。盖特佛塞一开始将植物精油的研究限定在香水的用途上，可是他很快便明了植物精油具有极佳的杀菌及止痛功效。最著名的例子便是在一次实验的爆炸意外中，他的手不慎严重灼伤，他直接使用纯薰衣草精油来治疗，结果疼痛马上消除，并且伤口复原得相当好，之后并没有造成任何感染，他的手也看不出有过灼伤的痕迹。

盖特佛塞也发现植物精油能够通过肌肤而吸收至血液中，并参与全身的生化反应。

由于盖特佛塞的成就，激发了法国人对于芳香疗法的极大兴趣，精油不只能够治疗表面的肌肤问题，也能够强化身体的自主防御功能。而曾任法国军医的尚瓦涅则对芳香疗法医疗方面的价值进行研究。因为盖特佛塞的启发，尚瓦涅在二次大战期间使用植物精油来治疗士兵的伤口。之后，他还提出使用精油治疗一些长期的精神病患者，并取得成功。由于这些患者之前使用化学药物来治疗幻觉或是沮丧，造成身体不适，尚瓦涅尝试让他们逐渐减少化学药物，并同时进行精油治疗。他同时用外在吸收的方式（芳香沐浴及擦上芳香调和油），以及内在口服及皮下注射的方式来治疗。他的疗程强化了药草配方以及严格的饮食方法，结果同时改善了患者的心理以及身体的问题，甚至这些精神病患者到后来许多天都不需要使用化学药物控制。

● 心理治疗的芳香疗法

19世纪20年代两位意大利医师，Gatti 和 Cajola 曾经论证精油对于心理治疗的效果。他们断定，嗅觉对于中枢神经系统具有极大的影响。循着芳疗心理治疗的轨迹，米兰大学的 Paolo Rovesti 教授于20世纪70年代初期将当地的由佛手柑、柳橙及柠檬所萃取的植物精油作为心理治疗剂使用，他将浸过精油的棉花球给一些患者吸嗅。他表示，这些香味能够促进患者释放出深藏内心的一些有害的记忆及情感，另外 Rovesti 教授列出一些有助于平抚焦虑的精油，包括：马郁兰、丝柏、玫瑰和薰衣草。

● 按摩芳香疗法

19世纪50年代，生于奥地利的保养专家玛格丽特·摩利（Marguerite Maury）首度将植物精油用于按摩。她不喜欢将植物精油以口服的方式使用，而喜欢将植物精油用植物油稀释后按摩于肌肤。这种方式的灵感源自西藏医学，她还独创了一种脊椎按摩的技术，并且调制个人精油处方，针对患者的实际心理及生理需求来选择植物精油，一旦患者的生理或心理状态改变，当然精油配方也会随之更改。

她的顾客中，那些有钱的妇女大多寻求恢复青春的秘方，据记载经过她的治疗之后，皮肤状态竟然有着戏剧般的改善，由于肌肤变好的喜悦，竟然也产生了一些有趣而正面的作用，例如改善了多年的风湿痛、性生活更为美满、睡眠品质变好。大致而言，她们的心理状态也都同时得到改善。

玛格丽特·摩利在19世纪60年代初期于伦敦开设了一家芳疗诊所，虽然她的治疗锁定于美容保养，然而她却明了芳香疗法更深一层的意义。事实上，她发现了治疗中最重要的关键。玛格丽特·摩利一生都致力于她的工作，并在1962及1967年获得两项国际奖项。她在73岁那年死于中风，原因可能是工作过劳，她一生的成就如她先生（同时也是同事）——一位法国顺势疗法医师摩利（E.A. Maury）先生所说："她持续地为那些想要追随她的人引导方向，并为那些想要寻求身心安适的新途径的人们努力不懈。"

这样说可能会引发争议，我认为芳香疗法之所以真正受到大众重视，其实要归功于一位英国的芳疗师及作家——罗伯·滴莎兰德（Robert Tisserand），他是《芳香疗法的艺术》一书的作者。这本书发行于1977年，虽然这本书是源自玛格丽特·摩利的启发，然而平心而论这本书却引起全世界对于芳香疗法的兴趣与重视，而滴莎兰德先生也曾协助两个芳香疗法协会的成立，并且他也是国际芳香疗法期刊的编辑。

第2章

关于植物精油

事实上，世界上大部分的植物精油是用做食品添加剂以及香水的原料，而制药工业对于植物精油也有部分兴趣，可是他们比较着重于分析促使精油发挥疗效的主要化学分子。尽管如此，一些药草及芳香疗法的医师们仍持续使用天然的植物精油。本章节将详细分析植物精油，包括它们的化学组成，治疗特性以及各种不同的萃取方式。

植物精油的本质

植物精油，又有人称作植物精质或是植物挥发油，是芳香植物中含有浓厚气味的液态成分。植物精油的英文 essential oil，其中 essential 这个字，是衍生自 quintessence，按照《大英牛津词典》的解释的意思是"一种物质最主要浓缩的萃取"，在古代的哲学及炼金术语中，quintessence 被认为是物质的灵魂部分，有些人也将植物精油称作"虚无缥缈之油"，因为植物精油会消失在空气中而不留痕迹，虚无缥缈就像雾气一般蒸发在空气之中。

● 植物精油的来源

精油存在于植物的不同部位：如花朵（玫瑰）、叶子（尤加利）、草的根部（岩兰草）、树皮（肉桂）、树心（檀香木）、果皮（柠檬）、种子（藏茴香，又称做葛缕子）、地下茎（缬草）、球茎（蒜）、花顶端（马郁兰）及树脂（乳香），有时精油还不止存在于植物的一个部分。例如薰衣草精油可存在于叶子及花朵中，橙树则可萃取出3种不同香味及药理作用的植物精油，包含夹杂甜及苦味的橙花、味道类似但比较不细致的橙叶，以及清新的橙皮精油。

虽然有时精油会被人误解为是植物新陈代谢之下的废物，然而研究显示精油具有吸引昆虫授粉、防虫及抗菌的功效，是保护植物得以生存的重要成分。然而，植物精油并非植物维生的唯一成分，事实上任何植物对于超级灵敏的鼻子而言，或多或少都有其特殊气味，但并非所有植物都含有植物精油。

植物精油储存在植物的特殊结构——一种储存精油的储油腺中。植物的储油腺越多，精油的产量就越多，自然精油的价格就比较便宜，反之亦然。例如，100公斤的薰衣草可以萃取出将近3公升的植物精油，然而100公斤的玫瑰花瓣只能萃取出不到半公升的玫瑰精油。由于精油是非常浓缩的物质，除了薰衣草及茶树精油有时可不需稀释而直接使用作为杀菌用途之外，通常精油不会直接使用。针对芳疗按摩的用途，精油一般会先稀释于甜杏仁油或是橄榄油等基础油中（参见第4章）。精油除了能够溶解于植物（蔬菜）油中，也可以溶解于酒精、蛋黄及蜡中（例如溶解的蜂蜡及荷荷芭油）；但精油却只能部分溶解于水及醋中，醋的溶解度又比水来得好些。

● 精油的颜色及黏稠度

虽然精油在技术上被归纳为"油"，然而精油却与一般所认定的油脂，如玉米油、葵花子油、甜杏仁油有很大的不同，精油具有高度挥发性，它们会散发在空气中而不会在纸上留下油渍。大多数精油呈透明无色（薄荷）、淡黄色（薰衣草）、淡绿色（佛手柑）、琥珀色（广藿香）或是深咖啡色（岩兰草），然而也有少数精油会有特殊的颜色，例如万寿菊（tagetes）精油便呈现深黄色，而德国洋甘菊则有如蓝色墨水一般。许多精油的黏稠度就像水或是酒精一般，

例如薰衣草、薄荷、迷迭香等精油，其他像是没药及岩兰草，则是浓重而黏稠的质地，奥图玫瑰在较低的室温下则呈现半固体状，一旦气温升高则又变成液状。

● 生长环境

植物精油的品质与产量取决于许多相关因素，如植物生长的气候与海拔高度，土壤的性质及肥沃程度也是重要的关键，例如德国洋甘菊若生长于钙质较高的土壤中其产油量较多；有些典型植物仅仅相隔数里之遥，其产出精油的品质就会有很大的不同，显然土壤及气候是最主要的因素。此外，一年中甚至是一天之中植物的精油品质及产量也有不同的变化情形，依照地球运转区分出日夜季节的不同，不同的植物也有其独特的生命运行节奏。

以开花植物来说，通常在温暖干燥的正午时分，其精油产量最高；当然，这也有一些例外，例如茉莉花在夜晚时香味最重，因此必须在黎明之前采收完毕，而大马士革玫瑰则在晨露之后香味最为浓郁，必须在正午之前采收完毕。

此外，就像红酒一般，每一批精油的品质会逐年不同，这对于市售香水而言，由于需要控制其产品品质的稳定性，所以这种天然植物精油的

品质差异在香水的制造上会被视为是一种缺点，然而这对于芳疗师以及精油业者而言，这种差异却是天然植物精油有别于实验室合成产品的最迷人之处。植物精油的气味与我们日常所习惯的化学合成香精其实有非常大的差异。对于刚接触芳香疗法的新手而言，培养一个能够品味天然精油的好鼻子（嗅觉）是非常重要的入门功课；如同长久食用精制垃圾食品的消化系统，对于粗制天然原味食物的接纳度往往需要一段适应时间，一旦习惯天然精油的气味之后，你可能会觉得合成香精对鼻子是一种不良的刺激物。

植物精油的性质

每一种植物精油皆有其独特的性质，然而许多精油也有相同的治疗特性。基本上，所有植物精油都具有不同程度的杀菌功效，例如尤加利、茶树及百里香。一些植物精油也具有抗病毒的功效，茶树及大蒜精油是最具威力的，由于气味不佳，通常大蒜精油是不会用作芳疗按摩的配方，但是却可以摄取大蒜精油胶囊来保健身体。许多植物精油，如迷迭香及杜松，具有抗风湿的效果，当按摩在肌肤上，它们能促进血液及淋巴循环，增加疼痛部位的带氧量，协助组织废物的排除（例如乳酸及尿酸），能够改善风湿痛及其并发症。

芳香疗法的医疗用途

植物精油（药草亦然）的另一项特性是促使身体正常化。东欧的研究发现大蒜能够提高异常的血压过低，却也能够降低血压过高的状况。牛膝草（hyssop）也具有这种特性，研究显示一开始它能让血压上升，再下降，然后再恢复正常。这是化学合成药物无法达到的。

瓦涅（Valnet）及其他医疗领域的芳疗医师还发现调和数种精油的功效更胜于只使用单种精油。这不仅仅是因为精油的量增加，还由于精油有神秘的协同作用，即使总量相同，调和的精油效果会比单种精油效果更好，特别是抗菌的特性更是如此。调和丁香、百里香、薰衣草及薄荷精油，按照其化学组成来考量，化学家没有办法想象为何其功效远超过其实际成分的组成效果。令人好奇的是，一旦调和超过5种以上的植物精油，反而会使其抗菌效果减弱。然而，即使单种精油，某些植物精油就具有很好的抗菌功效。根据瓦涅医师所述，柠檬精油在3小时之内就能消灭掉伤寒、白喉及肺炎菌。

为了要为特定患者找出最适合的精油，法国芳疗医师还发展出独特的"精油杀菌试验"（aromatogram），这种方法是用无菌棉棒采集患者感染部位的黏液，然后用细菌培养方式培养出感染菌种，再将至少 15 种不同的调和植物精油测试于感染菌种，找出其中杀菌最有效的调和植物精油，然后将此调和精油制成胶囊让患者服用。令人讶异的是，即使感染相同的菌种，但是在不同病患的测试结果中，竟然最适合治疗的调和精油也会有所差异。这个结果显示即使感染相同细菌，不同的人对于精油也有不同的反应性。

多数植物精油具有愈合伤口的特性，它能帮助肌肤细胞加速新生，最显著的例子便是金盏花精油。可惜的是，由于金盏花的精油含量过少，所以市场上非常少见。尽管如此，芳疗师也会使用浸泡油，将花朵浸泡于植物油中，这样植物油就能溶解花中少量的植物精油了（参见本书第 79 页）。根据金盏花愈合肌肤的证据显示，由于其愈合肌肤效果太好，不管使用任何形式的金盏花萃取（酊剂、浸油或药膏），都必须在使用前彻底将伤口洗净，以免伤口上的尘土也被肌肤融合。另一种知名的伤口愈合精油就是薰衣草，对烧伤、擦伤或刀伤的疤痕组织具有极佳愈合特性。

● 针对激素失衡的芳香疗法

植物精油对女性的生殖系统具有非常重要的影响。甘菊、丝柏、鼠尾草及玫瑰等植物精油能协助调整女性生理周期。依我个人的经验来说，乳香精油针对不规律或是过于缓慢的生理周期最具改善功效，然而这一点尚未被大众所认定。

植物精油为何能调整激素失衡？目前仍属推测阶段，即使鼠尾草已知含有类似激素的植物雌激素成分，仍没有科学证明显示其他精油亦含有此种成分。然而，根据研究显示没药及乳香含有树脂醇，结构类似人体的类固醇，而类固醇则是男性及女性激素的前驱物质。是否树脂醇能对人体激素有所影响仍属未知，可是许多芳疗师凭借他们自身的使用经验皆肯定其有确实效果。当然，在断定其真正作用之前，还需要许多研究来证实。

有趣的是，像大黄（rhubarb）、蛇麻草（hops）、黄豆、茴香（fennel）、人参，以及红三叶草（red clover）等植物已经确定含有植物雌激素，而蛇麻草及茴香萃取出的植物精油，也可能含有植物雌激素的成分。针对一些无法使用传统激素替代疗法的女性，已有证据显示大黄及蛇麻草，能够替代化学激素制剂而成功治疗更年期症候群，并能够防止女性雌激素的分泌减少。

植物精油或天然药草的功效更胜于一般激素替代疗法（HRT）的是它能够提升人体自行调整激素分

泌的能力，而非只是取代人体所分泌的激素。

●授乳者的芳香疗法

芳香植物对于人体激素的另一影响就是它能促进乳汁的分泌，如茴香及葛缕子（caraway，又称藏茴香）已用于这种用途达数百年之久。如果为了某种理由必须停止授乳，这时使用鼠尾草及薄荷就具有停止乳汁分泌的功效。然而对于"精油"的外用方式，药草学家却不是很认同，他们认为催乳剂应该要用吞服的方式才有效果，因此他们比较偏好采用植物的浸泡液饮用。同样的，瓦涅医师也建议服用茴香精油来促进妇女的乳汁分泌，鼠尾草则有相反的功效。

以外用方式使用植物精油，很难确认到底是因为植物精油本身，还是按摩的关系促使乳汁分泌。就算不使用植物精油，单单按摩乳房其实就能够促进乳汁分泌，而为了减少其分泌，印度人会使用茉莉花瓣直接湿敷在胸部来减少女性产后乳汁过度分泌（茉莉花含有植物精油）。英国的芳疗助产士则是使用薄荷的叶子敷在产后妇女的胸部来达到同样的效果。事实上，除促进或抑制乳汁分泌，芳疗师还会以外用精油的方式来治疗各种问题。由于芳香疗法非常受欢迎，已有成千上万的人证实其实际效果。

●芳疗对于中枢神经系统的影响

芳疗师认为只要足量的植物精油被肌肤吸收之后，就会进入血液循环而产生其药理作用。然而，鼻子吸入植物精油也是另一重要的途径。对于在调节性激素方面，事实上，最重要的途径就是通过吸入方式。由于植物费洛蒙（参阅本书第27章）对于性欲的影响，此外，植物精油通过吸入方式会比口服方式更快进入血液中，毋庸置疑的是精油的香味（合成香精也一样）能对中枢神经产生作用，其作用也能借由脑波扫描来测知。甘菊、橙花及快乐鼠尾草会制造出 α、θ 及 δ 脑波，代表欣快感及放松感；而黑胡椒、迷迭香及芫荽则会制造出 β 脑波，代表着人体处于警觉性的状态。而有些植物精油却可以让精神处于平衡状态，当人们感觉疲乏懒散时可适度刺激其神经，精神紧张时可以适度降低其焦虑性，例如佛手柑及薰衣草精油就极有帮助。但如果你不喜欢某种植物精油的味道，这种精油对中枢神经就会失去效用。

有些植物精油可能表现出互相矛盾的作用。一位因过度焦虑而身心衰竭的人，可能吸嗅薄荷精油就能同时达到安抚与刺激的效果，请你自己直接用经验回想的方式会比较容易了解。因为薄荷刺鼻的味道一开始会让人头脑清醒，警觉性增加（就像冷水的冰凉效果），这种感觉逐渐扩张而慢慢变为一种安适沉静的气氛，不相信的话，闻一闻试试吧！

吸收的途径

植物精油外用（建议一般人及尚未资格认定的芳疗从业人员使用）的主要途径是通过肌肤及嗅吸方式让精油扩散至血液之中。

● 皮肤吸收

皮肤是一种双向的系统，具有吸收及分泌的功能。当吃辛辣或葱蒜类的食物，呼吸时就会感受到其气味，而且其气味分子也会由肌肤的毛孔中随着汗水而散发出来。由于水分无法通过肌肤吸收至血液中，因此会有部分水分停留在肌肤表面，特别是长时间的泡澡后，手指及脚趾头的肌肤都会出现皱褶的情况，只有分子较小的成分才能通过肌肤吸收至血液当中，而植物精油正是这种成分。

精油细小的分子也被认为能够吸收至毛囊之中，由于毛囊中含有皮脂，刚好可以与植物精油互相融合，而精油就会由这里慢慢扩散至血液、淋巴及组织液之中而运送至全身。健康的肌肤较容易吸收精油至血液中，不同精油其吸收的速度也不同，其中最快的就属尤加利及百里香了，半小时内就会被吸收至血液当中；而最慢的薄荷及芫荽则需要两小时才能进入血液当中。你可以自己做一项精油吸收的测试，将大蒜用力摩擦于脚底，在一至两个小时之后，呼吸间你就会感受到大蒜的气味了。

如果肌肤充血浮肿，或是皮下脂肪过厚，精油的吸收就会迟滞。但即使肌肤充血浮肿，此时若能进行芳香沐浴，借由热水及滋润的基础油可加速精油分子的吸收；按摩的动作及手掌的温度也能促进精油的吸收，还有就是进行芳香浴及全身按摩时一些肌肤较细致的部位，如腹部、大腿内侧以及上臂的肌肤，这些部位会比较容易让精油分子进入而吸收至血液之中。

纵使精油也有使用口服的方式，但通过肌肤吸收其实会更为有效，这种情况也发生在其他的物质上，例如月见草油（晚樱草油）这种非精油类的植物油，通过外用按摩的方式来治疗小朋友过动的现象会比内服更好。孩童口服效果不好的原因是通常通过消化道时，这些成分被损害。事实上，年龄越小的孩童其肌肤的吸收能力越佳，这就是我为何不太鼓励将精油使用于婴儿及幼童肌肤的原因（参阅本书第 18 章）。

有些人会质疑月见草油使用于肌肤上的吸收功效。由于这一类油脂的分子过大，事实上是无法被肌肤吸收至体内。由此而引发的争议其实只是一场误会。因为会被吸收的并非是这些油脂的大分子物质，而是这些油脂内含的营养物质。例如维生素 E 及必需脂肪酸（存在于未精制的植物油中），其分子结构就小到足以穿透肌肤至血液之中，就如同植物精油一般。

同样的经验显示，一些水性的植物煎煮液同样能够通过渗透及扩散的作用而为肌肤吸收。药草浴及药草敷膜也能够用来治疗各种体内的疾病，虽然还是有人会质疑其实际疗效，然而拿植物油做例子，吸收的并不是植物油本身，而是溶解在油中的有效物质，而植物油扮演的是携带者的角色，它能让肌肤获得滋润并保持肌肤温度，以利有效成分的吸收。

许多医师会轻视肌肤吸收养分的能力，忽略了皮下吸收药物的优点。他们可能忘记了在二次大战后，曾有些囚犯因为过于虚弱无法进食，当时是采用大腿内侧涂上维生素油的方式来改善其营养不良的问题，不仅仅脂溶性物质可通过皮肤为人体吸收，即使是水性分子亦然，例如 B 族维生素及维生素 C。我自己认为在极为严重的情况下，甚至是生死之际，肌肤吸收物质的功能会变得特别明显而格外重要。例如厌食症的患者，通过皮肤来"喂"给身体营养会显得格外有效率，因为这些患者的消化功能几乎

已经完全停滞。

通过肌肤来给药早已不是什么新闻。事实上，古时候巫师启动幻觉的方式，便是在全身涂上一些毒性植物，如毒参（hemlock）、颠茄（nightshade），以及一种属于蛤蟆菌（toadstool）的有毒蕈类，称为毒蝇伞蕈（fly agaric）等等。这些植物不含精油，而是含有结晶的生物碱成分，而生物碱是一种水溶性的物质，如此便打破通过脂溶性物质才能穿透肌肤吸收至血液中的说法。而帮助戒烟者戒除烟瘾的尼古丁贴片（尼古丁也是一种生物碱），也是一个现代的例子来证明水性物质能够通过皮下吸收至体内。

由于其安全性更高，近年来已经越来越趋向用皮肤吸收来给药的方式，例如雌性激素及硝酸甘油（trinitrin）这两种药物已经可以使用肌肤贴片的方式来让身体吸收。通过肌肤给药比传统口服药物的优点是由于不会被消化系统或是肝脏破坏，肌肤吸收的用药量可以远小于口服剂量，而且这种方式也不用担心肠胃道受损的不良反应。同样的，植物精油通过肌肤吸收的剂量也会远小于口服精油的摄取量。

● 肺吸收

当吸入精油，精油的芳香分子到达肺部之后会扩散至肺泡周围的

微血管中，然后进入身体的循环系统中，再通过血液输送到其作用的部位。1963年日本实验证实薄荷精油吸入的效果会比口服方式更好。有趣的是，许多芳疗师发现使用精油之后的一项共同的副作用就是会刺激食欲。出于对体重的考量，这种情况可能会导致某些职业危机出现，但对美食主义者而言，植物精油能够让味觉更加敏锐，不仅让食物变得更美味，同时也提升了整体生活的享受。

另一项有趣的观察是一些采收蛇麻草的女性工作者，由于工作中经常吸入其香味，导致生理周期出现变化。对一些经期较为迟缓的女性以及经期过于短促的女性而言，发现蛇麻草能够有效地将生理周期恢复规律。虽然这有可能是蛇麻草中一些类雌激素物质会通过手的接触而吸收至体内，然而绝大部分的物质应该还是通过呼吸吸入体内。事实上，药草学家也大致同意蛇麻草中的挥发香气（即精油）才是其最有疗效的部分。

为何少量精油却有极大的效果

不管是嗅觉吸入还是皮肤吸收，一旦到达血液或体液中，植物精油便具有其药理作用，即使其吸收量微乎其微。根据盖特佛塞理论，即使在实验室中精油被稀释到对培养组织已

完全没有功效的情况，这微小的精油浓度仍然对我们人体有明显、迅速的益处。这是因为精油在人体内也扮演着免疫激活物质或是生物催化剂的角色，一旦启动身体的自愈功能，精油分子便会通过肌肤、汗液、尿液，以及粪便迅速被排出。例如尤加利及大蒜植物精油，主要会通过呼吸方式呼出体外，而被排出的精油分子其构造几乎没有改变。因此，若是正确的使用本书所建议的植物精油配方及使用方式，精油的毒性可说是微乎其微。运用精油治疗需每周进行1~2次，并且至少进行超过一个月的疗程，如此累积性的治疗会刺激身体的自愈功能得以持续运作而发挥功效。

当然，芳香疗法的另一项应用是心理治疗。对此，我们仅点到为止，因为这个主题需要更多的说明、解释。本书第三部会针对嗅觉的神秘之处以及心灵治疗的相关内容来对芳香疗法做完整的介绍。以下先来了解植物精油的化学结构。

植物精油的化学结构

植物中已知的化学组成主要包含两部分：原始新陈代谢物质以及次级新陈代谢产物。第一级的物质是指碳水化合物、氨基酸、油脂，这些物质是植物经由光合作用所产生；而次级新陈代谢物质则是由原始新陈

代谢物所衍生而来，包含有配糖体（glycosides）、松烯类（terpenoids）、生物碱及精油。

研究精油的化学结构是一项巨大的工程，单单一种植物精油就可能含有上百种的化学成分。精油主要的成分是由不同萜烯类的化合物及其衍生物所组成，这足以说明为何单种精油就具有许多不同的疗效。

● 天然药草及医疗用药

药用植物通常被用作植物性药品，或是蒸馏出植物精油。而化学家致力于将植物中最主要的物质分离、纯化出来，甚至人工合成，制成化学药剂使用。其中较知名的例子如吗啡，这种具有止痛作用的生物碱，可由罂粟（opium poppy）所萃取出；阿托品，这种麻醉药品萃取自一种有毒的植物——颠茄（deadly nightshade）；而毛地黄毒苷（digitalis）这种强心剂则萃取自毛地黄（foxglove）。

这些药品在19世纪初刚被分离出来之时，相信没有人会质疑它们代表医药进步的重大意义。事实上，直到今天，它们仍扮演着救命与平抚身体痛楚的重要角色。然而，在化学合成药物的发展上，也有人认为人类已经发展过了头，在这些化学药剂的庞大消耗下，许多化学药剂的不良反应也相当严重。事实上，由药物滥用所

导致的疾病，可能远超过我们所能了解的范畴。

化学药剂由于只含有单种成分，药效强烈却容易失去平衡性。植物精油或是药草本身，由于含有许多微量的化学物质，这些物质被化学家视作是无意义或是没有实际作用的部分。然而，对于自然医疗师而言，这些微量的化学物质却是增强植物中主要化学物质疗效的重要因素。此外，他们还能够中和或是减缓单独成分的伤害性及不良反应，这种作用我们称之为协同性。举一个例子来说明单独分离成分的潜在危险。柠檬草精油其中有80%是由柠檬醛（citral）所构成，然而，若单独将柠檬醛分离出并使用于肌肤上，就会很容易造成肌肤的过敏反应，然而柠檬草精油造成肌肤过敏的概率却远比柠檬醛来得小。

化学药物治疗与自然疗法的最大不同就在于化学药物治疗的目标是越快压抑病症越好。为了迅速治愈疾病，不可避免的代价就是会有一定程度的不良反应。而自然疗法在治疗过程中则需要较多的时间及心血，它能温和地刺激身体免疫系统，因此能够让身体在维持健康的基础上创造出更佳的状态。从生态的观点看来，滥用抗生素（尤其是过去30年以来）只会创造出抵抗力更强的菌种，因此让疾病变得更为棘手，若是通过正常均衡的

饮食与生活作息来强化人体的免疫系统（参见本书第16章），我们就会对天然植物精油以及药草的疗效有更多的正面回应，自然而然就能尽量减少抗生素的使用了。

再者，必须采纳的平衡观点是，我们也不能完全排除化学药物，世事皆有其存在价值及意义。如果有人对于自然疗法的反应不佳，并且正面临身体严重的不适，甚至是到了生与死的关键点（如车祸意外、器官衰竭等），这时化学药物的即时治疗可能就是最重要的。

精油是一切问题的答案吗?

虽然植物精油以几乎含所有植物的活性浓缩物质而被称许，然而，植物精油却缺乏单宁酸、糖类、植物黏液、果胶及苦味化合物（bitter compound）等植物水溶性成分。这些水溶性成分亦扮演着重要的医疗角色。除了以冷压榨法萃取的柑橘类精油之外，热蒸馏法以及其他以热来萃取植物精油的方式，会改变植物精油的化学组成，进而产生出一些原本植物中没有存在的成分。如果要将这些成分纳入考量的话，一些植物学家并不认为使用植物精油是一种真正"自然"的方式。虽然植物精油缺乏植物中部分的成分，它仍然有非常复杂的化学物质组合，复杂到实验室无法人工复制，虽然运用一些高科技的仪器，如气态液相色层分析仪，可以如指纹般分析出植物精油的主要化学组成物质，然而，它却不能分析出精油中许多莫名的化学微量成分。因此模拟植物精油主要成分合成的香精是绝对不可能与天然植物精油完全相同的，即使是最仿照天然所制作的人工合成香精，其香味也与真实的植物精油不同。原因是构成植物精油不同气味的主要成分往往是那些微量的化学物质，而并非主要的化学组成。以玫瑰为例，由于其化学组成复杂，以致合成的玫瑰香精为了要接近真实，往往还会添加一些真正的玫瑰精油。同样对于高度灵敏的鼻子而言，要合成接近真实的茉莉香精是不可能的事情。

此外，以人工合成100%纯度的化学成分也是不可能的事。所有的化学家都知道，合成的化学成分一定会带有少许未知的化学物质掺杂其中，这些未知成分不会存在于真实的植物精油中。因此，人工合成的香精会比精油更容易引起过敏刺激反应。

此外必须一提的是，大多数植物精油是萃取自植物的某个部位，而非整株植物，因此也有其未完整性。因为同一株植物的不同部位也有不同的化学组成。但有时这反而是优点，因为同一植物的某部位可能在使用上相当安全，有些部分可能就具有毒性。

例如制造鸦片的罂粟，罂粟种子可说是相当营养，但其他部位就具有毒性；又如大黄（rhubarb）的根部可用来治疗痢疾，但大黄的叶片却含有高单位的酢浆草酸（oxalic acid），具有致命的毒性。

一旦植物被采收，其化学组成就逐渐开始改变，直到最后失去效用。然而，有些植物的成分变化却值得期待，例如甘菊精油当中所含的抗炎成分——蓝甘菊油萜（chamazulene）原本不存在，直到甘菊被蒸馏后才会产生；药鼠李（cascara）的干燥树皮具有缓泻的疗效，但要经过干燥的过程才能产生疗效。当然加热则会产生更多的化学变化，一些坚韧的植物组织，如树皮、根部等则需要用水慢火煎煮才能萃取出有效的药性物质，并且更容易为人体所吸收。

植物精油的主要化学组成

观察精油的个别化学组成成分固然有趣，然而，却不应忽略精油的整体性，依照精油个别的化学组成来断定其不同作用有时反而会造成误导。构成植物精油的疗效是由于其中化学成分的协同作用，别忘了精油中个别化学成分在协调交互作用下，其效果远大于个别成分的单独效果，以下则是在大多数精油中发现的主要化学成分。

● 萜烯类（terpenes）

这是一个庞大的化学物质群组，依其分子量大小而有截然不同的作用，因此，无法概括说明其主要疗效与特性。然而，常见的萜烯类包括 limonene 柠檬萜烯（90% 的柑橘类精油含有此种具抗病毒作用的成分）以及 pinene 蒎烯（松树及松节油中含有高浓度的此种具抗菌防腐作用的成分），另外，chamazulene 蓝甘菊油萜及法呢醇 farnesol（甘菊精油中可见），具有极佳的抗炎及杀菌特性。

● 酯类（esters）

植物精油中最常见的化学组成，包含 linalyl acetate 乙酸沉香酯（快乐鼠尾草及薰衣草中可见）、geranyl acetate 乙酸香叶酯（甜马郁兰中可见）等，酯类通常带有果香，具有杀霉菌及镇静的作用。

● 醛类（aldehydes）

含有柠檬气息的植物中可见。例如柠檬草或是香茅，醛类通常有镇静心灵、又能同时提振情绪的平衡特性。

● 酮类（ketones）

某些酮类具有毒性。因此，含有此类化学成分的精油应该要谨慎使用。然而，以精油中酮类比例多寡就断定其毒性也未尽准确，部分含较多酮类的植物精油并不适于推荐一般人使用。艾蒿、艾菊、苦艾、鼠尾草等精油，含有毒性物质 thujone（侧柏酮），薄荷类植物含有 pulegone（胡薄荷酮）；而无毒性的酮类包含茉莉花的 jasmone（茉莉酮）、甜茴香的 fenchone（茴香酮）等。酮类能改善鼻塞及促进黏液排出，这就是为何植物或精油中含有酮类成分有助于上呼吸道症候群的治疗。

醇类（alcohols）

最常见的醇类包含 linalol 沉香醇（薰衣草中含量很高）、citronellol 香茅醇（玫瑰、柠檬、尤加利及天竺葵）、geraniol 香叶醇（如天竺葵、玫瑰草）。这些醇类具有良好的防腐、抗菌及抗病毒特性，并能提振情绪。

酚类（phenols）

这种杀菌力强的化合物对于中枢神经系统具有强烈的刺激作用，含有高浓度的酚类植物精油对肌肤及黏膜具有刺激性，通常具有刺激腐蚀性的酚类有 eugenol 丁香酚（如丁香油），thymol 百里香酚（如百里香），以及 carvacrol 香芹酚（如奥勒冈，又称作野马郁兰）。然而，像 anethole 茴香脑（如茴香）及 estragole 草蒿脑（如龙艾）其实并未具有腐蚀性。

氧化物（oxides）

许多精油中可见，特别是具有樟脑气息的一些植物，例如迷迭香、尤加利、茶树及白千层等，氧化物具有祛痰的特性，如 eucalyptol 桉叶醇（尤加利）。

依化学类型分类的精油

同种植物曾经一度被认定其主要化学组成的浓度并不会有差异。然而，近来研究显示，植物的化学种族的确存在，就是说外表相同的同种植物具有明显不同的化学组成。经过证实，这种化学组成的差异不仅是因为环境的不同，也因为植物本身的遗传性。因此，有些含有特定化学成分的植物种类便会被筛选出来，而被人工栽种成为具有医疗价值的药用植物。而这些经特别筛选出的植物所萃取出来的植物精油就可以称为化学类型的精油。

拿茶树精油来说，其拉丁学名就是 melaleuca alternifolia 这一种，然而，茶树精油依其化学组成的不同却可以区分出几种不同的化学类型。因此澳大利亚政府不仅仅将其所生产的茶树精油标示为 melaleuca alternifolia 的拉丁植物学名，同时也标出其化学类型：oil of melaleuca, terpinene-4-ol type（茶树精油，萜品烯 4 醇）。然而事实上有些植物精油标示的拉丁植物学名并非真的得到认定，有时其标示只是一种商业的手段罢了。

这种情形更见于百里香精油，仅仅只有少数厂商会将百里香精油真正的化学类型标示出来（同茶树精油的例子）。我们大致能认定出标示红色百里香 red thyme 的百里香精油含有高浓度的腐蚀性酚类，因此对敏感性肌肤来说相当刺激，而把含有较高浓度的醇类百里香则标示为甜百里香 sweet thyme，相对来说就比红色百里香安全许多（参见本书第 31 章：精油指南）。

分馏及多次蒸馏（精馏）

有些精油的制造过程会将部分的化学成分移除，其中又可分为 3 大类，第一类是在低压之下重复蒸馏的精油，这样可移除精油中所有的萜烯类，第二类是移除不同比例的萜烯类（通常有单萜烯、双萜烯，最多是五萜烯，视被移除萜烯的比例而定），第三种类型是借由分馏技术，将精油中某一种不需要的成分去除。这里举一个最常见的分馏精油的例子：分馏佛手柑精油（bergamot FCF），将佛手柑精油中不具挥发性的光毒性成分——bergaptene 佛手柑内酯移除。除了分馏佛手柑精油之外，通常分馏的植物精油很少用于芳香疗法，而较常使用在香水及食品调味剂中。

移除精油中萜烯类可能导致精油的根本性质会被彻底改变（萜烯类是许多植物精油中最主要的成分），因而破坏精油原本的协同性。例如去除萜烯后的百里香精油，会比原有的百里香精油更加危险，原因是精油中刺激性的成分——thymol（百里香酚）及 carvacrol（香芹酚）的相对浓度增加所致。此外，百里香中的萜烯类组成具有平抚这两种酚类腐蚀性的效果。

伪造的植物精油

不幸的是，伪造植物精油的例子非常常见，它们通常在到达销售地点前就被人擅改。植物精油有时会用酒精稀释过，或是掺入较便宜类似味道的精油，又或者添加他种精油中的单种人造化学成分。有时精油也会被一种无色无味的化学成分：二丙二醇（dipropylene glycol）所稀释。

购买知名供应商所贩售的精油其实相当重要，较具知名度的厂商其精油往往会出具比较可信的纯度证明（参见第 46~47 页）。

气态液相色层分析仪

运用高科技的仪器，例如气态液相色层分析仪（GLC: gas-liquid chromatography）的确可以检测出植物精油的纯度。然而，精油中多数的化学成分的真正结构却仍属未知。此外，同种不同批植物萃取出的精油，例如薰衣草，也会出现化学组成的差异性。气态液相色层分析仪（GLC）的优点是能够准确地判读出伪造的植物精油，借由精油"指纹"的比对，化学组成物质的不平衡的状态是不可能发生于天然的植物精油当中（在气态液相色层分析仪中，天然植物精油中众多化学成分的细微变异性被视为正常）。

撤开复杂的高科技仪器来判定植物精油的纯度，其实决定植物精油品质好坏的关键还是取决感官觉察的分析，通过专业训练过的"鼻子"，意即香水产业的香味分析师来判定。

{ 第3章 }
萃取植物精油

严格说来，植物精油（essential oil）指的是通过蒸馏方式萃取出植物的挥发性芳香分子。尽管如此，精油这个名词也被泛指为用各种方法萃取出来的植物芳香物质，这些方法包含用溶剂萃取、液态二氧化碳分离，以及目前较新的环保冷媒（phytol）萃取法等。除了挥发性的分子之外，这些其他非蒸馏方式萃取的精油也含有较大的非挥发性分子（例如蜡质），本章就叙述一下这些不同的精油萃取法以及萃取出精油的特色。

蒸馏法

虽然蒸馏法最早可追溯自5000年以前的美索不达米亚，然而现今植物精油所使用的蒸馏法其实是由中古世纪的阿拉伯人所发明的。其蒸馏技术被现今法国的香水之都——格拉斯（Grasse）所发扬光大。一般来说，叶子、花朵等较为柔软的植物部分不需经过事前处理就可以放入蒸馏槽中，而木材、树皮、种子及根部等较坚硬的部分就要先经过切割、压碎或磨碎的处理来帮助芳香精油的释放。一些植物，如香蜂草、玫瑰等一经采

收就必须马上进行蒸馏，因为一经采收，这些植物内部的酶就会开始破坏内含的精油物质；而有些植物则不这么脆弱，例如甘菊花瓣在蒸馏前必须先将花瓣干燥处理；广藿香在蒸馏前还必须经过干燥及发酵的过程。

一旦在蒸馏槽中，这些植物就会被水蒸气团团包围，这时精油就会因蒸气的热度而突破植物的储油细胞释放出来；而带有植物精油的水蒸气会通过隔着冷水的玻璃管慢慢凝结成水滴滴出，这时与水分离的精油就会通过一个狭窄颈部造型的瓶子（虹吸瓶）而被虹吸出来。

有些蒸馏厂商会使用直接蒸馏法，方法类似于上述的过程，只是芳香植物会直接浸在水中加热产生水蒸气，然而这种方式似乎会使得精油被直接"燃烧"掉。如果要保留精油的疗效及特殊气味，最好避免使用这种蒸馏方式。

有些精油，如白千层（cajeput）等，必须采用再次蒸馏法去除灰尘或是树脂类的杂质，而伊兰伊兰精油（ylang ylang）则会分馏几次以取得不同品质级数的精油，例如第一次蒸馏所得

的精油称为特级伊兰（ylang extra），而持续蒸馏三次可累积出较次等的精油。另外一个分馏精油的例子是不含呋喃香豆素的佛手柑精油（bergamot FCF），由于佛手柑精油中的呋喃香豆素（forocoumarin）会引起光过敏的不良反应，因此运用分馏的方式去除佛手柑精油之中的呋喃香豆素。

可惜的是，蒸馏法的水及高温会破坏植物精油中较为脆弱的成分，这使得萃取出的精油香味与原有植物中所蕴含的芳香精质有所不同，尤其是姜及黑胡椒精油特别明显。一些原来具有强烈扑鼻味道的刺激辛香植物，通常其气味会被蒸馏的热气所破坏。

蒸气蒸馏法的精油萃取过程

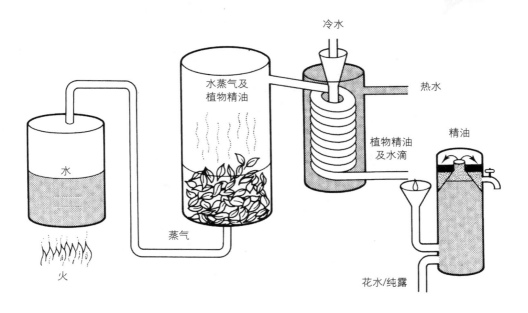

家庭蒸馏精油

虽然许多旧版的草本植物书籍（以及一些芳疗书）会鼓励在家自行蒸馏植物精油，我却不认为这种方法适合在家进行，起码要购买到这些书中所说的专用设备就不太容易。若是你有心要成为一位居家的精油提炼师，其实在家自制一些花水倒是可以做到的。例如自制薰衣草花水或是玫瑰花水来当作化妆水使用，或是拿自制的花水来调制古龙水使用（参见本书第27章）。然而，在家中自行进行蒸馏萃取其实非常耗时，而且往往所得有限。

家庭蒸馏法

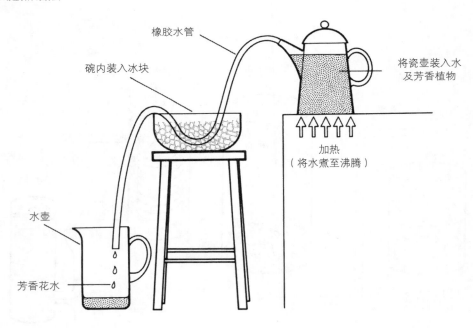

橡胶水管

碗内装入冰块

将瓷壶装入水及芳香植物

加热
（将水煮至沸腾）

水壶

芳香花水

压榨法

要取得佛手柑、柠檬、莱姆等柑橘类水果的精油非常容易，当剥开这类水果的果皮时，果皮就会喷出非常丰富的精油。如果将这类果皮接触点燃的蜡烛火焰或是火柴上，这时果皮上着火的精油就会爆出一颗颗小小的火花，虽然只有短暂的几秒钟而已。

最高级的柑橘类精油是由简单的压榨法所取得，虽然以前纯粹是以手工进行（挤压果皮并用海绵来吸附挤出的精油），现在则是以离心机来取代。由于压榨的过程中完全不用加热，萃取出的精油香味及化学组成则完全来自于果皮本身，不像蒸馏的精油，压榨法萃取的精油包含有蜡等非挥发性的物质，相对使得压榨精油的保存期限较短，即使制造商会添加少许的防腐剂于精油中，压榨萃取的精油还是会在6～9个月之间出现变质，而多数蒸馏精油却可保存两年以上。（参见本书第5章"如何保存精油"）

在美国，柑橘精油属于果汁工业的副产品。许多较次等的柑橘类精油掺有压榨后的果皮再行蒸馏过的劣等精油，这是一些不讲究品质厂商的一种鱼目混珠的方式。

脂吸法（enfleurage）

这种萃取法曾经大量被运用在香水工业上，特别是萃取一些花瓣植物精油。例如茉莉、橙花、晚香玉（tuberose）等。由于这些珍贵花朵的香味会被热蒸气破坏，所以不能用蒸馏法萃取。目前已知在法国的香水之城格拉斯的蒸馏厂仍保留有少量以脂吸法萃取精油提供观光客参观。除此之外，以脂吸法萃取精油的情景已很难看到。

萃取精油方式：脂吸法

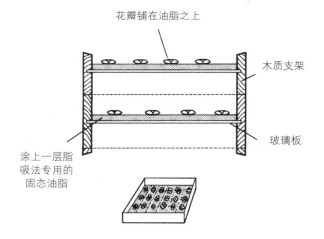

每一层长方形的底盘（尺寸：60厘米 x 45厘米 x 8厘米），底下垫着一层玻璃板，将精纯的猪油脂涂在玻璃板上，像犁田一样堆起一层一层平行山脊状的猪油，接着将花朵小心的铺在油脂上，然后再将底盘一层一层的扣在一起，这样花朵就会被完全密封住。

挥发性溶剂萃取法

虽然脂吸法（enfleurage）相对可萃取出较多的植物精油成分，然而由于所需人力过多以及耗时处理的制作成本过高，目前都是使用一些挥发性溶剂，如石油醚、己烷以及苯类来萃取出某些植物或树脂的精油成分。溶剂萃取法是香水制造工业最喜欢使用的一种萃取法，因为这样萃取出的精油香味最接近植物本身原有的气味。然而，由于溶剂萃取的精油或多或少仍留有挥发性溶剂的残留物以及植物中的非挥发性物质，直接使用在肌肤上恐有致敏之虞，因此在芳香治疗中并不建议使用这些精油，此外，溶剂萃取的精油也极容易伪造。

芳香植物经由挥发性溶剂（通常是己烷）萃取之后会呈现一种固态的蜡状物质，称为凝香体（concrete）。凝香体通常被香水工业使用，主要因为内含相当程度的非挥发性物质及溶剂残留，对于敏感性肌肤容易导致过敏刺激。要获得液状的精油产物，凝香体还要再经过酒精的提炼，经过较温和的真空吸引器的处理而让酒精挥发之后，这样留下的液体即为最后的精油产物，这种略微黏稠的精油又被称作植物原精（absolute）。

除了安息香必须使用溶剂萃取以外，其他树脂类精油，例如乳香、没药、白松香（galbanum），它们是干燥树脂经蒸馏方式萃取而得，这些以蒸馏萃取的树脂类精油就很适合用在芳疗上。而使用溶剂萃取法取得的树脂类产品多数被香水工业所使用，称为树脂质（resinoids）。不幸的是，苯类（benzene）这种有致癌之虞的挥发性溶剂有时会被用来萃取安息香或是其他种类的树脂质。

超临界二氧化碳萃取法

这种萃取法在20世纪80年代初期刚发明之时就受到极大瞩目。虽然这种方式萃取出来的植物精油会非常接近植物内原有的芳香物质组成，算是一种相当完美的萃取法。然而，这种萃取法所使用的器材不仅仅数量庞大，而且非常昂贵。拿它来萃取精油往往需要好几年的时间来平衡成本。直至今日，用超临界二氧化碳萃取出的精油价格仍十分昂贵。

这种萃取法远比书中所描述的还要复杂，简单来说就是将二氧化碳的气体增压至非常高的程度（有如海平面以下5000米的压力、200倍的大气压力），这样高气压的气体能够溶解植物中的芳香精油。当压力降低（降至100倍的大气压力），这时二氧化碳会由液态变为气态，因此就能将仍处于液雾状态的植物精油分离搜集出来。与溶剂萃取法相比较，这样的萃取方式不会有任何的溶剂残留。然而，也有些人质疑二氧化碳属于一种酸性气体，因此这样的萃取方式会破坏精油中的化学物质结构。

大致说来，超临界二氧化碳法所萃取出的精油，其萜烯类的比例较少，而酯类较高，并且会出现一些蒸馏法所无法萃取出来的大分子物质。由于许多精油中的萜烯类物质是通过蒸馏程序的变化产物，含萜烯较少的超临界二氧化碳萃取精油（其他化学物质组成比例也相对不同）会比较接近自然植物中的原有精质结构。但令人惊讶的是，这样接近天然也未必就好。以姜为例，用超临界二氧化碳萃取出的姜精油气味自然胜过蒸馏的姜精油，然而却也容易刺激敏感性肌肤。除了价格昂贵之外，超临界二氧化碳萃取的精油还有一项缺憾，那就是很少有厂商愿意提供，并不容易买到。

水汽扩散法的萃取精油过程

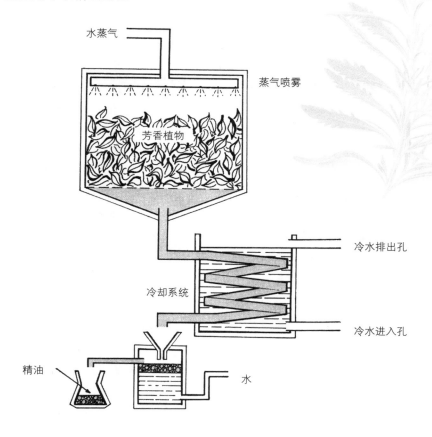

水蒸气

蒸气喷雾

芳香植物

冷水排出孔

冷却系统

冷水进入孔

精油

水

水汽扩散法（或称为浸透法）

此种萃取方式比液态二氧化碳萃取法来得多一些。其实水汽扩散法与蒸馏法非常类似，差别只是在于水汽扩散法的蒸气是位于植物上方，而植物及水汽浸透之后的液体位于下方。相较于蒸馏法，水汽扩散法的萃取程序比较快速方便，特别是一些坚硬的木质或树皮，其精油成分比较不容易释放出来，用水汽扩散法来处理就会快得多，萃取出来的精油据说具有优异的香气，并且会比蒸馏法萃取的精油颜色更加深浓。目前以水汽扩散法所萃取的精油还不是很普及。

环保冷媒萃取法（phytonic）

环保冷媒萃取精油的方式是近来由英国微生物学博士彼得·王尔德（Peter Wilde）与ICI这个跨国化学公司合作研究出来的。赞成环保冷媒萃取法的人认为这是继蒸馏法以来最有突破性的一种精油萃取法。

这种方法主要是使用一种新形态的溶剂——phytosols。这种溶剂的特性就是可以在室温或低于室温的状态下萃取出精油，这样可以确保植物精质中一些较脆弱、容易受热被破坏的成分得以完整地被萃取出来。

严格来说，这种萃取法所萃取出来的芳香物质不能称作精油，也不能称作原精。事实上，化学分析显示这种方法所萃取出来的芳香物质其化学组成并不同于一般萃取的精油。举例来说，英国环保冷媒萃取的帕图玫瑰精油（rose phytol），含有290种可辨识成分（包含水溶性的苯乙醇），而最佳的玫瑰原精（rose absolute）却只含有210种可辨识的成分。

（译注：这种萃取法是使用一种称为R134a的环保冷媒当作萃取溶剂，通常这种溶剂用做食品级的萃取溶剂以及气喘患者所使用的吸入性喷雾的推进填充物质，使用这种萃取法所萃取出的玫瑰精油气味会比奥图玫瑰更为轻柔而精致。）

冒牌精油

一些植物，例如香蜂草（melissa），它的含油量相当稀少，所以要萃取出精油其实非常困难（蒸馏法萃取），因而其售价也相当高。市场上许多名为香蜂草精油的产品事实上是用类似香味的廉价精油调和出来的，例如使用柠檬草、柠檬以及香茅等精油来调制。只有当你亲自闻过真正的香蜂草精油，然后再与假的精油仔细比较之后，你才能分辨其中的不同。较诚信的精油厂商会在标示中显示其不同，也许会将调制过的仿造版本标示为类香蜂草精油（melissa type），而纯香蜂草精油则标示为真正香蜂草（melissa true）。要小心的是，市场上仍有一些标示类香蜂草精油（melissa type）其中部分或者完全使用化学人工香精。

如果你看到一瓶精油标示为"琥珀"（amber），请注意，这一定是化学香精或是将快乐鼠尾草与安息香（一种带有香草香味的树脂质精油）调和的产品。据我所知，真正的琥珀油来自树脂类化石，是无法从市场中找到的。龙涎香（一种由抹香鲸所分泌的物质，有时会漂浮在海面上）亦被认定为一种"琥珀"香，是一种用于高级香水的昂贵香精原料，在市场上并不容易购得。然而，有一种精油萃取自黄葵（ambrette）的种子，有时其英文标示看起来很像是"琥珀"（标示为 ambre，请注意其英文与琥珀英文 amber 的微小差异）。黄葵油是一种用于香水中，非常受欢迎而且价格不菲的植物精油，有时也可用于芳疗。

有机精油

不是所有的精油都符合有机的生产标准。有机精油的意思是说萃取来源的植物在生产过程之中完全不使用化学肥料与杀虫剂。有机精油（organic）通常只是精油的另一种选择。像有机薰衣草、有机迷迭香、有机马郁兰，以及有机洋甘菊等等。一些精油原本就萃取自野生植物，或是萃取自乳香、丝柏等本身就具有防病虫害及抗感染的树木；还有一些栽种芳香植物的国家原本就不太使用化学肥料及杀虫剂。有机栽种的认证标准需为一些机构认定，例如英国的土壤协会（Soil Association）、法国的 Ecocert，以及德国的 Demeter。

欧盟 (EU) 对于有机农业有标准认定，符合有机种植业者会得到这些专门机构授予的证书（英国土壤协会 Soil Associtation、法国 Ecocert、德国 Demeter）。这些欧盟国家的植物精油一旦经过有机认定（如法国、英国、德国等地的植物精油），理所当然的就会在产品包装上显示出这些认定机构的标志。若没有这些标示，就不太能够保证这些精油到底是否为真的有机精油。

问题不是所有的精油供应商都是诚实的，一些供应商会故意将"有机"精油的售价提高，伊兰伊兰就是一个例子。几乎所有的伊兰伊兰精油其栽种方式本来就符合前述的有机生产标准（然而，伊兰伊兰精油也特别容易出现伪造的问题）。你可能会因为买了标示所谓的"有机"茉莉或是"有机"玫瑰原精而付出更多代价，然而，这两种原精根本就不可能符合有机的条件。只因为"原精"是以石油化学溶剂来萃取，已经脱离了有机的官方认定标准。其实，并没有所谓有机与否的问题，只因所有来自天然植物所萃取的精油跟实验室所制造的香精相比较，本来就是"有机"的（译注：有机 organic 的定义原指一切源自活性的生物成分），有时"有机"这个名词被滥用了。

如果你对厂商所谓"有机认证"的真实性感到质疑，不要畏惧洽询厂商有无相关书面证明，通常较具知名度的厂商会乐意提供认证机构的年度有机书面证明副本。如果该种精油有认证上的问题，会被列入"尚在进行认证中"（current）的文件内。如果还是觉得不妥，你还可以直接联系发出认证的专业机构，来确认该品牌的精油是否经过有机认证。

对木质精油的态度

许多人对于采集自树木的精油非常关注，特别是需要砍掉树木才能取得的精油。如花梨木（rosewood）和檀香木（sandalwood）等。由于目前花梨木的主要产区位于逐渐消失的雨林地区——巴西，事实上生产植物精油（由木屑蒸馏而来的植物精油）只是伐木工业的附属产品，其实大部分砍下的树木都运往美国的家具制造商。虽然树木栽种的计划也同时进行，然而由于土壤的养分渐渐被耗尽，新树木很难健康的成长。事实上，花梨木至少需要30

年的时间才能成熟到足以提炼精油，所以在生态保护的观点下，建议你最好避免使用花梨木精油，这包含产自南美其他区域以及非洲等地的产品。

再者，有些精油供应商声明他们的花梨木精油是由人工造林方式所栽培的树木中萃取出的，而这种说辞有可能是事实吗？答案其实很简单：这种花梨木精油其实是由花梨木的"树叶"所萃取，与真正木质萃取的花梨木精油有很大的不同。而通常厂商并未将正确的花梨木"树叶"精油标示出来，一旦越来越多的人清楚这种情况，我们希望这种情形能够被矫正。

檀香木精油的情形就好多了，这是因为印度政府几乎决定了世界上所有檀香木精油的生产量。印度政府规定，只要一棵树被砍伐，同样的地点就得同时栽种两棵树，而且这种规定确实被施行。然而，由于香水工业的大量需求，再加上盗伐，许多树木被摧毁，使得这项计划在印度某些区域实施不如预期。照这种情形看来，我们建议可以使用一些与檀香木类似疗效的精油，例如乳香与白松香精油等。可惜的是，檀香木精油轻柔的独特香味与上述两种精油是截然不同的。

部分人士也觉得一些萃取自树脂类的植物精油，例如乳香和没药（myrrh），其实并不适合用来作为治疗用途。他们认为这些植物分泌物本身就带有"病态"的色彩。所谓病态是指为了要取得这些植物的乳状分泌物，必须先让这些植物受伤害（通常的做法是在树干上切割）。而乳状的汁液会逐渐变硬而让树干的切口愈合，而变硬的乳状分泌物就可被搜集来蒸馏出精油。虽然我们刚刚提及森林消失的危机；然而，部分消费者认为搜集树脂来蒸馏精油很残忍。其实是一种不必要的顾虑。搜集树木的乳状汁液并不会让树木因此倒下，至今这些树木并没有被过度榨干其"乳汁"，因此这种萃取的方式并不会伤害树木本身。

{ 第4章 }
植物精油的安全性

植物精油治疗的效果让人感到不可思议，但是由于其高度浓缩的特性，所以不当的使用亦具有相当程度的危险性。在开始体验植物精油之前，务必参阅本章所述的安全使用须知。

简易的肌肤测试

初次使用植物精油者，建议先做肌肤测试，特别是敏感性肌肤的人。将一滴欲使用的植物精油调和一茶匙（约5ml）的甜杏仁油，稀释后涂抹一点于耳后、手肘内侧或是手腕内侧（这些是超级敏感的区域），停留在这些敏感部位24小时，如果并未有发红或是瘙痒反应，则此种植物精油对你来说算是相当安全。事实上，使用这种方法最多可同时测试6种不同的植物精油，记录一下你所测试的精油以及这些精油所使用的部位。例如：姜使用在右耳后，伊兰伊兰使用在左手肘内侧，以此类推。

关于过敏

如果你曾有花粉热、食物过敏、过敏性鼻炎、湿疹、气喘、羊毛或是动物的过敏症状（或是你的亲属中有以上各种症状的病史），那么，你会比一般人更容易因使用某种精油而产生接触性皮炎（肌肤发红、瘙痒的反应）。接触性皮炎可能会在接触不当物质数秒内产生，亦可能在24小时之内发作。

属于以上所述的族群有可能会对一些特定的精油，或是精油中一些特定的化学成分引发过敏反应。此外，这些人也有可能会产生一种延迟性的过敏反应，这是指当第一次接触过敏原时并不会有任何不当的反应出现，然而在重复接触5～7天后，过敏反应才渐渐发生。

事实上，持续接触同样的精油一段时间之后，任何人都有可能会发生过敏反应，即使是对精油有正常耐受性的人。最有可能置身于过敏危机的人其实就是芳疗师本身。事实上，过去几年来我曾遇到过好几个芳疗师手部肌肤产生皮炎的案例，原因是他们每天持续接触薰衣草精油超过3年以上。

一旦身体被某种物质启动过敏反应，不管这物质的量有多小，过敏反应照常产生，而过敏的症状可由轻微的局部瘙痒（同接触性皮炎）到全面性的身体反应，例如眼部水肿、刺痛，组织肿胀或是气喘（参见第52页"过敏困扰者的肌肤贴布测试"）。

因此，能洞察到微小的过敏现象是很重要的。事实上，精油引起全面性的身体过敏反应可说相当罕见。再者，大多数的过敏测试是由香水制造业者来进行。这代表许多有用的安全测试数据，其实是针对一些化学合成香精，或是精油中单独的化学成分，

以及经过成分调整的植物精油而建立的，而并非针对芳香疗法所使用的"完整"的天然植物精油。但是除了少数的例外情形，由于天然植物精油的协同性，这些未经过成分调整的天然植物精油其实会比人工香精更为安全。

另外的重点是，其实任何物质都有可能会引起过敏，即使是单纯的水或者是完全无毒性的甜杏仁油。如果你是属于高度过敏族群的一员，最好舍弃使用植物精油而采用别种的治疗

如果你的肌肤正处于过敏或是高度敏感的状态，必须避免使用的精油

● 重要：如果你的肌肤正处于过敏或是高度敏感的状态，必须避免使用下列精油。即使你的肌肤很"正常"，建议以推荐的最低稀释浓度来使用下列精油（至少直到你确认这些精油对你的肌肤并不会引起过敏反应之前），例如两茶匙（每10ml）的植物油加入一滴纯植物精油来当作按摩油使用，或是每次使用不超过1~2滴精油的用量泡澡。

所有的原精、树脂质，例如安息香树脂质、玫瑰原精、茉莉原精、秘鲁树脂 ＊、妥鲁木香脂 ＊（tolu），以及所有以下的精油：

allspice（pimento）多香果	cinnamon 肉桂（树皮及树叶）＊	juniper 杜松	peppermint 薄荷
		lemon 柠檬	
aniseed 洋茴香	citronella 香茅	lemongrass 柠檬草	Pine 松
basil 罗勒	clary sage 快乐鼠尾草	lime 莱姆	sage 鼠尾草
bay 野丁香／月桂	clove 丁香（芽、茎及叶）＊	listea cubeba 山鸡椒	spearmint 绿薄荷
black pepper 黑胡椒	costus root 芸香木根	lovage 圆叶当归	tagetes 万寿菊
cedarwood 雪松	fennel 茴香	melissa 香蜂草 ＊＊＊	tea Tree 茶树
celery seed 芹菜子	ginger 姜	nutmeg 肉豆蔻	thyme 百里香
chamomile 洋甘菊（罗马及德国甘菊）＊＊	hops 蛇麻草	orange 橙	ylang ylang 伊兰伊兰
		parsley 荷兰芹	

＊ 由于这些精油对肌肤及黏膜组织具有极度的刺激性，我建议这些精油最好不要使用于肌肤或是通过蒸气吸入。这些精油只建议以低浓度使用于室内熏香。

＊＊ 虽然洋甘菊精油对于过敏具有治疗功效，然而，除非以非常低的浓度使用，否则它们还是有可能会导致肌肤过敏。

＊＊＊ 香蜂草精油有两种，一种是真正的香蜂草精油（价格非常昂贵），另一种是类香蜂草精油（由柠檬草及香茅等类似柠檬香气的精油所调制的平价精油），这两种都会导致肌肤过敏，特别是在高浓度时使用。

方式，或许可以考虑一下顺势疗法或是针灸疗法。虽然，芳香疗法对少数极端的病例有极佳的疗效。

第 51 页的表中列出一些致敏概率较高的植物精油。事实上，你可能会发现自己只对其中几种精油产生不适症状。每个人的情况不尽相同，虽然所列的这些精油乍看之下好像很多，事实上，芳疗师平均会用到这些植物精油的概率其实还不到一半。尽管如此，一些有可能造成毒性刺激的植物精油如洋茴香（aniseed）或是月桂（bay）精油，有时仍可从一般零售渠道购得。

稀有的植物精油

某些芳疗作家有时会特别提倡使用一些较稀有的植物精油，这些精油逐渐出现在精油供应商的采购单中。不幸的是，这些精油绝大多数并未通过长时间的肌肤安全性测试，因此，这些稀有的精油并没有足够的安全数据发布，虽然我并没有收到任何关于这些精油导致过敏反应的证明，但为了小心起见，最好还是将这些精油列入危险的观察名单之中，我所搜集到的有：摩洛哥洋甘菊（chamomile moroc）、罗文莎叶（ravensara）、土木香（inula 或是 elecampane）、真正香蜂草（true melissa）、穗甘松 / 甘松（spikenard / nard）、缬草

（valerian）、西洋蓍草（yarrow）、西印度檀香（amyris），以及接骨木花原精（elderflower）等。

过敏困扰者的肌肤贴布测试

不像之前所提的简易肌肤测试，肌肤贴布测试需要极大的耐心。然而，对于经常有过敏困扰的人来说，这是一种具有相当可信度的测试方法。可能你会发现某些精油的疗效不错，也许仅仅使用 3 种精油就已足够。例如薰衣草、罗马洋甘菊、尤加利这 3 种植物精油。然而，对你而言，即使肌肤贴布测试的结果是安全的，最好还是避免长期使用同一种植物精油，因为这样还是可能会诱发过敏反应。另外重要的是要确定你并不会对所选用的植物基础油过敏，例如甜杏仁或是橄榄油，除非你能确认这些基础油对你是安全无虞的，否则在稀释精油之前，最好先进行基础油的简易肌肤测试（如本章先前所述）。

肌肤贴布测试，一次只选择一种精油。将一滴测试精油稀释于一茶匙（5ml）的基础油中，在胸部上方的肌肤或是前臂涂抹一些稀释的精油，接着盖上一块纱布，并用防水性敷料隔离，待 24 ~ 48 小时之后，移除防水敷料及纱布，检查测试的肌肤有无发红或是瘙痒的反应。若无任何反应，再涂上更多的稀释精油重复一次贴布

测试。往后 7 天中，每天皆重复此测试。之后让肌肤休息 10~14 天，然后再度重复进行相同的肌肤贴布测试。如果在这个测试阶段，肌肤于 24 小时之内开始出现过敏的情形，则不论此精油如何珍贵，都应该避免使用。

精油的玄妙测试

还有两种测试方法可让不同的对象来分辨出哪种精油对他们来说是安全且有效的，那就是肌肉测试与灵摆探测（pendulum dowsing）。这些超科学测试法有时准确得令人诧异，并且较前述的测试方法更为快速，然而，这些方法作用的理论基础却难以用科学来解释与验证。事实上，这些测试法必须完全倚赖执行者的直觉能力，相对的这也要经过长时间的训练来让这项测试的技巧更加纯熟。因此，为了保险起见，建议初学者不要擅自对有遗传过敏性症状者、孕妇、婴儿及幼童来进行这些玄妙的测试，但是如果你愿意学习这种玄妙测试的基本技巧，本书第 20 章有相关的进行步骤。

光过敏性精油

有些精油在涂抹后，如果马上接触到阳光，或者是人工日晒房等其他种类的紫外线光源，就有可能导致肌肤色素沉淀。最容易导致色素沉淀的精油就属佛手柑了。事实上，我发现不需要接触阳光，佛手柑精油就可能会引起反应，好比使用佛手柑之后若待在充满热气的厨房环境就有可能导致过敏。因此，我并不建议将佛手柑精油使用于肌肤上，然而，你也可以找到不含呋喃香豆素（forocoumarin）的佛手柑精油，英文标示为 Bergamot FCF（佛手柑精油中的呋喃香豆素会导致光过敏的反应）。虽然有些芳疗师不喜欢使用这种"不完整"的精油，然而 Bergamot FCF 这种不含呋喃香豆素的佛手柑精油是不会有光过敏反应的。

以下这些精油亦具有光过敏性：欧白芷根（angelica），葡萄柚、柠檬、莱姆、橘、橙、万寿菊（tagetes）。

怀孕

由于植物精油的分子细小（有些合成香精分子亦然），能通过肌肤而进入血液与身体的体液之中。基本上，这是精油具有治疗价值的重要原因。怀孕时，肌肤会更具有浸透性，而且比较敏感，而有些精油（特别是柑橘类精油）能够穿透胎盘的障壁。虽然并没有任何证据显示母体使用植物精油会导致胎儿受到伤害，但芳香疗法协会指出，孕妇使用植物精油还应谨慎。

尽管如此，怀孕期间使用一些具有催经功效的精油可能就具有危险性，特别是怀孕的前 3 个月，因为这段时间的流产概率比较大。另外对怀孕妇女具有潜在危险性的精油是一些具有强烈神经刺激性，或是对肝脏、肾脏具有刺激作用的植物精油。

事实上，可能需要使用非常高剂量的植物精油（或是用来吃的），才可能会导致孕妇流产或是中毒（已证实曾有美国妇女故意摄食植物精油来达到堕胎目的的案例）。然而，即使这可能是过度紧张，但是对怀孕妇女，宁可抱着最谨慎的态度，在使用植物精油之前，一定要确认其安全性，你可参阅本书第 31 章的各种精油论述，留意精油档案中关于精油"注意事项"的部分。

根据过去的经验，我自己的方式是避免在怀孕时将精油用于肌肤上（因为这样容易增加过敏的概率），而以室内熏香的方式来使用精油。然而，仅使用纯粹的特级橄榄油来做轻柔的按摩是同时有助于母体及婴儿（参见第 78 页）的。这种植物油具有极佳的预防妊娠纹的功效，在进行按摩或其他时候，你也可以将自己喜欢的精油喷洒于空气中。记得精油要稀释，浓度越低越好。在怀孕期间，许多妇女的嗅觉及味觉都变得更为敏锐，特别是怀孕的前 3 个月，其实这是一种身体的自然保护系统，它能够保护母

怀孕期间推荐使用的植物精油

虽然我并不鼓励怀孕期间将精油使用于肌肤上，仍有些芳疗师会推荐以下的植物精油，可于怀孕3个月之后开始使用，注意要将精油的浓度降至正常用量的一半。然而，仍然建议您使用这些精油之前先做好肌肤测试。

geranium 天竺葵	mandarin 橘
neroli 橙花	grapefruit 葡萄柚
ylang ylang 伊兰伊兰	bergamot 佛手柑
petitigrain 苦橙叶	lemon 柠檬
frankincense 乳香	coriander 芫荽
sandalwood 檀香木	black pepper 黑胡椒
patchouli 广藿香	ginger 姜
chamomile 洋甘菊（德国洋甘菊及罗马洋甘菊）	pine 松
	cypress 丝柏
rose otto 奥图玫瑰	peppermint 薄荷
lavender 薰衣草	orange 橙

体不会吃下或是吸入对腹中胎儿具有
潜在毒性的物质。

　　由于许多具有潜在毒性的植物
精油并不常使用于芳香疗法，所以与
其列出一大串怀孕不宜使用的精油名
称，还不如看一下哪些精油是有益于
怀孕妇女的（参见第 54 页"怀孕期
间推荐使用的植物精油"）。

哺乳

　　哺乳期建议避免使用如香水配方
般的精油浓度于肌肤上，如同之前所
述，植物精油会通过肌肤而吸收至血
液及体液当中（包含乳汁）；此外，
有些植物精油的香气（如天竺葵）会

刺激婴幼儿而干扰睡眠。记得在哺乳
之前，应该先洗掉肌肤上可能残余的
植物精油（参阅本书第 208~213 页
更多相关于哺乳妇女的芳疗建议）。

婴儿及幼童

　　虽然许多芳疗师会鼓励婴儿及幼
童使用植物精油，我认为安全起见，
最好仅使用甜杏仁油或是橄榄油来帮
他们按摩就好，或是将低浓度的适用
精油喷洒在空气之中。我认为婴儿在
未超过一岁之前最好不要使用任何的
植物精油，即使精油浓度很低（参见
第 301 页"婴儿按摩"）。

精油使用一般注意事项

- 将精油放在小朋友拿不到的地方。

- 避免将精油接触油漆的物质表面，因为可能会造成油漆溶解；然而，也无须作不必要的联想。依照本书建议的精油浓度，精油是不会对人体组织造成伤害的。

- 基本上，未经稀释的植物精油不可直接用在肌肤上，唯一例外的情形是薰衣草，可少量直接使用于局部的割伤或烫伤肌肤。

- 将精油远离眼部，在使用精油之后，不要马上揉眼睛，一旦精油渗入眼中，马上用大量的冷水冲洗。

- 除非有专业医疗的建议，否则不可将精油使用于口腔、直肠，以及阴道中。

- 柑橘类精油，特别是佛手柑，会增加肌肤光过敏的概率。使用这类精油后，不要立刻接触阳光或其他紫外线光源（人工日晒房），以免造成肌肤色素沉淀（译按：使用8小时以后，人体会自然代谢精油中的光过敏因子，就不必再有光过敏反应的顾虑。例如，可睡前使用，隔天起床后已可如常接触阳光或其他紫外线光源）。

- 如果你曾有或是疑似黑色素瘤的病史，或是老人斑、巨型痣、赘疣、进行性黑色素斑或皮肤癌等问题，应避免使用柑橘类精油，因为这可能会让这些问题更加严重。

- 不要使用没有充足资讯参考或标示的植物精油。

- 避免长时间持续使用同样一种植物精油（指每天使用，使用时间超过3个月以上），这样比较容易造成对精油的过敏反应，应该休息两个月之后再开始使用同一种植物精油。

- 如果你是敏感性肌肤，或是时常有过敏征兆，建议第一次使用某种精油之前先做好简易的肌肤测试或者是肌肤贴布测试（参见本书第50，52页）。

- 如果你有癫痫症，应避免使用迷迭香、茴香及鼠尾草精油，这些精油可能会刺激病情发作。

- 如果你有气喘病，不管有没有使用精油，都应避免使用蒸气吸入法，高浓度的水蒸气容易刺激病情发作。

- 一些从事顺势疗法的人相信植物精油及其他强烈气味的物质会削弱顺势疗法的作用，有些顺势疗法的使用者则仅对樟脑气味的精油持反对立场，如果你打算进行顺势疗法，记得告诉你的治疗师使用精油的情况。

芳香疗法初学者入门

天然植物精油对于促进人体健康和提升心灵的平静方面有各种不同的应用方法。不论你想利用它们来治疗某种特殊疾病；或者缓和压力带来的不良影响；还是只想提振情绪，本章将专门探讨如何调配精油以及如何使用精油作为治疗用途的基础入门。虽然在本章中会说明关于按摩油的调配方法，但是有关按摩的操作技巧则会在第四部中加以说明。

选购精油

选购芳疗等级的纯天然植物精油是相当重要的事。现今大部分的芳疗师都是通过网络或邮寄方式向专业精油批发供应商购买，而不到美容或香水用品店购买。向这些精油供应商选购的好处是能够更广泛地选择不同的精油种类；而且能以大量采购来降低买价。但如果你是芳香疗法的新手，或许最好先向健康用品店或其他精油的零售渠道购买，因为在选购前可以先试闻精油的味道。

在选购之前一定要确认标签上的确标示着100%纯精油。或许你会看到有些标示着"芳香疗法专用油"（aromatherapy oil）的字样，通常是将大约2%~3%的精油混入像葡萄子油或杏仁油等基底油调制而成——这也就是现成调好的按摩油、但却也是享受芳香疗法相当昂贵奢侈的方式。这一小瓶10ml稀释过的按摩油仅仅勉强可供一次脸部和颈部疗程的用量。而一瓶10ml，100%纯植物精油，如果经过正确的稀释调制，可供进行超过100次以上的脸部和颈部按摩疗程所需之用量。

此外，这些事先稀释过的精油其浓度不足以滴在泡澡水中使用；也不适合用来作为室内的熏香用途。将10ml瓶装稀释精油（大约是两茶匙）加入整个水缸的洗澡水中的确可以散发出微弱的香味，事实上只要加入两滴纯精油就可以产生更强烈的香味。而且稀释过的植物精油保存时效较有限。

如何保存精油

精油会迅速地挥发而且品质容易为光照所破坏。过高或过低的温度以及暴露在空气中氧化都不妥当。也正是基于这个原因，所以精油通常都是装在深色密封的玻璃瓶内出售的。精油绝对不能装在有橡胶吸管的瓶子内（因为这种包装方式在几年前曾相当普遍）。有少数精油，尤其是雪松（cedarwood）会将橡胶腐蚀成黏糊糊的一团。

理论上大部分精油都可以保存好几年。但是除了佛手柑以外，柑橘类精油在6~9个月内品质就会开始恶化。也有极少数精油的品质会随着时间而变得越来越好，就好像是陈年老酒一样，越陈越香。这类精油有檀香、广藿香和乳香等。但是你越常打开使用，精油被氧化的机会也会越多。氧化是一种因为物质与空气中的氧气借由化学反应而改变或破坏其原始结构的过程，香气走味就是一种氧化的结果。

为了要延长精油的寿命，精油要存放在室温及阴凉的地方（摄氏18度或以下的温度）。如果你的精油种类还不少，也可以存放在冰箱里（或许是专门存放精油用的二手冰箱），但是请勿存放在冷冻库内。虽然许多精油置于低温会变得混浊，但只要将它们放在室温下，经过1~2个小时后，它们就会回复原来的清澈度。然而，柑橘类精油是其中的例外，因为一旦将它们放在非常低温的情形下产生混浊的现象后，即使将它们重新放到室温下都无法回复。还好这并不会影响

到精油的疗效。

如果你决定要将精油存放在冰箱里，记得使用前要先将它们拿出来放在室温下至少1小时。如果精油温度过低，就无法顺畅地滴出。少数冷藏过的精油还需要特别的方式才能继续使用。例如奥图玫瑰精油置于低温下会呈现半固体状，但是只要稍微回暖，就可以回复成液态。因此只要在使用前以双手摩擦瓶身就可以了。另外有些精油，如岩兰草、雪松、广藿香和没药等，当这些精油存放的时间越长，其黏性就会随之增加，因此要回复液态使用需要费时更久。实际上没药这种精油存放时间一久就会完全变成固体状。如遇到这种状况，你可以将精油瓶放入一杯温水中隔水加热约10分钟。虽然热气会加速精油氧化的过程，但是针对没药这种精油，除了这种方法外别无其他妙方。

虽然纯精油保存期限较长，但一旦将之稀释到基底油中，例如冷压制成的甜杏仁油或葵花子油中，精油的香气很快便会被破坏，而且精油本身的疗效也会随之减少。复方的按摩油必须和精油存放在相同的温度和环境中，而且存放期限最好不要超过两个月。

芳疗初入门者的精油选择

对新手入门的人来说有相当多种类的精油可供选择。许多精油拥有类

似的功效。在初学者的选购单上，我会推荐一些较适用的精油。事实上刚开始你可以只选择两种精油：薰衣草和尤加利。但如果你想认真地学习芳香疗法这门学问的话，你可能需要大约 8 种经过仔细筛选的精油作为选择基准；而这些精油就够让你调配出相当多不同香味的复方精油。通常 2 到 3 种正确比例调和的植物精油，其香味会比单方的精油更佳。因为芳香疗法是为了使人心情愉快，因此懂得"鉴赏"香味是芳香疗法一个重要的关键。

虽然个人的喜好会影响最终购买的决定，但是在选择精油时保持开放的心态也很重要。除非你对精油已经相当熟悉，否则在刚开始闻植物精油的时候都会觉得有股奇怪的味道。请记得植物精油是高度浓缩的物质，通常精油稀释过后的香味才会变得让人喜欢，这种情形只有少数的例外。你可能还会发现原来自己不喜欢的精油，一旦经过正确地与其他精油互相调配之后，气味就会变得令人着迷。

以广藿香和岩兰草为例，一开始闻到它们特有的沉重土味以及鲜明的东方气味时，你可能会完全无法接受。然而一旦将其中一种精油加入较高比例具有清新气味的精油中（例如佛手

芳 香 族 谱

在选择适合于自己的入门精油种类时，你可能会想囊括所有种类的植物精油。下表所列精油都是芳香疗法中最常使用到的植物精油。你可以同时参考第七部"植物精油各论"中所列举的各种精油疗效。以下星号表示精油本身的价格带。1 个星号代表最便宜等级，而标有 5 个星号则代表最贵者。

- 柑橘类：佛手柑 FCF（不含呋喃香豆素）**、葡萄柚 *、柠檬 *、莱姆 *、橘 *、甜橙 *
- 花香类：天竺葵 **、罗马洋甘菊 ***、奥图玫瑰（或帕图玫瑰 rose phytol）*****、薰衣草 *、伊兰伊兰 **、橙花 *****
- 香草类：罗马洋甘菊 ***、薰衣草 *、薄荷 *、迷迭香 *、马郁兰 **、快乐鼠尾草 ***
- 樟脑类：尤加利 *、白千层 **、迷迭香 *、薄荷 *、茶树 *
- 辛香类：芫荽 *、黑胡椒 **、姜 *、肉豆蔻 **
- 树脂类：乳香 ***、榄香脂 *、没药 **、白松香 **
- 木质类：弗吉尼亚雪松（virginian）*、檀香木 ***、松 *、杜松子 **、丝柏 *
- 土质类：广藿香 *、岩兰草 **

正如你在这个族谱表中所见，有少数精油的气味会超过一种以上的分类——这是因为它们复合性的化学组合所致。

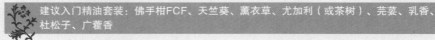

建议入门精油套装：佛手柑FCF、天竺葵、薰衣草、尤加利（或茶树）、芫荽、乳香、杜松子、广藿香

柑、薰衣草和天竺葵等），那么它的香气就会变得很细致。再者是快乐鼠尾草，虽然它以"让人愉快而陶醉"的特性著称，但是那种带有甜味的草香可能也会让人很失望。然而快乐鼠尾草精油却具有极大的潜力：把它和极少量具有共鸣效果的岩兰草加以调制，再加上一点明朗愉悦的佛手柑精油，你就能够创造出令人有如置身在洒满点点阳光的神秘森林中，这是一种能够使人心情放松的味道。

理想的状况是，入门者最初选购的精油最好能兼顾花香类、木质香、柑橘香、辛香类、树脂类、草本香、樟脑类以及土质类等香味种类的植物精油。参照上表芳香族谱的内容，除了香气之外，它们也分别具有不同层面的疗效，依照这种分类方式选购精油，可提供相当多种不同调配复方精油的创意组合（参见第59页"芳香族谱"）。

选择芳疗用油

前面已经建立入门者精油的套装组合了，接下来就要开始学习如何选用适当的精油作为治疗的基础。你必须选择适合自己或是接受治疗者之身心需求的精油。

利用芳香疗法缓解身体的局部症状是可行的，例如咳嗽、伤风、肌肉酸痛、运动过度所引起的疼痛、急性支气管炎和反应性压力等等（反应性压力的原因可能是工作过度、搬家、恋情结束等原因所引发）。然而长期性的问题，像是身体容易受到各种感染、关节炎、慢性焦虑和沮丧等问题，则需要借由全面性的医疗计划来加以改善（参照第19章内容）。要不然，这样的芳香疗法仅仅只是治标不治本而已。

选择芳疗用油的重点

针对长期性健康问题，在开始进行自我治疗之前，必须先寻求专业医师的协助（可请教一些认同这种辅助医疗方式的医师）。再者或许还可以请教合格芳疗师的意见。如果你正为严重的焦虑或沮丧等情绪所苦，我们也建议咨询合格心理辅导员的专业协助（可请你的医师推荐），之后再使用芳香疗法作为辅助性治疗。

你的第 1 步

先参考本书第二部各种治疗章节内容。你会发现针对各项疾病，我们会列出一种以上的精油建议用法（而且会推荐多种不同的精油选择），再依据精油的价格、精油的可取得性以及个人对香气的喜好做最后决定。如果你想选择两种或三种适用的精油来调配芳疗用油，请参照第 6 章的复方精油调配指导内容，该部分同时也有一些摘要性的实用参考资料。

你的第 2 步

不论你想治疗哪方面的健康问题，请先确定自行调制的配方是属于放松、苏醒或只是平衡作用的复方精油。如果你在试闻稀释过的精油之后，仍无法判断，你可以就该种精油带给自己的感觉好坏来判定。相关内容可参照第 21 章的心灵芳香疗法。但是千万别让一些教条式的印象凌驾自己的直觉判断。如果你不喜欢某种特定味道的精油，不论该种精油具有多神奇"提升心情"的疗效，只要是自己不喜欢的味道，它对你的吸引力就会变小。基本上，香味好恶对局部问题的症状治疗影响不大，例如香港脚、烧伤或扭伤等问题——然而有些芳疗师却不这么认为。

你的第 3 步

最重要事项不论你是为了健康或纯粹是乐趣，在选择精油时，一定要看看该精油是否适合自己安全使用。例如在怀孕期间或有过敏记录的人要特别小心注意。请参照第 4 章关于"植物精油的安全性"的内容，以及第 31 章"精油指南"关于各精油的注意部分。

使用方法

如果你已经找到或调配好最适合自己使用的精油（或复方精油）时，接下来就要教你几种使用芳疗用油的基本方法（例如芳香泡澡、蒸气吸入、按摩等）。就如60页"选择芳疗用油"重点的第一步所示，你可以在本书第二部中找到各种问题治疗配方的建议使用方法。

● 精油泡澡

你可以只为了乐趣将精油添加在洗澡水中来享受，或是借此来帮助睡眠、改善皮肤问题、解除肌肉疼痛或其他疼痛；或者也可以利用精油泡澡来改善情绪。如果你够幸运的话，家中水源是直接取自于地下水（这的确是某些乡下地方的优势），那么这种地下水本身就是健康的泉源。虽然它可能不如路德（Lourdes）这个城镇的泉水所独具的神奇疗效（译注：法国西南部城镇，传说自牧羊女Bernadette Soubirous幻见圣母马利亚之后，便发现此处泉水，据说有能医治各种疾病的功效）。但是相较于经过氯消毒的自来水，它绝对更适用于我们的皮肤。尽管如此，自来水一旦添加精油后，也会变得更具活性。

在放好的洗澡水表面上洒上4～8滴精油，用手搅动让精油扩散。如果你在放洗澡水的同时加入精油，那么大部分的精油香气会在你还未跨入浴缸之前就已经蒸发掉了。如果你是干性皮肤，而且不介意清洗浴缸的麻烦事的话，或许你可依照自己喜好，把精油混合几茶匙的植物基底油（例如甜杏仁油）。如果把纯精油直接滴进洗澡水中，不会在浴缸中留下任何油渍，这是因为精油本身分子非常细小的缘故。

注意

某些精油即使在洗澡水中只滴入一到两滴，也可能对皮肤有相当的刺激性，尤其是敏感性皮肤的人（请参照第8章内容）。

洗澡水温

较热的洗澡水（38摄氏度）可增加汗腺排汗功能，如果你患有伤风或流行性感冒，这样的水温对你会很有帮助，所以在沐浴排汗之后就可以直接上床睡觉。但是如果你经常泡热水澡，它也会耗尽你的精力，而且容易使皮肤松弛，导致肌肤提早老化。

"中温"泡澡的理想温度是大约摄氏29～34度。用这种温度来泡澡的效果可同时减轻身体和心理上的紧张压力。如果在洗澡时添加像洋甘菊和薰衣草这类具放松效果的精油，很适合有失眠、焦虑、神经性紧张以及其他压力相关的健康问题者使用，且能达到理想的疗效。

利用泡澡来提神时，水温要更低（摄氏18～21度）。在洗澡中添加具刺激效果的精油，例如松、迷迭香以及尤加利，可增加提神效果。但是如果将这些精油添加到温度较高的洗澡水中，其本身的提神效果会与温水使人平静的作用相互抵消。同样地，具放松效果的精油在快速流动的水中，例如淋浴时，会因水流本身的提神作用而变成具刺激效果的精油。因此如果你需要提神，但不喜欢洗冷水澡时，试着改用冲温水澡的方式，配合使用刺激性的精油。适合用来测试洗澡水水温的温度计可在一些大的药房买到；或者你也可以自行判断水温。

● 硫酸镁盐（epsom salts）泡澡

为了刺激大量排汗，传统的方法是使用硫酸镁盐（译注：epsom salts又称做泻盐）来泡澡。这是通过皮肤表面来排除体内代谢废物最有效的方法之一。硫酸镁盐（epsom salts）价格便宜，而且许多的化工原料行均有出售。请购买大包装的工业用硫酸镁盐。或许这听起来会让你害怕，但只因为它的颗粒粗大，所以才更适合用来泡澡。而研磨成细致粉末状的硫酸镁盐，价格较昂贵，通常被用来作为泻药使用。

使用硫酸镁盐泡澡可以减轻肌肉疼痛；甚至可以预防伤风和流行性感冒。同时针对长期处在压力下的人来说也是一种相当棒的松弛剂。因为硫酸镁盐呈碱性，对治疗风湿和关节炎相当有效。这种盐能引出肌肉和关节内所含的酸性废物并由皮肤毛孔排除，可减少关节和肌肉疼痛的症状。

不只有这些疗效，据一位相当著名的专家表示，用硫酸镁盐来泡澡的效用，远超出其化学作用所产生的解毒作用。从一个能量的观点来看，硫酸镁盐在水中会被加以分解而产生静电，因而产生联合的电磁场。浸泡在这种磁场中，有助于中和人体内过多的电荷，因而能够维持磁场平衡。实际的解释是，用硫酸镁盐来泡澡可以抵消一些微量的辐射污染，例如长期处于电脑屏幕前或是生理性的时差现象都可以借由硫酸镁盐泡澡获得缓解。

硫酸镁盐泡澡要达到最佳效果必须每天泡一到两次（水温摄氏35度）。若是针对关节或风湿症患者，必须每天泡澡一次，持续一个星期，之后再每隔一天泡澡一次，一直到症状显著改善为止。之后再每个星期泡澡一次。如果可以的话，泡澡之后至少休息两小时，而且避免身体着凉。

硫酸镁盐泡澡的方法如下：先将450克（约1磅）的硫酸镁盐浸泡在500~1000毫升的滚水中溶解，然后再添加到洗澡水中。接着泡澡约15分钟，此时请不要使用肥皂，因为肥皂会抵消硫酸镁盐的作用。

你还可以在洗澡水中加入精油，主要是为了让精油香气引发心理疗效而已。皮肤在湿热状况时比较能有效地吸收精油，例如在进行"中温泡澡"时或泡澡后。但是如果皮肤因为大量排汗忙于排毒时，就无法有效地吸收精油。芳疗按摩油中含有薰衣草、洋甘菊以及白千层等精油，都可以在硫酸镁盐泡澡后一到两个小时，再用来按摩身体。芳疗按摩油同时可以改善因为硫酸镁盐导致的皮肤干燥问题。

重点

在硫酸镁盐泡澡后尽可能地活动有关节炎的部位，来预防因关节阻塞而产生的严重疼痛症状。

注意

如果你患有高血压或心脏病时，不要用硫酸镁盐泡澡。年长或身体虚弱的人一开始建议用225克的硫酸镁盐量，再慢慢地增加剂量，直到能适应为止。

● 足浴和手浴

这种泡浴方式可以祛除寒冷、风湿性疼痛、流汗过量、香港脚以及其他手部和足部皮肤失调等问题，或者纯粹只是为了享受也是一个很好的选择。如果你从未尝试过这种浸泡方式，可以在结束一天的疲惫工作之后泡个脚，这种方式对身体放松的效用相当于全身泡澡；而且还能减轻因紧张所造成的头痛。足浴和手浴对之后进行的反射区域按摩也相当有帮助（脚底按摩及手部指压）。或者你也可以在一般的足部或手部按摩之前进行泡浴。

将5~6滴适用的精油洒在一碗适温的温水中。如果你喜欢的话，可将精油稀释在两三茶匙（10~15ml）的植物油中，或者用一茶匙（5ml）的蜂蜜加以稀释；也可以稀释在两茶匙（10ml）的苹果醋中。调制妥当后，再用来浸泡足部或手部约10分钟。浸泡完待手足干燥之后，可接着将几滴同样的植物精油加入少许的植物油稀释后用来按摩。

● 臀浴

臀浴是用来治疗阴道念珠菌感染及帮助孕妇产后愈合会阴部的简易方法。在浴缸中将温水放到臀部高度，或者也可以用刚好可让自己坐进去的脸盆，在温水中加入2~3滴的精油，轻轻搅动使精油可以均匀扩散。坐到温水中约5分钟。依个人需要每天浸泡2~3次，持续数天。

冷热坐浴

虽然冷热坐浴（sitz bath）这种泡澡方式比较不方便使用，但是它对消散女性生殖部位的充血现象，例如痔疮以及便秘等困扰相当有效。这种冷热交替的坐浴方式（这是欧洲自然疗法医师常用的治疗法）用来刺激静脉血液和淋巴液的排放。当用来治疗充血部位时，冷热坐浴能有效地降低因充血所引起的疼痛和发炎症状。

要确保浴室（或其他适合空间）温暖。你会需要两个可以让自己坐得进去的大脸盆（两个婴儿洗澡用的塑胶盆就很适合），将其中一个盆子装满热水，而另一个则装冷水。在每盆水中加入2~3滴的植物精油，再用手搅动使精油加以扩散。这时坐入热水盆内，并把脚浸泡在冷水中。浸泡约3分钟，再将热水泼洒自己的腹部，之后再变换坐到冷水盆中，并把脚浸泡在热水中，停留约30到60秒。再一次以冷水泼洒自己的腹部。重复交替浸泡2~3次。最后以将骨盆部位浸泡在冷水中作结束。每天浸泡两次，依需要持续浸泡数日。

精油淋浴

这个方法基本上是用来作为提振精神用的，并非是一种真正的治疗方法。流动的水本身即具有提振精神的效果，不论你是使用哪一种精油，只要选择自己最喜欢的精油味道搭配使用即可。淋浴后，将2~3滴的精油滴到干净的毛巾或海绵上；在莲蓬头冲洗下，轻快地擦拭全身。但如果擦到像脸部比较柔嫩的肌肤时，擦拭的力道要小一点才能避免刺激（参照第26章）。

芬兰式蒸气浴／桑拿浴

蒸气桑拿浴（sauna）的目的在于促进排除囤积在人体内新陈代谢所产生的废物以及污染物质。由于压力、不当的饮食以及污染的空气而使得体内废物与日递增。同时桑拿浴也是治疗皮肤毛孔阻塞的极佳方式。桑拿浴甚至还能够抑制人体内的病毒和细菌的滋长。

最适合桑拿浴使用的精油是具有高挥发度以及让人神清气爽的精油；这类精油容易与肺部产生作用，例如尤加利、柠檬、薄荷以及松等。桑拿浴时，大部分含精油的蒸气是经由呼吸道进入及离开人体，因此精油的作用就像鼻黏膜发炎所使用的除痰剂一样。由于这时皮肤正忙着进行大量的排毒（发汗），是无法有效吸收精油的（请参照前述硫酸镁盐泡澡内容）。

只要将两滴精油加入600ml的水中，再放在热源上加热即可。千万不要使用超过我们所建议的精油剂量，因为这样一来香气会过于呛鼻。

> **注意**
>
> 如果你患有心脏病或严重的呼吸道疾病，例如哮喘或肺气肿等，请勿尝试进行这种蒸气浴。避免使用甜味的精油，例如玫瑰、天竺葵和伊兰伊兰等。因为当你在密闭的蒸气室进行蒸气浴时，吸入这些精油反而会让你反胃或头痛。

顺便一提的是，过去几年我接到许多有关在蒸气浴时使用薰衣草精油而产生恶心现象的报道（每当有新的SPA成立时，通常会拿薰衣草精油来当作赠品），但这可能不是精油本身的问题——至少某些案例的确有其他原因。对精油不熟悉的人，经常想要使用远超过我们所建议的精油用量。我有一位熟识的朋友，作蒸气浴时竟使用半茶匙的薰衣草精油——几乎是我们建议用量的50倍！她的反应可想而知，她甚至在提到"薰衣草"三个字时，就已经开始想吐了。

还有另一个原因说明为何薰衣草通常不被进行蒸气浴的人所接受。由于市面上充斥着许多人工合成的假精油。许多SPA业者，对精油的纯度完全不熟悉，因此他们很容易将这些假精油（价格通常是真正薰衣草精油的一半）当成真品来使用。人工合成精油比较可能引起像反胃、刺激皮肤、打喷嚏和气喘等症状，尤其在蒸气浴这种像丛林般的气氛环境下更是如此。

● 按敷

按敷（compresses）是用来治疗肌肉疼痛、扭伤和瘀伤的神奇妙方，同时还能减轻我们体内器官疼痛和充血等症状。但是必须清楚何时该使用热敷、何时该使用冷敷，这点相当重要。

● 冷敷：这种方法适用于症状刚开始发生时使用。例如扭伤、瘀伤、肿胀、发炎、头痛和发烧等。

● 热敷：这种方式则适用于改善久创。例如肌肉疼痛、牙痛、经痛、膀胱炎、疔（毛囊化脓）和脓疮等。

要进行热敷时，可将6滴精油滴入装满500ml热水的水盆中，水温以自己感觉舒适为准。在水面上放入一条小毛巾，或一块麻布或棉布。吸饱精油及热水之后，拿起布并拧干，再放在欲治疗的部位上。其上再包裹着一张保鲜膜，必要时轻轻地绑好固定（例如在膝盖和脚踝的部位），直到热敷片的温度降到大约是我们体温的温度时，视需要再替换使用。

至于冷敷，使用步骤如同上述的热敷，只是要使用非常冰凉的水，最好是冰水。将冷敷片放在患处，直到它的温度升高到相当我们体温时，再依需要替换使用。

冷、热敷交替

虽然按摩对改善关节炎症状相当有帮助，但是一旦关节部位已经出现发炎肿胀的现象，无论如何都不能再施加按摩。在发炎或肿胀的部位按摩会引发更大的疼痛，反倒会对身体组织有害。而降低疼痛和肿胀最有效的方法就是以精油交替做冷、热敷。不论冷敷或热敷都要持续 2 ~ 3 分钟的时间。通常在结束时应冷敷，避免最后因热敷造成皮肤松弛的状况。

● 漱口水

漱口水中如果含有檀香或柠檬精油可有效治疗喉咙痛以及喉头炎。而含有薄荷、芫荽或甜茴香等精油成分的漱口水可以帮助杀死细菌，因而使人常保口气清新。自制精油漱口水的最简单的方法就是将一滴精油滴入装有两茶匙（10ml）苹果醋的小杯子内。将之搅拌均匀，再倒入温水稀释后漱口，可每天两次或视实际状况使用。

至于为什么要使用苹果醋呢？因为精油在醋中的溶解力比在水中的溶解效果更好一些，之所以特别指定苹果醋是因为苹果醋本身即具有疗效。它是一种普遍用来治疗喉咙痛以及喉头炎的偏方。当它与精油调和后，会大大地提高它的疗效。依照我个人的经验，将苹果醋添加在调入精油的漱口水中，有助于降低牙齿背面齿垢（钙质牙结石沉淀）的堆积。

● 吸嗅

吸嗅精油有助于减轻伤风、感冒、鼻窦炎、咳嗽、鼻黏膜炎以及其他呼吸器官的疾病。同时它可有助于回复我们逐渐衰退的记忆力或提高情绪。例如迷迭香和薄荷据说有助于刺激我们的思考能力。

要治疗急性精神痛楚，例如受到惊吓或是害怕、紧张时，最简单的治疗方式就是将一滴精油滴在手掌心（例如薰衣草、伊兰伊兰或快乐鼠尾草），双手摩擦，使精油加热，然后再将双手捂在鼻子上吸入精油香气，慢慢地进行深呼吸，吸气、吐气，至少做 4 个循环。或者持续深呼吸动作一直到自己感觉平静为止。

当伤风感冒时，为了治疗鼻塞，可以将 5~10 滴精油，例如尤加利或薄荷，滴在手帕上，视状况随时吸嗅。也可以将精油滴在枕头上，能减轻鼻塞并有助于睡眠。如果你不想将精油直接洒在枕头上，也可以把精油滴在干净的手帕上，然后将手帕放在枕边即可。

更有效的抗鼻塞剂是利用蒸气吸入。这种方法可以用来改善前文所述的一些呼吸道疾病，或达到脸部深层清洁的效果。将500ml几近沸腾的热水倒入水盆中，再滴入2～4滴精油。精油的量依其本身的效力而定。例如薄荷是相当强劲的精油，如果用量过多，会让人喘不过气。这种蒸气吸入的方式大约持续5分钟，但请不要超过10分钟。为了要让精油蒸气充分吸入，可用一条毛巾像搭帐篷一样将自己的头和脸盆围住。

你可以每天做蒸气式吸入2~3次，并持续一段时间，特别是在伤风或感冒的期间。

注意

如果你有气喘病，请勿进行蒸气吸入法，因为这种高浓度蒸气可能会引起哮喘。

● 扩香

这种方法可以用来洁净弥漫着传染病细菌的空气，还能去除空气中的烟味、驱除蚊虫，甚至能很微妙地影响我们的情绪，也可用来营造家里或工作场所的愉快气氛。

精油扩香方式有许多种，但是目前市面上专用的扩香器或熏香台是最有效的扩香工具。一些熏香台（有些是玻璃制、陶制或大理石制）的侧边有装饰性的开口，可供空气自由流动，帮助燃烧里面的蜡烛，并可充当夜灯使用。小型熏香台，有些是拆卸式，而盛装精油槽刚好放在夜光烛台上，先将精油槽内装满水，再滴入几滴精油使之浮在水面上。这种熏香台靠烛火来加热。当水分蒸发时，房间就会弥漫着精油的香味。

但是这种熏香台有个缺点，当水分蒸发完如果忘了加水（有些熏香台的精油槽很浅，水分很容易就会蒸发），这么一来精油槽可能会残留精油燃烧后黏黏的黑渍。除非你使用药用酒精等含有酒精的东西来清洗，否则很难清洗干净。要减少这种夜灯型的熏香台太快将水烧干的情形，要确保所选购熏香台的精油槽深度至少可供盛装两茶匙（10ml）的水量。

除这种简单又可充当夜灯的熏香台，还有另一种高科技的替代产品，就是插电型的扩香器。只要在陶制或其他材质的精油槽上滴上几滴未经稀释的纯精油，这种扩香器就可保持恒温。有些插电的扩香器，造型很像传统夜灯型熏香台，可同时加水和精油。我比较建议使用这种扩香器。一方面是因为它可减少精油的用量，就能持续长时间熏香，另一方面是因为精油稀释后的味道较好闻。插电式扩香器尤其适合在工作场所里使用，因为它们不会有引起火灾之虞，而且也较传统蜡烛式熏香台更适合安全地使用在小孩或老年人的卧室里。

最新的发明是动力流动式扩散仪。这种扩香器利用冷空气将纯净细小的精油分子吹散在空气中来达到扩香目的。虽然厂商非常吹捧这种方法的优点，他们表示精油加温可能会改变其化学结构；但我并不认为这是扩香的较好方式。事实上温和的热度的确可以提高精油以及其他芳香物质的香气。而且动力流动式扩散仪价格通常相当地昂贵，可能也是你所要考虑的重点！

在使用扩香器时，你所需要的精油剂量大约 4 ~ 10 滴左右，视所使用的精油香气强弱（你的鼻子就可以判断），以及空间的大小而定。给你一个粗略的指标，大约 6 滴精油的用量就足以让一个 3 平方米的房间充满香气。而针对较大的房间，你可以使用多达 15 滴的纯精油；如果在非常广阔的空间使用，例如社区的集会中心，那么你需要使用一个以上的扩香器来扩香。

自制精油药膏

你可以自制用来治疗各种肌肤问题的精油药膏，包括刀伤、擦伤、昆虫咬伤、刺痛、香港脚、金钱癣、唇疱疹和冻疮等。只要在市面上购买无香精乳霜 30 克（最好是天然的产品），再加入 20 滴精油即可，例如 10 滴薰衣草、5 滴天竺葵、5 滴茶树或尤加利；若要制作清凉美足霜（也可以用来改善香港脚症状），则可用 2 滴的薄荷取代 5 滴的茶树或尤加利。

将乳霜装在消毒过的小玻璃罐中，再滴入精油，接着用汤匙的握柄处搅拌均匀。搅拌后再盖紧瓶盖，存放在阴凉的地方，可以保存至少 3 个月的时间，但是这得看打开盖子的频率多寡而定（参照第 8 章内容）。

如果你买不到适合制作精油药膏的无香精乳霜，可以向大多数的精油批发供应商购买专门调配精油的无香精乳霜。

直接擦拭

针对轻微烧伤和烫伤，首先将皮肤在冷的自来水下冲洗至少 5 分钟降温，然后将薰衣草、尤加利、茶树或天竺葵等精油拿来直接擦拭在肌肤上。较大面积的烧伤和烫伤最好是用冷敷来治疗。而薰衣草是用来治疗烧伤最常见的精油种类，但根据我个人的经验，用天竺葵的效果甚至更好。

其唯一的缺点就是使用纯的天竺葵精油（尤加利和茶树也一样）会刺激到相当敏感的皮肤，而薰衣草在这方面就比较没问题。

● 口服精油

虽然欧洲的芳疗医师会利用精油作为口服用药，但是针对一般家庭自行使用者（以及非医疗性质的芳疗师），我建议避免使用这种治疗方式。精油是浓度相当高的液体，因此如果不小心服用，极可能会导致中毒；此外若对所使用的精油状况未能通盘了解，再加上对精油的功效也一知半解的话，那么口服精油可能有相当严重的危险性。

按摩油

作为芳疗按摩的精油必须先以天然植物基底油稀释，例如橄榄油、杏仁油或葵花子油，这些植物油最好选择标示"未精制"（unrefined）或"冷压萃取"（cold pressed）等字样。如果植物油标签上并没有这种标示，表示该植物油必定是经过高压、加热或石油系溶剂所高度提炼制成。此外，这些植物油可能还经过漂白、除臭和

添加人工色素等加工处理过程。这种经过各种加工程序制成完全无生命力可言的产品，最后可能还会滴上一滴人工合成的维生素来取代精制过程中被破坏殆尽的种种天然营养素。而更恶劣的是，业者还把这种产品标示成"纯天然"（pure），并视这种行为是相当合法的行为。

虽然这种高度加工精制的植物油不至于伤害皮肤（除非你对被精制过的原始植物会出现过敏现象）。然而，采用未经加工精制的植物油效果就好得多了。事实上植物油本身就是一种健康疗法的来源。这些植物油含有天然的营养素，例如维生素D和维生素E、必需脂肪酸和微量元素钙和镁等，这些营养素不论是内服或外部局部使用，都对皮肤大有益处（参照本章所介绍的基底油内容）。

一些芳疗师提倡使用精制的植物油好多年了，例如葡萄子油和黄豆油（这两种植物油几乎无法买到未经加工精制的产品）。他们宣扬这两种精制过的植物油几乎不会残留原有的气味，因此不会干扰精油的香气。然而就我看来，精油本身的香气其实和未经精制过的植物油气味相当协调。例如特级（extra virgin）纯橄榄油的辛辣水果香特别能与柑橘类的精油味道相容；而未经精制的杏仁油是一种适用于所有精油调制的优良基底油，它

本身甜美的香气尤其和玫瑰和洋甘菊精油的气味非常融合。

芳疗师在使用精制过基底油的这个问题上观念有些分歧，有些人认为它们适合用来进行芳香治疗；但有些人则持相反意见。大部分人选择折中的方法，将精制过的植物油，例如葡萄子油加入较低百分比的未经精制植物油（例如酪梨、橄榄油或荷荷芭油）来加以混合。

但是大家对矿物油都达成共识：就是它绝不能作为调制精油的基底油。矿物油（婴儿油通常就是矿物油）是石油的副产品。不仅是因为它不像天然植物油对人体健康有益；而且根据某些健康专家的看法，将矿物油使用于皮肤上（或是口服使用）会导致人体的脂溶性营养素流失。而且品质不精纯的矿物油很容易阻塞毛孔，造成黑头粉刺和面疱的形成。再者如果将它作为精油的基底油，会妨碍皮肤对精油的吸收；更重要的是使用任何种类的人工合成油就已经违背了芳香疗法的基本哲学。

● 基底油的保存期限

如果存放在冰箱（或是阴凉的食物柜内），大部分冷压植物油都可以保存 9 个月（购买时要仔细检查其保存期限）；特级纯橄榄油即使存放在室温下，也可以保存得更久一些。虽然未经精制过的植物油放在冰箱冷藏颜色会变得混浊，但这正是一种好的现象，代表该植物油的品质很好。

重要的是请记住这些未经精制过的植物油一旦氧化，就会对皮肤产生不良影响。在氧化过程中，植物油的分子会分解，并制造出所谓的"自由基"。这些自由基物质如果未被消除，会伤害并破坏我们体内的细胞。而且自由基还被认为是造成老化的主要原因。因此务必少量购买这些未精制的植物油，并且要快速地将它用完。

调配按摩油

精油必须稀释成 0.5% ～ 3% 的比率（参照以下简单调制精油比例内容）。百分比多寡依照精油本身气味强弱以及使用的用途而定。最低的精油浓度（0.5% ～ 1%）最适用于脸部按摩以及敏感性肌肤使用，并且还包括 12 岁以下的儿童。按摩时我很少使用超过 2% 的浓度（即使是用于正常肌肤）。但是在进行按摩时若遇到紧绷过度的肌肉时，则以 3% 的精油浓度效果最佳。

● 调和精油的保存期限

如果存放在阴凉地方，复方按摩精油最多可以保存两个月。这并非因为基底油会在这么短的时间内消失效用，而是精油一旦接触到基底油，就会开始改变它的化学组成或开始加速氧化。为了要减缓氧化作用，许多芳香疗师最多会添加15%的小麦胚芽油，因为它含有丰富的维生素E，而维生素E是天然的抗氧化剂。

但是我个人并不完全相信小麦胚芽油可以延长复方精油的保存期限。这种植物油有时候的确会添加在维生素的胶囊中作为天然的保存（防腐）剂，但这只不过是因为这种植物油在密闭的胶囊空间里，可以具有很好的效果；而一旦将之存放在玻璃瓶内，它未必会如此有效，尤其是瓶盖一旦打开过后。尽管含有维生素E，只要瓶子内部还存在一点空气，就足以加速油品氧化的过程。

基于某些原因，未经精制的小麦胚芽油很少被认为是不稳定的植物油。然而它不像特级橄榄油在相当高温的环境下，仍能保持稳定性；小麦胚芽油必须存放在阴凉的地方，防止它在开瓶使用数个月后产生酸败。相较于长寿命的特级橄榄油，小麦胚芽油含有超过30倍之多的维生素E的含量。这就很清楚地知道维生素E其实并非像许多人所说是一种效果很好的保存剂——至少在天然的状态下不是如此。

因此看来似乎最好让大家忘掉如何延长复方精油保存期限这回事。只要每次在进行芳香按摩时才调配足够的用量即可，或许是仅调制一星期的使用量。尽管我个人对小麦胚芽油的保存效果仍心存疑惑，但是它本身的疗效，还是值得我们在芳疗用精油储藏室中为它保留一块储存空间的（参照本章关于基底油内容）。

简单调制精油比例

如果你要调制可供一次使用的按摩精油，只要拿一支5ml喝药用的塑胶汤匙（通常可以在药房购买得到；也可以在本地一些超级市场购买烘焙食物用的专用计量匙）来量基底油。如要进行全身按摩，你会需要约6茶匙（30ml）的基底油用量（如果皮肤相当干燥或毛发浓密，可再使用多一点的量）；进行脸部按摩时，仅需要1～2茶匙（5~10ml）的基底油用量（参照第26章"芳香美容疗法"）。

精油浓度百分比	精油滴数	基底油的茶匙量 1茶匙 = 5ml
0.5	1	2
1	1	1
2	2	1
3	3	1

●大量调制按摩油

便宜的深色玻璃瓶很适合用来存放调制好的复方按摩精油，这种瓶子可以在一般的化学用品店购买得到。瓶子的容量（毫升）通常会烙印在瓶身上。依照我个人的经验，50ml 和 100ml 的瓶子最好用。可使用一般厨房用的小漏斗方便将基底油倒入玻璃瓶内。将基底油倒入大约至瓶子顶端，之后再滴入精油，将瓶盖盖紧，摇一摇使精油均匀扩散。

以 50ml 瓶装的基底油用量所适用的精油滴数如下列：

精油浓度（百分比）	精油滴数
0.5	5
1	10
1.5	15
2	20
2.5	25
3	30

基 底 油 综 览

这里列出的大部分基底油都是适用于身体按摩用途的全方位植物油。一些较特殊的植物油，如酪梨、荷荷芭油和杏核油则主要是用在美容保养方面。虽然在下面的介绍中会稍微提及这些美容用植物油的特性，但是更详尽的介绍可参照第 26 章 "芳香美容疗法"。

杏核油 apricot kernel 学名：prunus armenica

一种价格昂贵、质地清爽的植物油，主要用于美容保养方面（参照第 26 章内容）。

酪梨油 avocado oil 学名：persea americana

富含大量营养素，又很容易渗透吸收的植物油，主要用于美容保养方面（参照第 26 章内容）。

杏仁油 almond oil   学名：prunus amygdalis var. dulcis

最佳品质的杏仁油是采用甜杏仁树的果核以些微加热的压榨方式萃取。苦杏仁树（prunus dulcis var. amara）也可以萃取出植物油和精油，但是苦杏仁精油具有毒性。在萃取的过程中会形成毒性物质氢氰酸（即氰化物 cyanide）。因此市面上的苦杏仁香精必须经过加工处理以去除其中的氢氰酸，通常用来作为调味剂使用。

甜杏仁油呈淡黄色，具有相当细致高雅的坚果香味，质地稍微黏稠。它并没含有大量的营养素，但是含有少量的矿物质、亚麻油酸以及相当比例的维生素 D 和维生素 E。这种植物油适合用于治疗皮肤瘙痒，同时也是一种天然防晒油。平均来说，甜杏仁油最多可以过滤掉 25% 的太阳光线。然而，甜杏仁油就像其他具防晒功效的天然植物油一样，由于其防晒效果有限，不应单独用来作为防晒油。

- 调制复方精油的百分比：可以作为基底油，可 100% 使用。
- 购买地点：精制过的杏仁油可以在大部分的化工原料行买到。而热压榨萃取（warm pressed）的杏仁油比较难购买，但是仍可以在健康食品店或精油供应商那儿买到。

椰子油 coconut oil   学名：cocus nucifera

利用溶剂浸泡干燥椰肉所提炼而成，是一种质地清爽的植物油。大部分的椰子油在室温下会呈现半固体状，但是仍然可利用分馏的方式，萃取出一种即使室温下仍呈现液态的椰子油。这种方式是将固态的椰子油加热，再使用仪器将液态的椰子油分馏出来。芳疗师之所以选择用椰子油作为基底油，是因为这种植物油完全无味，因此它完全不会压抑精油本身的香味。虽然椰子油本身不含任何营养素（因为萃取过程所致），但是固态椰子油却以能阻挡阳光中大约 20% 对我们皮肤有害的光线而著称。

- 调制复方精油的百分比：可以作为芳香按摩油的基底油使用，使用浓度可达 100%。但是将它作为调制精油香水的温和媒介油会更适合。
- 购买地点：固态的椰子油很容易在化工原料行购买到。而分馏的液态椰子油可能需向专业精油供应商购买。
- 注意：椰子油可能会刺激到敏感性肌肤。如果你是敏感性皮肤，使用前先进行皮肤测试。

蓖麻油 castor oil　学名：ricinus communis

质地相当厚重、黏稠的植物油，可以用来作为干燥或受损发质的护发素（参照第 26 章内容）。

玉米油 corn oil　学名：zea mays

最高等级的玉米油是将玉米粒以加温的热压榨方式萃取。呈金黄色，有点黏稠状，并且有点像玉米捣碎后的味道。玉米油含有相当数量的维生素 E 和脂肪酸。

- 复方精油的调制百分比：这是一种适合于各种用途的极佳基底油，可 100% 使用。
- 购买地点：市面上大部分的玉米油是经过高度精制并加工混合而成的料理油。但是你可以在健康食品店购买到热压式萃取的玉米油。

葡萄子油 grapeseed oil　学名：vitis vinifera

这种植物油是经由加热压榨方式萃取葡萄的种子制成。很遗憾的是我们买不到这种纯天然的植物油，因为未经提炼的葡萄子油被认为味道很不好闻。精制过的葡萄子油呈绿色调，而且质地相当细致，同时还具有无味的优点，因此广受芳疗师欢迎，拿来作为调制复方精油的基底油使用。

- 复方精油调制百分比：葡萄子油可作为基底油。虽然有许多芳疗师比较喜欢加入至少 10% 未经精制过的植物油，例如葵花子油或榛果油来增加其维生素的含量，但是仍可 100% 使用。
- 购买地点：可以在超级市场和健康食品店购买得到。

月见草油 / 晚樱草油 evening primrose　学名：oenothera biennis

月见草油质地相当细腻，而且有一点霉味。油是萃取自这种夜间绽放的金黄色花朵中的小种子。月见草油特别容易被热所破坏。因此大部分的制造商是以石油衍生的溶剂——己烷（hexane）加以萃取制成。这种方法所制成的月见草油呈金黄色，而其化学成分几乎和种子内含的天然油质完全相同。你也可以买到热压榨方式萃取的月见草油（通常会标示成"冷压式"）。不幸的是，这种热压式萃取的月见草油必须经过加工过程才能将产品内一些灰尘般大小的种子外壳去掉。因此尽管是取自天然植物，也很容易经过某种程度的热处理；再加上提炼去壳的加工过程，而使最后淡黄色油所含的营养素大幅减少。在这种情况下，我们很难不得不承认经由溶剂萃取制成的月见草油比起标上"冷压式"萃取所制成的月见草油要更好。

月见草油含有维生素、矿物质和必需脂肪酸，其中包含重要的 r- 亚麻油酸 GLA（r-linolenic acid）。月见草油主要用来作为内服的营养补充品，有助于改善湿疹、多发性硬化症、心脏病、关节炎、PMS（经前症候群）以及良性乳房病变等。如作为肌肤外用，则是一种非常棒的滋养油，因此广泛被用于美容保养方面（参照第 26 章内容）。

更惊人的是，将月见草油擦在皮肤上，似乎可以减少婴儿和幼童多动的情况。有民间证据显示月见草油的养分可以经由皮肤渗透进入人体的血液之中。

- 复方精油调制的百分比：要调制身体用按摩油，可将两颗 500mg 的月见草油胶囊添加到 50ml（或更少量）较为便宜的基底油中混合，例如葵花子油内（将月见草油胶囊用针刺破或用剪刀剪破，再将其中的油挤出来使用）。
- 购买地点：月见草油很多是以胶囊的形式出售。主要可以在药房或健康食品店内购买得到。你也可以在少数的化工原料行、精油供应商或销售维生素的公司购买到瓶装的月见草油。但是因为这种植物油价格昂贵（它的小种子只能萃取出相当微量的油），而且月见草油特别容易氧化，因此许多商家宁愿以胶囊的形式出售。

花生油 groundnut oil　学名：arachis hypogaea

花生油有很重的果核味且质地黏稠。大部分的花生油都经过高度加工精制，但是你仍然可以找到含有相当多维生素 E 的未经精制的天然花生油。花生油对过热的皮肤具有安抚效果，因此它很适合作为晒后治疗用途。

- 复方精油调制百分比：最好是以较不具黏性的其他植物油，例如杏仁油或红花油加以稀释，以 50/50（或更高的浓度）稀释。
- 购买地点：精制过的花生油在许多超级市场即可购买得到。而未经精制的天然花生油只有在少数的健康食品店才能买到。

榛果油 hazelnut　学名：corylus avellana

榛果油以热压榨的方式萃取自榛果而制成。榛果（hazelnut）又名 cobnut 和 filbert。内含相当数量的必需脂肪酸，其中包括重要的亚麻油酸。榛果油具有强烈、香甜的坚果味，而且质地相当的细腻。同时它还有高渗透力，能对皮肤产生轻微的收敛效果。因此时常使用在美容保养方面（参照第 26 章内容）。

- 复方精油调制的百分比：这是一种相当昂贵而且有明显香味的植物油。最好以 50/50（或更高浓度）和价格较低而且味道较淡的其他基底油混合调制，例如玉米油或杏仁油。
- 购买地点：可在大型的超级市场、健康食品店或精油供应商处购买。

荷荷芭油 jojoba　学名：simmondsia chinensis

这是一种质地清淡且具有高渗透力的植物油，实际上它是一种液体蜡。主要是用于美容保养用途（参照第 26 章内容）。

澳洲坚果油 / 澳洲胡桃 / 昆士兰栗 / 夏威夷核果 macadamia
学名：macamia intergrifolia and M. ternifolia

这是一种相当滋养且富含维生素的植物油。常用于美容保养用途（参照第 26 章内容）。

橄榄油 olive oil　学名：olea europea

　　橄榄油通常萃取自坚硬、生而未熟的青橄榄。总计有 3 种等级的橄榄油：特级纯橄榄油、纯橄榄油以及纯净橄榄油。其中特级纯橄榄油（extra virgin）是将果实第一次压榨萃取出的液体集结而成。其质地重而营养素含量相当丰富，颜色呈深黄绿色并有辛辣的水果香气。而纯橄榄油（virgin）则来自第二次压榨萃取，颜色呈浅黄绿色，而且比较没有刺激的气味。至于纯净橄榄油（pure）通常是集结来自超过一个国家所制成之精制过的混合物，和冷压制成的其他橄榄油相比，其外观相似度非常少，颜色呈淡黄色而且气味相当轻淡。

　　不论是特级纯橄榄油或纯橄榄油，它们都含有相当数量的必需脂肪酸和 α 亚麻油酸（α-linolenic acid）。如果口服饮用，据称具有预防心脏病的功效。同时也是一种温和性的泻药。肌肤外用橄榄油能治疗干燥缺水、疼痛或发炎的状况；还能预防怀孕期间妊娠纹出现，并能缓解皮肤瘙痒症状。橄榄油也是一种天然的防晒油，它能过滤掉平均高达 20％ 的太阳光线，是极受芳疗师欢迎的植物油。几世纪以来，橄榄油一直被用来涂抹皮肤（这种植物油可透过皮肤吸收）以减缓风湿痛，有些脆弱的小婴儿由于无法借由口服方式吸收植物油的营养，这时可借由外抹橄榄油的方式来滋补婴儿身体。

- 复方精油调制的百分比：可作为基底油，能够 100％ 使用。但是最好以 50/50 的比例（或更高浓度）稀释在气味较淡的其他植物油中，例如葡萄子油或杏仁油。
- 购买地点：上述 3 种等级的橄榄油都可以在超级市场购买得到。

西番莲花油 passionflower oil　学名：passiflora incarnata

　　这种植物油是萃取自异国风味的西番莲花种子，主要用于美容保养用途（参照第 26 章内容）。

红花油 safflower oil　学名：carthamus tinctorius

红花属于蓟科植物，被认为产自于埃及和远东地区。最高等级的红花油是以热压榨方式萃取自它的种子；呈深金黄色调，并有微弱的果核香味。未经精制过的红花油富含必需脂肪酸以及相当多的维生素 E。同时它也是天然的防晒用品，一般来说，它可以过滤掉高达 20％的阳光射线。但是未经精制的红花油特别容易氧化，因此必须存放在冰箱内。

- 调制精油的百分比：它可以作为基底油，能够 100％使用。
- 购买地点：精制过的红花油在某些超级市场可以购买得到。至于未经精制过的红花油可在健康食品店或向精油供应商洽询才可能购得。你也可以在少数的零售网络买到有机红花油。

芝麻油 sesame oil　学名：seamum indicum

最高级的芝麻油是将其细小种子经过热压榨法萃取制成。呈黄金色，略带点苦味，但却具有让人喜欢的坚果香味。同时还有一种呈深褐色、香味强烈的芝麻油。但是这种香味浓郁的芝麻油完全不适用于芳香疗法，除非你喜欢让自己闻起来像爆炒过的中国菜一样。而颜色较淡的芝麻油富含大量的维生素和矿物质。同时它也是天然的防晒剂，平均可以过滤掉高达 25％的阳光辐射线。

- 调制精油的百分比：可以用来作为基底油，能够 100％使用。
- 购买地点：在大部分的超级市场和健康食品店都可以买得到。

黄豆油／大豆油 soya　学名：glycine soja

我们很难找到热压榨方式萃取的黄豆油。这种豆类的含油量极少，因此制造商喜欢用溶剂萃取方式，如此一来可以增加油量。如果你可以买到未经精制过的黄豆油，那么它们含有相当可观的维生素 E 和卵磷脂成分。

- 调制精油的百分比：可以作为基底油，能够 100％使用。
- 购买地点：精制过的黄豆油普遍可以在超级市场购买到；而未经精制的黄豆油则可以在极少数的健康食品店购得。
- 注意：黄豆油对非常容易过敏的人而言，可能是一种过敏原。

葵花油 sunflower oil 学名：helianthus annus

尽管市面上大多数的葵花油都是高度精制而成，但是我们也很容易买到热压榨方式萃取的葵花油，通常这种葵花油会标示为"葵花子油"（sunflower seed）。这种呈金黄色并具有淡淡甜味和坚果气味的植物油，质地细腻。未精制过的葵花子油富含相当比例的必需脂肪酸以及高单位维生素 E。葵花子油常用于美容保养用途（请参照第 26 章内容）。过去它曾经被内服使用，用来作为化痰剂以减轻像支气管炎、咽喉炎，甚至是气喘咳嗽等症状。

- 调制复方精油的百分比：它可以作为基底油，能够 100% 使用。
- 购买地点：你可以很容易地在一般的超级市场买到精制过的葵花油；但是未经精制的葵花子油可能在健康食品店买得到，有些地方也能买到有机的葵花子油。

小麦胚芽油 wheatgerm oil 学名：triticum vulgare

小麦胚芽油可分别以热压榨方式或溶剂方式自小麦的胚芽萃取。质地厚重、黏稠，呈橘褐色调，并有强烈难以掩盖的泥土味，但是这种油富含维生素 E。内服使用，据称有助于改善湿疹、预防静脉瘤，并能降低胆固醇。一般人相信，将小麦胚芽油拿来涂抹肌肤，可深层渗透至肌肤底层，并进而修复因过度曝晒阳光而受损的肌肤。基于这个原因小麦胚芽油被广泛应用于美容保养。

- 调制复方精油的百分比：小麦胚芽油本身因为太黏而不易使用，因此大部分的芳疗师最多会将 15% 的小麦胚芽油和质地轻淡的其他基底油混合，例如杏仁油和葡萄子油。小麦胚芽油被认为可以延长复方精油的商品寿命，这是因为它具有所谓的抗氧化特性。然而我个人却质疑小麦胚芽油可以延长复方精油效用的程度。
- 购买地点：可在健康食品店和精油供应商处购买。
- 注意：小麦胚芽油对部分人而言，可能会引发过敏反应。尤其是那些对小麦过敏的人。

植物浸泡油（infused oil）

芳疗师有时候也会使用植物浸泡油。这种方式是将新鲜的植物（例如薰衣草或金盏花）浸泡在高级的植物油中，例如杏仁油或纯橄榄油中，这样一来可以让植物性基底油溶解出浸泡植物的精油成分。这种浸泡油不需稀释即可用来当作按摩油使用；或者以 50／50 比例和其他植物油加以混合稀释。这种稀释过的按摩油最适合用来按摩小孩子以及肌肤敏感的人。当然也可以在浸泡油中添加几滴精油，但请尽量维持在 0.5%~1% 的精油浓度（参照第 72 页"简单调制精油比例"）。

有些浸泡油可向精油供应商或专门出售天然药草的零售批发中心购买。但是自制浸泡油却有趣多了，而且还能确保产品的品质。尤其是采集野生植物或是自家庭院有机栽种的草本植物，品质更佳。

你几乎可以使用任何一种芳香草本植物来浸泡，例如洋甘菊、薰衣草、香蜂草、薄荷或迷迭香等。所有这些浸泡油都可以作为肌肤外用目的，治疗功效与各种精油之原有疗效相同。两种最有用的植物浸泡油是金盏花油（pot marigold，学名：calendula officinalis）及圣约翰草油（St. John's wort，学名：hypericum perforatum）。金盏花油可用来缓解皮肤发炎和瘙痒的症状；而圣约翰草油可以用来擦拭皮肤以减缓纤维炎（fibrositis，如落枕）和风湿痛等症状（请参照以下浸泡油的介绍）。

自制浸泡油的方法

在阳光普照的大晴天，先让植物上面所黏附的露水蒸发后，再采摘看起来最健康的花朵或叶子。这是制精油植物最佳状态的时机（但是属于夜香性的花朵例外，例如茉莉和忍冬花）。你需要采摘大约 60g 的植物加入 600ml 的植物油中。在木制的砧板上，以滚轮和木槌将这些采摘下来的草本植物磨碎，用一个大玻璃罐装盛这些植物到半满的高度，然后再倒入准备好的植物油——最好是使用纯橄榄油（virgin，以防止浸泡油腐坏），而不要使用特级纯橄榄油（extra virgin）。因为特级纯橄榄油的强烈气味可能会凌驾浸泡植物本身的味道。确保该玻璃罐的盖子可以盖得相当紧密。之后再好好地摇一摇。将封好的玻璃罐放在户外阳光下（或者是太阳光照得到的窗户边）放置大约 2～4个星期（依照天气状况而定）。但是到了晚上请记得要拿进屋内。记住每次当你经过时，就用力地摇一摇玻璃罐。判断植物浸泡油是否完成，完全要靠个人经验，但是当颜色加深而香气变浓时，就是很好的指标。当这种浸泡油一旦完成，将这些植物残渣放在棉布或很细的尼龙筛（如丝袜）上过滤。然后再将所有的油倒入瓶子内。如果植物油和这些浸泡出来的草本液呈分离状态时（油会飘浮在上面）只要将上层浸泡油轻轻地倒入到另一个瓶子内即可。如能存放在阴凉的地方，这种自制的浸泡油可以保存大约一年的时间，而正巧是到下一次该种植物采收的季节。

注意

未经精制的橄榄油是少数能够耐高温的天然植物油之一。其他大部分的天然植物油，例如葵花子油、西番莲花油或榛果油特别容易氧化，因此绝不能曝晒在烈日下。如果你想用较便宜的基底油来制作浸泡油，可选择精制过的植物油，例如葵花油或玉米油。

浸泡油介绍

这里要介绍两种草药学家及芳疗师经常使用的浸泡油。如果你无法依照我们所介绍的方式自行制作的话，你也可以向精油供应商以及专门出售草本药材的批发零售商购买。胡萝卜油（carrot oil）是另一种相当普遍的浸泡油，主要是用来作为皮肤保养剂。很遗憾的是我们无法在家成功地自制，但是可以向精油供应商购买。

金盏花油 calendula/ marigold　学名：calendula officinalis

金盏花隶属于菊科（daisy），源自南欧一种常见的园艺植物。

- 栽种方式：金盏草可以栽种于任何土壤中，但需要阳光照射到的地方。在暮春的季节，直接将种子播种在泥土中。或在早春的时候先播种在铺有普通肥料的玻璃培养皿内。等霜害季节过了以后，再将秧苗移植到户外。大片金黄色的金盏花开满整个夏季。而培植金盏花的乐趣在于如果能够经常采摘花朵，它就会开得更茂盛。虽然这种植物无法耐冬，通常它们会自行播种繁殖来迎接下一个春季。
- 浸泡部分：花朵。
- 采收期：从初夏到暮夏的完全开花期时采摘最健康的花朵。
- 萃取油疗效：消炎、收敛、外伤药（伤口愈合）以及抗真菌效果。
- 医疗用途：金盏花对舒缓疼痛、发炎以及发痒的问题皮肤具有很好的疗效，这些肌肤问题包括烧伤（要等烧伤疼痛过了以后，可在烧伤治疗后期使用）、湿疹、尿布疹、疼痛及皲裂的乳头等。在分娩时也可以用这种浸泡油来按摩孕妇的会阴部位，可以柔软会阴——所以可避免分娩时进行外阴切开手术。在皮肤保养方面，在做完一些粗重的工作之后，如果手部有一些小刀伤和擦伤时，可用金盏花油来按摩手部。同时还可用来改善破裂的微血管（亦称为蜘蛛网状微丝）以及静脉瘤。
- 调制组合：为了增加金盏花油的消炎特性，请以50/50的比例混合圣约翰草油或者添加浓度0.5%的下列任何一种精油（参照第72页"简单调制精油比例"）：罗马洋甘菊、德国洋甘菊、薰衣草或西洋蓍草；为了提高其抗菌的特性，可以添加浓度0.5%~1%的没药或茶树精油；为了提高其收敛效果，可以添加浓度0.5% ~ 1%的天竺葵或丝柏精油。

圣约翰草油 / 金丝桃油 hypericum or St. John's wort　学名：hypericum perforatum

　　圣约翰草是一种常年生的草本植物。生长遍及全欧洲。不论是草地、灌木丛、森林的空地上都可看到它的踪迹。这种黄色的小花从夏季中旬就开始开花。其卵形的叶片上面覆盖着非常细小、红色的油脂腺圆点。把它举高在灯光下看的话，就像是布满许多针孔。因此才会将学名取为 hypericum perforatum（高处的小针孔）。这些叶片上的气孔，会分泌一种红色的物质，称之为金丝桃素。而这种金丝桃素被认为是植物的活性成分；而且这也正是使浸泡油出现红宝石般色调的原因。

- **栽种方法**：虽然圣约翰草通常生长在野外，但是你也可以在自己的花圃中栽种。在秋天时节，搜集这些包覆成胶囊状的种子；将它们放在一个纸制的信封内，并将之存放在阴凉干燥的地方，以便栽种时再取出。早春季节，将这些细小的黑色种子从它的外壳中摇出，再把它们栽种在铺有普通肥料的培养皿中，直到所有的霜害季节过了以后，再将之移植到有阳光的地方。这种植物在冬天会死去。但是在下一个春季来临时，它们的根部又会重新发芽生长。
- **可用来浸泡的部位**：花朵和叶片。
- **采收期**：仲夏时期采收顶端的花朵及叶片，最好在花朵完全开放的前一刻采摘。
- **精油的效用**：消炎、收敛、创伤药以及抗风湿病。
- **医疗用途**：这种精油可使伤口愈合，并治疗晒伤、擦伤、痔疮以及减缓坐骨神经痛、纤维炎（如落枕）以及风湿痛等疼痛。
- **调制组合**：为了增加圣约翰草油本身的抗发炎特性，可以 50/50 的比例混合金盏花油来调制。为了增加其抗风湿以及减缓疼痛的特性，还可以添加 1％浓度的下列精油：尤加利、薰衣草、马郁兰或迷迭香等（请参照第 72 页"简单调制精油比例"）。
- **注意**：肌肤敏感的人，过度使用圣约翰草油容易引起皮肤过敏，而且如果曝晒在阳光下，这种状况会更加严重。

酊剂 Tinctures

将植物浸泡在酒精溶剂中，可以制成植物酊剂。在某些国家如果没有医师开具的证明书，是无法买到药用酒精。但你仍可以在顺势疗法的药房或专卖天然药材的零售批发商处购买到天然植物酊剂。

植物酊剂在芳香疗法中并不常用到。但是它们却是一些芳疗师或美容师橱柜中不可或缺的无价宝物。它们可以掺入精油药膏或稀释在水中来治疗许多日常的问题（ 参照第7章内容 ）。以下是一些特别常用的植物酊剂名单: 金盏花(calendula)、圣约翰草(hypericum)、紫锥花(echinacea)、小米草(euphrasia)以及没药(myrrh)。

| 第6章 |
调配复方精油

上一章我们已经学会了如何调制并使用复方精油的基本方法，在这一个章节你要练习的是学习如何调制有治疗用途的复方精油。如果你要钻研天然香水的制作技术，在本书第27章我们会另外说明这些相关技巧的奥秘。

香气的和谐性

芳疗师很少只用单一的精油，而喜欢混合2、3种或更多精油来使用。除了可创造出各种不同的香气；此外更能针对使用者的实际需求来量身定做。事实上，经过仔细调配而成的复方精油其效果会比单一精油来得更好，这是因为不同精油的协同作用使然。也就是说把某些精油混合在一起时，它们能够互相影响，并且提高彼此的效用。因此混合后的复方精油整体的效果会大于它们个别效果的总和。当然，如果你非常喜欢某种精油的香味，而且它真能满足你个人独特的需求，也没有任何理由禁止你使用单一精油。

纵使有些自己不喜欢的植物精油确实可以作为基本的杀菌剂使用，然而为了兼顾心理方面的芳疗效果，这种味道也必须是个人能够接受的气味。许多芳疗师发现我们会本能地接近那些有益于自身肉体和心灵层面的精油（或复方精油）。同样的，一些对自身无益的精油，我们也很可能会自发地远离它们。一些彼此相容、又具有治疗功效的复方精油，若能再加上某些按摩"好手"的按摩技巧，就能让我们产生快乐的情绪及印象，并引导我们进入一种梦幻或安宁的状态。

但是如果遇到自己讨厌的精油味道时怎么办？如果那种味道讨厌到令我们的五脏六腑都同时作恶时，那就表示说这种精油无法抚慰自身的心灵。即使它具备再多心灵抚慰的功效也是枉然。事实上，英国Warwick大学曾进行一项研究显示，如果我们打从心里不喜欢某种气味，就会阻碍它对我们中枢神经系统发生作用。然而，倒不是一定需要喜好某种香味才能引发其特别神奇的疗效，其实只要接受它的味道就可以了。当我们接受某种香气时，我们就能更接收其独特的作用（请参照第 251 页"心灵芳香疗法"）。

有趣的是，复方精油不仅对接受该精油配方的人具有疗效，甚至在调配复方精油时，对调配的人而言也具有作用。就像一些艺术家的目标在于创作出被大众视为"美丽"或"和谐"的作品；要调配出能够提升心情的香气，也需要自身对美的鉴赏能力，其实这是我们与生俱来的天性。然而由于每天专注在繁琐的事务上，这种鉴赏能力逐渐被削弱。另一个重点是：当我们为某人调配治疗性复方精油时，也可以被视为正在进行某种医疗仪式，这可以让我们将注意力从自身转移到我们想要帮助的人身上。

就一个更明确的层次而言，借由调和不同精油，这样不仅能够提升单方精油的香气，而且还能控制精油对身心方面的效果。例如，檀香木的味道会让人觉得有点颓废或昏沉，但可能你就是喜欢这种软绵绵以及停滞不前的香气。然而，一些具提神功效的精油对你可能会更有帮助，因为它能使你更清醒。如果是这样，也不需要放弃个人对香气的喜好，从此不敢使用檀香木精油，这时你可以试着将檀香木混入一点具有提神作用的芫荽和天竺葵，也许再加点会让人心情感到轻松的薰衣草和佛手柑来调和，这样就能让你在享受檀香木香气的同时也能保持情绪昂扬。

再举一个例子，当情绪沮丧而导致焦虑、失眠、肌肉疼痛等症状（这是最常见的）时，你可以参照第 15 章的治疗表列内容，使用一些可同时具有松弛肌肉，以及心理镇静、抗忧郁功效的复方精油，例如洋甘菊和薰衣草。为了达到更振奋的效果，你可以再添加一点玫瑰或橙花，或者是快乐鼠尾草或苦橙叶。

芳疗初学者的指导方针

虽然在第二部内容中，我们会针对身体的一些特定问题给予明确的配方建议，但是在调制复方精油时，大部分时候还是得依照自己的直觉来进行。尽管这种说法会让一些初学者感到不知所措。因为一开始学习芳疗的人，很希望能够有明白清楚的说明引导。然而专业芳疗师往往要通过自己的临床经验以及自身的直觉判断，持续不断地研发新的调配技巧。在这方面没有一套刻板的规则可循，只有无数的可能性。基于这个理由，不会有两个芳疗师对同样患有某种特定症状的患者提供完全相同的配方，即使最后他们使用完全相同的精油，但还是可能在精油调配的比例上各有不同。

这样看来，芳疗配方的确会产生多种精油排列组合的无限可能性。尽管如此，我还是提供一些调配的基本指导原则，然而到后来你就能超越这些既定的规则，而发展出更具有特色的治疗处方。

一般而言，同一个"家族"类型的精油比较容易彼此协调而互相调配，但这也是相当保守的做法。精油的家族类型有：草本类（快乐鼠尾草、薰衣草、马郁兰、迷迭香）、柑橘类（佛手柑、柑橘、柠檬、莱姆、橘）、花香类（玫瑰、伊兰伊兰、橙花）、辛香类（芫荽、姜、肉桂）、树脂类（乳香、榄香脂、白松香）、木质类（檀香木、丝柏、雪松）。另外其他可相容的香气是辛香类搭配柑橘类（如芫荽加上佛手柑）、树脂类搭配花朵类和柑橘类（如乳香配上玫瑰和柠檬）、木质类搭配树脂类也是很好的组合，例如乳香配上雪松就是其中的经典代表。

你也可以大胆尝试将不同特性的精油混合在一起。例如辛辣的黑胡椒或姜配上玫瑰；以及将古老又神秘的乳香配上百搭的薰衣草；或是将甜中带苦的橙花配上有泥土味的岩兰草或广藿香；将伊兰伊兰的香甜味道配上柠檬的尖锐酸气，或者任何你自己能创造的香气组合（参照第31章"精油指南"，关于每种精油适合调和的精油部分）。

气味的浓度

有些精油具有相当强烈的气味。除非你仅使用微量，否则这种味道会主导你所调配出的复方精油的气味。举柠檬草（lemongrass）的刺鼻气味为例，这种精油被归类为中高音阶气味的精油（参照第27章内容），这表示它是一种高度挥发的精油，会比其他气味较清淡的精油挥发更快速。只要将一点柠檬草精油加入一些中低音的低挥发度精油中，好比丝柏和檀香木，那么柠檬草的强烈气味就会盖过另外两种味道。但是如果这个调配好的复方精油不立即使用，即使它们的香气在一开始时会被柠檬草盖住，然而香味较持久的檀香木和丝柏最后反而会胜出。因此气味强度较高的精油未必成为最后复方调油的主要气味。通常，具有强烈气味的精油，其香味持久性相当短暂。

如以正确的比例调制，由柠檬草、丝柏和檀香木调制而成的复方精油能够产生相当协调的香气，而且会闻不到任何单一的精油气味。较稳定的精油味道能够融入柠檬草的香气中、而不是将它的香气淹没，而且也会减缓它的挥发速度。芳疗师将这种完美混合调制的复方精油称之为"增效复方精油"。我们暂且不考虑所谓的艺术美感因素，这种增效复方精油常被认为更具疗效。事实上这种直觉性认知有部分已经得到科学证实。

通常要将气味强烈和气味较弱的精油调制混合时，很重要的是要取极少量气味最强烈的精油，再将其他气味较弱的精油一滴滴加入，直到你闻到自己想要的香味为止。例如在调制复方按摩油时，刚开始你可以将1滴万寿菊或白松香滴入25～30ml的基底油内（远低于0.5%的稀释量），稍后可以再加入气味较淡的精油，调配到精油浓度相当于1%～2%为止（参照第72页"简单调制精油比例"）。建议每次最好只添加1滴精油，边调配边摇动并且试闻一下。之后你会发现，1滴万寿菊或白松香，加上3滴薰衣草配上6滴佛手柑，可以调配出相当协调的香味。如果你不喜欢的话，可依照个人香味的喜好，再调整精油的比例。

除了调配按摩油以外，使用气味强烈的精油来调制其他用途的复方精油，例如泡澡、蒸气吸入以及热敷等用途，除非一开始就先将这些气味强烈的精油稀释在基底油中（有时并非恰当的方式），否则是不太可能掌握到其精准剂量的。单凭经验来判断，建议用量不要超过一滴，或许要先混合少数几滴其他味道相容的精油。

通过练习直到自己的鼻子能够熟悉不同精油的气味为止。以下的精油气味强度表是相当有价值的参考资料。

芳 香 族 谱

- 超强气味精油：康乃馨原精、白松香、银合欢原精、橡树苔原精、万寿菊和缬草。
- 强烈气味精油：欧白芷、罗勒、黑胡椒、豆蔻、罗马洋甘菊、德国洋甘菊、肉桂＊（树皮和叶子＊）、丁香＊（茎部、花苞和叶子）、榄香脂、尤加利、茴香、乳香、姜、蛇麻草、茉莉原精、柠檬草、莱姆、香蜂草、没药、肉豆蔻、广藿香、薄荷、奥图玫瑰、帕图玫瑰、茶树、甜百里香、岩兰草、西洋蓍草、伊兰伊兰。
- 高度气味精油：白千层、快乐鼠尾草、芫荽、天竺葵、马郁兰、香桃木、橙花、玫瑰草、迷迭香。
- 中度气味精油：葡萄柚、杜松（子）、醒目薰衣草、真正薰衣草、穗花薰衣草、柠檬、柑橘、苦橙叶、松、玫瑰原精。
- 低度气味精油：佛手柑、雪松、橘、檀香木。

标有"＊"记号者表示只适用于居家室内芳香用途，不适于人体直接应用。

选择调配精油种类

为自己选择复方调油的精油种类时，以自己喜欢的香味来判断是相当容易的一种方法。但是为别人选择合适的精油，过程会比较困难一点。尤其是遇到选择性非常有限的情况之下。即便如此，我会以芳疗师如何进行这种筛选工作来加以说明，相信对你会相当有帮助。

虽然每位芳疗师都有一套自己的方法来决定使用何种精油，但是他们在一开始的诊断过程中，通常会先参考接受治疗的人完整的病历，并开始了解目前对方的心理和生理状态。之后芳疗师会交叉参考精油本身的疗效，并依照他们本身的直觉和专业知识来辅助判断，以选出一些可能的适用精油，通常这样会选出 3～6 种精油。之后他们也会让接受治疗者试闻每一种精油，来决定其最喜欢的味道。如果使用一种以上的精油来进行治疗，那么芳疗师会依据个人的专业调油技巧和直觉来调配测试用的复方精油（参照以下"复方精油的香味测试"）。如果对方满意该复方精油的味道，那么就会用这个复方精油来进行治疗（接下来的疗程中，再随着对方精神和生理变化的情形来调整精油内容）。如果对方不满意这种味道，通常好的芳疗师会再尝试调制出一两种不同味道的调油让客户测试，直到调

出客户可以接受的气味为止。虽然这种做法听起来完全得靠运气，不是猜中就是猜不中，或甚至过于"全凭客户喜欢"。但依照我个人的经验，这种方法相当有效。

复方精油的香味测试

下述的香味测试法是用来测试复方精油适用与否的好方法，也是较经济的方式，特别有助于为他人调制复方精油时。如果进行测试的地点通风良好，而且也相当的温暖，没有厨房特有的气味或其他的味道干扰，就越能得到对方清晰的回应。在进行不同香气的测试（如之前说明内容），当测试某种精油时，要紧的是，在一小张吸油面纸或专制的闻香纸（可向精油供应商购买）上滴一滴测试精油。如果直接从精油瓶上试闻，那么精油的香气分子会因为无法与周围的空气完全接触，因而妨碍香气的正常扩散，反而会闻不出来。

另一个重点是，你必须限制自己一段时间内不得试闻超过 3～4 种复方调油，或者不超过 6 种的单一精油味道。因为我们的鼻子在试闻不同的精油味道之后会开始疲乏，因此辨别力也会变差。同时很重要的是要准备一本笔记本，以正确地记录调制成功的精油比例及成分（同时也要记录调配失败的配方）。如果搞到最后发现

香味测试

1. 这种测试方法最好只用来试闻单种精油而非复方精油。将一滴精油滴在一块浸湿的棉球（干燥的棉球会阻碍精油挥发）、闻香纸或一小张吸油面纸上。如果你要使用吸油面纸或闻香纸，记住要在样张上写上精油的名称，或者记录在笔记本上。在试闻以前，先将闻香纸摇晃一下，帮助精油挥发。这时如果不喜欢某种精油味道，你也只不过是浪费一点精油而已。

2. 而测试复方按摩油有一项相当可信的方法，就是将这些要混合在一起的精油（最多5滴）滴在两茶匙（10ml）的基底油中，擦拭在手腕内侧。由于复方调油会和你的皮肤产生微妙的化学作用，这时再试闻其香气，如果可以接受这种香味，再大量调制相同的复方调油，并且可以将刚刚调好的测试用复方调油也一并调入。

3. 如果要试闻加入水中的复方精油（熏香用途），最多可将4滴精油，滴入2~3茶匙（10 ~ 15ml）的适温热水中，搅拌均匀再试闻。如果测试到不喜欢的香味（但不是绝对讨厌的情况下），可以将试调的精油水溶液撒在地毯上，不要浪费而直接倒掉。因为精油并不会损害地毯，而且还有助于改善地毯的气味。

自己无法再重新复制刚刚调配过的调油气味时，我想你可能会捶胸顿足而懊悔不已。

协同作用的复方精油

在协力复方精油表中所列出的调油建议，是我个人所调制出的部分配方。这些配方只是方便让你作为调油的参考而已。其实如果经过仔细的尝试与研究，当中所列的每一种精油都有许多其他精油可以替代。而较简易的方式是，我列举了12种各具特色的精油，以及其所适合互相调和的1~2种精油。这些建议组合所调配出来的复方精油具有身心疗效的加强协同效果。为了能够说明清楚，也因为

限于篇幅，每种精油我们只强调其3~4种"主要功效"，然而精油多半都同时具有非常多种疗效（请参照第31章"精油指南"）。

另外需要一提的是，我所列举的这些复方精油配方只显示出其基本疗效。事实上，芳疗师很少调配出一种仅针对"身体"有疗效的复方精油，实际上也不可能是这样。凡是会影响身体生理的精油，必定同时也能影响到精神层面，反之亦然。因此适用于个人的配方，如同玛格丽特·摩利夫人所倡导的观念，必须要同时反映出全面性的疗效，即身体、心理、灵魂三位一体。此外，在芳香疗法中也常见只针对"心理"层面疗效的

复方精油（通常是针对压力），因为心理方面的问题几乎被认定是所有疾病的起因。通常针对"心理"层面的复方精油可以滴在手帕中吸入；或加在洗澡水中；或是利用室内熏香；或者是用来作为芳香按摩。而针对"身体"层面的复方精油则适合用按摩的方式进行治疗。当然，也有一些疾病的治疗更适合借由蒸气吸入或按敷方式来达到效果（请参照第5章内容）。

协力复方精油综览

佛手柑　bergamot

- 主要功效：

抗忧郁、退烧及促进伤口愈合。

- 调和指南：心理方面

为了提高佛手柑提神、抗忧郁的特性，可以添加薰衣草和天竺葵，例如3份佛手柑加上2份薰衣草和1份天竺葵；为了要调制出更能让人镇静的复方精油，可以加入快乐鼠尾草和岩兰草，例如3份佛手柑加上1份快乐鼠尾草和1份岩兰草。

- 调和指南：身体方面

为了促进伤口愈合或退烧，可以添加薰衣草和尤加利，例如2份佛手柑加上1份薰衣草和1份尤加利。

雪松　cedarwood

- 主要功效：

镇静神经、抗充血、有助于改善风湿痛和关节炎等症状。

- 调和指南：心理方面

为了提高其对抗紧张压力的功效，可以加入奥图玫瑰和檀香木，例如3份雪松加上1份奥图玫瑰和2份檀香木。

- 调和指南：身体方面

为了加强其抗充血的功效，可以添加榄香脂，例如3份雪松和1份榄香脂。

为了增强缓解风湿痛和关节疼痛的功效，可以添加杜松子和薰衣草，例如2份雪松加上2份杜松子和1份薰衣草。

黑胡椒　black pepper

- 主要功效：

  刺激神经系统、可以引发情欲、促进血液循环；减少伤风和感冒的症状。

- 调和指南：心理方面

  为了加强刺激提神的效果，可以混合佛手柑和葡萄柚，例如 1 份黑胡椒加上 3 份佛手柑以及 2 份葡萄柚；为了提升它提振情欲的功效，可以加入伊兰伊兰和檀香木，例如 1 份黑胡椒加上 1 份伊兰伊兰和两份檀香木。

- 调和指南：身体方面

  为了加强刺激血液循环的作用，可以添加迷迭香和芫荽，例如 1 份黑胡椒加上 2 份芫荽以及 1 份迷迭香；为了强化它保暖和抗充血的特性，可以添加姜，例如 2 份黑胡椒加上 1 份姜。

罗马洋甘菊　roman chamomile

- 主要功效：

  镇静神经、消炎以及舒缓肌肉疼痛。

- 调和指南：心理方面

  为了提高镇静的效果，可以加入快乐鼠尾草和橙花，例如 1 份罗马洋甘菊加上 1 份快乐鼠尾草和 2 份橙花；为了可以调制出成本更低的镇静用复方精油，可以加入薰衣草和苦橙叶，例如 1 份罗马洋甘菊加上 2 份薰衣草和 1 份苦橙叶。

- 调和指南：身体方面

  为了加强它消炎的功效，可以添加薰衣草，例如 1 份罗马洋甘菊加上 2 份薰衣草；为了增强它放松肌肉的特性，可以添加薰衣草和马郁兰，例如 2 份罗马洋甘菊加上 1 份马郁兰和 2 份薰衣草。

芫荽 coriander

- 主要功效：

苏醒、刺激情欲、促进血液循环并抗风湿痛。

- 调和指南：心理方面

为了提高它苏醒的功效，可以加入佛手柑和迷迭香，例如 2 份芫荽加上 3 份佛手柑和 1 份迷迭香；为了增强其刺激情欲的功效，可以加入奥图玫瑰和檀香木，例如 3 份芫荽加上 1 份奥图玫瑰和 2 份檀香木。

- 调和指南：身体方面

为了强化刺激血液循环和减缓风湿痛的功效，可以添加马郁兰和迷迭香，例如 2 份芫荽加上 1 份马郁兰和 1 份迷迭香。

乳香 frankincense

- 主要功效：

可以用来帮助冥想（让呼吸更深沉）、消炎、减缓经痛，以及促进伤口愈合。

- 调和指南：心理方面

为了帮助我们在冥想时能让精神更专注，可以加入杜松子和雪松，例如 2 份乳香加上 1 份杜松子和 1 份雪松。

- 调和指南：身体方面

为了增加它消炎以及促进伤口愈合的特性，可以添加薰衣草和天竺葵，例如 1 份乳香加上 2 份薰衣草和 1 份天竺葵；为了强化减缓女性经痛的疗效，可以添加快乐鼠尾草和丝柏，例如 1 份乳香加上 2 份丝柏和 1 份快乐鼠尾草。

天竺葵　geranium

- 主要功效：

  抗忧郁、恢复活力、消炎。

- 调和指南：心理方面

  为了增强它提神和抗忧郁的作用，可以加入佛手柑和薰衣草，例如 1 份天竺葵加上 2 份佛手柑和 2 份薰衣草；长期处于压力状态下，为尽快能够恢复活力，可以加入快乐鼠尾草和橙花，例如 1 份天竺葵加上 2 份快乐鼠尾草和 1 份橙花。

- 调和指南：身体方面

  为了增加它消炎的功效，可以添加薰衣草，例如 1 份天竺葵加上 2 份薰衣草。

杜松子　juniper berry

- 主要功效：

  镇静神经、抗风湿痛、减缓经痛和经血不顺、减轻伤风感冒的症状。

- 调和指南：心理方面

  为了强化它降低神经紧张和焦虑的功效，可以加入佛手柑和檀香木，例如 2 份杜松子加上 3 份佛手柑和 1 份檀香木。

- 调和指南：身体方面

  为了强化它减缓经痛和顺畅经血的作用，可以添加快乐鼠尾草和薰衣草，例如 2 份杜松子加上 1 份快乐鼠尾草和 1 份薰衣草；为了提高它抗风湿痛的功效，可以添加迷迭香和丝柏，例如 2 份杜松子加上 2 份丝柏和 1 份迷迭香；为了加强减轻伤风感冒症状的功效，可以添加柠檬和松，例如 2 份杜松子加上 2 份柠檬和 1 份松。

柠檬草 lemongrass

- 主要功效：

  抗忧郁、舒缓肌肉疼痛、退烧。

- 调和指南：心理方面

  长期处于压力状态下，为了强化提振我们的情绪并恢复活力的功效，可以加入橘和橙花，例如 1 份柠檬草加上 4 份橘和 2 份橙花。

- 调和指南：身体方面

  为了增强它减少肌肉疼痛的功效，可以添加迷迭香和芫荽，例如 1 份柠檬草加上 2 份迷迭香和 3 份芫荽；为了提高它退烧（尤其是针对伤风感冒的症状）的功效，可以添加橘或甜橙和姜，例如 1 份柠檬草加上 3 份橘或甜橙和 1 份姜。

迷迭香 rosemary

- 主要功效：

  刺激提振精神、抗风湿痛、促进血液循环以及杀菌。

- 调和指南：心理方面

  为了增强提振精神的功效，可以加入薄荷和柠檬，例如 3 份迷迭香加上 1 份薄荷和 3 份柠檬。

- 调和指南：身体方面

  为了增强它抗风湿痛的功效，可以添加薰衣草和乳香，例如 2 份迷迭香加上 1 份薰衣草和 1 份乳香；为了增强它的杀菌效果，可以添加天竺葵，例如 1 份迷迭香加上 1 份天竺葵。

奥图玫瑰 rose otto

- 主要功效：

  抗忧郁、降低神经性紧张、抗充血、调经。

- 调和指南：心理方面

  为了提高它抗忧郁以及抗压的特性，可以加入佛手柑和橙花，例如 1 份奥图玫瑰加上 5 份佛手柑和 2 份橙花。

- 调和指南：身体方面

  为了增加它抗充血的特性，可以添加薰衣草和乳香，例如 1 份奥图玫瑰加上 2 份乳香和 2 份薰衣草；为了强化调理经期效果，可以添加罗马洋甘菊和快乐鼠尾草，例如 1 份奥图玫瑰加上 2 份快乐鼠尾草和 1 份罗马洋甘菊。

伊兰伊兰 ylang ylang

- 主要功效：

  刺激情欲、抗忧郁、镇静神经、有助于脉搏心跳正常化。

- 调和指南：心理方面

  为了提高它提振情欲的效果，可以添加广藿香和檀香木，例如 1 份伊兰伊兰加上 1 份广藿香和 2 份檀香木；为了强化它抗忧郁以及减轻压力的特性，可以添加佛手柑和快乐鼠尾草，例如 1 份伊兰伊兰加上 2 份快乐鼠尾草和 3 份佛手柑。

- 调和指南：身体方面

  为了能有效减缓急促呼吸以及心跳脉搏的跳动，可以添加薰衣草和橙花，例如 2 份伊兰伊兰加上 2 份橙花和 1 份薰衣草。

不合的香气

有些精油调在一起之后，好像香味会出现互相对抗或是难以融合的现象。这种香气不合的例子（至少我个人闻起来），有伊兰伊兰和茶树、茴香和丁香、薄荷和茴香、肉桂叶和甜百里香、罗马洋甘菊或德国洋甘菊和没药、薄荷和甜橙、广藿香和德国洋甘菊等。你可以做个实验，将上述这些味道互相对抗的精油（或是你可以想象到的任何一种混合后会出现奇怪味道的组合）进行调制，然后你可以自己判断是不是果真如此。如果你喜欢上述任何一种精油组合，那么你可以舍弃我个人为它们冠上的"不合"的看法。的确某个人所持"好"与"不好"的看法，是一种相当主观的意见，而别人也应以这种角度给予尊重。虽然对某些精油而言，这种香味不合的情况，可能会有生物化学方面的理论解释，但是我们不需要持有化学系的文凭，才能完美熟练地调制出复方精油。只要运用自己对香味的品味就已经足够了。

香气的个人表征

不论你相不相信，绝不可能有两个人能同时调制出完全相同的气味。即使他们可能使用完全相同的精油、也从同一个精油瓶中取出完全等量的精油来调配。令人惊讶的是，精油经常能够表现调制者部分的人格特质，这也就是他们个人的香气表征。再者当你在心情沮丧、生气或哀伤时所调制出来的按摩油或芳疗用复方精油，不论是依照多么完美的配方调制而成，它的香气闻起来就是怪怪的。它可能闻起来相当平淡、阴沉或是有点刺鼻。相反地，如果在调油时你的心情轻松而愉悦，那么调出来的精油味道往往会比较充满活力。

如果你不太能接受这种说法，不妨找三四个朋友一起来调制相同配方的复方精油。这么说吧，在装入30ml相同基底油的玻璃瓶中加入5滴薰衣草、2滴天竺葵、2滴广藿香。每个人必须在自己调好的复方精油瓶上标示自己的名字，然后握着自己的瓶子几分钟，这是为了让精油和调制的主人产生心灵感应。一旦每个人完成这些步骤，再比较彼此的香味，我想你会对闻到的结果感到讶异。

第二部

Aromatherapeutics

芳香治疗

植物精油被遗忘忽略了许多年后，现在又回来了。

许多研究学者和坊间舆论认为精油是医疗界的明星。

面对众多滥用化学合成药物所引起的并发症，

使得许多患者宁可选择自然疗法，也不愿再接受其他的治疗，

植物和植物精油在众多疗法中已经位居最重要的地位。

~《芳香医疗的应用》~
让瓦涅医师
（1985 C.W. Daniel , Dr Jean Valnet）

{ 第7章 }

进行居家芳疗之前的准备工作

芳香疗法能广泛帮助改善身体和心理层面的问题，但是要维持身体健康和精神安宁，必须先养成健康的生活习惯以及饮食习惯。整体治疗（holistic healing）的主张就是利用安全及天然的方式，来强化我们的体质及免疫系统。

如果可以的话，我们在许多治疗配方表中所囊括的方法还有其他辅助性疗法，例如健康食品、巴哈（Bach）花精疗法以及草本疗法等等。这些方式都可以用来辅助植物精油的疗效。事实上鼓励自己并积极地参与整体治疗的过程是很重要的，而这也是整体治疗最基本的宗旨。任何我们在表列中建议的芳疗配方，还可以配合书中第三部中所介绍的基本深呼吸动作、放松以及温和的伸展运动等同时进行。

健康食品是以每天的摄取量为准，只要你认为有需要，就可以持续服用。但是这些健康食品不能被用来取代正常、均衡的健康饮食的地位。例如一颗维生素 C 片绝对不如一碗水果色拉那么容易被我们的消化系统所吸收，也不能营造精神上的满足感。但是月见草油是例外，这种健康的天然油（食用方式）被认为是在生病或长期处于压力的状态下，能在短时间之内有助增强身体免疫系统的一种最好的治疗方式。如果你觉得自己需要长期服用这种天然植物油，建议你最好请教营养师的意见，他们会针对你个人的需要，为你设计完整的营养补充计划。孕妇在服用健康食品之前，务必请教专业医生的意见。

若深入探讨巴哈花精疗法已经超出本书的范围。简单来说，花精疗法是采自无毒的野生花朵，这些花朵可以对人体产生良性的效用，不会让人上瘾，并且适用于所有年龄层的人。这些花朵可以改变我们负面的情绪，例如生气、忌妒和害怕，让这些负面的情绪变成积极乐观和喜悦。这是非常适合与其他疗法一起搭配使用的辅助疗法。不论是正统医疗、药草治疗或芳香疗法皆适用。因为这是一种针对精神和心灵层面问题的治疗法，因此不会干扰任何相关于身体治疗法的效用，事实上它们还能提升其他疗法的功效（译注：巴哈花精疗法起源自20世纪初，一位英国细菌学家巴哈发现有38种花和草药传达出的信息，能和患者心灵感应，进而发展出一套特殊的心灵治疗模式，书末附录有部分相关花精疗法的资讯）。

一般非专业人士最好不要口服精油。但是服用一些药草来辅助外用精油治疗，通常会有帮助。实际上，法国芳疗师通常会使用草本植物、健康食品以及水疗法来辅助植物精油的疗效。

接下来会提到如何调制这些药草的基本方法。即使在家使用简单的植物浸泡油来进行治疗，也会相当有益。药草医生事实上会依照患者个别的需要开具有相互促进效果的复合草药配方。同样的，专业芳香疗师也会针对患者身体和精神状态调配出个性化的复方精油来使用。而有关调配个性化的芳疗复方精油的方法，请参照第6章内容。

重要

- 如果你有一些长期性的身心问题，如湿疹、哮喘、关节炎、慢性焦虑症或沮丧等情况，在开始尝试本书所推荐的任何一种居家疗法前，最好先请教专业的合格医生的意见并配合就医治疗。
- 利用正统的医学检验方式来诊断你所担心的一些健康状况，其实非常有帮助。在诊断之后你可以选择实施整体治疗的计划。所谓整体治疗即是配合健康食疗、芳香疗法以及其他自然疗法的一种全面性的养生方式。如果你愿意，或许可以在经过合格认证的整体治疗医师（译注：据我所知，中国台湾有少数医师及营养师目前正涉足这一领域）的指导下来进行。然而，部分状况，如高血压和心脏病，则自然疗法必须配合正规医生开具的处方一起使用，可将自然疗法视为能够平抚因压力所衍生的负面情绪、提升个人快乐安适的一种辅助性疗法。

药草调制

虽然精油的口服处方通常是由专业的芳疗医师开具的，但是如果没有严格遵照指示服用，也有可能会危及我们的健康。但如果你能依照正确的步骤来准备并服用我们所建议的药草剂量，那么在自然疗法配方表中所建议的药草皆可以安全地服用。

干燥草药可向天然药草（花草茶）供应商或在天然健康用品店购得。如果家里有花园，你也可以自己种植许多具有烹调或医药用途的草本植物。其中最有用而且也最容易种植的草本植物有：薄荷、金盏花、马郁兰、薰衣草、百里香、香蜂草、鼠尾草、迷迭香和罗马洋甘菊等。

许多药草还可以做成酊剂（酒精溶解的萃取液），但是制作完成的植物酊剂只能向少数专业的药草供应商购买。

另外，除了利用家里种植的草本植物或外面购买的天然药草来自行制作草本疗方之外，还有许多天然药草做成口服片或胶囊的形式，它们可以在健康食品店或向药草供应商购买。然而除了缬草比较适合以胶囊形式服用之外（一种尝起来会有臭味的天然药材），我个人其实比较喜欢直接使用新鲜或干燥的草本植物。通常我们在嗅觉和味觉上对草药感觉的好坏也是草本疗法有效与否的关键（译注：这似乎与中药诉求的"良药苦口"有很大的不同）。同样的，食物对我们的嗅觉和味觉的刺激也很重要，因为这些感觉能够刺激我们分泌胃酸消化。正如希腊名医希波格拉底所说的名言："让食物成为你的药，让药成为你的食物"。

草药茶（热浸泡萃取液） infusion

将15g干燥的草本植物放入一个温过的瓷器、珐琅或耐热玻璃的容器中，再倒入600ml的滚水，浸泡约10~15分钟。如果使用刚采摘的新鲜药草，通常需要相当于3倍干燥药草的分量才足够。而茴香和芫荽的种子在浸泡前，必须先放在钵中用杵捣碎，让其中的精油能够从油脂细胞中释放出来。

• 饮用量：一般的饮用量是每天饮用3次，每次饮用一个红酒杯大小的量。

煎煮萃取液　decoction

对于坚硬的木科植物材料，例如根部或枝干部分，就好像是根茎类的姜、肉桂棒等。可以 15g 干燥植物或 45g 新鲜植物，将之剁成小块，再放入珐琅质的汤锅或其他耐热的容器内熬煮。千万不要使用铝制的容器，因为它们会渗出有毒物质，并与植物的化学成分起反应，而损害到植物本身的疗效。倒入 300ml 的水，使之盖过其内的植物，先煮开，之后再转小火，盖上盖子让它熬煮约 10~15 分钟。

- 饮用量：一般的饮用量是每天饮用 3 次，每次饮用一个红酒杯大小的量。

植物酊剂　tincture

植物酊剂（以酒精萃取植物的有效成分）具有简易及快速完成制品的优点。

- 饮用量：一杯倒满红酒杯的水中添加 10 ~ 15 滴的植物酊剂饮用，一天 3 次。

宏观身体系统

我们在第二部的其他章节会将人体细分为各个不同的系统来探讨，但是每个系统都和我们整体的身心状况息息相关。在接下来的章节中即将看到，当身体的某部分系统出现异常状况时，不论神经系统、皮肤系统、呼吸系统，或其他任何部分，这种异常状况都反应全身系统的平衡出现不协调的问题。我们会在本书的第三部探讨整体治疗的途径。

| 第8章 |

皮肤

你可能会觉得不可置信，皮肤的工作量其实相当繁重，它夜以继日地进行再生和修复的工作。除了担任防护罩的功能：保护体内的血液和器官并隔开外界水分的侵入，它还具备许多重要的功能。皮肤能借由排汗让我们免于外界温度过高的伤害；它还会分泌抗菌物质来防止微生物入侵。皮肤的确是我们身体免疫系统中最重要的一环。皮肤的朗氏细胞（langerhans cells）会拦截细菌和其他外来抗原，再把这些入侵者送往体内的 T 细胞处（一种白细胞），借此产生适当的人体防御反应。

虽然皮肤会保护人体免于流失过多的水分、盐分以及有机物质，然而它同时也负责排泄的功能。基于这个原因，身体一些其他的排毒器官，如肾脏、肺脏以及大肠等机能一旦失调，皮肤就会出现斑点、红疹、脱皮、泛白、黑眼圈、水肿，或是不健康的蜡黄肤色等等。对芳疗师而言，皮肤就像是一条双向道路，不仅可以排泄废物而且还能吸收养分。

皮肤也分布许多神经末梢网络，这些神经末梢的作用在于传送各种感觉给大脑，例如冷、热和疼痛等感觉。而表皮以下的血管则特别容易感应到我们的情绪变化，例如当我们饥饿、兴奋或看到自己喜欢的人，血液就会开始急促地聚集到皮肤表层，导致我们的脸部和颈部的皮肤泛红（这种现象在北欧人的白皮肤上尤其明显）。相反地当我们感到害怕、恐惧时，肌肤的血管会产生收缩，因此我们才会觉得手脚冰冷。

另一项为人所熟知的事实是皮肤会制造维生素 D，这归功于阳光照射到肌肤上时，皮肤的一种防御成分——麦角甾醇（ergosterol），阳光让这种成分转变为维生素 D。但是请别将制造维生素当作是借口，去做过度曝晒阳光这种危险的事情。皮肤白的人，脸部和手部的皮肤特别容易吸收阳光中的紫外线，因此照射太阳不到 20 分钟，就足够供应人体一整天所需的维生素 D。而皮肤黑的人则需要接收更多的阳光才能产生足够的维生素 D。如果光线照射不足则必须靠含有这类营养成份的食物来补充，例如鸡蛋、富含油脂的鱼、葵花子油、奶油、全脂牛奶及酸奶等。

皮肤的大汗腺（apocrine，又称为顶浆腺）主要分布于腋窝和阴部。这种腺体会分泌出类似激素的物质，我们称为费洛蒙（pheromones），而费洛蒙的气味在人类的性吸引力方面有很重要的影响力。

皮肤同时也是一种呼吸器官，这种功能通常在医学的教科书中被忽略。事实上，在东方的医疗观念中，把皮肤称为人体的"第三肺"。几年前某则骇人听闻的报道指出，有个小男孩在庆祝嘉年华会时将全身漆上金箔，最后却因为呼吸困难致死。从当时的照片看来很明显地印证第三肺的这种理论。这样我们就知道为什么要选择天然纤维的衣服了，至少是直接接触到我们皮肤的那一件衣服，因为这样才能顺畅地让皮肤呼吸（合成纤维会封住汗水而且还会阻碍空气流通的顺畅）。再者还要避免使用化学合成的体香剂和止汗剂（请参阅第340页"天然的体香剂"）。

皮肤异常的类型

很遗憾的是治疗皮肤疾病的正规医学方法，经常会忽略我们体内的根本病因，只专注于局部性的皮肤治疗，而把皮肤症状当成是一个完全独立的问题来解决。这种治疗方式只是暂时抑制症状，之后反而会更加深症状，并造成严重的并发症，而这种负面的治疗现象被顺势疗法的医师所广泛认知。基于这个原因，如果你要在家自行治疗一些慢性的皮肤失调问题，例如干癣以及异位性湿疹，就要相当谨慎。依照我个人的经验，如果这些皮肤问题的主要原因尚未先加以处理（可能是食物过敏，也许是长期性的压力所导致），使用精油治疗可能还是比抑制性的药物治疗来得更为安全有效。

许多自然疗法之所以失败的主要原因，在于很少人会有长期配合食疗以及规律的生活形态的心理准备。这些其实都是整体治疗 (holistic therapy) 重要的一环。之所以会有如此现象，大部分是因为社会的压力所致。事实上，许多人认为害怕"被社会所遗弃"的压力会比健康的饮食和生活习惯所带来的种种优点来得更为重要。在这种情况下，我倒是推荐你可以寻求顺势疗法医生的协助。许多顺势疗法医师（虽然并非全部）比较不那么在意限制饮食的重要性，事实上顺势疗法对于治疗食物过敏的患者还特别有效。这种疗法并非要求饮食中禁止食用某些食物，而是经由体质调整而让患者能够对引起过敏的食物产生更高的耐受性。

定期性的全身按摩可以用来辅助

顺势疗法的功效。这种方式有助于减轻压力并让身心感到安适，因而让身心储备更多自愈的能力，达到理想的健康状态，但是有些顺势疗法的医生认为多数精油会破坏或削弱顺势疗法的治疗效果。事实上这种观点并非是芳疗先驱——玛格丽特·摩利夫人以及她先生（译注：摩利医师，是一位顺势疗法医师）的观点。他们成功地结合这两种治疗方法，并相信芳香疗法（配合食疗）实际上可以提高顺势疗法的功效。

大多数顺势疗法的医生相信只有樟脑气味的精油，例如樟树（camphor）、尤加利和薄荷等，才会与顺势疗法的药效相抵触。不论事实真相如何，结合这两种自然疗法之前，建议你先请教顺势疗法医生的意见。最保守的情形下仅仅使用不添加精油的纯植物油来按摩是不会干扰到顺势疗法的疗效。而经由按摩减低压力，应该还会有助于整个疗程。

植物精油的作用

用来治疗皮肤相关问题的精油，其主要功效如下：

• 杀菌：所有精油都或多或少具有杀菌功能。而其中较佳的精油包括尤加利、薰衣草和茶树。

• 抗发炎：有助于改善皮肤红疹以及促进外伤愈合，例如洋甘菊、薰衣草、天竺葵。

• 结痂（刺激健康皮肤细胞再生）：有助于烧伤、外伤以及疤痕愈合等，例如甘菊、薰衣草和橙花。

• 止汗：帮助改善汗水过多并能清洁伤口，例如佛手柑、丝柏以及柠檬草。

• 杀真菌：有助于治疗皮肤上的真菌感染，如香港脚和金钱癣等，例如雪松、柠檬草和薄荷就有很好的疗效。

• 驱除昆虫：可赶走蚊子等昆虫，适用精油有薰衣草、尤加利和天竺葵。

• 杀虫剂（预防并杀死寄生虫）：为了治疗像头虱和疥疮等皮肤问题，可使用尤加利、迷迭香和茶树等精油。

治疗表：各种肌肤问题

青春痘

症状描述	可能原因	加剧因素	推荐用油
肌肤皮脂腺的发炎问题，会在脸、颈、胸及背部产生黑头粉刺、白头粉刺及一颗一颗的脓疱。	激素失去平衡：与雄性素及睪固酮有关，即使女性也有少量的这种男性激素。 食物过敏所引起：大多数会造成过敏性面疱的食物是小麦及牛奶，而碳水化合物的代谢受到阻碍也可能会有关联。	高脂肪及高糖分的饮食。含碘的盐分，海水鱼、带壳海鲜、海草、咖啡中的酢酱草酸（oxalic acid）。一些含溴及碘的药品，如咳嗽糖浆、镇静剂、感冒药。蒸脸过度（一星期超过两次）。油漆或工业污染、过度日晒、压力及月经前症候群。	白千层、罗马洋甘菊、德国洋甘菊、雪松、丝柏、乳香、蒜（参见营养协助）、天竺葵、杜松子、薰衣草、广藿香、迷迭香、茶树、岩兰草。

使用方法	推荐药草	营养协助	其他建议
热敷法，适度蒸脸（参见第319页），泡澡、全身按摩（平衡神经系统）、精油调理水（参见第331页）。	等比例牛蒡及蒲公英（dandelion）根部的煎煮液，再加上荨麻浸泡液，其他有疗效的药草还有甘菊、薄荷、鼠尾草。	2颗500mg的月见草油，如果是因为经前症候群造成的青春痘，在月经前期（月经来临前10天）每天增加到4颗月见草油（推荐由Efamol出厂的月见草油，许多药房有卖）。一颗大蒜胶囊、维生素C500mg、β-胡萝卜素30mg、啤酒酵母6颗、螯合锌或葡萄糖锌15mg 2颗，觉得有需要时每天服用。	适度的日光浴（每天最多1小时），多运动、呼吸新鲜空气、深呼吸、放松运动；如果觉得压力大时，可采用巴哈花精疗法。若是3个月后仍然无效时，寻求专业医师的协助。

⌘ 香港脚 ⌘

症状描述	可能原因	加剧因素	推荐用油
脚趾间的真菌感染，有时整只足部都会被感染，皮肤会有皲裂及酸痛现象。	鞋子透气性差、足部流汗过多。而严重的香港脚也发生在情绪低落的时期。	卫生习惯不良、温暖潮湿的环境。	蒜、薰衣草、广藿香、薄荷、松、万寿菊、茶树。

使用方法	推荐药草	营养协助	其他建议
精油醋、精油药膏（参见第 69 页）、直接擦拭薰衣草或茶树精油、足部泡浴、爽足粉。	提升免疫系统：紫椎花（echinacea）。	每天 4 颗大蒜胶囊直到症状缓解。严重时，配合摄取综合维生素及矿物质。	一有机会就将足部暴露于日光或新鲜空气中，随时保持足部干净，不要穿尼龙袜。

⌘ 头虱 ⌘

症状描述	可能原因	加剧因素	推荐用油
头虱寄生于头皮，有时头虱还会寄生到眉毛、睫毛、腋毛及胡须上，通常发生于小孩（尤其是女孩），头虱卵会紧紧黏附于毛发上。	头虱会吸血，通常借由梳子、安全帽，以及直接接触毛发传染。	头虱啮咬会造成严重瘙痒，特别是耳后及颈背，持续抓搔会造成肌肤被抓破以致造成感染。	尤加利、蒜（参见营养协助部分）、天竺葵、薰衣草、松树、迷迭香、穗花薰衣草、甜百里香。

使用方法		营养协助	其他建议
头发及头皮精油（参见第 333 页"头发和头皮精油配方"）。		严重的头虱会令你感到难过与不洁。每天配合摄取复合维生素、矿物质及维生素 C 500mg 2 颗，并可服用 1~2 颗的大蒜胶囊。	如果眼睫毛也有感染头虱，找专业皮肤科医师解决，切勿将精油使用于眼睛内及眼睛周围。

冻疮

症状描述	可能原因	加剧因素	推荐用油
一种肌肤的发炎状况，感染的部位（手指、脚趾、耳朵、鼻子）产生水肿及瘙痒，有时会造成腐烂。	冷风、血液循环不佳，身体缺乏矽和钙质。	过度抓搔摩擦患处会导致肌肤破裂。	黑胡椒、罗马洋甘菊、德国洋甘菊、蒜、薰衣草、柠檬、马郁兰。

使用方法	推荐药草	营养协助	其他建议
冷热替换足（手）浴、精油药膏。	荨麻、木贼（horsetail），富含矽。	每天配合摄取复合维生素及矿物质。	从预防考虑，充足的运动，持续做全身按摩来改善血液循环。针对破裂的冻疮，将大蒜胶囊搓破，直接将内含的大蒜精油涂在破裂部位（如果你能忍受大蒜的气味），否则直接擦上薰衣草精油也有效。

唇疱疹

症状描述	可能原因	加剧因素	推荐用油
一碰触就感到疼痛，发生于嘴唇及其周围，由单纯疱疹病毒所引起。	这种病毒平时潜伏在许多人身上，在感到压力大时就会开始发作（包括经前症候群），或是由于感冒伤风等感染造成的体质衰退，有些人发作的原因也有可能是被阳光照射到所导致。	营养不良及压力。	罗马洋甘菊、德国洋甘菊、真正香蜂草、没药、茶树。

使用方法	推荐药草	营养协助	其他建议
使用精油调理水，另外可选择任何你喜欢的精油来全身按摩，可帮助降压。	**内服：** 紫椎花、西洋蓍草（yarrow）、香蜂草、洋甘菊。 **外用：** 圣约翰草及金盏花药膏。	每天服用 B 族维生素及维生素 C 500mg 2 颗。	由于食物过敏也是病因之一，必要时可咨询整体治疗医师，最好能够同时进行过敏测试。

⟋⟍ 疖疮 / 暗疮 ⟋⟍

症状描述	可能原因	加剧因素	推荐用油
毛囊中感染的脓疮，病灶处呈现青黑色、暗红色，而且摸起来异常柔软。	情绪性的不协调、缺乏运动，另外也与青春痘和糖尿病有关。	挤压会加重感染。	白千层、罗马洋甘菊、德国洋甘菊、蒜、薰衣草、柠檬、没药、甜百里香、茶树。

使用方法	推荐药草	营养协助	其他建议
热敷法。精油药膏、精油调理水。	**提升免疫系统：**紫椎花药草茶、外用高丽菜糊湿敷（参见第113页）。	复合维生素及矿物质，每天4颗大蒜胶囊直到症状缓解。	采用巴哈花精疗法来平衡情绪问题。

⟋⟍ 湿疹（皮炎） ⟋⟍

症状描述	可能原因	加剧因素	推荐用油
瘙痒、伴随鳞状裂缝的发炎反应，有时会有黏液性渗出。又可分为两种：异位性（慢性）湿疹以及接触性皮炎。 ● 注意：使用精油及药膏之前，一定要先做肌肤过敏性测试。	异位性湿疹通常具有家族遗传性；或有气喘、干草热或偏头痛的家族病史；食物过敏也是可能的原因之一，特别是乳酪类的食品。而接触性皮炎通常是接触到家用或工业用化学物质、化妆品、镍金属所引起的局部反应。有异位性湿疹（皮炎）体质的人也同时容易患接触性皮炎。	压力；有时皮肤因擦油或药膏而致体表温度升高也是诱因之一。洗完澡之后会导致瘙痒。	金盏花浸泡油、雪松、罗马洋甘菊、德国洋甘菊、天竺葵（针对渗出黏液性湿疹）、杜松子（针对渗出黏液性湿疹）、薰衣草、奥图玫瑰。

使用方法	推荐药草	营养协助	其他建议
温敷或冷敷，手浴和足浴（针对局部性皮炎）、泡澡、全身按摩（降低压力），然而若全身性或是黏液渗出性湿疹则要避免，按摩在肌肤未发作的地方。精油醋、精油药膏（先确定不会引起过敏）。	红三叶草（red clover）及荨麻花草茶（比例各半），另外如甘菊、繁缕（chickweed）等。	月见草油500mg6颗，B族维生素及维生素C 500mg 2颗，每天服用。	如果有异位性皮炎的困扰，可参考巴哈花精疗法。建议咨询整体治疗医师，最好能够同时进行过敏测试。

ᴥ⧼ 牛皮癣 ⧽ᴥ

症状描述	可能原因	加剧因素	推荐用油
肌肤出现红色突起的块状物，突起的顶端会有银色鳞片，会感染到身体任何部位，包含头皮部位。	通常具有家族遗传性，目前被认为与肌肤的酵素异常有关，有时会合并关节炎产生。	压力。	白千层、罗马洋甘菊、德国洋甘菊、薰衣草。

使用方法	推荐药草	营养协助	其他建议
热敷、泡澡、精油药膏，全身按摩（可降低压力），针对头皮的牛皮癣可用头皮精油调理水（参见第117页）。	同比例的牛蒡、茜草（cleavers）、洋菝契（sarsaparilla）及黄酸模（yellow dock）煎煮液。	月见草油500mg 6颗，每天服用（研究显示60%的患者症状因而得到缓解）。	阳光及海水浴可暂时缓解病痛，巴哈花精疗法能改善压力问题。如果使用精油3个月之后仍然没有效果，建议咨询整体治疗医师。

ᴥ⧼ 金钱癣（轮癣）⧽ᴥ

症状描述	可能原因	加剧因素	推荐用油
肌肤出现红色瘙痒的突起疹块，会发生在身体任何部位。	与香港脚很类似的真菌感染，可能是由宠物或接触农场的动物所引起。	卫生习惯不良、合成衣料，流汗过多。	金盏花萃取油、尤加利、蒜（参见营养协助部分）、天竺葵、薰衣草、柠檬、没药、薄荷、万寿菊。

使用方法	推荐药草	营养协助	其他建议
温敷或冷敷，泡澡、较强浓度比例的精油药膏。	提升免疫系统：紫椎花。	每天服用大蒜胶囊直到症状缓解。	时常将身体暴露于阳光或新鲜空气中，床单及衣物一定要清洗干净，因为真菌容易附着于衣物上，若没洗干净会造成二度感染。

❧ 疥疮 ❧

症状描述	可能原因	加剧因素	推荐用油
由疥虫感染所致的一种高度传染性皮肤病。由于疥虫的挖掘活动会造成肌肤异常瘙痒及水泡产生。	可能由农场的动物所感染，特别是绵羊，也与卫生不良有关。	抓痒。	佛手柑、蒜（参见营养协助部分）、薰衣草、柠檬草、薄荷、松、迷迭香、甜百里香。

使用方法		营养协助	其他建议
强效的精油药膏（参见第117页），热敷、泡澡。		大蒜胶囊6颗，每天服用直到问题解除。由于大蒜的气味会由肌肤及呼吸所散发，因此能将疥虫驱离。	床单与内衣裤必须煮过，或是用热水洗衣将疥虫烫死。

❧ 疣与鸡眼 ❧

症状描述	可能原因	加剧因素	推荐用油
肌肤长出的小硬块。肛门及阴道疣具高度传染性，而且会导致阴茎癌与子宫颈癌；喉头上的疣也要注意，这3种疣都要寻求医师的帮助。而鸡眼是一种会疼痛的内生性疣，通常长在脚底的球状体上。	乳突状瘤病毒会由肌肤的小伤口中进入，而疣也与家族遗传性或是健康状况不佳有关，最常发生于小孩及青年身上。	不要试图将疣或鸡眼自行割掉，这样不但会流血，还会造成疤痕及伤口感染。	蒜（参见营养协助部分）、柠檬、甜百里香。

使用方法	推荐药草	营养协助	其他建议
直接将1～2滴精油滴在一小片狗皮膏药（原子膏）上，将它贴在长疣或鸡眼处，尽量避开周围的正常肌肤。每天贴一次，但晚上就得将狗皮膏药撕下来让肌肤喘息一下，持续约一个月就能够让疣或鸡眼消失掉。	将新鲜的蒲公英茎部挤出汁来，涂抹在疣/鸡眼上，每天两三次。	若健康状况不佳，每天配合摄取复合维生素及矿物质，并服用两颗大蒜胶囊。	一旦疣或鸡眼被去除，擦上小麦胚芽油，因为小麦胚芽油含有高单位维生素E，能抑制疣/鸡眼的形成，持续进行芳疗按摩能提升免疫系统。

精油配方及调配步骤

治疗香港脚的精油醋

用漏斗将苹果醋倒入一个深色的玻璃瓶中，再滴入精油，摇一摇使精油均匀扩散。接着倒水进去之后再摇一次。每次使用前都要摇一摇,让精油能够均匀扩散。如果感染的部位面积很小可使用棉布或棉花球擦拭，每天使用 3 次。

- 苹果醋 4 茶匙（20ml）（译注：1 茶匙 =5ml，1 汤匙 =3 茶匙 =15ml）
- 蒸馏水或开水 30ml
- 薰衣草 10 滴
- 茶树 6 滴

治疗香港脚的精油爽足粉

将滑石粉或玉米粉放入一个塑胶袋中，接着再加入精油，将袋口扎紧，并且让精油渗透粉中至少 24 小时。第一次使用前要先充分摇晃。

- 不含香料的滑石粉或玉米粉 2 汤匙
- 薰衣草 15 滴
- 薄荷 5 滴

治疗暗疮的高丽菜糊

利用传统的高丽菜糊来做热敷包是很棒的替代精油热敷的方法（一般芳疗热敷法是将暗疮脓头引出）。将一片高丽菜叶放在两片纱布之间，再用很烫的熨斗将高丽菜叶片烫几秒钟，勿将纱布取开，直接整个放在患部治疗。将纱布压在患部停留 5 分钟,重复 2 ~ 3 次。每一次都要用新的高丽菜叶。之后再擦上精油醋（参见下面的配方）。

治疗暗疮的精油醋

调制方法同治疗香港脚的精油醋方式。以棉花棒沾取精油醋每天 3 次擦拭于暗疮处。

- 苹果醋 4 茶匙（20ml）
- 蒸馏水或开水 30ml

- 罗马洋甘菊 4 滴(或德国洋甘菊 2 滴)

唇疱疹精油调理水

真正香蜂草精油被德国芳疗医师们用来治疗唇疱疹。然而这种精油价格相当昂贵，对很多人而言无法负担。而下列配方是很好的替代品，价格也很实惠。

- 苹果醋 2 茶匙（10ml）
- 蒸馏水或开水 4 茶匙（20ml）
- 没药酊剂 4 滴
- 茶树 3 滴

调配方式请参照治疗香港脚精油醋的方式。然而没药酊剂必须在尚未添加茶树精油以前就先加到苹果醋中。没药酊剂（可以向药草供应商或一些专业精油商购买）会让复方精油变得混浊，但是这并不会影响其疗效。每天以棉花球沾取调理水擦拭患部数次。

附注：因为我从未用过真正香蜂草精油来治疗唇疱疹，因此我无法对德国芳疗医师常用的这种精油疗效多做评论。

制作简易唇疱疹药膏

下列配方是常见的圣约翰草和金盏花药膏的家庭自制版本（在大部分的健康用品店都买得到这两种药膏）。依照我个人的经验，圣约翰草和金盏花这两种综合配方，对唇疱疹的治疗效果最好。它们比任何我曾经用过的精油更能快速地去除唇疱疹。

圣约翰草和金盏花酊剂可向药草供应商购买。而无香基底乳霜或软膏适合作为药膏的基底，可以向大部分的精油供应商购得。

- 无香精乳霜或软膏 50g
- 圣约翰草酊剂 1 茶匙（5ml）
- 金盏花酊剂 1 茶匙（5ml）

将基底乳霜或软膏倒入一个消毒过的玻璃罐中。之后再倒入酊剂，并以汤匙的握柄均匀搅拌。每天使用数次于唇疱疹处。如果存放在阴凉的地方，这种药膏至少可以保存8个月。

治疗头虱

将精油滴入一个深色的玻璃瓶内，再加入植物油，摇一摇使之混合均匀。将调和精油擦在湿的头发上（用在干燥的头发上会很难把油洗干净），并按摩头皮让精油能接触到发根。特别要按摩耳朵和颈背部位，因为这些地方都是头虱很容易繁殖的地方。按摩后请至少停留一个小时，之后再用洗发精清洗干净。拿一把平整的细齿梳将头虱卵和幼虫刷干净（细齿梳，你可以在一般的美容用品店购买到），重要的是 3 天之内要再进行两次，才能确保完全清除这些头虱。

- 植物油（例如橄榄油、葵花油）75ml
- 尤加利 25 滴
- 薰衣草 25 滴
- 迷迭香 25 滴

治疗湿疹的精油药膏

乳霜和油膏并不能治疗湿疹，但是这两项产品可用来减轻发炎和发痒的情形。要改善湿疹的状况，必须进行整体治疗（请参照我们在湿疹治疗表列中的建议）。

配方1

- 无香精乳霜或软膏50g
- 罗马洋甘菊5滴或德国洋甘菊3滴

将基底乳霜或软膏倒入一个完全干净的玻璃罐中。之后再倒入精油，并以汤匙柄搅拌均匀。再将罐盖封紧。每天使用2~3次于患部。

配方2

- 要治疗黏液渗出性湿疹，可以在无香精乳霜或软膏中添加3滴天竺葵、2滴罗马洋甘菊（或1滴德国洋甘菊）、1滴杜松子。

配方3

- 蜂蜡软膏
- 黄色蜂蜡15g
- 杏仁油60ml
- 罗马洋甘菊8滴或德国洋甘菊4滴

先把蜂蜡和杏仁油放在耐热的盘子里，再将盘子置于煮沸水的平底锅上隔水加热（水浴炖锅法bain-marie）。将熔解的蜂蜡与杏仁油搅拌均匀，再移开热源。在还未滴入精油搅拌以前，先让它稍微冷却一下。滴入精油搅拌均匀之后再倒入干净的玻璃罐中盖紧。每天使用2~3次于患部。

金盏花萃取油可以替代杏仁油使用，若使用萃取油，要将精油的用量减少为4滴的罗马洋甘菊或2滴的德国洋甘菊。

注意：有些湿疹患者对精油温敷的治疗方式反应最好。这是因为乳霜、软膏和植物油会使皮肤过热，因而加重病情。再者部分湿疹患者会对蜂蜡过敏，因此在使用前，要先进行局部肌肤测试。除了未经精制的黄色蜂蜡之外，你也可以使用精制过的白色蜂蜡替代。患者可能比较能够接受这种精制过的蜂蜡，但使用前仍然要先进行皮肤测试。这两种蜂蜡都可以向药草供应商购买。

治疗牛皮癣药膏

要治疗这种皮肤症状，必须进行整体治疗（请参照我们在皮肤问题治疗表列中的建议），下列两种配方的精油药膏都有助于减缓发炎和发痒的症状。

配方 1

● 遵照调制治疗湿疹的精油药膏的配方 1 来调配。但改用 6 滴薰衣草和 3 滴罗马洋甘菊。

配方 2

● 遵照调配治疗湿疹的精油药膏所列举的配方 3 来调配。但是改用 12 滴薰衣草和 4 滴罗马洋甘菊。

治疗头皮牛皮癣的精油调理水

将苹果醋用漏斗倒入一个深色的玻璃瓶中，再滴入精油，摇一摇使精油均匀扩散。接着再倒入水，再摇一次。将调好的精油调理水擦在头皮上，一个星期擦数次。在每次使用前要摇一摇，让精油能够均匀扩散。

●	苹果醋 4 茶匙（20ml）	●	薰衣草 15 滴
●	蒸馏水或开水 50ml	●	尤加利 5 滴

治疗金钱癣的精油药膏

遵照调制治疗湿疹精油药膏的配方 1 来调配。但是改用 7 滴薰衣草、6 滴天竺葵和 7 滴尤加利。

治疗疥疮的精油药膏

遵照调制治疗湿疹精油药膏的配方 1 来调配。但是要调制出效果强烈的药膏，精油成分请改用 5 滴薄荷、17 滴薰衣草、12 滴迷迭香。尽可能不要将这种精油药膏擦在健康的皮肤上，以免刺激皮肤。

皮肤问题急救包

参考"肌肤急救建议表",有助于你选择适合的治疗用精油,来对付轻微的烧伤、刀伤、擦伤以及其他许多皮肤问题。但是严重的烧伤和外伤,仍需要紧急就医治疗。虽然芳疗医师也可以用精油来治疗这些较严重的皮肤症状,但是我们绝不建议一般民众这么做。然而要如何判断烧伤和外伤已经严重到需要紧急就医治疗的程度呢?

●灼伤和烫伤

皮肤表面或第一级的灼伤可以在家自行治疗,因为这类灼伤仅涉及皮肤的最表层。虽然有时候这种灼伤仍会使人感觉相当疼痛,但是不至威胁到我们的健康。通常灼伤的部分会变红,有时还会出水,但是最后会痊愈,不会留下永久性的疤痕。表皮的灼伤,可能是因为不小心握住滚烫的汤锅;或是你被热水或蒸气烫到。通常只要以自来水冲洗、冷却灼伤的皮肤,或是将灼伤的部位浸入装有冷水(最好是冰水)的脸盆约5~10分钟,之后再擦上纯精油。(请参照肌肤急救建议表所列内容)

至于大面积的灼伤或灼伤程度较深者,会列入下列两级:第二级和第三级灼伤。第二级灼伤的特征是起水泡、疼痛以及红肿,这种灼伤也会出水;而第三级灼伤的特征是反而不会立刻感觉疼痛(因为神经末梢已经被烧坏了),肌肤已经完全灰化或炭化了。

第二级和第三级灼伤,通常是因为直接接触到火焰、沸腾的液体或腐蚀性的化学物质、被电灼伤或过度晒伤所导致。记得千万不可将第二、三级灼伤的患部浸泡在水中。在家自行治疗仅能在患部使用干净和干燥的无菌敷料(如果没有消毒过的无菌敷料,那么撕下一块干净的棉布也可以),接着要紧急就医治疗。千万不要将灼伤的水泡挤破,也不可以撕开灼伤的皮肤,因为这只会增加感染而已。

● 外伤

大部分的刀伤和擦伤都可以在家自行治疗,但是如果遇到下列任何一种状况时,就必须紧急就医治疗。

●深度刺伤,特别是被不干净或生锈的东西所刺伤时。这类型伤口感染的危险性相当大。

●如果伤口部位血流不止,这就表示已经切到动脉血管了。这类伤口会有生命危险,因此一定要立即就医。用干净的棉布(例如撕下一块床单)先将伤口盖住,直接在伤口上压紧至少15分钟,帮助止血。如果受伤部位是手臂或腿部时,你也可以将受伤部位抬高过心脏的高度。这个姿势，可以降低血压而减缓血流速度。

- 如果刀伤看起来相当地深，或是严重到皮开肉绽，或是为锯齿状的器物所造成的刀伤，例如玻璃碎片或切面包的刀子。这类型的伤口则需要进行缝合手术。

- 如果是大面积的擦伤（例如整条手臂或整条腿时），而且有其他东西卡在里面时（例如碎石和小木屑等）。

- 被动物咬伤，尤其是伤口很深，会引起大面积的伤口或肿大的情况。

- 被昆虫咬伤而出现过敏性反应（过敏性休克），这种症状包括呕吐、发烧、不规律的心跳或呼吸困难等，这些症状会导致昏迷甚至死亡。如果你遇到这种高危险性的伤口，医生会为你紧急皮下注射肾上腺素。

- 毒蛇、鱼类或蜘蛛咬伤时。如果需要耗时很久才有办法就医时，可以立即用精油来进行急救（请参照肌肤急救建议表所列内容）。

- 冻疮：千万不可以摩擦患处皮肤，也不可以用油和油膏来涂抹患处。慢慢让患处皮肤变暖和，就能自然地避免对皮肤组织造成二次伤害。如可吹吹患处皮肤，将手放在腋窝处或搓暖后放在冻伤的耳朵、鼻子和脸部等地方。如遇严重症状时，请安排送医治疗。

● 准备急救包的其他天然附加疗方

可准备一瓶巴哈花精疗法中由5种花材调制而成的救急花精（rescue remedy，译注：这是巴哈花精疗法当中，唯一的一瓶口服复方花精。由圣星百合、凤仙花、岩蔷薇、樱桃李、铁线莲5种花药混合而成，据说可以让人临危不乱，稳定情绪）。因为其中掺有白兰地酒这种天然防腐剂，因此可以无限期地保存。它可以用来控制突发各种紧急情况时情绪性"休克"（请不要和医学上定义的"休克"混为一谈。因为医学上定义的休克是指人体严重流失赖以维生的体液时引起的全身性反应），以及情绪失控，如歇斯底里。尽管这种治疗方式不能替代正统的医药治疗，但是它能够在患者等候就医之前，减缓许多心理上的痛楚。因此能够及早启动患者自我身心的治疗过程，而不致延误医疗的最佳时机。

通常救急花精的使用剂量是每隔15分钟将4滴未经稀释的花精直接滴在患者的舌头上，一直到患者的痛苦减缓后才停止。或者可以将相同剂量的花精滴入一小杯开水中，然后再间歇性饮用。如果患者陷入意识不清的昏迷状态，那么就要以外用方式使用。不论是未经稀释或稀释过的花精皆然。可用来滴在患者的嘴唇、牙龈、太阳穴、颈背、耳朵后面或是手腕处。

在急救包中一定要有一瓶薰衣草精油，尤其是在外出旅行期间。薰衣草几乎可以用来应付任何紧急状况。但不像巴哈花精疗法的救急花精，它无法无限期地保存使用，所以平时不需要买太多的精油，当我们用完时再去店里购买。如果把精油放在我们的急救包内，长时间后它可能会失去疗效，尤其是曾被打开过的情形下。

另外准备一点苹果醋，这可在被黄蜂叮螫时使用。用漏斗将少量的苹果醋注入一个适合放入急救箱大小的深色玻璃瓶内。为了治疗被蚂蚁或蜜蜂刺咬，你还需要一瓶等量的蒸馏水，以及一些小苏打。

肌肤急救建议表

动物咬伤

建议精油	使用方法	其他建议
尤加利、薰衣草、茶树。	先用冷水冲洗伤口，接着直接将精油擦拭在患部，或是用冷敷方式，如有必要可盖上敷料，并在纱布绷带上滴上几滴精油。	狂犬病可经由狗或其他动物的唾液传染，如果你被动物咬伤，不论伤口大小，最好能紧急就医。

刀伤擦伤

建议精油	使用方法	其他建议
罗马洋甘菊、德国洋甘菊、榄香脂、尤加利、乳香、白松香、薰衣草、柠檬、没药、松、茶树、甜百里香、岩兰草。	先用冷水冲洗伤处或是以沾湿的棉花棒清洗伤口，接着直接将薰衣草或茶树精油擦拭在患部，或是擦上精油药膏（参见第69页"自制精油药膏"），大面积的伤口可用精油冷敷方式治疗，如有必要可用纱布绷带固定。	如果有泥土灰尘黏附于伤口上，可用干净的镊子将灰尘移除（记得先用纯精油擦拭镊子）。

✿ 灼伤烫伤 ✿

建议精油	使用方法	其他建议
尤加利、天竺葵、薰衣草、茶树。	如果可以，先用冷水冲洗伤处10分钟，或是浸泡于冷水中10分钟，接着直接将精油擦拭在患部，大面积的灼伤可用精油冷敷方式治疗。	初期绝对不要涂上软膏及植物油，包括用基础油稀释的植物精油。因为对于初期刚灼伤的肌肤来说，油脂（不同于纯精油）反而会"油炸"处于发热灼伤状态的肌肤，而造成肌肤感染加剧的机会。等过了初期，在灼伤肌肤愈合修护期间，这时使用稀释的植物精油、小麦胚芽油或者像金盏花、圣约翰草油这一类的萃取油，就能防止灼伤永久性的疤痕产生。 严重的灼伤应该要紧急就医。

✿ 水母螫伤 ✿

建议精油	使用方法	其他建议
尤加利、天竺葵、薰衣草。	如果要将水母的毒刺移除，先在手上垫一块布或衣物保护，用海水冲洗患部，再直接擦上纯精油。	不要按摩或用清水冲洗患部，这样更会造成一些螫伤细胞的释放，绝大多数的水母刺是无害的，可是一旦被葡萄牙战士（Portuguese Man-of-War，一种有毒水母）的螫刺到了可就要紧急就医了。

✿ 蛇咬伤 ✿

建议精油	使用方法	其他建议
薰衣草。	擦上足量的纯薰衣草精油，保持患部静止不动，并低于心脏的位置，以防止心脏过快吸收毒液。	用精油治疗蛇咬只是在等待就医时的一种紧急措施，很重要的是一定要确认咬伤的毒蛇种类，以便作为注射蛇毒血清的重要判断。

⁓ 驱除昆虫 ⁓

建议精油	使用方法	其他建议
尤加利、广藿香、薰衣草、迷迭香、茶树。	擦拭 3% 的稀释精油于暴露在外的部位（手臂及腿），脸部则使用 2% 的稀释精油擦拭（参见第 72 页 "简单调制精油比例"）。	参见第 28 章 "甜蜜的家"。

⁓ 昆虫咬伤 ⁓

建议精油	使用方法	其他建议
白千层、罗马洋甘菊、德国洋甘菊、尤加利、薰衣草、柠檬、茶树。	直接将薰衣草或茶树精油擦拭在患部，或是擦拭精油药膏，如果有浮肿现象时，用薰衣草或甘菊精油冷敷。	针对黄蜂、蜜蜂或蚂蚁咬伤，参见第 123 页内容。

⁓ 蜘蛛咬伤 ⁓

建议精油	使用方法	其他建议
罗马洋甘菊、德国洋甘菊、薰衣草、茶树（参见其他建议部分）。	擦上足量的纯薰衣草精油，并且/或是用甘菊或薰衣草精油冷敷。	虽然有些大型蜘蛛咬伤会产生剧痛。然而，英国境内并没有毒蜘蛛。茶树精油据说能中和澳大利亚真水狼蛛（funnel web spider，一种毒蜘蛛）的毒性，而薰衣草据说能中和有名的黑寡妇毒蜘蛛的毒性。然而用精油治疗毒蜘蛛咬伤只是在等待就医时的一种紧急应变措施。

⁓ 晒伤 ⁓

建议精油	使用方法	其他建议
罗马洋甘菊、德国洋甘菊、尤加利、薰衣草、迷迭香、茶树、天竺葵。	一天进行 2～3 次的凉水浴（最好是冰冷的水）。在洗澡水中加上 8 汤匙的苹果醋及 8 滴植物精油。泡澡之后，将肌肤水分拍干并擦上适当比例的稀释精油（参见第 72 页 "简单调制精油比例"）。针对较严重的晒伤部位，用一只小的软毛刷子沾上稀释精油来涂抹会比较不像用手涂抹那么疼痛。	绝对不要直接涂上乳霜、软膏或植物油于严重晒伤部位，应等到泡过冷水浴降温之后（也可以用海绵沾冷水轻轻擦拭晒伤部位来降温）再使用。另外记得要时常喝水以防止身体脱水，严重晒伤的肌肤会像龙虾壳一样红，一旦有柔软的水泡出现时，就要紧急就医。

急救包内的急救处方和调制步骤

● 黄蜂叮螫

因为黄蜂的毒液呈碱性，最有效的治疗药方是醋（最好是苹果醋），因为它能够中和毒液。视状况可经常使用，直到疼痛和红肿消除为止。要避免感染，可在每一茶匙的苹果醋中添加一滴薰衣草精油或茶树精油。

● 蜜蜂叮螫

蜜蜂是唯一会将它的武器——刺针插入我们皮肤上的昆虫。在拔毒针时，请不要用手指硬拉，因为你可能会将其中的毒囊挤破，把剩余的毒液注入身体。这时可用小镊子拔除毒针，而且将镊子尽可能靠近我们的皮肤（避开针上的毒囊）。将毒针抓紧后再拔除。

蜜蜂的毒液呈酸性，因此要消除它所造成的疼痛和红肿必须使用小苏打这种碱性溶剂来加以中和。浓度大约一大匙（15ml）的水中加入一茶匙（5ml）的小苏打粉。为了预防感染，可以在溶剂中添加一滴洋甘菊或薰衣草精油。而使用洋甘菊以及／或是薰衣草精油的冷敷方式也有助于减少疼痛和红肿的症状。

● 蚂蚁啮咬

蚂蚁的毒液呈酸性。要中和其毒液，要使用小苏打这种碱性溶剂。在其中添加一滴洋甘菊或薰衣草精油可以预防感染。而使用洋甘菊以及／或是薰衣草精油的冷敷方式也有助于减少疼痛和红肿的症状。

● 口腔和喉咙被昆虫叮咬

为了减轻肿大的症状，拿一块冰块给患者吸含，或者用冷水漱口。如果是被蜜蜂或蚂蚁叮咬，那么可使用调好的小苏打水来漱口（将一茶匙小苏打粉加入一杯水中调制），最重要的是尽快送医治疗。

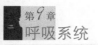
| 第9章 |

呼吸系统

我们和生存在这个地球上的所有生物共享大地之气。当我们察觉到空气的吸入和呼出时，我们就会开始知道生命本身的形态。如同潮汐起落、月亮盈亏、白天和夜晚的轮替、春秋周而复始等现象，都是生生不息地一直循环着。我们的呼吸与树木（通常被称之为地球上的肺）的共合是显而易见的事实。

当我们安静地坐着时，大约一分钟呼吸12~15次。而在剧烈运动的过程中，呼吸频率则是平时的2~3倍。大多数时候呼吸是受人体延脑自动控制的（延脑是连接大脑脊髓上的凸状物质）。但我们也可以在某种程度上控制自己的呼吸。例如当我们在深呼吸或是在水中游泳的时候。

呼吸（breathing）是借由横膈膜和肋间肌肉将空气吸入和呼出肺部的一种动作。呼吸作用（respiration）是指发生在细胞内的一种化学过程，借助这一化学转换程序，食物才能经由氧化作用产生能量；并且将二氧化碳及其他组织废物排出体外。如果这些废物囤积在体内，最后会导致细胞死亡。围绕在肺泡上的微血管就会将这些废物带回肺部，当我们在呼气时就会顺便排出这些废物；同样地，当我们吸气时就会吸入新鲜氧气来替换。这种复杂的过程也称为气体交换。

这种吸入氧气以及呼出有毒废气的过程，对维持生命相当重要。因此任何与呼吸相关的疾病都会影响到我们整个身体，甚至影响到易患传染病、提早老化、大脑和神经细胞功能退化等问题。依照许多健康专家的说法，心智上的变化通常和年龄有关，例如思想衰退和记忆力模糊，而这是细胞中氧气太少的结果。可能是呼吸过浅或循环系统受阻其中一种原因所导致；也可能是这两个因素同时影响的结果。

的确，将赖以维生的氧气供应给我们的细胞是呼吸系统和循环系统的共同责任。而肺部、皮肤、肾脏和大肠共同扮演着排泄废物的角色，如果任何一个系统发生问题，那么我们的身体就会相对地增加其他排泄系统的负荷，才能维持平衡。

呼吸系统失调的类型

呼吸系统出现疾病会影响黏膜，这些黏膜组织分布于鼻孔、鼻窦、口腔、喉咙、气管以及肺部的内衬，而我们眼睛上的细微薄膜以及内耳中的内衬都覆有这种会产生黏液的薄膜。这些黏液的功能在于保护这些身体构造的脆弱表面，使它们保持潮湿并拦截空气中灰尘的入侵。

当身体状况良好时，我们很难察觉到这些呼吸道黏液，因为它们会经由呼吸道中纤毛的摆动而将这些黏液带至胃部被消化掉。这些细小的纤毛生长自呼吸道边缘的细胞，而且会前后摆动。当人体因为营养不良、情绪失调或抽烟等因素失去了天然抵抗力时，就很容易被空气中的细菌和病毒所侵害。这时黏液就会变得更多且更黏稠，以使身体免受毒素所害。若我们忽略了问题的起因，可能会导致黏液阻塞或慢性黏膜炎等问题，而自然疗法的目标便是利用抗阻塞的草本植物和精油来改变黏液的浓稠度，因而让纤毛能将黏液正常排除。

有趣的是，英国埃克塞特（Exeter）大学的学者指出，经科学研究证实古老的蒸气吸入疗法可以用来治疗伤风感冒的症状。因为这一类感冒病毒对蒸气非常敏感，因此能够利用蒸气将它们消灭。依我个人的经验，蒸气吸入疗法若能再配合带有辣味的蜂蜜柠檬热饮，在症状一出现时就开始饮用，则治疗效果尤其显著。它们确实能够防止这些病症恶化。

污染的空气对我们的肺部是最大的挑战。当我们暴露在污染严重的空气中或抽烟时，我们的纤毛会停止摆动，而出现纤毛短暂性瘫痪。若是这种刺激长时间的持续下去，纤毛就会萎缩死亡，且永不再生。

请务必记住，或许我们体内大部分的器官可以忍受虐待，但唯独我们的肺部会承受不了。对呼吸系统最好的防护措施——而且确实为了你身体的健康——就是呼吸新鲜的空气、适当的运动以及良好正确的呼吸动作。一旦保持上述习惯，当呼吸系统出现问题时，精油、草本植物及其他温和的治疗方式才能更快速、有效地运作。

呼吸系统

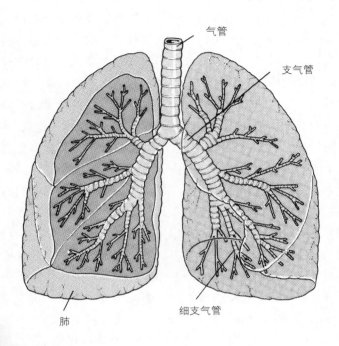

气管

支气管

细支气管

肺

植物精油的作用

和天然草药不同，植物精油对呼吸系统缺乏镇痛的效果，而精油的作用在于舒缓受刺激和发炎的黏膜组织。然而，精油的确对许多一般性的呼吸疾病极有帮助。而对呼吸系统有益的植物精油其主要作用如下：

- 抗痉挛（放松支气管的痉挛现象）：针对像哮喘或干咳等症状，可使用洋甘菊、丝柏、甜百里香等精油。
- 抗病毒：针对伤风感冒等症状，可使用丁香、尤加利和茶树等精油。
- 发汗剂或退烧剂（促进排汗，因此可以退烧）：有助于改善伤风感冒等发烧症状，可使用黑胡椒、姜和百里香等精油。
- 化痰剂（促进黏液排除）：针对鼻黏膜发炎等问题，例如支气管炎、鼻窦炎、咳嗽、伤风等症状，可使用尤加利、薄荷和松等精油。

治疗表：呼吸系统问题

　　关于各种不同精油处方比例的处理问题，你可以参照第 6 章。在这个表中除了呼吸道感染及鼻黏膜发炎的问题之外，也列出一些眼睛及耳朵的情况供您参考。

气喘

症状描述	可能原因	加剧因素	推荐用油
发作时，感到呼吸困难并发出喘息声，合并咳嗽，呼气时尤其明显，而且会有混乱不安感。	通常有气喘、湿疹的家族病史，有时偏头痛也会造成。过敏也是引起气喘的原因之一，例如树木和花草的花粉，动物毛发、霉菌、真菌、乳酪产品等过敏物质所造成。	恐惧、紧张、压力和焦虑、抽烟等，同时应避免蒸气吸入及洗蒸气浴，这些都会加剧气喘发作。	快乐鼠尾草、丝柏、尤加利、乳香、白松香、牛膝草、薰衣草、真正香蜂草、马郁兰、没药、薄荷、松、奥图玫瑰、迷迭香、茶树、甜百里香。

使用方法	推荐药草	营养协助	其他建议
泡澡、持续的按摩（特别是针对胸部、颈部及肩膀），扩香器、直接吸嗅（精油滴在手帕上）。	款冬（coltsfoot）、紫椎花、牛膝草、香蜂草、薄荷。	每天服用包含 B 族维生素的复合维生素及矿物质，再加上 500mg 的维生素 C，1~2 颗大蒜胶囊。	进行整体治疗是相当重要的。严重的气喘最好要配合医疗处方用药，呼吸运动（参见第 229 页）、亚历山大技术＊、巴哈花精疗法、过敏性测试、咨询专业的顺势疗法医师进行体质改善的治疗。

＊译注：这是大约 100 年前由一位澳大利亚人 Frederick Matthias Alexander 所发明的一种自我训练
　　动作，能矫正不当的姿势。

✦ 急性支气管炎 ✦

症状描述	可能原因	加剧因素	推荐用油
一种支气管的感染，并影响到肺部，会有咳嗽、发烧、胸痛、肌肉酸痛及胸部刺激等症状，合并心情沮丧。	抽烟、摄取过多乳酪类制品及垃圾食品、不正确的呼吸方式、空气污染、姿势不当、压力，有时是过敏引起。通常是感冒及流行性感冒所引起的并发症。	冷而湿的空气。	欧白芷、白千层、雪松、丝柏、榄香脂、尤加利、乳香、白松香、牛膝草、薰衣草、柠檬、真正香蜂草、马郁兰、没药、甜橙、薄荷、檀香木、迷迭香、茶树、甜百里香。

使用方法	推荐药草	营养协助	其他建议
蒸气吸入、扩香器、泡澡、胸部及背部按摩（参见第133页配方）。	款冬、牛膝草、疗肺草（lungwort）、百里香。	500mg的维生素C 4颗、复合维生素及矿物质，再加上2~4颗大蒜胶囊。当病情有改善时，逐渐减少维生素C及大蒜胶囊的服用量。	多睡眠、蜂蜜柠檬热饮。慢性支气管炎会比急性还来得更为严重，通常会伴随肺气肿，这种情形下，建议咨询专业医师，同时寻找整体治疗专家，例如药草学家及顺势疗法医师的帮助。

✦ 鼻黏膜炎 ✦

症状描述	可能原因	加剧因素	推荐用油
因黏液过多以致累积许多毒素物质，迫使身体必须强迫排出的一种现象。	感染、营养不良、压力，有时是过敏所引起。	吃过多乳酪制品或是垃圾食物。	白千层、雪松、榄香脂、乳香、白松香、蒜、姜、茉莉、薰衣草、柠檬、马郁兰、没药、甜橙、薄荷、松、檀香木、迷迭香、茶树、甜百里香。

使用方法	推荐药草	营养协助	其他建议
蒸气吸入、扩香器、泡澡、规律的按摩（特别是胸部）。	甘菊、接骨木花、薄荷、香蜂草。	500mg的维生素C两颗、啤酒酵母锭6颗、复合维生素及矿物质，再加上3~4颗大蒜胶囊。当病情有改善时，逐渐减少大蒜胶囊至1颗。	辛辣蜂蜜柠檬热饮（参见第136页），建议慢性鼻黏膜炎咨询整体治疗专家，最好能同时进行过敏性测试。

感冒

症状描述	可能原因	加剧因素	推荐用油
一种由病毒所引起的上呼吸道感染（鼻子至喉咙部位）。	我们越来越怀疑感冒是由长期的压力以及营养不良所导致。自然疗法学者认为感冒是一种身体自我清理的作用，特别是在春天及秋天。	闷热、有烟雾的环境，通常夜间症状会加剧，一些容易产生黏液的食物，如乳酪制品、面包及马铃薯等。	黑胡椒、雪松、肉桂（树皮及叶子）、丁香、尤加利、蒜、姜、薰衣草、柠檬、香蜂草、甜橙、薄荷、松、茶树。

使用方法	推荐药草	营养协助	其他建议
蒸气吸入、直接吸嗅（精油滴在手帕上）、扩香器、泡澡、胸部及喉咙按摩（参见第133页配方）。 ● 注意：肉桂和丁香精油只建议以熏蒸方式使用（参见熏蒸方式）。	甘菊、款冬、接骨木花、牛膝草、薄荷、西洋蓍草。	在感冒季节来临时做好预防工作，每天服用500mg的维生素C 2颗、复合维生素及矿物质，再加上1～2颗大蒜胶囊。	辛辣蜂蜜柠檬热饮。

咳嗽

症状描述	可能原因	加剧因素	推荐用油
一种身体清理呼吸道异物的方式，清除呼吸道中的黏液、细菌、灰尘、花粉或烟。	咳嗽通常伴随其他感染，如一般感冒或流行性感冒，通常是由抽烟所引起，有时也会因过敏导致。	同感冒及流行性感冒（参见第131页）。	欧白芷、黑胡椒、白千层、雪松、快乐鼠尾草、丝柏、尤加利、白松香、蒜、姜、牛膝草、香蜂草、马郁兰、没药、松、奥图玫瑰、檀香木、迷迭香、茶树。

使用方法	推荐药草	营养协助	其他建议
精油漱口（加1～2滴精油于温水中）、直接吸嗅（精油滴在手帕上）、扩香器、泡澡、胸部及喉咙按摩。 ● 注意：大蒜有时会加重干咳症状。	**干咳**：款冬、药蜀葵 **有痰的咳嗽**：牛膝草、百里香。	同感冒及流行性感冒（参见第131页）。	辛辣蜂蜜柠檬热饮。若持续咳嗽，咨询专业医师的意见，同时寻找整体治疗专家如药草学家及顺势疗法医师的帮助。

⌒ 耳朵痛 ⌒

症状描述	可能原因	加剧因素	推荐用油
通常是一般感冒或流行性感冒的并发现象。	如果与一般感冒或流行性感冒有关，是因为感染由喉咙蔓延至耳朵的咽鼓管。有时，耳朵痛是因为中耳炎所造成。	冷、湿、多风的季节。	罗马洋甘菊、德国洋甘菊、薰衣草、薄荷、迷迭香。

使用方法	推荐药草	营养协助	其他建议
将一只蛋杯量（约20ml）的橄榄油或甜杏仁油加热，添加一滴植物精油调和，然后用试剂滴管吸少量调和精油滴几滴于耳中，再用棉花球将耳朵封住。	同感冒（参见第129页）、咳嗽（参见第129页）及流行性感冒（参见第131页）。	同感冒（参见第129页）、咳嗽（参见第129页）及流行性感冒（参见第131页）。	持续或严重的耳朵痛应该寻求专业医师帮助，尤其当耳朵有脓汁或血液流出时。

⌒ 花粉热 ⌒

症状描述	可能原因	加剧因素	推荐用油
因季节对空气中霉菌孢子及花粉所引起的一种过敏问题，症状为过度的打喷嚏、痒、鼻塞或流鼻水，眼睛刺激充血及畏光，一些人还有发烧及类似气喘的症状，例如咳嗽或浓重的喘息声。	同气喘（参见第127页）。	暴露于过敏原中，例如树木和花草的花粉。	罗马洋甘菊、德国洋甘菊、尤加利、奥图玫瑰。

使用方法	推荐药草	营养协助	其他建议
泡澡、直接吸嗅（精油滴在手帕上）、胸部及背部按摩、扩香器、花粉热精油药膏（参见第135页配方）。	接骨木花、土木香、小米草（eyebright，这也可以用来清洗过敏的眼睛）、白毛茛（goldenseal）。	同气喘（参见第127页）。	深呼吸运动（参见第230页）、亚历山大技术及瑜伽（能矫正因不当姿势而导致的呼吸不顺）、巴哈花精疗法、过敏性测试。如果症状一直持续，咨询药草学家及顺势疗法医师所提供的体质改善建议。

∽ 眼睛刺激或黏液分泌过多 ∽

症状描述	可能原因	加剧因素	推荐用油
通常与上呼吸道感染有关（一般感冒及流行性感冒）。	同感冒（参见第129页）、咳嗽（参见第129页）及流行性感冒（见下面）。	过热、干燥的环境，过亮的荧光灯刺激。	植物精油会造成眼睛刺痛，所以不建议使用于眼部。如果你能购买到真的天然花水，例如玫瑰花水或是矢车菊花水，可以拿它们来清洗眼睛。

使用方法	推荐药草	营养协助	其他建议
天然花水：针对干燥刺激的眼部，使用冷敷法，将化妆棉片浸于花水中湿敷。而针对睑腺炎或黏液型眼部问题，则用热敷法，将花水置于珐琅或不锈钢锅中微微加热。 （译注：加热不建议用微波炉，有人质疑微波会将水活性成分破坏。）	**内服法**：紫椎花、小米草。 **外敷法**：针对干燥刺激的眼部，用冷的药草茶清洗眼部或用来冷敷，如小米草、金盏花或甘菊。而针对黏液型眼部问题，则用热敷法，将上述的药草茶温热过后浸洗眼部。	同感冒（参见第129页）。	结膜炎是一种较严重的眼部感染疾病，建议寻求专业医师帮助。不同的眼部感染症状能借由眼部专用的药草萃取液来获得缓解。然而，针对慢性的眼部问题，若感觉情况不见好转，建议采用整体治疗的方式（包含营养建议）。尽管如此，对于容易干燥刺激的眼部来说，本表所列的这些方法可归类为整体治疗的治疗方法之一，而且真的有帮助。

∽ 流行性感冒 ∽

症状描述	可能原因	加剧因素	推荐用油
一种由病毒所引起的上呼吸道感染，造成发烧、头痛、全身性疼痛及鼻塞现象。	长期的压力、营养不良、熬夜、工作过度，而造成病毒有感染的机会。	湿冷的气候，缺乏睡眠、过劳、通常夜晚症状会更严重。	同感冒。

使用方法	推荐药草	营养协助	其他建议
蒸气吸入、直接吸嗅（精油滴在手帕上）、扩香器（参见第134页配方）、泡澡、胸部及喉咙按摩。	同感冒（参见第129页）。	同感冒（参见第129页）。	辛辣蜂蜜柠檬热饮。

❦ 鼻窦炎 ❧

症状描述	可能原因	加剧因素	推荐用油
一种由鼻窦感染所造成的鼻塞、眼周疼痛、头痛，有时也会出现口臭。	压力、食物过敏、空气污染，也会由感冒或流行性感冒所诱发。	吃进过多会产生黏液的食品，像乳酪制品、小麦或添加过多人工色素及防腐剂的食品。过于闷热的房间。	白千层、尤加利、蒜（参见下方营养协助部分）、薰衣草、柠檬、薄荷、松、茶树。

使用方法	推荐药草	营养协助	其他建议
蒸气吸入、直接吸嗅（精油滴在手帕上）、扩香器、泡澡、脸部按摩，鼻窦炎精油药膏（参见第135页配方）。	接骨木花、尤加利叶、小米草（可同时用来冷敷或饮用）、薄荷。	急性鼻窦炎时，每天服用2~3颗大蒜胶囊，当病情改善时，再减少至1颗。平时每天摄取复合维生素及矿物质、500mg的维生素C 3颗。	如果病情持续，建议咨询整体治疗专家的建议，最好同时有人帮你做过敏性测试。

❦ 喉咙感染 ❧

症状描述	可能原因	加剧因素	推荐用油
喉咙痛通常是感冒、流行性感冒及其他病毒感染的第一征兆。喉头炎则是感染到发声的喉头部位，因此会引起喉咙沙哑、失声，及严重的干咳现象。	如同所有的呼吸道感染问题，压力及营养不良会导致细菌及病毒入侵的机会。而喉头炎通常是由于过度使用嗓子导致，例如演员、歌星及演讲家。	冷而湿的空气。	欧白芷、白千层、雪松、丝柏、榄香脂、尤加利、乳香、白松香、牛膝草、薰衣草、柠檬、真正香蜂草、马郁兰、没药、甜橙、薄荷、檀香木、迷迭香、茶树、甜百里香。

使用方法	推荐药草	营养协助	其他建议
精油漱口（滴1~2滴精油于温水中漱口）。	用红鼠尾草或一般鼠尾草制作药草浸泡液（参见第81页），再添加一茶匙（5ml）苹果醋来漱口。每次使用前先将浸泡液再次加热，可是不要将苹果醋一同加热，苹果醋应该在使用前临时添加。	同感冒、咳嗽及流行性感冒。	让喉咙多休息。

精油配方及调配步骤

针对一般呼吸道问题，下列精油处方可以涂抹在胸部和喉咙的部位，能够减少黏液阻塞。这些处方也可以用来泡澡，但是你必须跟着调整精油的使用剂量。

放松胸部按摩精油（睡前使用）

将精油滴入一个 50ml 容量的深色玻璃瓶中，再倒入基底油，摇一摇使之均匀混合。

- 杏仁油 50ml
- 乳香 5 滴
- 薰衣草 10 滴
- 马郁兰 5 滴

活化胸部按摩精油（日间使用）

- 杏仁油 50ml
- 尤加利 5 滴
- 穗花薰衣草或迷迭香 10 滴
- 松 5 滴

调制方法同放松胸部按摩精油

精油膏（按摩胸部用）

将前述配方中等量的植物精油加入在精油专卖店所购买的无香精乳霜或软膏中。将 50g 无香精乳霜或软膏倒入一个干净的玻璃罐中，之后再加入前述两种配方中的植物精油，并用汤匙加以搅拌均匀。如果买不到无香精乳霜或软膏，试着向精油批发商购买适用的基底乳霜或油膏。

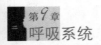
扩香剂

如果周围正在流行伤风、感冒等传染性疾病时，依照个人的喜好，可选择下列任何一种复方精油来扩香。将精油滴入一个50ml容量的深色玻璃瓶中，倒满水摇一摇。之后将少量调好的复方精油倒入像夜灯式的熏香器或是插电式扩香器的精油槽内。记住每次使用前都要摇一摇使精油均匀扩散。

配方 1
- 水 50ml
- 尤加利 5 滴
- 薰衣草 5 滴
- 柠檬 5 滴

配方 2
- 水 50ml
- 丁香 2 滴
- 肉桂（树皮或叶子）2 滴
- 甜橙 10 滴

配方 3
- 水 50ml
- 丝柏 5 滴
- 松 5 滴
- 杜松子 5 滴

治疗花粉热的精油药膏

你可能会很惊讶地发现调制这种精油膏的主要成分是凡士林。虽然它是由石油衍生而成的一种非有机物质，但是凡士林只是作为精油的媒介霜（carrier），它会使精油以挥发方式进入我们的鼻孔而不被皮肤吸收，同时也能拦截并吸附造成花粉热的灰尘以及花粉粒。在鼻孔上擦上少量的精油膏，一天2～3次。

- 凡士林2茶匙（10ml）
- 尤加利5滴
- 松5滴

将凡士林放在一个小碗内，再放在一个装有滚水的汤锅上隔水加热。凡士林熔化之后移开热源，再滴入精油加以搅拌。趁热将调好的精油膏倒入一个小玻璃罐内冷却，并盖紧罐盖贴上标签（标出所使用精油、比例及制造日期等）。或者，如果你的经济能力许可，也可以用5滴的奥图玫瑰加入10ml的凡士林中来制作这一款精油药膏。

治疗鼻窦炎的精油药膏

- 凡士林2茶匙（10ml）
- 尤加利8滴
- 薄荷2滴

如同治疗花粉热精油药膏法调制。

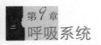
调制热辣的蜂蜜柠檬饮品

　　这是一种相当棒的温热治疗鼻塞疗方。可以用来改善急性支气管炎、鼻黏膜炎、伤风和感冒。如果在一开始出现伤风和感冒症状（喉咙痛、打冷颤和打喷嚏）时就立即饮用的话，就我所知这种热辣的饮品可以阻断病毒继续蔓延。

- 矿泉水 500ml
- 纯丁香（药草）1 茶匙
- 敲碎的肉桂棒
- 研磨姜末 1 茶匙
- 蜂蜜（依各人喜好调味）
- 一颗柠檬的新鲜压榨汁

将矿泉水倒入一个干净的钢制或珐琅制的汤锅内。加入丁香和敲碎的肉桂棒后，再放在火上加热，待水煮开后，关小火，盖上锅盖慢慢熬煮约 5 分钟，之后再将火关闭。加入姜末并将汤锅置于炉子上面，浸泡 30 分钟。饮用前重新加热到快沸腾的状态，关火。将煎煮好的饮品隔着滤茶器倒入茶杯中（约 200ml），之后将 10ml 的柠檬汁掺入并加入蜂蜜。蜂蜜的用量随个人的甜度喜好而定。每天喝 2～3 次，一次一杯，每次在饮用之前要先以小火加热（请不要同时将柠檬汁或蜂蜜加热，柠檬汁及蜂蜜应于其他材料加热后、饮用前再另行添加）。

心脏和循环系统

从文艺小说的观点来看，人类的心脏是喜怒无常而且相当脆弱易感。心跳会受情绪影响是个事实。当我们感到害怕或兴奋的时候，心跳加快；当我们心情感到平静时，心跳就会减缓。但如果要说心脏是脆弱的话，那肯定不是事实。事实上心脏的工作量大到令人不可思议。它不停地舒张、收缩，输送我们体内的血液。实际上人体内没有任何肌肉像心肌那么强壮，除了女性负责分娩的子宫外。

成人平均每天有 6 公升的血液在身体内流动。而血压的力量，就是用来维持这种攸关我们生命的液体能够从心脏流出来。而这种"生命之泉"——血液，是由神经讯息、激素和其他物质的复合作用，借由扩张或收缩肌肉发达的小血管（又称为小动脉），来调节血液的流量，这种情形非常类似水龙头控制水流量的道理。

一般来说，"血压"定义为心脏的收缩压。这是每次心跳时体内大动脉中所产生的最大压力。而心脏的舒张压，则代表每次心跳间动脉中所维持的恒定压力。心脏收缩压的标准正常数值（通过标有水银毫升刻度的血压计来测量）是 120 毫升；而舒张压是 80 毫升。一般标示成 120 / 80。其实，较低的这个数值（舒张压）比较重要。当舒张压升高时，就是我们身体渴望休息的讯号。如果没有适当的休息，心脏就会开始衰竭。

许多身体健康的人在量血压的时候，会发现血压值与正常标准相比有些偏低或偏高。此外，在两个不同时间点所测出来的血压值也可能出现很大的变动。这是由于血压会在一天当中有所波动（早晨所测量的血压最低），而且，血压也会受不同程度的体力消耗或焦虑程度的影响。在西方社会，血压很容易随着年龄而增加。然而这并不代表是一种正常现象，研究显示在非工业国家中，血压会随着年龄而增加的情况相当罕见。

其实血液是经由右边心脏的收缩，通过肺动脉将血液输送到肺部。在肺中血液开始吸收氧气。之后再透过肺静脉将血液送回左侧心脏，而左侧心脏再收缩将富含氧气的血液流经大动脉，传送至整个动脉系统。此时血液就会将其中的氧气经由动脉运送给身体内的各个细胞和器官，之后这些去氧的血液会通过静脉再回流到心脏右侧。

因为人体内每个细胞都需要持续性的血液来供应氧气和营养素；并将细胞新陈代谢所制造的废物通过血液排除，所以如果有血液供应不足的情况产生，我们整个人的活力就会跟着降低。然而心脏本身却不是通过主要的血液循环来吸取重要的氧气和营养素，它是依赖通过心脏的冠状动脉的血液来维生，这也是心脏最为脆弱的部位。如果因为心脏血管疾病使得冠状动脉越变越狭窄，那么通过它流往心脏的血液量就会因而减少。如此一来就会有更多的心脏肌肉受到缺血影响，而造成心脏功能减弱，连同心跳就会跟着减弱或者产生异常现象。事实上，冠状动脉机能障碍是造成死亡的一项最大因素。

预防胜于治疗

要治疗心脏和血液循环的主要疾病，已经远远超出读者居家自行治疗的范畴。然而只要在医师持续的监控下，你仍可自己进行许多措施来减轻症状，甚至还能够遏止病情恶化，如高血压和心绞痛等症状。这些自助式措施像是戒烟（或者本来就不曾抽烟）、适当的运动、充足的睡眠、正确的饮食、保持体重正常，并设法减轻生活上的压力，等等。

除了先天性疾病外，压力会以各式各样的伪装面貌出现，它其实是许多疾病发生的主要原因，尤其是心血管的疾病。芳香疗法能协同其他整体治疗的治疗模式，而在预防医疗方面产生极大的成效。而芳香治疗的各种治疗途径中，又以精油按摩最重要。通过按摩能减少压力、让人感到安适。然而血栓和静脉炎可能是无法由按摩获得益处的例外情形。这两种疾病表示血管内部已有血块出现，如果再加上按摩的动作，就会让血块移动甚而可能会对身体造成更严重的血流阻塞。尽管如此，轻柔地按摩脸部、头部、手部及足部会对身体有所帮助，并有助于身心放松。

循环系统

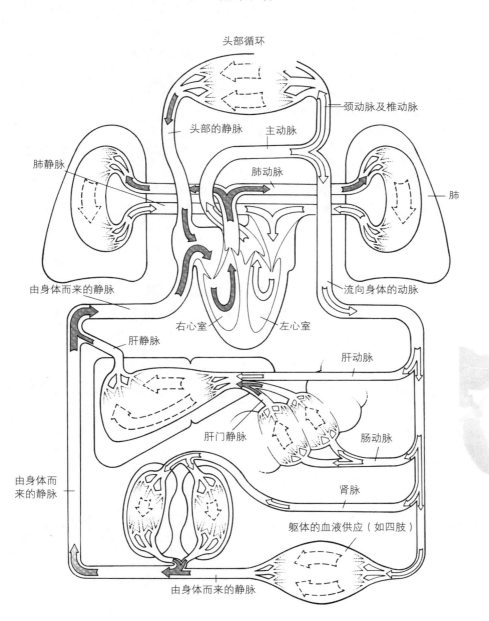

头部循环

颈动脉及椎动脉

头部的静脉　　主动脉

肺静脉

肺动脉

肺

由身体而来的静脉

流向身体的动脉

右心室　　左心室

肝静脉

肝动脉

肝门静脉

肠动脉

由身体而
来的静脉

肾脉

躯体的血液供应（如四肢）

由身体而来的静脉

植物精油的作用

当循环系统出现异常时，就连带会有水肿（体液滞留）的问题。这个问题我们会在泌尿系统章节另行讨论。但是定期的按摩（这是芳疗很重要的实践部分），不论使用哪种植物精油，皆有助于排除体内多余水分和废物毒素。

- 使血压上升（刺激血液循环）：有助于改善血液循环不顺畅以及低血压的症状。可使用黑胡椒、迷迭香以及甜百里香。
- 使血压降低（降低高血压）：可使用薰衣草、马郁兰和伊兰伊兰。
- 神经镇静剂（强化神经系统）：要减少会导致心脏血管疾病的焦虑和压力，可使用洋甘菊、薰衣草和橙花。
- 调理剂和收敛剂（强化并调和整个系统）：丝柏、天竺葵、柠檬，尤其对于静脉瘤以及痔疮等疾病相当有帮助。

治疗表：循环系统问题

关于各种不同精油处方比例的拿捏问题，你可以参照第6章的说明

⋘◯ 高血压 ◯⋙

症状描述	可能原因	加剧因素	推荐用油
虽然早期普遍并没有明显的症状，但出现某些现象时就要开始注意：早晨会有头痛现象，突然变换姿势会感到晕眩、心悸、呼吸短促，或视线模糊，等等。	遗传、长期的压力、抽烟、肥胖、懒散的生活模式、怀孕，饮食上习惯摄取高动物脂肪、高盐分、化学添加剂过多、酒及咖啡因。	压力。	快乐鼠尾草、薰衣草、柠檬、马郁兰、真正香蜂草、伊兰伊兰。

使用方法	推荐药草	营养协助	其他建议
泡澡、按摩、扩香器、个人精油香水。	牛膝草、莱姆花、缬草（味道很难喝，有胶囊及锭剂的形式可以选择）、西洋蓍草。	每天服用复合维生素及含钙、镁、钾的多种矿物质，在色拉中或烹调食物时放入大量大蒜。	进行整体治疗是相当重要的，包括深呼吸及放松的运动（参见第19章）。固定做精油按摩，若持续有高血压的问题应该寻求正统医疗帮助。

❧ 低血压 ❧

症状描述	可能原因	加剧因素	推荐用油
当血压降至一定程度，脑中的血液流动会明显减弱，症状包含衰弱、精疲力竭、头昏眼花、步伐不稳、困惑及晕眩。	神经性衰竭、血液循环不良、贫血。	压力、一下起床太急太猛。	黑胡椒、芫荽、丝柏、尤加利、白松香、天竺葵、姜、柠檬、柠檬草、橙花、肉豆蔻、松、奥图玫瑰、迷迭香、甜百里香。

使用方法	推荐药草	营养协助	其他建议
泡澡、活力型按摩。	人参（有胶囊及锭剂的选择）。	每天服用复合维生素及矿物质，在色拉中或烹调食物时放大量大蒜。	低血压可能是身体健康产生重大问题的一种征兆，建议一定要寻求医师协助。

❧ 血液循环迟缓 ❧

症状描述	可能原因	加剧因素	推荐用油
四肢冰冷、容易引起冻疮及对凉冷气候产生不适应性。	遗传、年龄衰老、抽烟、低血压、贫血。	懒散的生活模式。	佛手柑、黑胡椒、芫荽、丝柏、尤加利、蒜（参见营养协助部分）、白松香、天竺葵、姜、薰衣草、柠檬、柠檬草、马郁兰、橙花、肉豆蔻、甜橙、松、奥图玫瑰、迷迭香、甜百里香。

使用方法	推荐药草	营养协助	其他建议
泡澡、手足浴、按摩。	香蜂草、柠檬马鞭草、薄荷。	每天服用复合维生素及矿物质，在色拉中或烹调食物时放大量大蒜，或是每天服用1~2颗大蒜胶囊。	血液循环可借由定期全身按摩来改善，其他改善方式如皮肤干刷法（参见第317页）、新鲜空气、运动、正确的呼吸及营养调理。

❧ 痔疮 ❧

症状描述	可能原因	加剧因素	推荐用油
直肠或肛门内衬部位出现肿胀或静脉瘤，引起疼痛、痒，有时会出血。	遗传、长期便秘（造成肠中的宿便脱水严重）、不当的举重物姿势、肥胖、怀孕。	低纤维素饮食、压力、季节转变（春秋两季可能会更严重）。	丝柏、尤加利、蒜（参见营养协助部分）、天竺葵、杜松子、没药。

使用方法	推荐药草	营养协助	其他建议
冷热坐浴、精油药膏（参见65页及69页）。	**口服：** 等量的白屈菜（pilewort）及金盏花萃取饮用。 **外用：** 金缕梅用纱布药包包裹患部。	在色拉中或烹调食物时放大量大蒜，或是每天服用1~2颗大蒜胶囊（亦可参考静脉瘤部分）。	当有出血现象时，应立即就医，并配合进行全面治疗。

❧ 心悸 ❧

症状描述	可能原因		推荐用油
平时就会感觉心脏猛烈跳动，而非出现在运动之后。	压力、过敏、更年期、慢性高血压，或是吸入或摄食尼古丁、咖啡因等，可能是严重心脏问题的一种征候。		薰衣草、真正香蜂草、橙花、奥图玫瑰、伊兰伊兰。

使用方法	推荐药草	营养协助	其他建议
直接吸嗅（精油滴在手帕上）、固定进行全身按摩来作预防保养、扩香器、个人精油香水（参见第27章）	甘菊、香蜂草、橙花、缬草（valerian，很难喝，但有胶囊及锭剂的形式）	每天服用复合维生素及多种矿物质，记得要包含完整的B族维生素。此外，每天6颗啤酒酵母锭能帮助降低焦虑和紧张。	深呼吸及放松的运动（参见第19章），要平抚惊恐的心情，可尝试巴哈花精疗法，特别是救急花精（参见第119页）。若怀疑为有慢性高血压的问题，应该寻求医疗帮助。

静脉瘤

症状描述	可能原因	加剧因素	推荐用油
静脉在肌肤表面有打结、肿胀现象，会引起疼痛、不舒服，通常见于腿上，然而身体其他部位也有可能产生。	遗传、长期的站或坐的姿势、举重物、运动不足、便秘、喝水不足、饮食不当、肥胖、怀孕。	在患部做深度组织的按摩。	丝柏、乳香、柠檬、奥图玫瑰。

使用方法	推荐药草	营养协助	其他建议
精油冷敷或温敷、精油药膏（参见下列配方）、另外可轻轻擦上由基础油稀释的植物精油。	**口服：**薄荷、马鞭草、西洋蓍草。	每天服用复合维生素及矿物质，再加上 500mg 维生素 C 及芸香素（rutin，这是一种广泛见于荞麦及柑橘类水果中的一种生物类黄酮）。维生素 C 及芸香素能够强化微血管壁，改善浮肿现象，另外每天服用 1 颗大蒜胶囊（或是在色拉中或烹调食物时放入大量大蒜）。	注意饮食及保持适当运动习惯，例如游泳、散步、瑜伽等，特别是倒立的姿势。此外每天可平躺将腿抬高过头部 10 分钟。

精油配方及调配步骤

静脉瘤／痔疮精油药膏

　　下列精油膏是将从精油专卖店所购买的无香乳霜或无香软膏加以改造制成。适合使用的无香乳霜以及软膏也可以向许多精油批发供应商购得。只要将无香乳霜或软膏放在一个干净的玻璃罐内，再滴入精油，用汤匙的握把加以搅拌均匀即可。针对痔疮，每天进行两次冷热坐浴（sitz bath）之后涂抹（参见第 65 页）；针对静脉瘤，每天早晚两次轻轻地按摩患处，或依情况调整次数。

- 无香精的乳霜或软膏 30g
- 丝柏 5 滴
- 乳香 5 滴
- 天竺葵 5 滴

血液循环迟缓的按摩精油

　　这里有 3 种能改善血液循环的按摩油配方，同时也有助于改善低血压。依照个人对香味喜好来选择下列任何一种精油配方。这些复方精油也可以用来泡澡，但是请记住要随着调整精油的用量（请参见第 62 页）。

　　要调制复方按摩油，将精油滴入一个 50ml 大小的深色玻璃瓶内。之后再倒入基底油。摇一摇，让精油能均匀扩散。在泡澡或沐浴后使用，或者你也可以说服某位按摩"好手"来为你进行芳香按摩。

配方 1
- 杏仁油 50ml
- 佛手柑 10 滴
- 天竺葵 5 滴
- 薰衣草 5 滴

配方 2
- 特级纯橄榄油 50ml
- 姜 2 滴
- 芫荽 12 滴
- 奥图玫瑰 4 滴

配方 3
- 杏仁油 50ml
- 丝柏 10 滴
- 迷迭香 5 滴
- 柠檬 5 滴（或 1 滴柠檬草）

针对高血压的按摩精油

以下 3 种复方按摩油具有放松效果，因此能舒缓高血压的问题。你可以依照个人的香味喜好选择下列任何一种精油配方，调制方法同前述的按摩油。

配方 1
- 葵花子油 50ml
- 快乐鼠尾草 5 滴
- 薰衣草 5 滴
- 佛手柑 10 滴

配方 2
- 杏仁油 50ml
- 柠檬 5 滴
- 苦橙叶 5 滴
- 伊兰伊兰 8 滴

配方 3
- 杏仁油 25ml
- 葵花子油 25ml
- 马郁兰 5 滴
- 罗马洋甘菊 5 滴
- 薰衣草 10 滴

用于放松作用的室内熏香

　　长期处于压力状态会发展成心脏血管方面的疾病。因此当你的情绪在警告你时，可使用下列任何让人放松的复方精油来进行熏香。先将精油滴入一个50ml大小的深色玻璃瓶内，然后加满水摇一摇。将少量调好的复方精油水溶液倒入夜灯式熏香台或插电式扩香器的精油槽内。记住每次使用前要先摇一摇，让精油能均匀扩散。

配方1	配方2
●水 50ml	●水 50ml
●橙花 3 滴	●乳香 3 滴
●橘 8 滴	●柠檬 6 滴
●伊兰伊兰 3 滴	●杜松子 4 滴

配方3	配方4
●水 50ml	●水 50ml
●罗马洋甘菊 3 滴	●白松香 1 滴
●奥图玫瑰 2 滴	●薰衣草 6 滴
●佛手柑 10 滴	●苦橙叶 6 滴

{ 第11章 }
消化系统

以一般人的体型为例，从我们的嘴巴开始计算，一直到直肠为止，人类消化系统的长度竟然可以长达12米。消化的目的是将不能溶解的食物分解成可溶解的小分子，而使其中重要的营养素能够被血液所吸收。即使消化系统是一个综合运作的单位，但是为了要清楚解说，我们会综览其中各个不同部位，这样一来你会更清楚知道，发生什么样的状况表示那个部分的消化系统已经出现问题，更重要的是，你将如何来处理这些问题。

口腔的消化作用

食物一进入口腔内，通过牙齿咀嚼以及唾液的分泌，就已经开始进入消化的过程。食物自此进入这个漫长的旅程，通过我们的喉咙进入食道。为了防止食物过于迅速向下滑动到我们的胃部，引起消化不良，我们的会厌软骨（epiglottis）会加以控制，这是一块像阀门装置的肌肉，正好位于气管的上方。会厌软骨可防止食物流进气管而导致哽噎；然而，如果食物不经充分咀嚼而太快吞食也会造成哽噎。当我们慢慢地咀嚼食物，会厌这个阀门会不时将食道的通道开开关关，接着食道会以蠕动的方式让食物得以慢慢进入胃部。

胃部的消化作用

胃部卡在下方肋骨线位置的腹腔之中。当食物到达胃部时，胃壁肌肉会通过收缩将食物加以搅拌，而这时食物会与胃酸溶解混合成半液体的粥状形态，胃酸主要由盐酸所构成，是由胃部内层无数个腺体所分泌。而这时胃部连接至小肠的幽门会间歇性的开启，并将粥状的消化食物慢慢地传送到小肠的第一个部分——十二指肠，十二指肠的长度约有30厘米。

小肠的消化作用

当粥状食物被运送至十二指肠，这时胆囊和胰脏会分泌出碱性的物质进入十二指肠。胰腺一天大约分泌约1100ml的液体流入十二指肠，用来中和酸性的粥状食物。胆囊用来储存胆汁，胆汁由肝脏所分泌，是一种呈绿色的碱性物质，它可以将大型脂肪分子分解成较小的粒子。这样的小型脂肪颗粒才可被胰腺酵素加以分解。

消化道的肌肉像海浪潮起潮落般收缩推动食物在整个消化系统内移动，这种收缩动作又称为蠕动。当人体的消化系统正常运作时，大约一分钟可进行 10~15 次的蠕动。借由蠕动的作用，粥状食物能够一直被推送至回肠。回肠内部由数百万个绒毛所覆盖，这些绒毛就像迷你的手指状突起。其作用是将这些粥状食物中的营养成分运送到血管中。而未能消化的食物：主要是植物细胞壁上的纤维素、死亡的细菌及细胞，会通过括约肌而将它们送到结肠（大肠）内。

大肠（结肠以及直肠）的消化作用

我们的内脏消化处理一餐的食物，大约需要 3~8 小时。一旦到了结肠之后，水分会从未消化的食物当中抽取出来，而被输送到血液中；最后留下半固体状的废物（即粪便），通过肛门将之排出体外。

肝脏所扮演的角色

肝脏是人体内部最大的器官（译注：皮肤是人体最大的器官，而内部器官则以肝脏最大）。它具备 500 种以上重要的功能，与人体所有的生理过程息息相关，例如肝脏能分泌胆汁、造血、产生热量、提供肌肉燃烧所需的燃料（即肝醣）、负责处理食物中的脂肪，并制造维生素 A。除此之外，肝脏也具有解毒作用，这种作用对我们的健康相当重要，如果将咖啡因或许多药物注射至直接流经心脏的血管，那么我们可能会在几分钟之内死亡；然而，如果将它们注射到通往肝脏的血管，在 6~10 秒之间，就可以让这一管"毒针"失去作用，而这只是让血液流经肝脏所需的时间而已。

消化不良的类型

除保持健康的饮食以及均衡的生活状态外，消化系统的功能及健康也和我们的情绪息息相关。好比说每个人在生活中的某些时刻，会因情绪的影响而使内脏产生反应，如生气、害怕和焦虑等情绪，这可能会使腹部有短暂的紧绷，或是腹部太阳神经丛（胃窝处）有鼓动感觉。一旦长期处于压力状态就会干扰消化系统的正常功能，包括食欲减退、便秘、胃灼热感、一直到腹泻和反胃等症状，更甚者还会有消化道溃疡或是大肠激躁症等。

如同皮肤一样，胃部也会因为生气而充血、因惊吓而变得毫无血色。当我们兴奋时，胃的收缩动作变得相当有力。在心情郁闷时没有食欲或者便秘，那是因为所有消化系统的蠕动全部停止的缘故，当然消化液也就停止分泌。假使我们忽略这种讯号而继续吃吃喝喝的话，那么我们吃进去的食物就会囤积起来，导致发胀和不舒服的感觉。

　　忧虑和焦虑会导致分泌过多的胃酸。这类情绪反应还会导致胃酸回流到食道，造成胃灼热的感觉。因此在遇到压力时，最好能改变自己的饮食习惯，并通过精油按摩以及能放松的运动来减压。少量多餐以及轻淡的食物能够控制胃酸分泌，如果你未能察觉这种现象，可能会导致胃或十二指肠溃疡等症状。然而，即使胃酸已经开始啃噬你的胃黏膜而导致阵痛，好在这种阵痛可在初期发作时就能即时治愈。一旦你放松自己，胃部就会开始分泌黏液，让腐蚀的胃壁伤口复原。因此，就如同我们在本书所提到的其他各式各样问题，整体全面治疗是最重要的治疗观念（这种观念考虑到患者的情绪状态），请记住这个观念！针对许多普遍与消化系统有关的问题，我们会在下列图表中列出各种自然治疗法的解决之道。

消化系统

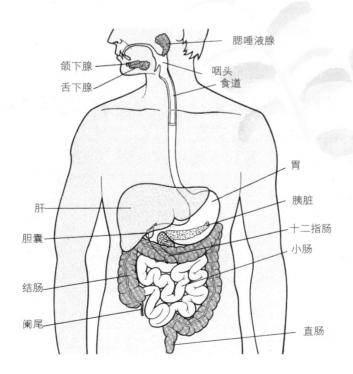

腮唾液腺

颌下腺
舌下腺

咽头
食道

肝

胆囊

结肠

阑尾

胃

胰脏

十二指肠

小肠

直肠

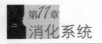

芳香疗法的限制

很多药草对消化系统都有帮助。然而，精油因为缺乏某些成分，例如含镁盐的制酸剂和镇痛剂，所以它们对消化系统的效果就会降低。作为内服药服用时，制酸剂通过味蕾和大脑反射的复合作用，来促进唾液和胃酸的分泌。而镇痛剂则能缓和并保护受刺激和发炎的消化系统。而以精油进行外部治疗，再配合药草治疗，是治疗消化系统疾病的有效医疗手段。尤其是针对一些长期疾病：例如慢性便秘、神经性消化不良，以及对可能患有胃溃疡的族群给予预防保养，其效果特别显著。

有趣的一点是，我们注意到吸入某些精油可以帮助改善因为神经性紧张所引起的消化不良困扰。事实上精油分子通过吸入方式会比通过口服更快速到达血液之中。问题是究竟要吸入多少剂量？我个人的经验是如果遇到急性状况时，要靠口服的药草治疗，如胃灼热或消化不良性的腹部绞痛；然后再辅以芳香疗法（尤其是精油按摩）作为预防性的保养措施。

植物精油的作用

对消化系统产生效用的精油，其主要作用如下：

- 抗痉挛剂：针对消化道痉挛和疼痛可使用洋甘菊、茴香和薄荷精油。
- 促进食欲：大部分精油的香气都可以用来刺激食欲；可使用包括佛手柑、姜和甜橙精油。
- 消除胃胀气以及健胃药：为了改善胃胀气和反胃的情形，可使用豆蔻、茴香和薄荷精油。
- 利胆剂：为了刺激胆囊及促进胆汁的流动，可使用薰衣草和薄荷精油。
- 强肝剂：为了强化、调节和刺激肝脏的分泌功能，可使用柠檬、迷迭香和薄荷精油。

治疗表：消化系统问题

关于各种不同精油处方比例的拿捏问题，你可以参照第6章的说明。

✧ 便秘 ✧

症状描述	可能原因	加剧因素	推荐用油
粪便在消化道中延迟排空，因此会变得又硬又干，非常不容易排出肛门外。严重的情形通常会有拉肚子的误导症状（就是液状夹杂着硬掉的粪便一起排出），造成病情误判。	缺乏膳食纤维（特别是新鲜蔬菜及水果）、不适当的饮水、长期久坐的生活形态、紧张压力、沮丧、不养成固定排便习惯、毒素阻塞肝脏。	长期使用化学性泻药，因而影响了消化道的正常蠕动。	黑胡椒、茴香、蒜（参见营养协助部分）、柠檬草、橘、玫瑰草、奥图玫瑰、迷迭香。

使用方法	推荐药草	营养协助	其他建议
皮肤干刷法（参见第317页），之后进行腹部按摩（参见第281页）。压力大时，固定做精油泡澡及松弛性的精油按摩。	亚麻子浸泡液（flaxseed或linseed）：300ml的沸水中加入2~3茶匙（10~15ml）的亚麻子浸泡10~15分钟，每天早晚各饮用一杯。	每天服用1颗大蒜胶囊、10ml的特级橄榄油（可当色拉淋汁使用）。	早餐之后马上喝下2~3大杯的温水，帮助身体冲掉毒素、促进胃肠蠕动，并应试图调整饮食及生活状态。慢性便秘患者应咨询专业医师的意见，或许在整体治疗专家的引导下进行疗愈。

✧ 口臭 ✧

症状描述	可能原因	加剧因素	推荐用油
吃具有特殊味道的食物，如蒜和洋葱所造成。此外，口臭亦是身体产生疾病的第一征兆。	口腔卫生习惯不良，牙周病、消化道疾病、呼吸道感染或鼻黏膜发炎，抽烟、酗酒。	参见可能原因部分。	佛手柑、豆蔻、茴香、薄荷、甜百里香。

使用方法	推荐药草	营养协助	其他建议
精油漱口水（参见第158页）。	直接咀嚼丁香或是其他药草叶片如薄荷、欧芹及绿薄荷。	最好避免服用健康食品，一直到症状解除。	要先找出口臭的病因，慢性口臭建议咨询专业医师帮助，也可在专业的整体治疗专家的指导下进行治疗。

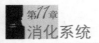
⸙❀ 下痢（腹泻） ❀⸙

症状描述	可能原因	加剧因素	推荐用油
腹泻过于频繁，有时伴随着胃部绞痛。	其实就腹泻本身而言非疾病，但是却属于一些身体问题的征兆，例如压力、细菌感染（度假型腹泻）、肠病毒感染、药物不良反应、食物中毒、饮食突然或剧烈改变等等。	参见可能原因部分。	罗马洋甘菊、德国洋甘菊、蒜（参见营养协助部分）、姜、马郁兰、玫瑰草、檀香木、甜百里香。

使用方法	推荐药草	营养协助	其他建议
在腹部使用精油热敷。	视原因选择，但通常薄荷及绿薄荷能够镇定消化系统；姜及肉桂的煎煮液能消灭多数的胃中病菌（记得加一点蜂蜜调味）。	为预防度假型腹泻（细菌感染），可在度假前一至两星期每天服用1~2颗大蒜胶囊，并在度假期间持续服用。	喝大量的水或是适合的药草茶来预防缺水，若是针对细菌性腹泻（度假型腹泻），则一定要将水煮开饮用，持续腹泻应寻求专业医师帮助。

消化道溃疡（包括胃溃疡及十二指肠溃疡）

症状描述	可能原因		推荐用油
由于消化液分泌过多（胃蛋白酶及胃酸），造成胃部内层产生溃疡（有时是食道或十二指肠溃疡），在进食后两个小时之内感到腹部疼痛。	错误的饮食、抽烟、长期压力。		选择具有松弛效果的植物精油，例如罗马洋甘菊、德国洋甘菊、薰衣草、马郁兰、橙花、奥图玫瑰、伊兰伊兰。

使用方法	推荐药草	营养协助	其他建议
芳疗的作用在于加强精神上的放松，远多于直接对溃疡的治疗。持续做全身按摩、精油泡澡、调制个人香水（参见第27章）、使用扩香器熏香。	榆树皮（slippery elm，有锭剂可供选择）。	服用复合维生素及矿物质。	咨询专业医师来做正确的诊断。采用少量多餐的清淡饮食，避免食用过多促进消化液分泌的食品，例如腊肉、蛋白、茶、咖啡、巧克力或酒。我们也建议咨询整体治疗的营养师，并寻求降低压力的方法（参见第19章）。

牙龈发炎

症状描述	可能原因	加剧因素	推荐用油
当刷牙或吃较坚硬的食物时，牙龈会流血。	由于唾液中的酵素会使一种隐形的细菌（牙菌斑）钙化结石，如果不处理，最终造成牙齿脱落。	口腔卫生习惯不良，饮食中含有较高比例的糖分及精制食物。	佛手柑、丝柏、茴香、柠檬、没药、茶树、甜百里香。

使用方法	推荐药草	营养协助	其他建议
精油漱口水（参见第158页）。	将百里香或鼠尾草浸泡液作为漱口水使用，一天使用2~3次。	每天服用复合维生素及矿物质，其中包含B族维生素以及维生素C 500mg。	如果不治疗，牙龈发炎会导致更严重的牙龈疾病产生（齿槽脓溢）。记得要养成良好且规律的刷牙、用牙线清理牙缝的习惯；定期看牙医（最好有同时兼顾全面治疗的牙医师）。

消化不良

症状描述	可能原因	加剧因素	推荐用油
一般会引起胃灼热、胃肠胀气及腹部疼痛，亦会有反胃现象。	压力、进食过快、吃太多食物、不当的食物组合，如面包配柳橙等。饮食不规律、食物过敏都可能导致消化不良。一些消化不良的现象，特别是胃灼痛（heartburn），通常在孕期及发生裂孔性疝气的时候多见（译注：裂孔性疝气是指在腹腔的食道及部分的胃跑到胸腔并形成铃状，使得横膈膜上的肌肉无法阻止胃内的物质回流至食道）。在某些情形中，持续性的消化不良可能是胃溃疡或是胆结石等严重疾病的征兆。	参见引起原因部分。	欧白芷、黑胡椒、豆蔻、茴香、罗马洋甘菊、德国洋甘菊、快乐鼠尾草、芫荽、茴香、姜、柠檬草、马郁兰、薄荷、绿薄荷。

使用方法	推荐药草	营养协助
顺时针方向做温和的腹部按摩，直接吸嗅薄荷（精油滴在手帕上）。	香蜂草、薄荷、绿薄荷。	服用复合维生素及矿物质，每天服用1~2颗大蒜胶囊。

ᴥᴥᴥᴥ 大肠急躁症 ᴥᴥᴥᴥ

症状描述	可能原因	加剧因素	推荐用油
症状包含腹部绞痛、胃肠胀气、时而便秘时而又腹泻。	压力、缺乏膳食纤维、食物过敏。	虽然膳食纤维是很好的治疗方式，然而小麦麸则会引起反效果，除了它并不是一种完整的食物之外（与小麦的其他部分分离），它会刺激敏感性的消化道。	罗马洋甘菊、德国洋甘菊、薰衣草、马郁兰、薄荷、真正香蜂草、橙花、奥图玫瑰。
使用方法	**推荐药草**	**营养协助**	**其他建议**
精油热敷于腹部（除了薄荷外皆可）。顺时针的方向做温和的腹部按摩，而为了减轻压力的缘故，选择一些具有松弛效果的精油泡澡及做全身按摩。	甘菊、香蜂草、马郁兰、薄荷。	服用复合维生素及矿物质，薄荷精油胶囊（在某些健康食品店有售，依照标示服用）。	寻求整体治疗的营养师、自然疗愈师，以及药草学家，最好能有人帮你进行食物过敏性测试。此外，亦可参考巴哈花精疗法及减压技巧（参见第19章）。

ᴥᴥᴥᴥ 口腔溃烂 ᴥᴥᴥᴥ

症状描述	可能原因	加剧因素	推荐用油
口腔中脸颊内部、唇内部、牙龈及舌下有溃疡。	不经意咬到自己的口腔内部；假牙的刺激；某些原因所引起的一般腐坏现象，例如压力、饮食失调（尤其是缺乏维生素C），或是接受抗生素治疗等。	参见可能原因部分。	丝柏、没药、茶树。
使用方法	**推荐药草**	**营养协助**	**其他建议**
精油漱口水（参见第158页）。	**浸泡液：** 丹参（red sage）拿来当成药草漱口水使用，一天2~3次。	如果由压力及抗生素所引起，每天服用复合维生素及矿物质，其中包含B族维生素。为了重建消化道中被抗生素所破坏的正常菌株，乳酸菌补充品（选择由优格所培养）也是可以补充的。当然也可以直接饮用酸奶。另外，在患病期间，也推荐一天服用两次500mg维生素C。	如有需要，寻求一些降压的方法，如定期做精油按摩，并考虑采用一些放松的技巧，而巴哈花精疗法对于身心放松方面也很有帮助。

✦❀ 反胃（包含晕船晕机） ❀✦

症状描述	可能原因	加剧因素	推荐用油
一种想要呕吐的感觉，由任何一种会影响胃肠消化功能的因素导致，例如压力、便秘、不当饮食、暴饮暴食、轻微食物中毒、消化不良、怀孕或是在电脑显示器前工作过久的压力所致。	**晕车晕船：**移动中的交通工具所引起，影响内耳的平衡。晕车是由于在移动的车内看书所引起；也许只是心理上的作用，引起条件反射。当坐车时认为可能会晕车时，就很可能会造成晕车。	参见可能原因部分。	豆蔻、芫荽、茴香、姜、薰衣草、肉豆蔻、薄荷。

使用方法	推荐药草		其他建议
直接吸嗅（精油滴在手帕上）。	薄荷、绿薄荷、姜（有些晕车药当中也有姜的成分）。		不管造成反胃的原因如何，新鲜的空气都有助于缓解。持续不明原因的反胃现象应该咨询专业医师意见，并由专业合格的整体治疗专家协助全面的治疗改善。

✦❀ 口腔脓疮 ❀✦

症状描述	可能原因	加剧因素	推荐用油
由于蛀牙造成牙龈红肿发炎（通常脸也会肿）的一种极度疼痛反应，感染会影响至全身。	不当饮食，健康状况不佳，压力及口腔卫生习惯不佳。	在感染部位咀嚼食物，通常对冷及热的饮料会极度敏感。	甘菊、蒜（参考营养协助部分）、薰衣草。

使用方法		营养协助	其他建议
在等待送医之前的第一时机处理方式：精油漱口水（参见第158页）、精油热敷。		服用抗生素治疗之后的一至两个月，可每天服用两颗大蒜胶囊、500mg维生素C两颗，以及复合维生素及矿物质，其中包含B族维生素。	持续咨询牙医师，最好能选择给予整体治疗建议的牙医师来治疗。

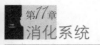

⋖◯ 牙痛 ◯⋗

症状描述	可能原因	加剧因素	推荐用油
严重及持续的牙痛。	蛀牙（参见第155页"口腔脓疮"）。	参见第155页。	丁香、薄荷。

使用方法		营养协助	其他建议
在等待送医之前的第一时机处理方式：直接在蛀牙的牙齿上滴入1～2滴纯精油，可视需要重复使用。		参见第155页。	同第155页。

注意：过度使用丁香精油止痛会导致牙龈受损，所以要注意仅仅在紧急状况时使用。

精油配方及调配步骤

● 复方按摩油

下列配方中的前面两种复方按摩油都可以在泡澡或淋浴之后用来按摩全身，在按摩时特别注意腹部和腹腔太阳神经丛的部位。这两种按摩精油都可用来放松紧绷的消化系统。当然最好能够说服一位按摩"好手"为你进行精油按摩来舒缓。

而后面两种复方按摩油比较能够提神，有助于改善迟缓和阻塞的消化系统。同样地，在泡澡或淋浴过后马上在皮肤上进行按摩（尤其是按摩整个腹部）；或者请一位按摩技术很好的朋友来为你进行精油按摩。针对这种情况，在使用按摩油的方式上，建议以稍微快速的按摩动作来帮助活跃整个消化系统（在本书第四部会有精油按摩的操作技术）。

以下的按摩油配方也可以当作泡澡精油使用，以强化精油按摩的效果。但是你必须调整精油的使用剂量（请参见第62页）。

松弛按摩油

配方1
- 杏仁油30ml
- 罗马洋甘菊2滴
- 薰衣草8滴
- 马郁兰2滴

配方2
- 杏仁油30ml
- 苦橙叶4滴
- 快乐鼠尾草2滴
- 薰衣草4滴
- 天竺葵或奥图玫瑰1滴

调制按摩油时，首先将精油滴入一个深色玻璃瓶内，再加入杏仁油，摇晃均匀即可。

苏醒按摩油

配方1
- 特级纯橄榄油30ml
- 黑胡椒3滴
- 芫荽8滴
- 玫瑰草1滴

配方2
- 特级纯橄榄油30ml
- 迷迭香3滴
- 橘5滴
- 姜1滴

调制方法同松弛按摩油。

漱口水

　　如能经常使用，则下列精油漱口水能够帮助强化牙龈的健康。同时还可以用来治疗口腔溃烂以及齿龈炎。没药酊剂（如同配方中所列）可以向药草供应商购买。虽然这种酊剂会让精油色泽变得混浊，但是并不会影响它的疗效。

配方1

- 没药酊剂30ml
  茶树5滴
  丝柏10滴
  薄荷20滴

　　将精油滴入没药酊剂中，并摇晃均匀。这个复方精油在每次使用前要摇一摇。将6~8滴的调和精油滴到一杯装满温水的小玻璃杯或茶杯当中。每天用来漱口2~3次，调好的复方精油如果存放在阴凉的地方，可以保存好几个月。

　　而下列的配方在三餐之后拿来漱口，可使口气香甜。花水可在一些精油专卖店购得，但是请务必强调你要购买的是天然植物萃取的花水（译注：有些厂商亦称为"纯露"）而非人工掺造的假花水。如果购买不易，你也可以尝试向一些精油批发供应商购买。

配方1

- 玫瑰或橙花水100ml
- 蒸馏水200ml
- 苹果醋2茶匙（10ml）
- 豆蔻1滴
- 佛手柑FCF（不含光敏感物）8滴
- 芫荽3滴

　　将苹果醋倒入一深色玻璃瓶内，之后再滴入精油摇晃均匀。将调好的液体用漏斗倒入瓶内。记住每次使用前，要将瓶子摇一摇，使精油能均匀扩散。这种混合液如果能存放在阴凉的地方可以保存两个月。

泌尿系统

　　肾脏是身体最主要的废物排泄系统；而皮肤、肺和大肠则紧随在后。然而，肾脏却也相当辛苦地将身体的水分保存下来，许多流经肾脏的水分会重新被吸收，所以仅有相当少量的水分会被排泄出去。

　　除了维持人体内水分的平衡之外，肾脏还参与过滤与净化血液的重大责任，将血液中潜在的致命毒素与废物去除干净。同时它还负责调节体内盐分的平衡，将多余的钾盐和氯化钠排泄出去。血液中只要含盐量稍微过多或过少，就会有致命的危险。

　　肾脏另一项重要功能是维持血液中理想的酸碱值。就一般健康的身体而言，碱和酸的含量比例是4∶1，也就是说包含80%的碱性物质以及20%的酸性物质。事实上，血液中的酸碱值平衡也会受到我们饮食习惯所影响。

　　肾脏所处理最大量的废物为尿素。这是蛋白质消化后所剩余的最终物质。当然肾脏也会制造尿液。每天大约制造约1100～1650ml的尿量。而尿这种负载废物的液体，会持续汇集到位于肾脏之后部位的小蓄尿池（即输尿管、膀胱和尿道）。女性的尿道比较短，而且尿道开口与阴道口和肛门都很近，这就是为何女性尿道比较容易遭受细菌感染，导致膀胱炎这类疾病产生的原因了。

泌尿系统失调的类型

　　如同身体其他系统，泌尿系统所引起的疾病也会影响全身系统的和谐性。正统医疗将尿液分析视为一相当重要的诊断步骤。因为从尿液的分析可以判断出身体其他部位许多的问题。例如可借由检验尿液中某些激素来确定是否怀孕；同时尿液的检验还能发现某些疾病，例如高含量的葡萄糖是糖尿病的象征；而过高的尿酸浓度则表示有肾结石或痛风现象；尿液中出现胆汁则表示有黄疸症；如果尿液持续黄浊而有臭味时，可能是肾脏功能失调的征兆，但是大量运动之后，尿液也容易变得混浊，这时要加以区分，才能判别肾脏是否真的出了问题。如果尿液含有大量的蛋白质，可能表示有高血压或是肾脏的过滤系统出现严重的机能障碍。而这是一种需要立即就医的明显危险讯号。而若有血尿或尿脓出现，则表示泌尿道或肾脏本身已有严重的感染或产生病变。

在健康的人体中，身体内部多余的水分会利用血液循环来加以排除（也能通过淋巴循环，请参照第16章内容）。而水肿或脚踝肿胀是由于循环过程中有过多的水分渗出所引发。通常是因为静脉排水功能不佳、心脏血管阻塞或是怀孕造成。还有关于脸部水肿的问题，这种常发生在眼睛、脸颊和鼻子周围变形浮肿的现象，有可能是肾脏疾病的征兆。这种浮肿现象如果碰到前一晚熬夜，在隔天早晨起床时就会特别明显，这种情况需要找医生诊疗。但如果是眼睛周围或是身体轻微的水肿现象，则是女性在生理期之前相当普遍的现象之一。

必须强调的是，严重的肾脏和泌尿系统机能障碍已经超出居家自我治疗的范畴，而且也超出了一般芳疗师所受的训练。但是预防胜于治疗，在保持肾脏及泌尿道的健康方面，仍有许多事情是你可以掌握的，并可提前一步预防严重疾病的产生。

除了保持基本的健康饮食和正常的生活规律之外，肾脏其实也必须加以净化，所以要充分喝水，最好选择瓶装矿泉水或天然泉水。事实上我们每天最好能饮用 3400 ~ 4000ml 的水。但所谓喝水不是以喝茶、咖啡或酒等饮料来补充，因为这些刺激性饮料对我们的排泄器官会造成很大的负担。还有，千万不要忽视你的膀胱需要加以释放的强烈呼喊。如果憋尿过久，尿液极易产生化学变化，引起感染。此外膀胱憋尿会挤压位于骨盆的所有器官，特别是位置较低的肠以及生殖器官，有可能会导致脱肠或子宫脱垂的问题。

利尿的草本植物

一些植物中的某些成分可以促进排尿。然而时常需要服用化学性利尿剂的高血压患者，由于化学性利尿剂会将体内的钾元素给排掉。因此这类患者在服用利尿剂的同时，也必须服用钾元素来补充。

蒲公英（dandelion）的根部或叶片可说是最有效的草本利尿剂了。不像化学性利尿剂，蒲公英含有相当高比例的钾元素及其他营养素。在维持血液中的电解值平衡方面具有协同性。然而居家自然疗法还是要有一定的限制，对于一些轻微的症状，例如因月经前症候群或是长时间处于机舱内的腿部浮肿现象，可以使用天然草本利尿剂来改善。但如果你患有严重的循环系统疾病或是高血压，绝对不可擅自减少或停止服用医生处方的利尿剂。在这种情况下，药草和精油按摩只被视为是正统医疗的辅助性疗法。然而，一位优秀的医生会持续追踪治疗的情况，而且依照患者实际改善的程度，而容许稍微减少化学药物的服用量。

精油本身的限制

像茴香、杜松（子）等许多植物精油都会被称为利尿剂。然而除非是采取口服方式，否则精油的利尿效果通常被忽视，因为它的功效很难通过皮肤吸收到全身的循环系统，因而无法有效地刺激肾脏来发挥作用。

然而按摩疗法（不论是否使用精油）则是用来刺激血液循环和淋巴系统的一种很好的治疗方式。借由这种方式，就能协助排除体内多余的水分（请参照第四部内容）。

泌尿系统感染的治疗

精油对治疗泌尿系统感染是相当有效的。法国芳疗医师会给患者服用精油（有时是栓剂）来治疗这一类的感染。一般民众当然千万不可自行在家调配精油的口服剂，更不可以由非医疗机构认可的芳疗师来开具处方。仅有极少数的情况例外，像膀胱炎就适合用药草或精油来治疗。由于这种疾病适用于本章所建议的医疗范围，因此相较于其他疾病，会用更多的篇幅来探讨。

> **注意**
>
> 如遇血尿或尿脓，务必紧急就医。

∾◦ 膀胱炎 ◦∾

症状描述

膀胱部位发炎，如果治疗不当，可能会连带损害至肾脏。膀胱炎的症状包括小便时有灼痛感，以及在小便前、小便时、刚小便后鼠蹊部位疼痛等症状，患者经常有想排尿的欲望，即使膀胱并无尿液囤积。

可能原因

● 许多情形容易导致膀胱炎，而唯有通过医学检验及尿液的细菌培养等方式，才能确实查出病因。通常膀胱炎由细菌感染、吸入工业或油漆等化学挥发物或是外伤所造成。而压力对抵抗力较弱的人也可能会引发膀胱炎，有时连食物过敏也是原因之一。

● 虽然膀胱炎多半发生于女性，但并不表示男性就能完全免疫。像曾经动过尿道手术或是前列腺肥大患者，都有可能会感染。

● 前列腺是储存男性精液的主要部位，而尿道这个负责排除膀胱尿液的狭小管道，也会经过前列腺，因此若是前列腺出现发炎、感染或前列腺癌等疾病，就会造成前列腺肿大，导致尿液的流动受到阻碍，让人苦不堪言。而肿大的前列腺会挤压膀胱而将部分尿液回堵在膀胱，造成细菌感染。

● 对于女性，位于膀胱后方的子宫所产生的压力也会导致尿液没有办法排除干净，这种状况有时可以通过整骨治疗或脊椎指压来加以矫正。有些女性在过于频繁的性交之后会出现所谓"蜜月期"膀胱炎。预防这种状况最好的措施就是在性交后立刻喝一杯水，尽快将膀胱内的尿液排除干净。

加剧因素

通常非正统的辅助疗法师会使用药草或精油的水溶液来冲洗阴道，但我并不鼓励一般人采用，特别是在未咨询过专业医生之前就贸然执行。用药物灌洗或使用大量清水灌洗最后都会破坏女性阴道的自然菌丛生态，使不良的微生物更加繁殖。

推荐用油

佛手柑、雪松、德国洋甘菊、罗马洋甘菊、尤加利、乳香、杜松（子）、薰衣草、松树、檀香木和茶树。

使用方法

下背部精油热敷、冷热坐浴或一般的泡澡方式。此外，定期做精油按摩可作为膀胱炎的预防性治疗（特别注意按摩背部下半段地方）。

推荐药草

洋甘菊、蒲公英、茴香、欧芹、西洋蓍草。

其他建议

● 大量喝温水来稀释肾脏中的尿液。至少一天喝4000ml的水。蔓越莓汁（cranberry）是很好的碱性食品疗方（有助于降低膀胱被感染尿液灼伤的情况）。当症状出现时，每天喝3~4次，每次喝一个红酒杯的量（约200ml）。如果膀胱发炎是因为压力所引起，可尝试巴哈花精疗法，同时配合饮食和生活规律的调整。如果怀疑是因为食物过敏所引起，务必请教专业医师，最好可以帮你进行过敏性测试。

● 如果天生的体质特别容易感染膀胱炎，最好请教顺势疗法医师的意见，这种疗法有针对体质调整的药方。

精油配方及调配步骤

下列的复方按摩精油，都可以作为预防膀胱炎的方法。相同的精油配方也可以用来泡澡，然而精油的正确用量必须调整（参照第 62 页内容）。对于疾病，重要的是能采取最适当的方式来改善整体的健康，否则对于既有疾病的控制，精油的疗效相当有限，往往只能减轻部分症状而已。

配方 1
- 杏仁油 50ml
- 乳香 5 滴
- 雪松 8 滴
- 杜松（子）5 滴

将精油滴入一个深色的玻璃瓶内，再加入杏仁油，摇晃均匀。

配方2
- 杏仁油50ml
- 罗马洋甘菊5滴（或德国洋甘菊2滴）
- 佛手柑5滴
- 薰衣草10滴

依照配方 1 的方式加以调制。

配方3
- 杏仁油50ml
- 尤加利5滴
- 松5滴
- 薰衣草8滴

依照配方1的方式加以调制。

配方 4
- 杏仁油 50ml
- 杜松（子）8 滴
- 佛手柑 6 滴
- 檀香木 6 滴

依照配方 1 的方式加以调制。

{ 第13章 }

肌肉和骨骼系统

骨骼构成形体，用来支撑并保护身体；而肌肉则关系到我们动作的伸展。当身体的关节和肌肉保持柔软与灵活的状态时，身体不知不觉中就会散发出活力，也比较能够承受生活中所遇到的压力。长期处于压力状态之所以能削弱我们的能量，是因为肌肉组织因压力而出现僵硬，由于能量必须应付这些僵硬的肌肉以致逐渐被削减。这时，"按摩"或许是我们可随意使用的一种最佳治疗方式。按摩有助于释放被肌肉所抑制住的能量，同时它也最容易被使用，几乎每个人都可以立刻学会基础的按摩方法（参照第四部内容）。

以下让我们先检视人体的肌肉和骨骼系统，目的是要对这两种系统的运作方式，及其机能不正常时会出现哪些症状，来做一番通盘了解。唯有借由这样的认知，你才能对本章所建议的各种症状的治疗方式，透彻了解。

骨骼

人体的骨骼系统是由206块骨头所构成。基本上骨骼可分为两类：疏松骨与致密骨。疏松骨又称为海绵骨，这种骨骼质地轻且呈多孔状；致密骨则排列相当密集，因此非常坚韧。不同的骨头借由韧带而能互相结合。而肌腱则能够连接肌肉与骨骼，让身体进行各种动作。

除了构成人体的基本架构之外，骨骼也储存身体相当重要的矿物质，包括钙、磷、铜和钴等某些微量元素。骨骼会将一些矿物质释放到血液中，并将多余的矿物质加以储存，以供身体不时之需。某些骨骼如胫骨（译注：小腿的主要骨骼），内含红色的骨髓，骨髓可形成血液细胞，提供造血所需。

连接骨骼的关节有三种形态：纤维关节（又称不动关节）、软骨关节（又称少动关节）及滑液关节（又称可动关节）。举例来说，滑液关节周围的自由动作，如大腿髋关节及上臂肩关节的屈伸动作，是因为覆盖在骨骼末端的软骨及周围的滑液等共同合作所致。

肌肉

肌肉是具有弹性的组织，它能够

启动并维持身体的动作。肌肉又可分为3种类型：骨骼肌、平滑肌及心肌。骨骼肌又称随意肌，是一种能够移动骨头的肌肉。平滑肌又称不随意肌，存在于我们的消化系统、血管、子宫和其他部位；心肌仅存在于心脏，也属于一种不随意肌。随意肌之所以如此命名，是因为它们可直接由我们的意识来加以控制。正统医学对于不随意肌的定义则是不受我们意识所控制的肌肉。例如我们无法借由意志力来让心跳加快或减慢。

然而，这并不是完全正确的说法。有记载证明某些印度或瑜伽修行者，他们被活埋一段相当长的时间而仍然能够存活（译注：借此达到某些修行的目的）。这些修行者能够减慢自己的心跳以及呼吸直到接近"冬眠"状态为止。根据我们对人类肉体和精神复合层面的了解，其实我们的思想和情绪绝对能够"控制"一些所谓非自主性的生理过程，尽管它是在不知不觉的状态下完成。

所有的肌肉都是成双或成组地相互运作。当有一组肌肉纤维收缩，就会有一组对应的肌肉纤维松弛。但不同的是，一般人认为肌肉大小是反应肌肉状况良好与否的指标，这种观念其实错得离谱。事实上，肌肉组织的弹性才是判断肌肉健康与否的真正指标。肌肉过大其实是慢性肌肉紧张的一种讯号。

肌肉活动的最终产物是二氧化碳和乳酸。而肌肉周围若是有良好的血液循环，就可以借由血液输送这些肌肉代谢的废物，最后通过皮肤、肺脏等排泄器官来将这些废物排除出去。但是在身体长期运动之后，肌肉主要的能量来源——ATP（腺嘌呤核苷三磷酸）和磷酸肌酸就会被耗尽，这时储存在肝脏里的肝醣就会被分解成葡萄糖（译注：葡萄糖能够产生能量），以供应肌肉不时的能量消耗。

人体骨骼图

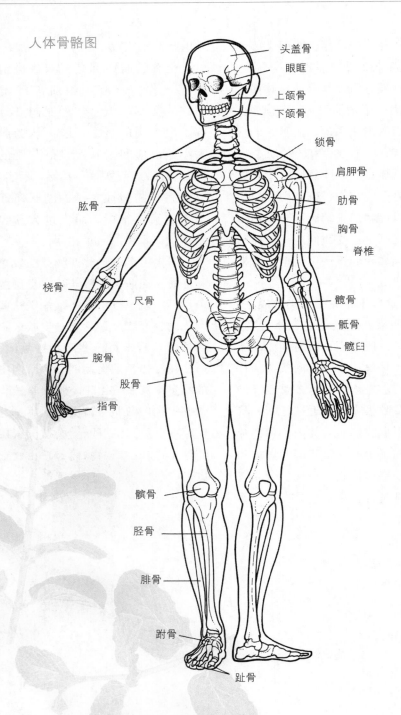

头盖骨
眼眶
上颌骨
下颌骨
锁骨
肩胛骨
肋骨
胸骨
脊椎
肱骨
桡骨
尺骨
髋骨
骶骨
髋臼
腕骨
股骨
指骨
髌骨
胫骨
腓骨
跗骨
趾骨

体表肌肉

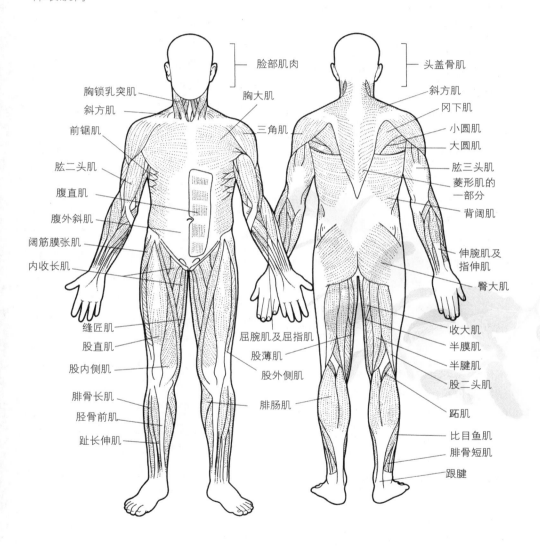

脸部肌肉

胸锁乳突肌
斜方肌
前锯肌
肱二头肌
腹直肌
腹外斜肌
阔筋膜张肌
内收长肌
缝匠肌
股直肌
股内侧肌
腓骨长肌
胫骨前肌
趾长伸肌

胸大肌
三角肌

屈腕肌及屈指肌
股薄肌
股外侧肌
腓肠肌

头盖骨肌
斜方肌
冈下肌
小圆肌
大圆肌
肱三头肌
菱形肌的
一部分
背阔肌
伸腕肌及
指伸肌
臀大肌
收大肌
半膜肌
半腱肌
股二头肌
跖肌
比目鱼肌
腓骨短肌
跟腱

肌肉和骨骼系统失调的类型

常听到有人因为背痛而被迫暂停工作。这可能是由于姿势不良、长时间坐着、举起重物姿势不当或是精神压力所造成。

另一种常见的问题是椎间盘突出，椎间盘位于每对脊椎骨之间，是一种带有弹性的果冻状物质的软骨盘状物，其功能在于吸收外来的撞击力量。因此当我们在进行任何动作时，椎间盘可以避免脊椎彼此的摩擦。然而，椎间盘相当脆弱，如果因为跌倒而产生的撞击严重，就会使椎间盘的坚硬外壳断裂，而使其中的胶状物质流出，这些胶状物质会挤压到椎间神经而导致极大的疼痛。会产生疼痛则是因为受刺激的神经迫使周围的肌肉出现痉挛，这是一种人体的自我保护机制，是为了避免再有任何动作而造成更严重的伤害。椎间盘突出应该找骨科医生或脊椎治疗师来治疗。在恢复期间也可定期进行精油按摩，这有助于改善病情。

芳香疗法同时对于拉伤或扭伤等运动伤害有相当大的帮助（参阅第175页"肌肉和关节的急救建议"）。

几乎每个人都或多或少曾遇到过关于骨骼的问题，例如骨质疏松症或骨质脆弱的疾病。这种与年龄相关的疾病特征是骨质含量逐渐减少，骨骼中钙质和其他基本矿物质会流入血液中，最后排出体外，因此骨折的概率就会随之增加。女性（尤其是欧洲或亚洲人）过了更年期以后，特别容易患骨质疏松症，而这种骨骼失调的问题一般认定是雌性激素减少所致。然而，由于高龄男性同样也有骨质疏松的问题，因此雌激素的缺乏并非是唯一的致病因素。

此外无论男女，遗传对于骨质疏松症也扮演着相当重要的角色。但是我们仍有许多方式可以预防这类疾病产生。其实骨质一旦流失，不管做任何努力，都无法恢复到原有的状态。所以平时必须通过调整饮食和生活状态来加以预防。研究显示，定期从事一些重量训练或是有氧运动，如散步、骑脚踏车和爬山等，都可以增加骨质量。但是这一类的运动需要持之以恒，每次至少20分钟，每星期3~5次。

在所有肌肉与关节的疾病当中，以关节炎和风湿痛最常见。这两种疾病也是目前医学界最感困扰的部分。有别于正统医学的束手无策，这两种可能导致残废的疾病其实是有可能治愈的。据我所知，许多人借由针灸、按摩、药草、顺势疗法、饮食疗法等自然疗法的方式，大大降低了这类疾病所引发的疼痛现象，并增加了患部的活动力。尽管如此，没有一种方法能像"魔术子弹"般立即正中红心，自然疗法需要长时间的配合才能看到结果，这需要患者的耐心和决心。也因为这样，愿意且有恒心继续从事自然疗法的人还是占少数。

自然疗法主要的目标在于可为整个系统解毒，并平衡血液中的酸碱值（关节炎以及风湿痛和血液的含酸量过高有关）。这类疗法同时也诉求能够减少压力并增加适应性，这可以配合几种不同的方式来完成，例如用矿盐泡澡、精油按摩、精油热敷、温和的伸展运动、深呼吸、放松运动以及严谨的碱性食物摄取。所谓碱性食物摄取是指大量的新鲜水果、蔬菜、发芽的种子以及全谷类食物，并停止食用一切酸性食品，或者降低到只食用少量酸性物质的食物和饮料，例如猪肉、茶、咖啡和巧克力等等。

然而，没有一种饮食习惯是适用于所有人的，你可能会发现一些所谓"很棒的食物"，如苹果或白葡萄等，它们反而会让自己的病情更加恶化。因此最好是请教整体治疗营养师的意见，他们可以为你量身设计出个人适用的饮食方案。

植物精油的作用

虽然植物精油并不能治疗一些如骨质疏松症的骨骼疾病，但是它们还是可以用来减缓一些关于关节炎和风湿痛的症状。能改善这些症状的适用精油有：

- 抗发炎剂：除了能降低关节炎的疼痛和发炎状况以外，它们也能用来减轻受伤部位的红肿症状，适用精油包括罗马洋甘菊、德国洋甘菊、白松香和薰衣草。
- 抗风湿痛剂：许多精油都能用来预防并减轻风湿痛的症状。适用的精油有欧白芷、芫荽和杜松（子）。
- 排毒净化剂：这些精油有助于排除一些代谢废物，适用的精油有杜松（子）、柠檬和奥图玫瑰。
- 促进循环剂：借由刺激组织周边的血液循环来控制病情，这一类的精油可以增加患处的血液循环，因此可以减少充血和发炎的症状。适用的精油有黑胡椒、姜和迷迭香。

治疗表：肌肉和骨骼系统问题

关于各种不同精油处方比例的拿捏问题，你可以参照第6章的说明。

～ぐ 风湿痛及关节炎 ～ご

症状描述	可能原因	加剧因素	推荐用油
有许多症状，包含黏液囊炎、痛风、坐骨神经痛、风湿性关节炎等等，所有症状都会有疼痛及行动不便的问题，同时也会有发炎及水肿（时有时无）、关节硬化、关节的润滑液减少现象。	遗传、怠惰的生活状态、长期情绪压抑、年龄增长、食物过敏、外伤、肌肉关节过度使用（尤其是运动员与舞者）。	湿冷的环境、压力、肥胖。 ● 注意：不可在发炎及水肿的关节处进行按摩。由于这种发炎及水肿情形时好时坏，可以在未发作前进行按摩。	白千层、雪松、甘菊、芫荽、丝柏、尤加利、姜、杜松子、薰衣草、柠檬、马郁兰、迷迭香、甜百里香、岩兰草。
使用方法	**推荐药草**	**营养协助**	**其他建议**
精油按摩（参考注意部分）、精油按敷、泡澡（包含硫酸镁盐泡澡，见第62~63页）、精油药膏（参见第172页配方）。	口服：欧洲合欢子（meadowsweet）、芹菜籽（celery seed）、西洋蓍草，亦可服用以上同比例药草的萃取液，或是爪钩草（devil's claw，有锭剂可以服用）。 **外用**：圣约翰草油涂抹于感染部位。	每天服用1茶匙鳕鱼肝油（亦有鱼肝油胶囊可以选择，以避免其鱼腥味），或是服用3颗500mg的月见草油。	如果病情在进行3个月疗程之后仍然没有起色，建议寻求整体治疗医师的帮助，最好能够进行过敏性测试。此外，针对情绪上的压抑问题，可尝试巴哈花精疗法，其他建议的辅助疗法包括针灸、顺势疗法、药草疗法等。

～ぐ 痛风 ～ご

症状描述	可能原因	加剧因素	推荐用油
关节发炎、肿胀所引起的一种极度疼痛的症状，特别是大足趾，常发生于中年男性。	过多组织废物无法排除，而在肌肤、关节及肾脏处累积尿酸结晶，主要由饮食不当或者是药物代谢不全所引起。	压力。 ● 注意：不可在肿胀的关节处进行按摩，这样会让关节更加疼痛。	欧白芷、芫荽、杜松子、松、迷迭香、甜百里香。
使用方法	**推荐药草**		**其他建议**
足浴、泡澡、精油冷敷、精油药膏。	芹菜籽、荨麻、西洋蓍草。		如果属非外伤原因的再发性黏液囊炎，则整体治疗的实施相当重要（参见关节炎及风湿痛）。

黏液囊炎

症状描述
黏液囊（一种使肌肉和肌腱能顺利运动的含黏液囊袋）发炎的疼痛现象，通常产生于膝盖（俗称主妇膝）、手肘（又称网球肘）、肩膀及臀部。

可能原因
外伤、细菌感染、发炎性关节炎、痛风、风湿性关节炎、重复摩擦。

加剧因素
持续使用关节。

● 注意：不可在发炎及水肿的关节处进行按摩，这样会引起更大的疼痛及组织伤害。

推荐用油
洋甘菊、薰衣草、薄荷。

使用方法
精油冷敷、精油药膏（参见第173页配方）。

其他建议
如果属非外伤原因的再发性黏液囊炎，则整体治疗的实施相当重要（参见关节炎及风湿痛）。

肌肉酸痛

症状描述
如果是新近外伤或是纤维组织发炎所导致的肌肉酸痛，则疼痛会感觉明显而刺激。旧的外伤或是慢性肌肉拉伤疼痛较不敏感，关节处可能会感觉比较僵硬。

可能原因
肌肉过度伸展、姿势不良、情绪性外伤，或是关节炎、风湿等并发症。

加剧因素
压力。

推荐用油
黑胡椒、罗马洋甘菊、德国洋甘菊、芫荽、丝柏、尤加利、姜、葡萄柚、薰衣草、柠檬、马郁兰、松、迷迭香、甜百里香、岩兰草。

使用方法
精油放松按摩（参考加剧因素）、精油按敷、泡澡。

推荐药草
如果是由于压力所造成的肌肉酸痛，可使用甘菊、香蜂草、莱姆花、缬草（亦有锭剂可以选择）。

营养协助
如果是风湿及关节炎所造成，参考前面相关内容的营养协助部分。

其他建议
最好的治疗方式是使用精油按摩，其他有用的方法包括巴哈花精疗法（针对压力），亚历山大技术（矫正姿势）、瑜伽等。

⁖⁖⁘⁖ 坐骨神经痛 ⁘⁖⁖⁘

症状描述	可能原因	加剧因素	推荐用油
一种强烈疼痛感的神经痛疾病，疼痛范围会沿着坐骨神经从臀部一直延伸到足部。	由外伤造成椎间盘突出，压迫到脊椎神经、并对周围的肌肉引起抽搐反应，此外，举重物的姿势不当，脊椎错位，便秘、分娩、因关节炎而造成骨骼与韧带间的异位，都会造成坐骨神经痛。	咳嗽、弯腰、躯干伸张、从坐姿变为站姿，起床等。	罗马洋甘菊、德国洋甘菊、芫荽、尤加利、天竺葵、薰衣草、马郁兰、薄荷、松、迷迭香。

使用方法	推荐药草	其他建议
精油按摩（特别是下背部、臀部、大腿及腿部）、精油泡澡。	**外用：**圣约翰草油按摩。	如果精油按摩没有帮助，咨询骨科医师或是脊椎按摩师，或者尝试亚历山大技术来矫正不当姿势。如果是因慢性便秘或关节炎导致，寻求减压的方法，并调整饮食及生活状态。

精油配方及调配步骤

风湿痛和关节炎的精油药膏

　　下列精油药膏的配方可以用来减轻关节炎、风湿痛和纤维组织炎等不适症状。同时也可以用于患有痛风的关节上，但是使用时动作要相当轻柔，才不会造成更大的疼痛。如果你买不到无香精基底乳霜或软膏时，可以试着找精油批发供应商购买。

- 无香精基底乳霜或软膏 50g
- 马郁兰 10 滴
- 迷迭香 10 滴
- 杜松（子）5 滴

将基底乳霜或软膏装入小玻璃罐内，再滴入精油，然后用汤匙柄加以搅拌即可。每天使用 2～3 次。

治疗黏液囊炎的精油药膏

下列精油药膏最好在进行精油热敷（参照第66页内容）后立即使用。每天在感染的关节部位涂抹2～3次，请不要擦得太用力，因为这会让你更不舒服。

- 无香精基底乳霜或软膏50g
- 薰衣草20滴
- 薄荷5滴

调制方法同前一个配方。

风湿痛和关节炎的按摩精油

下列复方按摩精油，有助于改善关节炎、风湿痛和纤维组织炎等症状。相同的精油配方也可以用来泡澡，但是需要调整精油的剂量（参照第62页内容）。建议泡澡或淋浴之后才使用按摩精油，可帮助皮肤吸收精油粒子。最好能够让别人帮你执行精油按摩。

配方 1
- 葵花子油25ml
- 特级冷压纯橄榄油25ml
- 罗马洋甘菊5滴（或德国洋甘菊2滴）
- 薰衣草10滴
- 柠檬5滴

将精油滴入一个深色的玻璃瓶内，再倒入植物油加以摇晃均匀。

配方 2
- 金丝桃油（圣约翰草油）30ml
- 特级冷压纯橄榄油20ml
- 杜松（子）6滴
- 芫荽6滴

依照配方1的方式加以调制。

肌肉疼痛按摩精油

　　下列香气强烈的按摩精油最好是在洗过热水澡后才使用。而且不论用哪种复方精油来按摩，请别人帮你做的效果都会更好。如果香气过于强烈时，稍微用多一点橄榄油加以稀释。

- 特级冷压纯橄榄油 50ml
- 黑胡椒 10 滴
- 芫荽 12 滴
- 葡萄柚 6 滴
- 姜 2 滴

将精油滴入一个深色玻璃瓶中，再加入植物油，摇晃均匀。

坐骨神经痛按摩精油

　　下列按摩精油有助于减轻坐骨神经痛和其他不适的疼痛症状。在泡澡或淋浴后使用。如果你能请别人为你做精油按摩，效果会更棒。

配方 1

- 金丝桃油（圣约翰草油）30ml
- 特级纯橄榄油 20ml
- 天竺葵 5 滴
- 薄荷 3 滴
- 薰衣草 10 滴

将精油滴入一个深色玻璃瓶内，再倒入植物油，并摇晃均匀。

配方 2

- 特级冷压纯橄榄油 50ml
- 松 5 滴
- 迷迭香 12 滴

将精油滴入一个深色玻璃瓶内，再倒入橄榄油，并且摇晃均匀。

肌肉和关节受伤的急救包

有时候会称为运动伤害，但是当在郊区散步、爬楼梯、做家事或整理花园时，也可能会发生像拉伤、扭伤、肌肉抽筋和膝盖受伤等症状。在肌肉和关节的急救建议中有针对这类紧急状况的处理说明。

以下表列内容并未包括严重需要立即就医诊治的症状，例如由意外而导致的骨折或骨头断裂等，这类紧急状况需要立即就医。

肌肉和关节的急救建议

抽筋

参见第 298 页"有助于治疗运动伤害的按摩"

扭伤

问题说明	症状描述	推荐用油
关节附近的韧带或是组织突然被猛烈扭转或撕裂，例如足踝或是手腕的扭伤。	关节周围会出现疼痛及柔软的组织，通常会伴随肿胀和瘀青。	罗马洋甘菊、德国洋甘菊、丝柏、尤加利、天竺葵、薰衣草、马郁兰、松、迷迭香、岩兰草。

使用方法	其他建议
冷敷或冰敷；精油按摩患部的上方或下方（勿直接按摩在患部）以增加体液引流；精油药膏（参见第172页）。	保持患处休息不动，将伤处的肢体抬高，以免过多体液瘀积（可用枕头或软垫支撑肢体）。

✑ 拉伤 ✑

问题说明	症状描述	推荐用油
肌肉过度伸展、被外力所拉扯，或是突然的猛烈动作所造成。例如背痛是由于举起重物所导致。	猛烈的疼痛伴随着僵硬或痉挛现象，受伤的部位可能也会产生肿胀反应。	罗马洋甘菊、德国洋甘菊、丝柏、尤加利、天竺葵、薰衣草、马郁兰、松、迷迭香、岩兰草。

使用方法	其他建议
冷敷或冰敷（参见第66页），一旦浮肿改善，改为采用精油热水泡澡（最多可用8滴纯精油及9茶匙（45ml）海盐，接着进行精油按摩（参见第298页），此外，精油药膏也能帮助治疗。	保持患部的休息是治疗的关键，如果手臂或腿部拉伤，记得时常将伤肢抬高至心脏以上的位置，以免过多体液瘀积，并可用枕头或软垫来支撑伤肢。

✑ 膝盖裂伤 ✑

问题说明	症状描述	推荐用油
通常伤害到膝盖软骨，大多是运动的意外伤害所造成，例如错踢踩空的姿势、走路不慎失足，或是做体操扭转身体时重心集中于一只脚上。	膝盖周围疼痛，比较常发生于内侧，不容易将膝盖打直，关节处可能会有体液瘀积而造成肿胀。	罗马洋甘菊、德国洋甘菊、丝柏、尤加利、天竺葵、薰衣草、马郁兰、松、迷迭香、岩兰草。

使用方法	其他建议
冰敷，以按摩油按摩患部的上方或下方（勿直接按摩在肿胀处）以增加体液引流（参见第298页）。	冰敷时，用绷带将膝盖固定住。但不可缠太紧以避免造成不适或是血液循环受阻，尽量将膝盖抬高以避免体液瘀积。

注意：不可硬将弯曲的膝盖打直。

第 14 章
内分泌系统

传统定义的内分泌系统是指借由分泌激素至血液当中输送，来协调人体内的各项机能，并与神经系统共同负责身体的各项协调工作。激素据称会随着血液循环而朝向目标细胞移动，而神经系统只是传递电子信息，让不同的神经细胞彼此联结。

目前看来，之前内分泌和神经系统的功能分别被认为过于单纯，越来越多的证据显示内分泌系统、神经系统和免疫系统在许多层面上是彼此相互作用的。例如胰岛素一度被认为是一种典型的激素，它却被发现也出现在大脑内的神经细胞中；而一些由大脑所产生的化学物质如移转素（transferon）和胆囊收缩素（CCK）目前据知也可以由胃部分泌。同样地，在皮肤上可发现一些神经化学物质的接收器；然而，免疫系统中的单核球（monocytes）上也可发现这些接收器。再者，内分泌学家也发现在人体内进行的各种化学作用其实直接关系到身体的活动量，以及我们的思想和情感。

如此说来，虽然就传统定义来探讨内分泌系统未能尽其全貌，但是本章还是要就传统定义来分别探讨，才能对主要的内分泌系统有基本的认知。

脑下垂体和下丘脑

脑下垂体是利用一种称为垂体干的构造连接至大脑下方，它本身是一个豆子般大小的球体，虽然体积非常小，但是对运作整个身体内分泌的功能方面却扮演着主要的角色。虽然脑下垂体曾一度被誉为调节内分泌的主要腺体或是指挥家的封号，但是目前已知脑下垂体是由下丘脑的命令所指挥。下丘脑是脑的一个部分，而脑下垂体则附着在下丘脑上，下丘脑则受到神经系统和血液中的各种不同浓度物质等复合因素所影响。

脑下垂体分为两部分：后叶和前叶。后叶是储存下丘脑所分泌的两种重要激素的区域，这两种激素分别是催产素（oxytocin）及抗利尿激素（anti-diuretic hormones 简称 ADH）。抗利尿激素又称作血管加压素（vasopressin），可使血压上升，是一种抗利尿的激素。催产素则会刺激子宫收缩，促进分娩，并且有助于乳汁分泌；而抗利尿激素作用于肾脏有助于身体水分的保持。尺寸较大的脑下垂体前叶，会分泌大约 10 种激素（目前仍未能确定其真正分泌的激素数量），可以引导体内其他部位的内分泌腺体运作，例如甲状腺激素促进激素（TSH）会增加甲状腺素分泌（请参照甲状腺内容说明），而肾上腺皮质促进激素（adreno-corticotrophic/ ACTH）有助于肾上腺分泌副肾皮质激素（cortisone 可体松）。

　　脑下垂体前叶分泌量最多的激素是生长激素（GH），它是促进骨骼、软骨以及许多其他组织生长的重要物质。幼儿时期如缺乏生长激素（GH）会导致侏儒症；如果生长激素分泌过量，可能是因为脑下垂体产生肿瘤，就会导致巨人症。即使在成年期，生长激素仍然扮演着举足轻重的角色。根据推测，生长激素在骨骼断裂时仍可以加速新的骨骼组织发育。

松果体

　　连接在大脑底部的构造称为松果体（之所以如此称呼是因为它长得很像松果的形状）。即使多年来我们已知许多关于松果体的解剖学证据，但是有关其生理学的作用却依旧模糊。然而不同于过去，并没有任何证据显示松果体会随着年龄的增长而逐渐萎缩。在青春期开始围绕在松果体内常见的脑砂（brain sand），它是松果体细胞分泌物经钙化而成的同心圆结构，过去被认为是这个腺体功能减低的一种现象。然而最近研究报告显示脑砂的出现实际上是松果体分泌作用增加的一种情形。

　　松果体会分泌的唯一激素是褪黑激素（melatonin），这是一种在黑暗中所制造的感光物质。褪黑激素被认为会影响睡眠、情绪和生殖系统的周期。一般来说这种激素的分泌量会在夜晚增加，而在早晨降低。最近这几年的研究发现，褪黑激素同时也和情绪沮丧等相关心理疾病有关，例如因季节性影响的情绪失调症状（seasonal affective disorder 简称 SAD），如遇到这类疾病时，褪黑激素会比平常分泌的时间更晚，而影响睡眠品质，导致"宿睡后遗症"（sleep hangover）。症状包括平时容易昏睡、易怒、缺乏活力和自尊心、心情阴晴不定和暴饮暴食；而最恰当的形容词应该是"嗜睡中毒"（有些患者可以一口气睡上 15 个小时之久）。通常患者在秋天时会开始出现忧郁现象，持续到冬季。只有在春天出现第一道曙光时，这种负面情绪才会神奇般地苏醒起来。

　　要治疗 SAD 这种心理疾病可采用全光谱的光线疗法。患者每天早晨起床的第一件事就是站在特殊设计的灯箱前接受光线照射，这种方式能够让患者的身体苏醒过来，开始一天的工作。根据研究结果显示，这种治疗的效果好得让人惊讶，大约会有85%治疗成功的概率。一些较轻微的患者（对经常在室内工作的人来说相当普遍），可以安装一种仿造天然日光的全光谱灯泡来治疗。这种灯泡在许多电器行就可以买得到。而设计较精良的灯箱（针对较严重的SAD患者）在英国可以用邮购方式购买。

肾上腺

肾上腺位于肾脏的上方，由皮质和内部髓质所构成。虽然它比手指头大不了多少，但是它却能分泌超过50种激素或类似激素的物质。其中大部分是维持生命所必需的基础激素，而最为大家所熟知的就是肾上腺素。

当情绪处于强烈状态时，例如震怒、惊惧或是处在一定期限内必须完成工作的压力中，肾上腺髓质会分泌肾上腺素，这是一种"战斗或逃亡"反应的激素，它让我们有足够的能量来应付突如其来的挑战。一旦肾上腺素分泌至血液中，肺会立即释放它原先储存的葡萄糖到血液中，以供应立即可利用的能量，同时血压和心跳的

速率会增加，这使得氧气的吸入量提高，而消化系统则停止运作，原处于消化系统中的血液会流到肌肉中，因而让肌肉的能量蓄积到最强，以预备突发的行动。

由肾上腺皮质所分泌的激素可分为三大类：第一大类属于副肾皮质激素（cortisone可体松），这一类激素的作用涉及相当广泛的生理过程。包括脂肪、碳水化合物和蛋白质等物质的新陈代谢作用。而第二大类激素是用来刺激维持人体内的水分和电解质的平衡。第三类为性激素，又可分为男性激素和女性激素两种。虽然性激素分泌的量不多，但是可以补充生殖系统性腺的激素分泌量。

睾固酮（testosterone）通常被认为是专属于男性的激素；而性情激素（oestrogen）则是专属于女性的激素。然而这些性激素并非男性或女性的性别所专属。女性也会分泌睾固酮，虽然和男性比较起来，分泌量相当少。同样地，男性也会制造出少量的性情激素，它被认为有助于细胞成长和发育。有趣的是，与睾固酮化学结构相似的一种物质——雄性酯酮（androstenone，这是一种费洛蒙），是一种能同时激发两性性欲的天然燃料（有关费洛蒙的详细说明请参照第345页内容）。

甲状腺

甲状腺位于颈部部位，横跨在喉咙气管的两侧，甲状腺能分泌甲状腺素来控制人体内的新陈代谢率。幼童时期如果缺乏这类激素，就会导致呆小症，而呆小症的患者会出现两种明显的临床症状：侏儒和心智发展迟缓。

成年人如果发生甲状腺机能衰退的情况，会导致甲状腺素分泌不足，而发生甲状腺肿、行动迟缓、无精打采以及畏寒的症状。因为碘是构成甲状腺素的重要元素，所以通常甲状腺素分泌不足的原因是饮食中缺碘之故。相反地，如果甲状腺分泌过多（有时是因为长期的压力和焦虑所造成），会让患者出现暴饮暴食的现象。即使如此，这类患者的体型还是相当瘦，因为患者体内热量的消耗速度非常大，如果持续维持这种状况而不就医，心脏就会因跳动过于激烈而终将导致衰竭死亡。

甲状腺机能障碍（包括甲状腺分泌过剩或分泌不足）的患者，可能会出现甲状腺增大的情况而导致"大脖子"现象，就是甲状腺肿。英国将甲状腺肿大通称为"德贝郡颈"（derbyshire），这个名称的由来纯粹因为德贝郡当地所出产的农作物缺乏碘所致。而由于食盐中添加碘，才渐渐让这种疾病消失。其他碘的来源还包括鱼类、食用海藻（特别是墨角藻bladderwrack）以及近海种植的蔬菜。相反的，若是因为甲状腺过度分泌所引发的甲状腺肿大，可能会因为食用含碘过多的食物而更趋严重。治疗这种疾病通常需要服用医生开具抗甲状腺药物，或是以外科手术方式将部分甲状腺切除。

胰腺

胰腺是位于腹腔凹处的一个腺体，位于胃部后方及十二指肠和脾脏之间的位置。它有两个主要功能：一则制造消化食物所需的酵素，另一则是担任内分泌腺体的角色。胰腺会分泌控制许多人体新陈代谢的胰岛素（insulin）和升糖激素（glucagon），这两种激素特别针对糖类（碳水化合物）的新陈代谢。胰岛素能协助肌肉和其他组织来获得糖分，以提供细胞来制造能量提供身体活动所需，严重缺乏时会导致糖尿病。糖尿病患者其血糖不仅不能提供身体活动所需，而且会有不正常增加的现象，直到萃取自动物的替代性胰岛素出现之后，才让许多人能够避免因糖尿病而死亡，自从19世纪20年代发现胰岛素治疗方法之后，据估计已经挽救了超过3000万人的生命。

由于糖尿病多数发生于成年人身上，所以改变饮食习惯，保持摄取低糖含量的食物通常就能够控制糖尿病的发生。尽管如此，却有越来越多的营养学家认为摄取高含量的复合性碳水化合物，例如全麦面包、糙米、坚果和植物种子等，会比起一般低碳水化合物的摄取方式，对糖尿病病患更有助益。

人体主要内分泌腺（腺以女性为主）

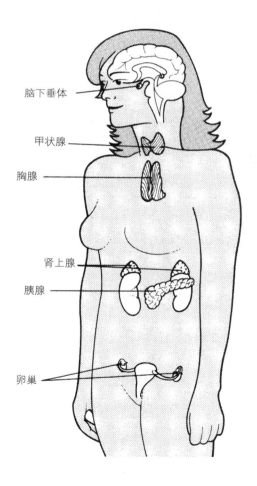

脑下垂体

甲状腺

胸腺

肾上腺

胰腺

卵巢

胸腺

胸腺位于胸骨的下方，负责分泌胸腺素（thymosin），这种新近才发现的激素被认为和内分泌系统的健全功能有关，甚至也和防止人体老化有关。然而胸腺最为人所熟知的功能是协助免疫系统的健全发展（参照第16章内容）。

芳香疗法的功能

严重激素失调的治疗和控制，如青年时期早发性的糖尿病以及甲状腺功能失调等问题，都已经超出了居家治疗的范畴，而且也超出一般芳疗师的能力。因此如果有较严重的内分泌问题，必须就医治疗，芳香治疗在此被视为一种辅助疗法，主要是用来协助释放压力。

而由于长期性的压力及情绪的不协调，可能会导致内分泌系统的异常，而且也会影响到其他身体系统的运作，而对抗压力的部分就是芳香疗法能够作用之处（尤其是精油按摩）。这是一种奇妙的预防性疗法，借由压力的释放来维护各种内分泌腺体的健康，使其能正常运作。

如果你对精油与内分泌的关系感到很有兴趣，一些已知会影响特定激素分泌的植物精油都表列在后。这些植物精油（大蒜除外）都能用于下列任何一种建议的治疗方式：

● 精油按摩
● 精油沐浴
● 提振情绪的室内熏香
● 调制个人香水

关于各种不同精油处方比例的拿捏问题，你可以参照第6章说明。而有关香水调制的技巧可以参照第27章内容。

许多植物精油对女性的生殖系统特别能够产生作用，例如洋甘菊、快乐鼠尾草和玫瑰等（参照第17章内容），而许多植物精油如伊兰伊兰、檀香等则是以提振性欲而享有盛名；然而，少数精油如樟树和马郁兰据说反而会让人感到"性"趣缺失。

精油的配方

因为治疗内分泌功能失调的问题，已超出自我治疗的范围，因此我建议使用能够改善神经系统的精油配方（参照第193页内容），可以降低因压力对我们身心所造成的不良影响，从而有间接的帮助。

植物精油的作用

会对内分泌系统产生作用的植物精油列出如下：

● **刺激肾上腺分泌**：针对与压力有关的疲劳，可使用罗勒、天竺葵、迷迭香和松精油。

● **降血糖作用的精油**：为了帮助平衡血糖指数，可使用天竺葵、杜松子＊。

● **平衡甲状腺分泌**：为了平衡过多的甲状腺素分泌，法国的瓦涅医师推荐大蒜精油（通常制成口服胶囊），然而取自大蒜和洋葱的汁液和球茎可能会更加有效地改善这类特定疾病的失调情形。

● **含有类雌激素的物质**：一些植物含有植物雌激素，并且被证实有助于改善更年期的各种症状。这类精油如茴香、蛇麻草、鼠尾草等。这类植物精油可能都含有相同的物质（参照第2章内容）。

● **含有植物性类固醇**：这种在乳香和没药等植物精油所发现的物质，它的结构据说类似于男性和女性激素，然而这些精油是否真能影响人体内的激素分泌，至今仍未证实。

标有"＊"记号者可能要内服才能产生疗效——但口服精油对于自我治疗而言有潜在的危险性。

神经系统

神经系统能够具体呈现出人体心智和肉体的种种反应；各种的思维、情感和行为其实都是通过神经系统所衍生的各种生物化学变化来加以反应。

19世纪70年代发现了一种微小化学物质的新种类，此类成分被称作"神经传导物质（neurotransmitter）"及"神经肽（neuropeptides）"。这些化学物质的发现被认为是一项革命性的发展，因为它们证实了神经系统并不像过去的理论，认为它是借由像电报一般的电力来运作。事实上神经脉冲本质上是属于一种化学作用。正如身兼正统医生和印度健康疗法（即"阿育吠陀"Ayurveda）大师狄帕·丘普拉博士（Dr. Deepak Chopra），对神经系统有如下看法：

> "神经传导物质"让人类的心灵和物质之间的互动较以往更为活络顺畅……它同时还跨越了精神和肉体之间的藩篱。当人类开始思考"自己到底是什么"的时候，就已经在开始面对这最深奥难解的问题了。

丘普拉博士的这项结论，简单地说就是一般人们认为"思想"这种感觉摸不着、闻不到的"非物质"，事实上就代表一些神经"化学物质"的出现。丘普拉博士提到"思想"就是头脑中的一种"化学作用"。然而操纵"思想"的东西又来自何处？这可能是科学家和哲学家备感困惑而永远无法找到满意答案的问题。

尽管上述问题如谜一般难解，我们仍将持续综览神经系统和大脑，并思索芳香疗法如何在心灵和肉体方面扮演治疗者的重要角色。

神经系统的构造

中枢神经系统（简称CNS）是由脑和脊髓所构成，包含数十亿的神经元（即神经细胞）所组成的周边系统就联结在其上。整体而言，神经系统与其所接收的无数的电子化学（electro-chemical）讯息传导有关，即使短短的每秒钟之内，许许多多的讯息传导都会从感觉神经，通过中枢神经传导到身体的肌肉。神经系统能够负责控制人体的各种移动和与反射动作（中枢神经系统），并能维持身体内部的功能运作（自律神经系统）。

人脑是一个像果冻般的柔软组织，重量约达3磅，看起来就像是一颗巨大的核桃。世界上没有任何一台电脑能够复制人类大脑内所掌管的无数功能（相信未来也不可能会实现）。人类的大脑包含惊人的上百亿个神经元以及约80亿的神经胶细胞（glial cells）。而脑部正是主宰我们精神能力、行为、思维、感情和感觉，也就是主宰每件事情的中枢。即使当我们熟睡时，头脑中的神经元仍持续处理来自我们心理和生理过程中所传递出来的成千上万个刺激。

到底神经元本身又是什么呢？每个神经元其实是由一个细胞体组成，而细胞体上会产生无数的分枝突起，这些突起称为"轴突"（axons）和"树突"（dendrites）。轴突负责将刺激由细胞体传导出去；而树突则负责接收神经元附近的讯号并将这些讯号传回细胞本体。事实上神经元之间是互不接触的，因为在神经细胞之间有所谓的神经突触（synapses），彼此会有微小的间隙。然而当传递来的刺激到达一个神经细胞的突触时，这时神经的末端就会产生一种神经传导的化学物质（neuro-transmitter）。这种神经传导物质会越过神经细胞之间的微小间隙，快速扩散并在另一端的神经细胞内激发出另一个新的刺激脉冲。

许多人的认知是，绝大多数类型的神经细胞无法自我复制（例外的情形是在第21章所要探讨的嗅觉神经细胞），而皮肤、肝脏组织、血球和骨骼组织在受损或流失之后可以被重新复制；但是神经细胞则是一去永不复返，然而究竟是什么因素导致神经细胞死亡？又是否有任何防范措施？

精神胜于物质

人类大脑的重量已知会随着年龄增长而逐渐变轻，部分原因是因为流失蛋白质和脂肪，少部分影响是因为水分流失。但是自35岁左右，我们每天大约会失去10万个脑细胞，一开始几乎感觉不到这种迹象，但随着时间流逝，一直到了60岁（或者更早），我们可能开始意识到自己的记忆力越来越差，而且对记忆姓名、日期和电话号码等事情感到相当吃力。

然而最近研究则建议，许多过去被认为是因为老化必然会发生的精神和情感上的改变，例如老态龙钟和沮丧等现象，以及许多人相信的"你无法教会一条老狗玩新把戏"这种老顽固的说法，或许这些改变不完全因为年老所造成，然而部分是因为预期自己就要变老的负面心态所引发。换句话说，我们会变成自己心理所认定的那种人。

再者，越来越多的证据显示，关于神经元无法重新复制的理论可能是错误的。有时精神和肉体的力量真的会令人感到不可思议。在我写作的当时，听到最具代表性的例子就是出生于奥地利，年纪50多岁的大卫·佛迪格先生（David Verdegaal），他居住在英国的林肯郡，8年前他曾因冠状动脉堵塞而造成心脏停止跳动30分钟。一般认为人类脑部可以容许缺氧极限是5分钟，超过这个时间就会造成无法复原的永久性伤害。而当时为他治疗的一位神经科医师表示："他的脑部受损相当严重，我们称之为Pallic症候群，也就是他整个脑皮质完全受损"。当时以他的状况而言，其生存概率被认为是"零"。

然而佛迪格先生却创造了一项起死回生的惊人纪录，即便在他回复生命后，一开始他又瞎又瘫痪。但是在8年间，起先是他的视力，接着是他的四肢，逐渐地借由他超人般的意志力而有所回应。而为了慈善募款活动，他跑完了整整两场和一次半场马拉松赛跑。虽然因为他的眼睛和大脑之间的联系有问题，使得他无法正常的阅读和写信，但是目前他仍然可以利用文字处理器的键盘来写作。

无论什么原因让佛迪格先生起死回生（他自己相信是某种超自然的神奇力量所致），但的确是因为他的求生意志，改造了医学界的历史。

神经失调的自助措施

如同上一章所提出，经常性压力会引发严重的健康问题，虽然这些问题经常会以慢性肌肉紧张和疲倦等症状呈现，但生活无论如何忙碌得令人发狂（或者单调无趣至极点），你还

神经系统

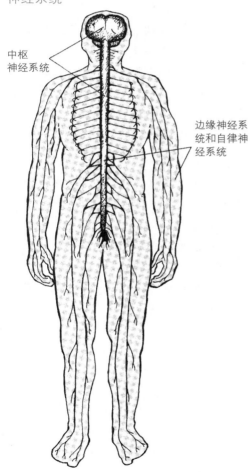

中枢
神经系统

边缘神经系统和自律神经系统

是可以利用许多措施来防止内心不断积蓄的压力。或许你可以使用巴哈花精疗法来协助芳香疗法的疗效；也许你可以作个深呼吸，或有意识的放松自己，或是选择瑜伽；又或者你可以选择一些能令你放松心情的音乐，或是选择令人振奋的运动。这些都可能是你要的答案。非常值得一提的是，无论你决定采取哪种活动来放松，请确实让自己乐在其中。和一般认定恰好相反，整体治疗(holistic healing)是倾向于追求愉悦与乐趣的。

芳香疗法的功能

芳香疗法（尤其是指精油按摩）是现存针对神经系统疾病的最佳治疗法，不论是紧张性头痛、失眠、精神不济、焦虑和压力，或是轻微沮丧等等。你只需依照个人实际的需求，选择能够"放松"或"提振"的植物精油来解决问题。重要的是要确认你所选择的植物精油（或复方精油）是你所喜爱的（请参照第6章内容），如果使用自己不喜欢的香气，就不会产生疗效。

一定要有的观念是，如果有严重神经性疾病，例如多发性硬化症（Multiple Sclerosis译注：这是一种脑、脊髓发生自体免疫病变的疾病。特别是包围神经纤维轴突称为髓鞘的部分受到侵袭，所以此病也称作脱髓鞘疾病。患者可能出现视力受损、肢体无力、平衡失调、行动不便、麻木、感觉异常、口齿不清、晕眩、大小便机能失调、甚至思考困难等症状），应该马上就医并配合医师治疗，最好是能接受芳香疗法作辅助治疗的医师。同样地，如果你患有严重的心理方面问题，例如严重的沮丧和焦虑，却找不出明显的原因（也就是说无法精确地找出明显导因的心灵受创事件，例如离婚、死别和财务困难等），则寻求专家的协助和指导是相当重要的。最理想的是能找到一位合格的心理医师或咨询师，并且他能接受芳香疗法和整体治疗的治疗观念。

下表所列为适用于改善神经系统相关疾病的植物精油。

植物精油的作用

用来改善神经系统相关疾病的植物精油及其主要作用如下：

- 刺激肾上腺分泌：用来改善与压力有关的疲劳问题，可用罗勒、天竺葵和迷迭香。
- 镇静作用：用来镇静纷乱的神经系统问题，可用快乐鼠尾草、薰衣草、马郁兰、檀香木和岩兰草。
- 催眠作用：具有催眠效果的精油，例如德国洋甘菊、罗马洋甘菊、蛇麻草、橙花。
- 提振作用：有助于恢复因为疾病或神经衰弱而损耗的精力，可用黑胡椒、芫荽、薄荷、迷迭香。
- 平衡作用：能针对个人状态来调整，同时具有提振或放松的效用，可用佛手柑、广藿香。
- 敏锐作用：能强化或调理神经系统，使神经更敏锐，可用快乐鼠尾草、杜松（子）、薰衣草、柠檬草、广藿香。
- 抗忧郁：用来提升积极情绪，可用佛手柑、天竺葵、柠檬、甜橙、迷迭香和伊兰伊兰。

治疗表：焦虑和与压力相关问题

关于各种不同精油处方比例的拿捏问题，你可以参照第6章的说明。

❧ 焦虑 ❧

症状描述	可能原因	加剧因素	推荐用油
一种神经的挂念或苦恼状态，患者对一些非特定的迫切性威胁，会感到无力的畏惧，严重时会对未知的惊恐感到苦恼。焦虑通常是针对压力事件的一种反应，可是也会在没有任何刺激的状况之下产生。	慢性焦虑（通常伴随沮丧与失眠）需求助专业医师治疗，特别是无法列举引起的原因时。焦虑可能与食物过敏有关，另外过度饮用咖啡因，或是一些药物的不良反应都有可能。	缺乏睡眠、各种原因皆有可能。	佛手柑、洋甘菊、快乐鼠尾草、乳香、杜松子、薰衣草、真正香蜂草、橙花、奥图玫瑰、伊兰伊兰

使用方法	推荐药草	营养协助	其他建议
泡澡、按摩、扩香器、调制个人香水。	甘菊、香蜂草、莱姆花、橙花、缬草（亦有锭剂可供选择）。	如果是食物过敏所致，咨询专业医师的帮助，其他则参考与"压力"问题相同的营养协助建议。	寻求减压的方式，专业的精油按摩具有相当好的改善效果。此外可参考巴哈花精疗法，你也可以考虑寻求专业心理辅导师的协助，或参加相关支援团体的协助。

◦◦◦ 沮丧 ◦◦◦

症状描述	可能原因	加剧因素	推荐用油
由过度忧郁、昏睡所造成，患者无法集中注意力，并有不能适应的感受。规律的睡眠常被破坏，患者通常不是睡眠过多就是过少。但如果是一段时间内，由于危机、情绪波动，或过多压力与紧张，此时沮丧则被视为是正常反应。	慢性沮丧通常是身体或精神疾病的一种症状，除此之外，其他原因的沮丧则治疗方式与焦虑相同。	缺乏睡眠或是睡眠过度或是任何会引发沮丧的原因。	**特别推荐：**法国甜罗勒、柑橘类精油、快乐鼠尾草、薰衣草、橙花、檀香、岩兰草、伊兰伊兰。 **其他可能亦有帮助的精油是：**黑胡椒、芫荽、乳香、杜松子、柠檬草、松、奥图玫瑰、迷迭香。

使用方法	推荐药草	营养协助	其他建议
泡澡、按摩、扩香器、调制个人香水。	香蜂草、莱姆花、人参（亦有锭剂可供选择）、迷迭香、柠檬马鞭草。	视原因调整，通常可以每天服用复合维生素及矿物质，记得要包含完整的 B 族维生素。	慢性沮丧需求助专业医师，通常你的家庭医师会帮你推荐适合的心理医师或是辅导师。轻微或是反应性的沮丧可借由芳香疗法来改善（专业的精油按摩具有相当好的改善效果），此外亦可参考巴哈花精疗法。

◦◦◦ 头痛 ◦◦◦

症状描述	可能原因	加剧因素	推荐用油
非常常见的病症，导致原因不胜可数。	神经紧张、低血糖、高血压、食物过敏、缺乏睡眠、头部底部的肌肉痉挛、脊椎侧弯、便秘、吸入毒性烟雾、眼睛疲劳等。	参见"引起原因"部分。	德国洋甘菊、罗马洋甘菊、快乐鼠尾草、尤加利、薰衣草、柠檬草、马郁兰、薄荷、奥图玫瑰、迷迭香。

使用方法	推荐药草	营养协助	其他建议
冰敷、按摩（特别是头、颈及肩部按摩）、直接吸嗅（将数滴精油滴于手帕上吸嗅，或是 1 滴精油滴于掌心搓热再吸嗅）、头痛精油药膏（参见第 195 页配方）。	甘菊、马郁兰、薄荷、迷迭香、黄芩（skullcap）。	视原因调整。	试着寻求减压的方式，持续性的头痛一定要寻求专业医师协助。

❧ 失眠 ❧

症状描述	可能原因	加剧因素	推荐用油
这种挫折感会让你耗尽心神、暴躁、头脑不清。	焦虑或兴奋、担忧、工作过度（特别是劳心的工作）、缺乏运动与新鲜空气、吃夜宵、咖啡因、神经紧张、营养不良、沮丧。	睡眠的环境太热或太冷。	德国洋甘菊、罗马洋甘菊、蛇麻草、薰衣草、橘、马郁兰、真正香蜂草、橙花、苦橙叶、奥图玫瑰、檀香木、岩兰草、伊兰伊兰。

使用方法	推荐药草	营养协助	其他建议
泡澡、按摩（特别是背部按摩）、扩香器、可滴数滴精油于枕头上（或滴于手帕上，然后放置于枕边）。	甘菊、蛇麻草、莱姆花、橙花、西番莲、缬草（亦有锭剂可供选择）。	视原因调整，咨询专业营养师建议。	寻求减压的方式，经常性的失眠，特别是因为慢性疲劳，必须求助于专业医师。通常，与服用安眠药的方法比较，失眠可借由一些整体治疗方式来改善（精油按摩就具有相当好的改善效果）。

❧ 飞行时差 ❧

症状描述	可能原因	加剧因素	推荐用油
症状包含疲倦、失眠、足部肿胀、月经失调、感觉不适。	身体生物钟的失衡现象。搭飞机（狭窄的机舱与干燥的环境）会使这一现象更为严重。对许多人来说，高度也是一个因素，有时会造成头痛与恶心。	酒精会造成身体脱水，应喝充分的水来代替喝酒。	**镇静：**罗马洋甘菊、丝柏、天竺葵（建议最低使用浓度）、杜松子、薰衣草、橙花、苦橙叶。 **提振：**佛手柑、尤加利、天竺葵（建议最高使用浓度）、葡萄柚、柠檬、薄荷、迷迭香。

使用方法	推荐药草	营养协助	其他建议
精油泡澡、硫酸镁盐（泻盐）泡澡、直接吸嗅（将数滴精油滴于手帕上吸嗅），按摩（针对肿胀的足踝，以向心的方式按摩足踝的上下部位）。	**助眠：**洋甘菊、橙花、西番莲、缬草（亦有锭剂可供选择）。 **苏醒：**茴香、薄荷、迷迭香、鼠尾草。	**降低短期间压力：**500mg维生素C2颗，可以每天服用复合维生素及矿物质，记得要包含完整的B族维生素。	在飞机舱中，用手提袋或是手提箱垫着，将腿部提高，以防止足部肿胀。

～◎ 精神衰弱 ◎～

症状描述	可能原因	加剧因素	推荐用油
通常发生在要考试的学生或年轻人身上，对于操心的父母或是上班族也会发生。	过度劳心的工作、压力、疲倦。	持续工作而没有休息、单调无聊的工作。	**特别推荐（清醒头脑专用）**：罗勒、尤加利、薄荷、松、迷迭香。 **一般情况**：欧白芷、芫荽、丝柏、榄香脂、葡萄柚、天竺葵、薰衣草、柠檬、玫瑰草、松树、奥图玫瑰。

使用方法	推荐药草		其他建议
特别推荐（清醒头脑专用）：扩香器、直接吸嗅（将数滴精油滴于手帕上吸嗅）。 **一般状况**：按摩（特别是头、脸、颈和肩部）、泡澡。	薄荷、玫瑰花、迷迭香。		深呼吸（参见第229页），最好是在窗边或有新鲜空气处进行。

～◎ 偏头痛 ◎～

症状描述	可能原因	加剧因素	推荐用油
发生于脑部血管收缩之后膨胀所引起的一种麻痹疼痛。可能会伴随视觉改变（眼前突然有白点）、反胃、麻痹、一种被针扎到或想呕吐的感觉，通常被认为是神经痛的一种。	可能会由一种或多种因素所导致，如压力、脊椎侧弯、头部肌肉痉挛、沮丧、休克、激素失调（更年期、激素药物）、食物过敏、温度过高或过低、人格特质（如焦虑性格、苦干实干、不安，或完美主义者）、遗传。	可能是含有酪胺 tyramine）的食物：巧克力、柑橘类水果、腌肉、鲱鱼、起司、咖啡因、酒精、酵母、洋葱、花生酱、猪肉、醋、酸奶等。	欧白芷、德国洋甘菊、罗马洋甘菊、芫荽、快乐鼠尾草、薰衣草、马郁兰、真正香蜂草、薄荷。

使用方法	推荐药草		其他建议
预防性治疗：定期做精油按摩，特别是头、颈和肩部 参见第270页）。 **发作时治疗**：热敷或冰敷（视哪一种方式比较能减轻疼痛而定）。	小白菊、西番莲、缬草（亦有锭剂可供选择）。		寻求减压的方式，如果不能找出偏头痛的原因，又或者在使用这些建议方式数个月仍无起色，就必须求助专业医师治疗。其他有帮助的方式包括血液过敏性测试、巴哈花精疗法、骨科医师或脊椎按摩师（矫正脊椎侧弯）、顺势疗法医师。

多发性硬化症

症状描述	可能原因	加剧因素	推荐用油
一种发生于中枢神经系统（脑脊髓神经）的疾病，其中包围神经纤维的髓鞘部分受到伤害，症状依个人情况而有很大的不同，从四肢无力、麻木到耳鸣现象，有些人还会出现类似肢体麻痹及大小便失禁的情形。	未知（译注：可能原因一般认为是自体免疫系统不正常所引起，免疫系统的 Th1 帮助型淋巴球细胞，错把髓鞘当成外来物质而加以破坏，以致具伤害性的硬化质取代髓鞘，神经讯息无法传出，引发症状。许多因素都会引发多发性硬化症，例如压力、遗传、环境因子、细菌、病毒等，但真正致病的机制至今未明）。	症状再发并恢复的时间拉长，显然并没有任何原因。	一般来说，根据个人的喜好来选择精油（提升心灵），或者也可以试着用圣约翰草油加上迷迭香精油。

使用方法		营养协助	其他建议
微温水浴、按摩（特别是背部、臀部及腿部）。		目前月见草油可说是最受欢迎的补充食品，每天服用 430 mg 6 颗，许多患者觉得服用之后会有难以置信的变化。	没有所谓"治疗"多发性硬化症的方法，然而也许能借由芳香疗法滋养心灵，并平抚沮丧与疲惫（低发病期的常见症状）。此外，建议咨询整体治疗营养师的意见，许多患者发现饮食控制能够有助于他们的病情（译注：瑜伽可能是多发性硬化症最佳辅助运动，可舒缓精神压力并减轻肉体疼痛）。

长期处于电脑显示器的视觉及坐姿压力（VDU Stress）

症状描述	可能原因	加剧因素	推荐用油
许多症状会出现，包括头痛、眼睛疲劳、暴躁、失眠、恶心、肌肉酸痛，还有时常会感到不舒服。	电脑显示器的辐射及每天长时间注视电脑。	在电脑显示器前工作超过 2 小时以上而没有休息。如果不喜欢自己的工作，症状会更加严重。	同飞行时差部分（第189 页）。

使用方法	推荐药草	营养协助	其他建议
泡澡、按摩、扩香器、调制个人香水（参见第27 章）。	参见 192 页"压力"问题的推荐药草部分。	参见第 192 页"压力"问题的营养协助部分。	持续休息、最好能呼吸新鲜空气，做一些肢体伸展的运动。

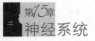
⌘ 神经痛 ⌘

症状描述	可能原因	加剧因素	推荐用油
沿着神经的方向疼痛，有可能是严重的疼痛或是刺痛，或者是隐约的疼痛感。	神经被刺激或是被压迫到（译注：如脊椎侧弯），或者是患部神经发炎或感染，脸部的神经痛通常是由寒风吹拂所引起。	压力。	德国洋甘菊、罗马洋甘菊、芫荽、尤加利、天竺葵、蛇麻草、薰衣草、马郁兰、肉豆蔻、薄荷、松树、迷迭香。

使用方法	推荐药草	营养协助	其他建议
泡澡、按摩。	**口服：**蛇麻草、西番莲、缬草（亦有锭剂可供选择）。 **外用：**圣约翰草油。	每天服用复合维生素及矿物质，记得要包含完整的B族维生素。	寻求减压的方式，如果症状持续，咨询骨科医师或脊椎按摩师的帮助，他们会帮你矫正脊椎侧弯的问题。

⌘ 压力 ⌘

症状描述	可能原因	加剧因素	推荐用油
发生于身心平衡被破坏时，通常是疾病、外伤、感情因素，或是个人肉体及心理方面的需求过大所致。持续性的压力会削弱人体的免疫系统，而引发各种疾病产生，症状从各种疼痛、心悸，一直到胃溃疡都有可能发生。	身体对潜在压力的典型反应就是会"战斗或逃亡（fight or flight）"。这种反应是由肾上腺素的分泌所造成；这种激素能让人有进行反抗（战斗）或躲避（逃亡）的各种反应。然而在现代生活中，几乎很少情况可用这种方式来对付压力。因此，在没有正当方式来释放这种由肾上腺素所累积的身心反应下，就容易引发各种压力问题。	压力状态持续越久，尤其是禁锢的情绪找不到出口释放，伤害就会越来越严重。	几乎任何一种精油都具有效果，特别是柑橘类精油、雪松、德国洋甘菊、罗马洋甘菊、快乐鼠尾草、丝柏、乳香、天竺葵、薰衣草、杜松、马郁兰、广藿香、薄荷、松树、奥图玫瑰、迷迭香、檀香、伊兰伊兰。

使用方法	推荐药草	营养协助	其他建议
泡澡、按摩、扩香器、调制个人香水。	如同"焦虑"问题部分，有时，西伯利亚人参也会有帮助（有锭剂可供选择）。	**急性阶段：**每天服用复合维生素及矿物质，记得要包含完整的B族维生素，维生素C每天要摄取多达1g（1000mg）的量。如果渐渐症状改善，则慢慢减少服用量。	用力捶打垫子来发泄一下！其他释放压力的方法参见第235页。

精油配方及调配步骤

以下所列的按摩精油配方最好是在泡澡或淋浴后使用，让皮肤更容易吸收。如果有按摩师或伴侣在旁为你按摩，效果会更好。相同的精油配方也可以用来泡澡或熏香，但是你必须依照不同的使用方式来调整精油的用量（请参照第 62 及 68 页内容）。

舒缓焦虑和压力

配方 1
- 清爽型基底油 50ml，如杏仁油或葵花子油
- 佛手柑 8 滴
- 快乐鼠尾草 3 滴
- 橙花 3 滴
- 乳香 5 滴

将精油滴入一个深色的玻璃瓶内，再倒入基底油，摇晃均匀让精油能均匀扩散。

配方 2
- 清爽型基底油 50ml，如杏仁油或葵花子油
- 杜松（子）6 滴
- 奥图玫瑰 3 滴
- 雪松 5 滴
- 檀香木 5 滴

如配方 1 的调制方式。

改善轻微沮丧

配方 1
- 清爽型基底油 50ml，如杏仁油或葵花子油
- 佛手柑 9 滴
- 苦橙叶 5 滴
- 快乐鼠尾草 3 滴
- 岩兰草 3 滴

将精油滴入一个深色的玻璃瓶内，再倒入基底油，摇晃均匀使精油能够均匀扩散。

配方 2
- 清爽型基底油 50ml，如杏仁油或葵花子油
- 柠檬 4 滴
- 芫荽 8 滴
- 橙花 4 滴
- 伊兰伊兰 3 滴

如配方 1 的调制方式。

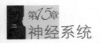

帮助调整飞行时差和长期位于电脑显示器前的视觉及坐姿压力（VDU stress）

针对飞行时差：当飞抵目的地时，尽快用硫酸镁盐（泻盐）来泡澡（参照第63页），接着进行全身按摩，但在按摩开始之前，至少要有15分钟的时间来先让汗水排出（或者时间允许的话可以更久一点），再使用下列建议的按摩精油。第一种配方是让你夜晚镇静时使用，而另一种配方则是在白天使用，具有苏醒和提神的效果。同样地，这种治疗方法也可用来对抗长期位于电脑显示器前的视觉及坐姿压力（又称VDU压力）。

配方1（镇静）

- 杏仁油 50ml
- 丝柏 4 滴
- 苦橙叶 5 滴
- 薰衣草 10 滴

将精油滴入一个深色的玻璃瓶内，再倒入杏仁油，摇晃均匀让精油能够均匀扩散。

配方2（活力苏醒）

- 杏仁油 50ml
- 薄荷 4 滴
- 天竺葵 4 滴
- 迷迭香 10 滴

如配方1的调制方式。

舒缓神经痛

配方1

- 特级冷压纯橄榄油 25ml
- 圣约翰草油 25ml
- 天竺葵 6 滴
- 芫荽 8 滴
- 肉豆蔻 1 滴

将精油滴入一个深色的玻璃瓶内，再倒入基底油，摇晃均匀使精油能够均匀扩散。

配方2

- 金盏草油 25ml
- 圣约翰草油 25ml
- 薄荷 4 滴
- 尤加利 4 滴
- 松 4 滴

如配方1的调制方式。

头痛精油药膏

将少量的精油药膏擦在太阳穴和后颈部位。如果你找不到无香精的基底乳霜，可尝试向精油批发供应商购买。

● 无香精基底乳霜 30g

● 薄荷 2 滴

● 薰衣草 5 滴

● 尤加利 5 滴

将无香精乳霜放入干净的玻璃罐内，滴入上述精油再以汤匙握把加以搅拌均匀。

精神衰弱患者使用的复方熏香精油

让精油挥发扩散在工作的空间中。如果有困难的话（也就是说你得和排斥精油的人共同使用一个空间），你可以将几滴精油滴在手帕上，一天中每隔一段时间拿起来吸嗅。然而若是这种情况就必须调整精油的滴数，大约是下列建议精油配方的一半，例如将丝柏和松精油各 2 滴，并滴上 4 滴的迷迭香。

配方 1

● 清水 100ml

● 丝柏 5 滴

● 松 5 滴

● 迷迭香 10 滴

将清水倒入一个深色的玻璃瓶中，滴入精油并摇晃均匀。在扩香器的精油槽内滴上几滴上述的调和精油水溶液。记住每次使用前要将瓶子摇一摇。

配方 2

● 清水 100ml

● 葡萄柚 5 滴

● 芫荽 5 滴

● 松 10 滴

如配方 1 的调制方式。

{ 第16章 }

免疫系统

免疫系统能够让我们在面对体内和体外成群入侵者攻击时生存。它是人体的防卫系统，在它的防护堡垒当中，备有各种令人惊奇的精良武器，而能够抵抗各种不同的潜在致病原来防止身体产生疾病，包括病毒、细菌、尘螨、花粉、外来移植的组织、外来血液、不当食物消化所产生的蛋白质，几乎囊括一切。其中最狡猾的莫过于那些源自我们自己身体内部的病原。根据《最大免疫力》(*Maximum Immunity*) 一书的作者麦克·魏纳博士（Dr. Michael A. Weiner）（Gateway 出版社，1986年）提到癌细胞很可能是由体内自然产生的。但是大部分的人，在这些癌细胞尚未成熟到身体无法控制之前，就可被免疫系统侦察并消灭。

我们的免疫系统到底如何对付这些敌人？为何有时候又会发生纰漏？为了回答这些问题，我们必须先来看看目前医学界讨论最热烈的免疫系统。然后再来探讨芳香疗法在协助免疫力方面能扮演什么角色。

胸腺和其他淋巴器官

人体内部的防御能力是由脾脏、淋巴结、骨髓、扁桃腺、腺样体［译注：腺样体，或称鼻咽增殖体 (adenoid)，是一个位于鼻腔正后方，口咽上方的一块半球形的淋巴软组织，若是它发炎肿大，除阻塞鼻腔通气外，还会造成鼻涕倒流，使鼻窦炎与中耳炎持续不愈］，同时也可能由盲肠以及小肠等部分来加以支援。但免疫功能主要还是以胸腺为主。过去大家普遍忽略它的重要性，直到最近，才加以重视。过去胸腺被认为仅与孩童时期的成长和免疫系统发育有关，尔后对人体而言只不过是一个多余的器官，但是现在这个颇具神秘面纱的器官总算得以崭露头角，而在医学研究的聚光灯下大放异彩，甚至被号称为"免疫系统之王"。

胸腺位于胸骨下方深处，是一略带灰粉红色水滴状的组织。在儿童时期，胸腺会成长到最大的尺寸，实际大小则与体重有关，当成人阶段，胸腺会渐渐萎缩，也是因为如此，才有所谓"胸腺无用"的理论出现。然而实际上在成人时期胸腺仍持续运作，制造胸腺激素，这种激素与内分泌系统的状态以及许多大脑内的化学物质有关，它同时关系到我们老化的速度。

在免疫系统中，胸腺激素所扮演的角色是协助制造T细胞（一种胸腺的衍生细胞），而T细胞会和一种称为B细胞（由骨髓所制造）的免疫细胞协调运作，共同消灭入侵的微生物及细菌。这两种免疫细胞被统称为淋巴球（lymphocytes），它们是身经百战的战士，能立即辨识体内潜伏的敌人，不论是流行性感冒病毒、致脓的葡萄球菌，甚至一个穿入指头的小刺都无所遁形。它们会制造不同的抗体来对抗不同的入侵者，有些抗体会专门用来对抗流行性腮腺炎，有些则会对抗百日咳……事实上人体可以制造上百万种的抗体来对抗疾病。

另外，还有一类白细胞被统称为吞噬细胞，当外来入侵者进入皮肤或黏膜中，或是能逃过血液中的抗菌物质关卡（最常见的是严重外伤的情形），此时T细胞就会呼叫一种特殊的吞噬细胞，称为巨噬细胞（就是"大胃王"）来消灭细菌和恶性肿瘤。就像变形虫一般，巨噬细胞会将细菌残骸包围起来并把它消灭掉。

T细胞淋巴球也会制造一群类似于激素的物质——淋巴激素（lymphokines），这种物质被认为是免疫系统的天然药物。例如对抗癌症的药物"干扰素"即为最著名的一种淋巴激素，其他像SIRS和2号间白素（IL-2）等则亦属于一种淋巴激素。

淋巴排水系统（淋巴引流）

免疫系统同时负责排放系统中所产生的多余液体和废物，因此在全身构筑广大的导管网络（类似于血管），来负责输送淋巴液，而这个导管网络又称为淋巴系统。淋巴本身是由浸泡在体内的所有体液所形成，其中含有无法进出血管的大分子物质，淋巴还负责输送淋巴球及其他免疫相关物质。

不像由心脏压缩所控制的循环系统，淋巴系统并没有像心脏泵浦般的唧筒，而是通过每天的肢体动作使得肌肉不断地收缩、放松，再加上地心引力，使得淋巴液流动，而最后淋巴会通过皮肤、肺脏、肾脏和结肠等排泄器官来清除体内废物。

淋巴系统每隔一段距离就被一群称为淋巴结的腺体所阻断。而淋巴结在免疫系统中的功能，就是能够制造淋巴球和抗体。当淋巴结受到刺激而开始运作，例如遭受感染时，淋巴结就会出现肿胀和疼痛。这种肿胀情形甚至在还未遭受感染之前，就已经很明显了（当咽喉受到感染时，淋巴结肿胀的情形最为普遍）。

除了脖子以外，在腋窝、腹股沟和人体躯干中心部位，也有主要的淋巴结群组，而次要集中淋巴结的位置则是在手肘和膝盖部分。

有趣的是，关节炎、蜂窝（橘皮）组织、高血压，甚至沮丧等症状都被归咎于淋巴系统的循环不良所导致。而由于运动能够维持淋巴系统的健康，所以保持适当的运动是相当重要的。如果无法运动，像是被迫坐在轮椅的伤患、老年人或者是久坐性质的工作者，那么定期作按摩、进行皮肤干刷等，对淋巴引流都有极大的帮助（参照第四部按摩方法及第26章皮肤干刷法技巧）。

免疫系统丧失功能

既然有这个神奇的免疫系统保护，你可能很纳闷为何人还是会生病呢？部分原因可解释为，当外来入侵者入侵身体一直到免疫系统开始消灭入侵者而有所反应时，这中间会有一段时间差。就在这个时间差的过渡期间，一些引发疾病的有机生物，如病毒或病菌，就可以在人体内大大肆虐，杀死体内的细胞、制造毒素、吞食养分并耗尽体力。即使免疫系统可以开始控制这些入侵的有机体；然而，伤痕累累的身体仍需要经过一段时间才能自行修复。

淋巴系统

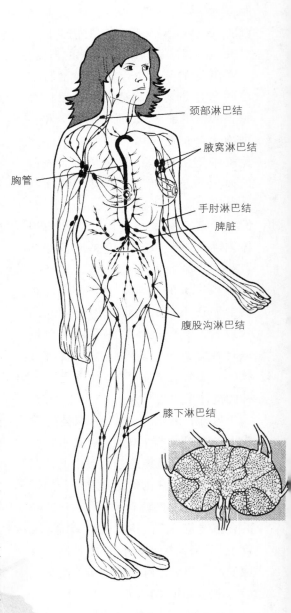

颈部淋巴结

腋窝淋巴结

胸管

手肘淋巴结

脾脏

腹股沟淋巴结

膝下淋巴结

入侵者攻击的严重程度和持续期间的长短，需视许多互为因果的因素而定。这些因素包括我们的先天体质（有人天生就比别人健康）、年龄（年老时，免疫系统功能也会开始减弱），以及我们营养摄取的好坏，而个人的卫生习惯也是重要的原因之一。免疫力也会受到精神和情绪状态所影响。

然而，有时候淋巴球对入侵者也会反应过度，反应太激烈还会出现一连串令人头痛的现象，例如身体对花粉过度反应时，就会出现花粉热的过敏症状。事实上所有的过敏都是源于免疫系统的过度反应。只是为什么身体会有这样的反应，即使情绪不稳、不当饮食和生活形态有可能是助长过敏的因素，但真正的原因，至今仍是个谜。

免疫机能障碍（通常是免疫力反应迟钝）所导致的最严重疾病，通常被归类为自体免疫疾病：例如风湿性关节炎、红斑狼疮、多发性硬化症（参见第15章）及艾滋病等。在这些病例中，B细胞和T细胞会出现异常，以致它们分辨不出敌我，而开始攻击自己体内的健康组织。

其实有相当多说明这种现象的各种理论，但是这些理论过于繁复，不便在这里加以探讨。这么说吧！虽然这类疾病可能和基因遗传有关，但其他研究所指出的可能原因还包括各式的环境污染（例如有毒的化学物质、辐射、噪音、电磁波等）、过度使用抗生素、接种疫苗（这是备受医学研究人员所关注的敏感性议题）、营养不良、压力及其他心理因素。

精神力量胜过免疫力

之前有一段相当长的时间，科学家将免疫系统视为是一个自给自足的单位，能对抗原的刺激而产生自动反应。神经系统和内分泌系统则被认为是不同的实体，在免疫系统混乱失调时，这两个系统将不会有任何作用。

然而，最近这几年有一种新的认知，这种强烈的认知是以精神神经免疫学（psychoneuroimmunology）这个领域为基础，调和古代疗法、神秘主义和哲学家的信仰，而将疾病定义为"持续对肉体及心灵平衡的各种破坏"。而这种平衡必须借由神经系统、内分泌系统和免疫系统互相协助来加以维系。

根据美国精神神经免疫学者，魏纳博士（Dr. Michael A. Weiner）的说法：

目前很明显的是，我们的态度、信仰和情感能够影响身体的免疫功能；而且免疫系统甚至可以被调节控制——利用"心灵手段"来促使它有所回应。

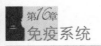
他所提及的"心灵手段"包括放松和深度呼吸等运动。在第三部我们将会阐述这些方法以及其他让心灵和肉体和谐一致的技巧。

芳香疗法的功能

几乎每种用于芳香疗法的植物精油都有助于免疫系统，包括利用间接性的心理治疗来提高免疫力。但唯一例外的情形是精油会对一些人造成过敏的情况。

除了心理治疗的作用之外（不同个体的心理疗效无法准确预知），植物精油对身体免疫系统的作用列于下表。而植物精油针对各种疾病的治疗，例如感冒、流行性感冒、压力、沮丧等问题则散见于本书第二部的各章治疗表内容中。

按摩对身心的助益及其提振免疫系统的功效，可说是多不胜数。不妨试着将按摩纳入你的生活之中，相信并非每个人都能有经济能力负担专业芳香疗法按摩师的服务，但是你可以试着找一群同好或固定的对象，互相定期来做按摩。而关于如何熟练操作、又能敏锐细心地为对方进行按摩的相关内容，我们会在第四部中加以探讨。

植物精油的作用

植物精油对免疫系统的主要作用如下：

- 抗生素和杀菌剂：要对抗细菌感染，可使用薰衣草、柠檬草、迷迭香和茶树。
- 抗病毒：为了预防并减少病毒感染的恶化情形，如咳嗽、伤风、流行性感冒等，可使用大蒜、尤加利、马郁兰和茶树。
- 增强细胞防御力：为了增加白细胞防御能力，可使用乳香、薰衣草、迷迭香。
- 净化或解毒剂：有助于对抗血液和器官中的杂质与毒素，可使用欧白芷、茴香、杜松（子）和奥图玫瑰。
- 杀真菌剂：为了对抗真菌感染如念珠菌（candida），可使用薰衣草、没药、茶树。
- 驱虫剂：为了消灭跳蚤和虱子，可使用尤加利、薰衣草、迷迭香和茶树。
- 驱蠕虫剂*：为了驱除肠内的蛔虫，可使用佛手柑、薰衣草、柠檬、薄荷和百里香。
- 愈合创伤：要加速伤口愈合，可使用乳香、薰衣草、马郁兰和迷迭香。

*为了能够达到这项驱虫功能，必须以口服精油的方式来治疗，然而我并不建议你未经专业人员指导就自行在家服用精油（以免服用过量精油中毒）。

女性生殖系统

芳香疗法似乎特别有助于减轻女性生理周期的问题。但是男性也并非完全被我们摒除在外，对于男性因情绪所导致的性无能或力不从心的表现，芳香疗法也有不可言喻的帮助（参见第 25 章）。

不同于前面几章先对不同器官和系统作生理学探讨的叙述模式，这一章我们会专注于女性不同生命阶段的自然保护方法。

有关治疗"女性问题"的一些叮咛

虽然本章的治疗表概述了许多普通疾病的治疗方法，但有些问题仍需我们先仔细地追根溯源一番，如月经前症候群（简称 PMS）以及更年期。再者，针对精神性厌食症以及暴食症这两种疾病，虽然男性偶尔也会发生，但是目前年轻女性一直是这两种精神性疾病的最大受害者。然而，这类疾病的治疗方法并没有在本章的治疗表中列出，因为只建议用精油来增加食欲或抑制食欲其实是过度单纯幼稚的做法，这两种疾病由于相当复杂，需

要由专业的心理医师来协助治疗。

月经前症候群（PMS）

PMS 可能会在月经前两天到前两个星期之间的任何时间内开始发生。会出现的生理症状可能会有排尿不顺、体重增加、便秘、胸部胀痛、头痛、反胃、皮肤疹以及神经紧张等。除了上述这些症状外，其实 PMS 还可能会出现其他心理方面的问题，例如昏睡、沮丧、自卑、嗜吃、忧郁以及易怒等等。感谢上帝的是，若有人同时出现其中几种症状，就是一种罕见的反常现象了。尽管如此，女性其实都经历过某种程度的经前变化，即使有些症状轻微得根本不需加以治疗。

有趣的是，有些女性在月经前期，反而会发现创造力提高及灵感增多，同时也有一些女性在这段期间内反而感觉精力丰沛，这种精力让她们能独当一面，承担平时需要好几个人才能够执行的计划。但是精力泉涌之后，她们会有全然耗尽的感觉。

究竟是什么原因引发 PMS？虽然某些流行的论断认为 PMS 完全是

一种心理因素、是一种"排斥女性生理过程"的心态，然而这种观点却有点过于片面。而另一方面，仅仅以激素的变化来说明其导致因素却也同样过于偏颇。甚至还有更糟的说法，一些激进的女性主义者否认 PMS 的存在事实，相信"这些全是心理因素所造成"，她们也认为这种 PMS 的心理障碍会阻碍女性争取自由和两性平等的机会。但是对于那些的确为 PMS 所苦的女性朋友而言，PMS 的确是真实存在。

一些先进的学者则支持多重理论的模式。这种模式让不同的因素得以交互影响，从生理、心理、社会和文化层面探讨。

我自己则认为有某种程度的 PMS（我提的 PMS 并非包含一些自杀或谋杀的倾向），其实是因为没怀孕而出现的一种非自然的生理状态，这是一种生殖系统非常合理的反应。可别被我这种理论吓到，我并不是要暗示女性该屈服于生物学理论，为了避免 PMS 而要持续怀孕生小孩，而是说 PMS 至少有部分原因是源自保持生物繁衍的生理因素。有趣的是，一些原始种族部落的妇女们很少经历所谓 PMS 的症状，因为她们在能够生育的那些年，就一直处于怀孕或哺乳的状态（哺乳可以延缓月经来潮达 3 年之久）。所以在这种情况之下，女性特质对她们来说几乎都是正面而健康的。另一方面，"月经"在许多由族长统治的原始部落中其实是一项禁忌，也因为她们不断地怀孕和哺乳，所以这些妇女同胞不会面临月经来潮的这种困境。这种负面的生理期印象，是无法与"好自在的出血"同时产生联想的。

然而，似乎因为体内一些化学物质的微妙变化引发的体液滞留，才是 PMS 真正的罪魁祸首（虽然有些妇女几乎也感觉不到）。此外，PMS 也会因为压力和饮食不当而更加严重，而许多女性也已经发现，PMS 可以借由压力及饮食方面来着手，而达到不错的治疗效果。

更年期和更年期后

更年期的停经象征女性生育的岁月宣告终止，一般会出现在 40 ~ 55 岁之间（以 47~50 岁之间最常见）。其症状包括热潮红、夜间盗汗（因激素突然分泌到血液中所引起）、情绪不稳、体重增加、心悸、阴道干涩、头痛以及许多小问题。当然由于这些问题的影响，还可能会导致易怒、不容易专注和失眠等症状。必须强调的是只有极少数的妇女会遇到上述更年期的每一项症状。事实上，要顺利地度过这段时期，只经历轻微的不适，甚至完全没有异状产生，这并非很难的一件事。如果此刻她能感受到家人和朋友的爱并生活充实，这都有助于更年期的安全度过。

许多妇女在更年期持续享受性生活，也有些人却发现重获独身的自由。所谓独身是指她们对于性爱已不再有充分的需求与热情。一开始时，也许会导致另一半的不愉快，但是如果双方的关系是建立在真爱及亲情的基础上，相信你的另一半会跟着调整自己来适应这种新的情况，甚至使你们的关系发展得更深，这种说法可能唯有自己亲身经历才会有深刻的体认。

可惜这并非现在普遍能被接受的观点，事实上时下书市所流行的健康和心理书籍总是提供一些让你更有吸引力或魅力的方法，或者建议你寻求性功能障碍的心理医师协助，如果这都不成，总还有 KY（译注：一种性爱润滑液）可以帮助你快乐。

而且由美国好莱坞以及一些畅销女性杂志所领导的观念，让 20 世纪文明沉迷在追求永恒青春美貌的梦幻中。

尽管这些心理学家和论述健康的作者尝试为更年期（或者通称为"老化"）找出一些积极的想法，例如，不在乎老化等，但许多时候当我们读到"战胜老化"的字眼时，就意味着让我们的外表和行为像年轻时候一样，而这说法是以某种年龄层的身体外观和行为模式本来就优于另一个年龄层的观点出发的，而使我们的价值观会肤浅地认定"年轻"就是成功的一切。

听起来像是老掉牙的说法，但大家都知道真正的美丽是由我们内心的真正本质所散发出来的。皮肤、身材或头发，或许可以相当诱人，但我们却无法在这些特征找到真正的美丽。美丽其实是一种可以持久的感觉，有时候某位充满活力的人一出现，也许她有"恐龙"般的外观，但她却能让别人感受到有如天使般的美丽。

文化影响

越来越多的证据显示不同文化对"老化"的观点会影响女性在更年期的生理及心理感受。墨西哥马雅村落的妇女事实上还相当期待更年期的来临，因为更年期能够将她们从分娩的桎梏中释放出来，重获自由。她们从未有神经焦虑和热潮红等更年期症状；同样在希腊阿维亚岛（Evia）的妇女对更年期也几乎不存在负面的看法，她们只有少数人会遇到所谓更年期的症状。这种情形是否至少部分原因可归于一项事实：那就是这些文化并没有将年轻给理想化！

人类学家马格丽特·梅得(Margaret Mead) 和裘蒂·布朗 (Judith K. Brown) 观察世界上由长老统治的原

始文化，发现一个不变的事实，就是更年期对女性而言是进入年长特权和迈向另一个更高阶级的门槛。女人在这个时期被"加冕"为智者、接生婆、医师及启蒙师。相反西方世界却将更年期视为是一种结束，因此许多女性会因更年期的到来而哀悼就一点也不令人讶异。

但如果就此认为所有更年期的症状都是源自我们对它抱持负面态度所致，也不完全正确。诚如我们已经探讨过 PMS 的问题，身体和心理其实是互相影响的，所以由于更年期激素的改变，必然会在生理及心理上引发某种程度的不适，而在尚未适应以前，这种不适的感觉至少会持续一年左右，而唯有当这些症状变得非常激烈时（其实这不常发生），才需要考虑是否采取必要的措施来控制更年期。

HRT 激素补充疗法

尽管将 HRT 完全排斥在外是错误的，但是相较于 HRT 的拥护者，却只有少数妇女让我们相信这需要利用药物治疗来控制体内的激素变化。虽然许多医师和药商持续宣传 HRT 的优点。但根据英国国家民意调查中心最近所做的一项报告显示，有半数使用 HRT 的妇女，在 6 个月之内就开始停止服用。因此这些"让你快乐"的激素药丸并未达到预期效果。过去针对

停经之后妇女的 HRT 通常仅只是服用动情激素而已，而研究发现这种药物会提高罹患子宫内膜癌概率达 20 倍之多。为了对付这种问题，对于尚未割除子宫的妇女会另外再服用合成的黄体素，这种药物是仿造女性体内的黄体酮的一种替代品。

HRT 或许真能对骨质疏松症具有一些预防效果（这是 HRT 的最大诉求之一），但是我们又得付出什么样的代价？在仔细读过一本名为《医生没告诉你的事》（What Doctor Don't Tell You）书中关于 HRT 的科学报告和研究数据，这些由一群研究学者所提出的结论真的会让人吓一跳！在这本书中所陈述的研究结论，因为实在太多，所以我无法全部在本书中披露，但下列是一些特别令人玩味的发现：

● 尽管主张使用 HRT 的动情激素和黄体素的组合有助于预防乳癌和心脏血管疾病，然而事实却正好相反（The Lancet（柳叶刀杂志）1991; 338: 274–7）。

● 几乎至今所有关于 HRT 的研究显示，HRT 有明显致癌的危险（乳癌和子宫颈癌）。而目前尚存的唯一争议是它到底有多危险。瑞典一份针对使用动情激素和黄体素合成药物的 23 000 名妇女研究报告显示，连续服用 6 年 HRT 药物的妇女其致癌概率比普通人高 4

倍（*New England Journal of Medicine*（新英格兰医学杂志），3 August 1989）。

- HRT 虽然具有保存大量骨髓的功效，但必须服用长达 7 年以上才有效，这远比多数妇女愿意持续服用的时间来得长。一旦停止服用，人体骨骼内的矿物质密度反而会急剧下降；而热潮红和夜晚盗汗等更年期症状也会更为剧烈（*New England Journal of Medicine*, 14 October 1993）。

- Amarant Trust（英国一个支持 HRT 的宣传机构）在其宣传内容中主张 HRT 可以让消费者在年老时不再遭受"严重健忘症"的痛苦。"相当多的机构有许多因为年老导致丧失思考能力（阿兹海默症 Alzheimer）的妇女，而患有这种疾病的女性通常多于男性"。很吓人的宣传策略，不是吗？这个主张事实上备受美国医学研究学者争议（*Journal of the American Medicine Association*（美国医学协会杂志），10 April 1991）。

- 动情激素植入（皮下植入片）会增强身体对此药物的耐受性。换句话说，这种药物会使人上瘾。然而如果我们相信提倡 HRT 的重要人物，也是英国的伦敦君主学院附属医院的妇科医师约翰·史塔（John Studd）的说法，他认为如果女性有精神方面的问题而会对动情激素更加依赖，因此需要使用更多的剂量。这真是一个让患者当

替罪羔羊的说辞！

当然，上述内容也总是有人提出相反的看法。对许多妇女而言，HRT 的确可说是一种万灵丹，能将她们从绝望的深渊中解救出来。然而这些女性当中是否仅有极少数人才会碰到罕见的严重症状？那么在这种情况下，对那些原本能安全度过这场更年期风险的妇女，HRT 是否太被滥用？由于专家们尚无法对 HRT 的安全性取得一致的意见，考虑到 HRT 其负面效益，我个人对此疗法则持保守的立场，我比较提倡使用自然疗法，如天然食疗、运动疗法（适当的步行有助于发展强健骨骼）、植物疗法（特别是植物雌激素）、再加上芳香疗法为你把关，一旦试过所有的自然疗法，仍无法控制这些令你痛苦的症状时，那么 HRT 才可作为最后的手段。

最后一项关于 HRT 的争论，就是有许多人在乎某些 HRT 的激素药物要萃取自马尿。除了没有充足的水分供应之外，这些可怜的动物被饲养在非常可怕狭窄的环境里而遭遇不幸。所以如果你真的需要持续使用 HRT，可能你会比较喜欢使用完全人造合成的配方。

饮食失调

这是现代最致命的疾病之一，尤其是年轻女孩特别容易产生的精神性

饮食疾病：厌食症及嗜食症（指一种在腹泻和呕吐之后的狂吃现象）。根据精神病医师联会的皇家医学院指出，在英国，每100个在学女生之中，可能就有一人患有厌食症；而介于15到45岁之间的女性，每100人之中就有两个嗜食症患者。而模特儿、舞者与其他与媒体相关的行业当中，患有厌食症或嗜食症的比例则特别高。

不管什么潜在原因或是理论的根据，其实精神性厌食症或嗜食症患者最大的压力肯定是来自于现代社会迷恋纤瘦、有肌肉、几乎是雌雄难辨的体格所致。然而，真正拥有这种身材的女性其实少之又少，这可能要花费大量时间沉溺于健身房才有办法达成。事实上，我认为那些鼓吹女性"理想形体"的人其实都有病。就简·芳达（译注：美国知名健美女星，20世纪80年代曾拍过有氧体操录像带）来说，她多年曾为嗜食症所苦，而现代女性美的代表人物是已逝的黛安娜王妃，也曾经历因忍受节食而导致狂吃狂吐的周期。

更糟的情形是，在青春期之前的节食风潮正逐渐增长。在社会的竞争压力之下，连六七岁的小女孩可能都要开始被母亲教导作为"女人"所做的一些牺牲，而"饥饿"往往被认为是迈向成熟女性的必要条件。

尽管专业芳疗师的精油按摩有助于改善早期的饮食失调症状，但是病情一旦严重，就必须寻求专业医师治疗。再者真正患有厌食症的女性未必会寻求芳疗师的治疗。因为对患者来说，这种必须碰触身体的疗法，会让她们感到厌恶。事实上按摩疗法对后期的这类疾病反而会引起疼痛。之所以清楚说明这样的问题，是希望那些被这类病魔所苦的人，可以看清事实的真相，而如果能早期自我发现，或是关心到自己身边的人，有任何相关饮食失调疾病的初期征兆，那么在事情尚未失控之前，还能够有挽回的余地。

怀孕期间和分娩期间的芳香疗法

除了偶尔使用精油，我并不鼓励孕妇以及授乳妇女未经督导，就每天自行在皮肤上使用植物精油。较安全的选择是使用纯植物油轻轻地按摩肌肤，但是在执行之前，请先征询医生或助产士同意。

在使用植物精油进行按摩时，倒是可以将某些植物精油用水稀释成低浓度，以熏香的方式来提高你对芳香疗法的体验。可使用的精油有佛手柑、德国洋甘菊、罗马洋甘菊、薰衣草、橘、橙花、檀香木、奥图玫瑰和伊兰伊兰等，依照个人对香味的喜好及身心的实际需求来选择。

植物精油对分娩也会有很大的帮助。在英国有越来越多的妇产科医院，会在分娩过程中提供植物精油来安抚产妇和婴儿。例如将一滴或两滴的乳香及玫瑰，滴在手掌上吸嗅，能成功地缓解孕妇过度排气的问题；而将快乐鼠尾草以腹部热敷的方式，则有助分娩后顺利排出胎盘。

而关于更多身为人母的一些芳疗和按摩技巧，包括如何为婴儿进行按摩，请参照本书的第四部。

产后忧郁

产后的妇女，由于黄体激素和其他激素急剧下降，容易流泪和产后郁闷。但这种现象一般约在一星期左右即可恢复正常，之后因分娩所导致的震撼就会渐渐减缓。

不幸的是，也有部分妇女可能会因此发展成严重的产后忧郁症，会持续几星期甚或数月（也有可能是因为流产或婴儿夭折所导致）。虽然这种问题主要与分娩所导致的激素不平衡有关，但这种现象也牵涉到过度紧张（特别是睡眠不足）、健康不佳、生活状态转变、社会地位转变、在分娩后与婴儿立即分开、预料外的剖腹生产、生产时过度施予镇静剂，以及其他许多彼此相关的因素。诚如我们所知的是，心理不协调的因素会连带影响到激素的分泌，以及身体其他的生理变化。

无论是哪些因素所导致，除了芳香疗法（以专业的精油按摩为最佳方式）之外，应寻求助产士、专家或是医生的意见和支持，或者是家人朋友的支持和协助，特别是向已有育儿经验的女性朋友请教，因为这能让自己和其他有相同状况的人有相同的情感互动性，而非只是独自一人面对。

植物精油的作用

芳香疗法除了具有间接心理治疗和减轻压力的功效之外，有关植物精油对女性生殖系统直接的作用则列举如下页。许多生药学家（研究植物历史、生理特质以及其化学成分的学者）和药理学家（研究影响人类生理过程的物质效果的学者）同时证实许多植物，如蛇麻草、茴香和快乐鼠尾草皆含有类似雌激素的成分，这些植物具有调节生理周期及改善热潮红和情绪不稳定等更年期的症状。

然而，这些植物所萃取出的精油成分是否还含有相同的植物雌激素？截至目前仍无法由科学证实。而且据我所知，这个问题并没有正式的研究报告。尽管如此，由芳疗师和一些患者的临床证据显示，这些植物所萃取出的植物精油的确具有"影响激素"的功效。

植物精油的作用

与女性生殖系统密切相关的精油主要功效如下：

- 抗痉挛剂：可防止并减缓经痛和生产时的疼痛，可使用德国洋甘菊、罗马洋甘菊、快乐鼠尾草、薰衣草、马郁兰和奥图玫瑰。
- 调经剂：可用来刺激排经量，并让月经量正常，可使用洋甘菊、快乐鼠尾草、薰衣草和奥图玫瑰。
- 催乳剂：为了刺激母乳的分泌量，可使用茴香和柠檬草。
- 调整激素：为了改善与女性生殖系统相关的种种问题，可使用丝柏、乳香、天竺葵、蛇麻草和奥图玫瑰。
- 抑乳剂：为能减少母乳的产量，可使用薄荷和鼠尾草*。
- 滋补子宫：为了调节女性生殖系统，并改善月经过多。可使用乳香、真正香蜂草和奥图玫瑰。
- 加注：许多精油还能够引起性欲（请参照第27章）。

* 由于鼠尾草精油功效很强，因此不建议在家自行使用。

治疗表：女性生理问题

关于各种不同精油处方比例的拿捏问题，你可以参照第6章的说明。

闭经（月经过少或不规律）

症状描述	可能原因	加剧因素	推荐用油
不同于怀孕的停经状态，这种问题可能会有月经过少或不规律的情形产生，同时可能会导致不孕。	长期的压力；情绪过于兴奋或冲动，肥胖、厌食症、运动过量；有时是因为健康失调所引发的症状。	依引起原因而不同，不过营养不良或心理问题通常是主要原因。	快乐鼠尾草、甜茴香、蛇麻草、杜松子、马郁兰、没药、奥图玫瑰。

使用方法	推荐药草	营养协助	其他建议
泡澡、按摩（特别是下背部及腹部）、热敷（针对经血不足），其他辅助疗法包括：扩香器、直接吸嗅（将数滴精油滴于手帕上吸嗅）。	金盏花、欧芹、贞节树（chaste tree 亦有锭剂可以选择，学名为 vitex agnus castus）。	视引起原因调整。	注意饮食及生活规律，如果数月之后症状仍未见起色，特别是针对想怀孕而未能达成的女性，应进行仔细的医学检验。

经痛

症状描述

有些女性，在经期由子宫收缩所导致的腹部绞痛严重到会影响正常作息及行为。

可能原因

遗传、缺乏运动、子宫内避孕器、血中钙质过低（在经期中或经期之前）。有时严重经痛有可能是一些妇女病，如子宫内膜异位的并发症。

加剧因素

营养不良、压力。

推荐用油

罗马洋甘菊、德国洋甘菊、快乐鼠尾草、丝柏、乳香、蛇麻草、杜松子、薰衣草、马郁兰、真正香蜂草、奥图玫瑰、迷迭香。

使用方法

泡澡、温热坐浴、腹部热敷、按摩（轻轻地在腹部向下轻抚），并可定期做全身性的按摩当作是预防疗法。

推荐药草

铁夹皮煎煮汁液(cramp bark)、甘菊、金盏花、贞节树（chaste tree 亦有锭剂可以选择，学名为 vitex agnus castus）。

营养协助

如果是因为低血钙所引起，则特别对此设计的维生素和矿物质会有帮助，经前营养组合能在许多药房和健康专卖店购得。

其他建议

注意饮食及生活形态，严重的经痛必须求助专业医师帮助，之后最好再经由整体治疗师的建议来持续治疗。

乳房肿胀

症状描述

乳汁分泌过多，通常发生在授乳的前几天，由于乳汁的分泌尚未正常化，就会导致胸部热、肿、硬、凹凸不平及疼痛感。

加剧因素

不进行哺乳，如果乳房过于肿胀与坚硬，小婴儿不能正确吸住乳头，因此阻碍了乳汁的排出，可以借由手工的操作方式将部分乳汁挤出（通常助产护士会教你如何做）。

推荐用油

天竺葵、薄荷。

使用方法

冷敷。

其他建议

在哺乳之后轻柔的胸部按摩（见第301页）能预防乳腺发炎（乳腺阻塞感染所造成的发炎疼痛现象）。

更年期症候群

症状描述	可能原因	加剧因素	推荐用油
包括热潮红及夜间盗汗。	动情激素及黄体素剧烈减少所致。	营养不良、压力、一些心理及社会观念所造成。	针对热潮红及夜间盗汗：快乐鼠尾草、丝柏。一般问题（身心复杂问题的平衡与支持）：佛手柑、罗马洋甘菊、快乐鼠尾草、茴香、乳香、天竺葵、蛇麻草、薰衣草、真正香蜂草、奥图玫瑰、橙花、檀香、伊兰伊兰。

使用方法	推荐药草	营养协助	其他建议
针对热潮红及夜间盗汗：泡澡、按摩、直接吸嗅（将数滴精油滴于手帕上吸嗅）。一般身心问题：泡澡、按摩、扩香器、调制个人香水。	针对热潮红及夜间盗汗：鼠尾草。HRT（激素补充疗法）的替代选择：补充植物雌激素（植物药草营养补充品——含有植物萃取的雌激素，许多健康用品专卖店有售）。	复合维生素及矿物质，一些特别对此设计的维生素和矿物质在许多药房和健康专卖店可以买到。	注意饮食及生活形态，寻求一些减压的方法（参见第19章），如果在自我治疗一或两个月之后症状依然很严重，必须求助于专业医师帮助。其他辅助疗法有：巴哈花精疗法（针对情绪不稳定）、药草疗法、顺势疗法。

经血过多

症状描述	可能原因	加剧因素	推荐用油
虽然这种症状可借由药草及精油改善，然而它可能是严重妇女疾病的征兆。	许多的可能因素，包含子宫内膜异位炎、子宫肌瘤等。	举重物，有时仅仅只是稍微激烈的活动就会发作。	罗马洋甘菊、德国洋甘菊、丝柏、奥图玫瑰。

使用方法	推荐药草	营养协助	其他建议
泡澡、按摩（轻柔按摩下背部及腹部）、直接吸嗅（将数滴精油滴于手帕上吸嗅来辅助直接在肌肤使用的效果）。	老鹳草茶（cranesbill，煎煮根部汁液）、丝柏（煎煮磨碎的球果汁液）。	短期的纾解：500mg维生素C 4颗再加上生物类黄酮素（由柑橘类水果萃取出来）。	如果连续历经好几个经期的经血过多问题，必须求助于专业医师帮助，之后最好再经由整体治疗专家的建议来持续治疗。

催乳

症状描述
许多方法都可促进乳汁的分泌。

加剧因素
水分摄取过少、疲劳、饮食不当、抽烟、压力。此外，应避免摄取过多咖啡因（会刺激胎儿）、避免酒精（会断绝乳汁分泌）。

推荐用油
茴香、柠檬草。

使用方法
热敷、按摩（参见第301页胸部按摩）。

推荐药草
煎煮汁液： 茴香子、藏茴香（又称葛缕子）、葫芦巴子（fenugreek seeds）。 **浸泡液：** 山羊豆（goat's rue）、马鞭草。

营养协助
寻求整体治疗营养师的建议。

其他建议
寻求一些减压的方法（参见第19章），改善饮食状态，喝大量的瓶装矿泉水、一旦产后应尽快喂乳以促进乳汁的分泌。喂乳汁前应先将可能擦过精油的乳房肌肤部位洗净，也可咨询专业助产士的意见。

抑乳

症状描述
如果为了某些原因必须停止乳汁分泌，有一些方法可以不用依赖药物。

加剧因素
持续喂乳会让乳汁分泌增加。

推荐用油
薄荷。

使用方法
冷敷、按摩精油（一天使用2~3次，可是不要真的按摩于乳房上头，因为这样反而会促进乳汁分泌）。

推荐药草
浸泡液： 红色鼠尾草或一般园艺鼠尾草、一天饮用3次直到乳汁不再分泌为止。

其他建议
减少水分摄取、但最好咨询专业助产士的意见。

会阴切开（产后愈合）

症状描述
不管有没有缝合，在生产过程切开会阴多少会造成不适现象，亦有可能产生肿胀及瘀青反应。

可能原因
女阴切开术（为了顺利生产的一种小外科手术，特别是使用产钳时），有时也可能是由自然生产时所造成的会阴裂开。

加剧因素
便秘、坐姿压迫到疼痛部位。

推荐用油
茶树、薰衣草。

使用方法
冷热交替坐浴、泡澡（可添加6茶匙的海盐于一整浴缸的水中泡澡来帮助伤口愈合）。

其他建议
在怀孕的最后几个月当中用特级冷压纯橄榄油按摩会阴部位可以预防生产时的会阴裂伤（参见第299~300页）。

PMS（经前症候群）

症状描述
可能会在经期来临前的两天至两星期前的任何时刻发生，症状包括体液滞留、乳房肿胀、头痛、恶心、焦虑、沮丧、暴躁、睡眠障碍、嗜食，以及其他问题。

加剧因素
睡眠不足、压力、工作过量、颓散的生活状态、饮食不当。

推荐用油
罗马洋甘菊、德国洋甘菊、柑橘类精油、快乐鼠尾草、丝柏、天竺葵、蛇麻草（但如果沮丧时不可使用）、乳香、杜松、薰衣草、马郁兰、橙花、奥图玫瑰、檀香木、岩兰草、伊兰伊兰。

使用方法
泡澡、按摩（最好是全身按摩，不然加强于头、颈、肩部或只做背部按摩），扩香器、直接吸嗅（将数滴精油滴于手帕上吸嗅）、调制个人香水。

推荐药草
利尿剂：蒲公英（根部煎煮汁液）、欧芹。
激素平衡：贞节树（亦有锭剂可以选择，学名为vitex agnus castus）

营养协助
如果要替代贞节树的配方，试着服用此一特别针对PMS的营养配方：月见草油（及多种维生素、矿物质，英国Efamol公司生产）在许多药房和健康专卖店可以购得。

其他建议
寻求一些减压及改善饮食的方法，专业芳疗按摩能平衡神经系统，因此可减轻PMS的症状。

❧ 乳头疼痛或龟裂 ❧

症状描述

通常发生于哺乳的前几个星期、乳头还未因吸吮的动作而变硬时。

加剧因素

让婴儿持续吸吮疼痛的乳头，然而有此症状也不需要放弃哺乳，参见其他建议部分。

推荐用油

罗马洋甘菊、德国洋甘菊、奥图玫瑰。

使用方法

按摩精油、精油药膏。

推荐药草

金盏花药膏（一些健康专卖店与精油批发商处可购得）。

营养协助

复合维生素及矿物质。

其他建议

为了让疼痛的乳头能够有时间愈合，在哺乳时可将奶瓶上的橡胶乳头套在乳头上喂食婴儿，可借由橡胶乳头而将乳汁吸吮出来，而不会伤害到你的乳头。在一些大药房可买到专用的乳头保护套。

❧ 白色念珠菌感染 ❧

症状描述

阴道黏膜的真菌感染，症状为阴道溢出浓浊而白色的分泌物，伴随着剧烈瘙痒。

可能原因

抗生素：会破坏有益的菌株而助长念珠菌的增殖。此外，口服避孕药、高糖、高发酵食物、因性交而感染（有时男性可携带念珠菌而不产生任何症状）都是引发原因。

加剧因素

穿着合成纤维衣料（如尼龙丝袜、莱卡内衣）及紧身牛仔裤，这些衣物会为念珠菌创造适合生长的潮湿、温暖而不通风的环境。此外，一些香料过于刺激的肥皂或沐浴产品亦会加剧念珠菌的感染。

推荐用油

薰衣草、蒜（参见营养协助部分）、茶树。

使用方法

泡澡、冷热坐浴。

推荐药草

口服：荨麻、黑莓叶。

营养协助

每天服用 1～2 颗大蒜胶囊（大蒜有抗真菌的效果），并服用乳酸菌锭剂或者每天吃 300ml 的活菌酸奶。

其他建议

避免甜食、发酵食品及酒精摄取，应采取均衡的全营养食物摄取方式，如果症状持续数个月，应寻求整体治疗营养师的建议帮助。

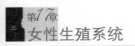
精油配方及调配步骤

下列按摩油的精油配方，相同地也可以使用于泡澡或作为提升情绪的室内熏香（请参照第 28 章），为达最佳疗效，建议在泡澡或淋浴之后立即进行精油按摩。

改善 PMS（经前症候群）的按摩精油

配方 1
- 杏仁油 50ml
- 佛手柑 10 滴
- 橙花 5 滴
- 伊兰伊兰 4 滴

将杏仁油倒入一个深色的玻璃瓶中，滴入精油，摇一摇使精油均匀扩散即可使用。

配方 2
- 杏仁油 50ml
- 薰衣草 4 滴
- 天竺葵 4 滴
- 快乐鼠尾草 4 滴
- 檀香木 8 滴

如配方 1 的调制方式。

配方 3
- 杏仁油 50ml
- 佛手柑 10 滴
- 杜松（子）6 滴
- 岩兰草 4 滴

如配方 1 的调制方式。

生理期平衡按摩油

下列配方对于大部分的月经问题可说是万灵丹，包括改善月经前后出现的痘痘、经血过多以及经痛等症状。

- 杏仁油 50ml
- 乳香 12 滴
- 奥图玫瑰 5 滴

将杏仁油倒入一个深色的玻璃瓶中，滴入精油，摇一摇使精油均匀扩散即可使用。

改善更年期症状的按摩精油

配方1（改善热潮红和夜晚盗汗）
- 杏仁油 50ml
- 丝柏 6 滴
- 快乐鼠尾草 10 滴

将杏仁油倒入一个深色的玻璃瓶中，滴入精油，摇一摇使精油均匀扩散即可使用。

配方2（支持和平衡情绪）

- 杏仁油 50ml
- 罗马洋甘菊 5 滴
- 快乐鼠尾草 8 滴
- 奥图玫瑰 5 滴

如配方 1 的调制方式。

精油药膏

下列的精油药膏有助于改善乳头胀痛和皲裂等问题。建议以金盏花浸泡油作为基底油。这种萃取自法国金盏花的植物萃取油，可以向一些草药批发供应商购买（参照第 81 页 "植物浸泡油"）。如果在购买方面有困难，也可以使用特级纯橄榄油来代替。蜂蜡也可以向一些化工原料行或直接向养蜂业者购买。如果觉得玫瑰的价格太贵，也可用 3 滴较便宜的罗马洋甘菊来代替。

- 研磨过的蜂蜡 2 尖茶匙
- 金盏花浸泡油（或是特级冷压纯橄榄油）25ml
- 奥图玫瑰（或是罗马洋甘菊）3 滴

将蜂蜡和油放在耐热的碗中，再放于沸水中隔水加热。均匀搅拌直到蜂蜡熔化为止。之后取出，先冷却一下，再滴入玫瑰精油均匀搅拌，趁着尚未凝固时将油膏倒入一干净的玻璃罐中盖紧瓶盖即可。记得保存于阴凉的地方，并于两个月之内用完。

{ 第18章 }

婴儿与儿童的芳香疗法

　　虽然有许多芳疗师建议5岁以下的儿童亦可以使用精油，但是未经督导而在家自行对小朋友使用精油，有潜在的危险性（请参照第4章植物精油的安全性）。一般来说，在家用熏香方式给小朋友选择他所喜欢的香气是可行的。小朋友感冒时，也可以在手帕上滴几滴改善鼻塞的植物精油让他来吸嗅。但是将精油通过皮肤吸收则要小心，婴儿和小朋友的皮肤非常敏感，也特别容易吸收任何接触肌肤的物质。所以除了让小朋友闻起来香香的目的之外，不建议在肌肤上经常使用精油，或将精油滴入洗澡水中泡澡。

　　针对年龄较大的儿童，其实很难依照其年龄建议标准的精油使用量，每个小孩子都是个别状况，因此没有必要推断所谓的平均用量比率。例如，一个10岁儿童可能相当于一个小大人的身材，可以接受标准用量的精油，但另一个同年龄的小孩可能非常矮小，所以对所谓标准的平均精油剂量，会比较容易敏感。而芳疗师的经验多半是通过口耳相传，一般主张5

到10岁之间的儿童，其精油使用比例为标准建议剂量的一半（请参见第72页"简单调制精油比例"）。

　　某些芳疗师建议可对新生婴儿使用精油，就是在50ml的杏仁油中滴入一滴罗马洋甘菊或薰衣草精油来按摩，或将一滴上述精油稀释在一汤匙（15ml）的全脂牛奶中（甚至母乳），再添加于洗澡水中泡澡。有些人则像我一样，比较喜欢将少量具有舒缓和安抚作用的精油滴在扩香灯上熏香，而插电型扩香器胜于选用蜡烛式熏香灯，因为放在小孩子的卧室会比较安全。

　　针对6个月以下的小婴儿，我会建议添加一或两滴橙花、罗马洋甘菊、奥图玫瑰，或是薰衣草精油，滴在扩香台上熏香。一旦年龄超过6个月，如果喜欢的话可以再多加一滴精油。小婴儿的嗅觉特别敏锐，空气中如果散发过多的精油，即使像罗马洋甘菊这种具有放松效果的精油，当数量过多时，反而会让他（她）变得焦躁不安和容易生气，而不是快乐和满足。

　　为预防尿布疹，每次帮小婴儿换尿

布时，在小屁股擦上厚厚一层含有锌和蓖麻油配方的婴儿屁屁霜，这是一种最佳的预防尿布疹的传统产品，可以轻易地在市面上买到。但如果你的小婴儿已经有尿布疹产生时，可以使用一种含有金盏花和圣约翰草油的药膏，在许多药房和健康用品店可以买得到，这种温和的万用治疗用药膏对大部分皮肤的发炎疼痛具有极佳疗效。

而不论是否使用精油，单单按摩就是一种让婴儿和幼童感到快乐和满足的最佳疗法。依照我个人的经验，按摩即使对过动儿也有相当的助益，如果再配合不含人工色素和化学添加物的天然食疗，效果会更佳。而且按摩对按摩者和被按摩的人都是一种很享受的体验。按摩对身体也有相当多的好处，包括帮助青少年发育得更好、让人熟睡、帮助消化，并能减少婴儿腹痛的症状（参照第24章内容）。

儿童时期的疾病治疗

对于是否要进行一些疾病的预防注射（特别是容易过敏的儿童），如腮腺炎和麻疹等疾病，各地有不同的看法，但要在此争论赞成或反对接种疫苗，已超出本书的范围。如果在饮食、卫生和社会条件都很充分的情形下，儿童时期的疾病大部分都能加以控制而不至于严重到什么危险的程度。生命中既存的事实就是年轻时期身体容易受到周遭的细菌和病毒的影响，而这也正是我们身体增加免疫能力的一种自然方式。通常唯有小朋友本身的健康状况不佳，才容易受到感染而发作疾病。虽然有些小朋友天生就比别人健康，但是父母亲仍有许多方式可以为自己的孩子建立一个强大的免疫系统。这些方法包括摄取良好的全营养食品、呼吸新鲜空气和充分的运动、适当的居住环境，以及最重要的——爱，以上方法可以参照第19章里的叙述。令人感到难过的是，目前世界上仍有许多儿童（甚至包括生活在被称为富裕西方世界里的儿童）都无法享有这些最基本的需求，因此维持健康和幸福就理所当然的变得不那么容易。

针对儿童，大部分疾病的治疗方法主要是以食疗配合外用的芳香疗法，其中包括在传染病流行期间利用精油熏蒸方式来避免细菌的扩散。

如果儿童食欲减低，但身体情况还好，这时采取24小时半禁食法是最佳的治疗方式。在禁食期间，必须饮用大量清水（瓶装的矿泉水是较好的选择），直到食欲渐渐恢复。当食欲渐渐恢复时，可开始吃新鲜的水果或喝新鲜果汁（以葡萄汁为最佳），将果汁以一半的比例稀释在矿泉水中，逐渐恢复到摄取全营养的食物为止。

5 岁以上的小朋友就可以技巧性的使用精油来改善许多一般性的问题，从咳嗽、感冒、耳朵痛，一直到水痘等疾病都可以使用芳疗的配方来改善。这些芳疗的精油配方可以用来泡澡、吸嗅、热敷、调制按摩油，或精油药膏等等，但是注意精油用量大约是成人用量的一半。

重要

如果小朋友在 5 岁以下，或者患有严重的慢性疾病时，通常我会建议父母咨询专业顺势疗法医师的意见。

以下治疗表所列举的疾病，通常被视为是一种"儿童疾病"，虽然大人也可能会感染这些疾病——特别是儿童时期未曾感染过的。对于儿童也容易感染的其他一般性疾病，如伤风、咳嗽和流行性感冒等，你可以在本书的其他章节找到相关的内容。而有关如何调制我们所建议的各种不同用途的精油调配方法，请同时参照第 5 章内容。

治疗表：针对 5 岁以上小朋友的芳香疗法

关于各种不同精油处方比例的拿捏问题，你可以参照第 6 章的说明。

❧ 水痘 ❧

症状描述	可能原因	加剧因素	推荐用油
一开始会有轻微的发烧现象，胸部及背部会有水泡出现，接着全身都会长出水泡，并引起剧烈瘙痒，通常成人的水痘会非常严重。	水痘带状疱疹病毒。	抓搔会导致肌肤细菌的感染，之后会引起疤痕。	罗马洋甘菊、德国洋甘菊、尤加利、薰衣草。

使用方法			其他建议
减轻瘙痒：添加洋甘菊精油的温水浴，精油调理液（参见第 220 页配方）。 预防传染：扩香器。			在发烧期间（通常是发病的第一天），让小朋友保持在床上睡觉，不要吹风，而之后就不用刻意在床上休息。

～ぬ 德国麻疹 ぬ～

症状描述	可能原因		推荐用油
属于更轻微的一种麻疹，会有感冒发烧的症状，身体会感觉轻微疼痛，脖子并有淋巴结肿胀，在发病的第 1 天或第 2 天开始冒疹子，会持续大约 3 天左右。	德国麻疹病毒。		同麻疹。

使用方法	推荐药草	营养协助	其他建议
同麻疹。	同麻疹。	同麻疹。	如果是怀孕妇女，之前并未患有德国麻疹，而且有可能被感染，一定要做德国麻疹的产前检查。德国麻疹对未出生婴儿具有危险，而注射 γ 球蛋白有可能预防胎儿感染。此外，顺势疗法中亦有一种由德国麻疹病毒所制成的药物称为 nosode，对德国麻疹亦有帮助。

～ぬ 麻疹 ぬ～

症状描述	可能原因	加剧因素	推荐用油
一开始会有食欲不振及头痛反应，之后会有发烧感冒、喉咙痛及干咳症状；眼球发红并且对光敏感，之后几天会渐渐发出疹子，渐渐蔓延至全身。	麻疹病毒。	强光。	罗马洋甘菊、德国洋甘菊、尤加利、百里香（只适用于扩香）

使用方法	推荐药草	营养协助	其他建议
泡澡、扩香器（预防病毒扩散），精油调理液（参见第 221 页配方）。	蒜（参见营养协助部分）、香蜂草、薄荷。	**12 岁以上儿童：**每天一颗大蒜胶囊，持续一星期或两星期，直到病情渐渐解除。	将小朋友安置于避免光线的房间中睡觉，通风要保持良好。同时咨询医师的意见。

⌒ 腮腺炎（猪头皮）⌒

症状描述

通常是属于一种轻微的儿童疾病，成人感染则会非常严重，会导致男不孕症，症状包含脸部一侧或两侧的唾液腺肿胀，男性发病时阴囊亦会有肿胀情形。

加剧因素

咀嚼时会有疼痛感。

推荐用油

罗马洋甘菊、德国洋甘菊、薰衣草、柠檬。

使用方法

用薰衣草或洋甘菊精油热敷于肿胀的脸颊，对于较大的小孩，可使用含柠檬精油的漱口水（参见 221 页的配方）。

推荐药草

欧白芷精油药膏（德国天然保养品牌 Weleda 有售）。

其他建议

多休息，如果咀嚼会有疼痛，可食用流质食物，如果汁、蔬菜汁或是矿泉水。

精油配方及调配步骤

水痘的精油调理液

先用甘菊精油来泡澡，可以减轻发痒的情况（参照本章的治疗表内容），然后将调制好的精油调理液用海绵沾取来擦在肌肤上。如果头皮也受到感染，将大约 6 滴薰衣草滴入一个盛有温水的大脸盆内，用水瓢汲取，将含有精油的温水仔细地倒在小朋友的头发上，注意不可滴到眼睛。

- ●蒸馏水 100ml
- ●金缕梅萃取液 50ml
- ●罗马洋甘菊 4 滴或德国洋甘菊 2 滴
- ●薰衣草 4 滴
- ●尤加利 4 滴

把水和金缕梅萃取液倒入一深色的玻璃瓶中，再滴入植物精油，每次使用前摇一摇，并用温水稀释 1 倍之后使用。

改善麻疹的精油调理液

经常用海绵沾取下列调制好的精油调理液擦拭身体。

- 蒸馏水 100 ml
- 金缕梅萃取液 50ml
- 尤加利 8 滴

- 薰衣草 8 滴

同前述配方调制，每次使用前摇一摇，并用温水稀释 1 倍之后使用。

改善腮腺炎的精油漱口水

对年纪较大的小孩而言，我们可以信任他们不会把调制好的精油漱口水给吞下去。依照下列配方调制而成的精油漱口水能加速击退感染。每天使用 2 ~ 3 次。

- 蒸馏水 100ml
- 柠檬 10 滴
- 罗马洋甘菊 3 滴

将这些材料加入一深色的玻璃瓶中，每次使用前摇一摇；将 2 ~ 3 茶匙（10 ~ 15ml）的精油漱口水倒入一茶杯的温水中漱口。

精油扩香

下列配方可调制成居家扩香精油，在流行病传染期间可预防感染。

- 清水 100ml
- 甜百里香 4 滴
- 尤加利 4 滴
- 薰衣草 4 滴

将水倒入深色玻璃瓶中，再滴入上述精油，摇晃均匀，再将调制好的精油水溶液，倒入少许在扩香器上。记住每次使用前摇一摇，让精油能充分扩散于水中。

第三部

Body,Mind and Soul

身心灵

任何一种疾病和问题，如果不进行全面性的治疗，是无法完全治愈的。

当我们要治疗身体的问题，更不能忽视精神的重要性。

因此如果你在头脑和身体都没有问题，你就要先开始治疗心灵。

而心灵才是最重要的事……目前对于人体治疗普遍的一项错误，

就是医生会忽略精神的重要性。

~ 摘自柏拉图的年志 ~
Plato, Chronicles

{ 第 19 章 }

全面治疗

"全面性" (holistic) 这个词已经在本书中出现了许多次，但是到目前为止我们仅约略触及它的皮毛而已。"全面性"本身在希腊字根的含意是指"整体"或者"多次元"（令人想起立体照相）。虽然这个字眼是在20世纪70年代末期才被提出，然而"全面性"的观念却可以追溯到古埃及和希腊文明，当然东方哲人和医师也不会忽略整体性内涵的意义，甚至这种见解还广泛地影响了东方的医疗系统，例如中国的针灸以及印度阿育吠陀（Ayurvedic）的医疗理念，他们将这个传统而科学的观念传承了数千年，从未中断过。

西方世界对这种古老智慧的重视才刚开始。对这些过去被误认为"原始"和"迷信"的一种极具奥妙哲理的传统治疗观念，到现在我们才突然开始产生大量的兴趣。由于近代对于精神神经免疫学或者是对于身心之间的相互关系的深入研究，有越来越多的证据显示，过去我们是多么的低估古老智慧的价值。

在所有全面治疗的学校机构，它们的目标是要同时养护人类身心，其中还包括无形而不固定的领域，我们可称为"灵魂"的部分。灵魂这方面是很难定义，但是却和我们对人生的目的和意义的感受息息相关。如果失去了生存的目标，我们就会变得沮丧、冷漠，生活也会变得凄凉而无意义。而即使我们并未依循所谓潜意识的灵魂来引导，事实上我们仍通过其他方式来了解我们生存的目的。例如通过音乐或其他艺术形式来理解，不管多么卑微或简单，或是通过工作、家庭、人际关系、对动物或大自然的关爱，抑或选择更积极的方式——通过努力实现人道主义者的理想等来追寻。

以"全面性"这个理想实践于生活的景象，就是以一种怜悯、直觉和养护等特质的表现，而将人类视为整体的意识给提升出来。在这个过程中，我们会再一次的尊重这个地球，如同古代治疗者和神秘主义者一般。并且领悟到自己是和地球在生命舞动的过程中一起前进。尽管如此，在医疗行为中加入对个体的细腻感知，并非意味着我们必须全然放弃人类努力至今的科学技术和通用知识，而纵身跃入地球神秘中蕴藏的原始物性，而是借由整合正统医学的精髓，加上更温和且人性化的方式。若是缺乏人类直觉和感情的平衡，高科技和一板一眼的逻辑治疗只是一种缺乏人性的做法。

即使遇到病况已经严重到在生理层次的医疗上无法抱持任何希望的患者，我们仍然可以对他们施予灵魂方面的治疗，这就是所谓安宁疗护的主要目标。这些人的工作是让绝症患者能在得知生命不再具有目的和意义时，仍能够平静安详地死去。死时能够平静安详没有恐惧就是医疗想达成的最终体验。

纳入生活体验

本章将致力于叙述一些自己可以开发的不同层面，来创造自己的最佳状态。为了这样做，我们会提高精油作用的层次性，事实上，我们可以运用精油来启动其他医疗方法的功效。

食　物

睡鼠开始说故事：

"从前有 3 个年纪幼小的姐妹……她们住在一个井底下"。

爱丽丝问："那她们要靠什么过活呢？"。

睡鼠回答说："她们是靠吃糖生存的。"

"但是，你晓得的啊！她们根本不可能靠吃糖就能活嘛！"

爱丽丝轻轻这样说着："她们一定会生病！"

睡鼠说："所以说啰！她们就和你说的一样，病得非常严重。"

摘自路易丝·凯若（Lewis Carroll）的《爱丽丝梦游奇境》

有关何谓"良好均衡饮食"的争论相当多。在前一分钟我们可能还被警告避免食用所有动物性脂肪，因为它对心脏有害；所以就会选择葵花子油或大豆油这一类含多元不饱和脂肪酸的食用油及人造奶油来烹调食物。但下一刻，我们可能就会被提醒注意这类威胁健康的杀手：许多高度加工精制的植物油、低脂奶油及其他人造奶油，它们会囤积在人体中形成胆固醇，引发心脏方面的疾病。因此现在营养师鼓励大家回头食用少量的动物性脂肪会比人造奶油健康，并且应该食用适量未经精制过的植物油，例如特级冷压纯橄榄油和葵花子油。不像加工过的动物性脂肪和高度精制的烹饪用油一般，冷压榨取或未经加工的植物油，过去几千年以来一直是人们日常生活中的食用油，它们与人类的消化系统较能相互作用，同时它们还包含最佳比例的必需脂肪酸和其他营养素。

同样地，过去我们也一直被告知应避免食用各种糖，不管是蜂蜜、未经提炼的黑砂糖或精制的白砂糖等。然而最近的研究报告指出，食用少量未经精制的黑砂糖对人体却相当有益。再者，黑砂糖（并非添加人工色素的假黑砂糖）绝非牙齿和牙床的头号敌人，据说它反而能够预防蛀牙，而这个观点最早在20世纪50年代被一些健康食品的先驱者所提出。

之后又出现吃素是否更健康的问题，或甚至成为全素主义者（译注：不仅吃的东西，任何可能使用到身上的东西都要求是非动物性的），又或者是大自然长寿饮食法（译注：即生机饮食疗法，主张回归天然饮食，以全谷类、豆类、新鲜蔬果、海藻类等为主，日常饮食应以当地产物为佳，并配合季节，选择各类温和食物。至于属性极端的食物，最好减少或避免摄取），还是海氏饮食法（Hay diet，译注：这是20世纪30年代由William Hay博士所创的饮食法，基本上也是以配合食用天然食物的一种饮食疗法）？奉行海氏饮食法的人强调许多疾病是由"混食互相对抗"所引起的。好比说他们认为蛋白质和淀粉类的食物千万不要混食，例如面包加上奶酪，因为蛋白质需要胃酸来消化，而淀粉质则要依赖碱性分泌物。当蛋白质和淀粉同时食用时，依照上述理论这两种物质都无法消化完全。但是也有其他健康大师驳斥这种理论。

面对这些围绕着健康议题而互相矛盾的饮食方式，我个人的看法则是，并没有一种适用于所有人的理想饮食法。我们每个人都有不同的生理需求和生活哲学。无论我们对饮食的看法如何，目前唯一清楚的原则就是应该尽可能避免食用掺有人工添加物以及残留有农药毒素的食物。然而，身为现代人要做到这个地步，实在不是一件容易的事。

相对来说，要购买有机种植的面粉还算简单，但是要买未经喷洒农药的有机蔬果却相当不易，除非你自己种。即使买得到，但价钱对一般人来说也是相当贵。在有机栽种尚未量产之前，最好尽量选择接近其原始自然形态的食物，避免食用罐装或密封包装的东西，因为它们可能含有白糖、过量的盐分、味精和其他不当的添加物。

越来越多的营养师相信，食物也会影响我们脑部的化学作用，并影响我们对世界的看法。要重新平衡体内的化学作用并让灵魂感到自由的第一步，就是让我们的血液呈碱性，并提高血液中的血糖含量。前者可以靠未精制的天然食物，如大量的水果、生菜色拉、药草（如迷迭香等）和其他蔬菜来实现；而用餐的时间也很重要。有些人需要以少量多餐来稳定血液中的血糖含量，并让情绪保持平衡，这类食物必须是不同种类的碳水化合物，例如全麦面包、水果干、坚果类和种子等等。

下表将概述许多著名营养师所推荐的天然食物饮食。然而，其中并未考虑食物过敏这个因素，有些人对谷类食品过敏，又或者你是素食主义者；或像我一样尽量少吃肉类食品。然而不论你是哪一种状况，下表列出的食物都可以成为你的参考准则，然后再依个人不同的需求加以调整。定下自己的饮食计划，在半年以内逐渐改变饮食习惯。不要突然改变，想要一夜之间就骤然改变一定会导致肠胃消化不良。

健康饮食的基本准则

可能的话，尽量选购有机种植的食物。如果取得困难，也无须过于烦恼。当你为饮食烦恼过多时，只会产生压力；而这种压力的伤害可能更甚于食物中某些添加物所造成的伤害。

- 食用全麦面包以及其他复合性碳水化合物，例如豆类、扁豆、坚果、种子（如葵花子和芝麻）、全麦通心粉、燕麦、糙米和其他天然谷类早餐。如果豆类、扁豆、坚果和种子会引起胃部发胀的症状，可以试着先放在色拉盘（这种器皿在健康食品店可以购得）内让它们发芽，之后再以平常方式烹调。发过芽的豆子可以拌在色拉上生食，至于会引起消化道胀气的化学物质，因为在发芽过程中就已经先行分解，所以食物变得更容易消化。

- 食用大量的新鲜水果和蔬菜，最好是需要剥皮的水果，清洗干净，拌在色拉里生吃或稍微烹煮。

- 降低所有脂肪的摄取，特别是动物类脂肪，尤其是猪油、牛油、鲜奶油、奶油，以及全脂奶酪等。使用适度冷压制成的植物油，例如纯橄榄油、芝麻油和葵花子油，每天食用总量最多一汤匙（15ml）。

- 适度使用蜂蜜来为食物增甜（最好是天然未经热处理过的蜂蜜），或者是少量未经提炼的黑砂糖。更奢侈一点的则是利用干果，例如枣子、无花果、无核小葡萄干和葡萄干来替代甜味剂。

- 减少盐的用量（即使是天然海盐亦应尽量少用为妙），多利用一些天然香草（如迷迭香等）来为食物调味。

- 尽可能地购买放养鸡产的蛋。

- 只要偶尔吃吃红肉；如果一点都不吃，可食用自由放养的家禽和鱼类来替代，尤其是海鱼，例如鲭鱼。

- 少喝牛奶，不论是全脂或脱脂牛奶。容易对奶制品过敏的人，最容易消化的奶类可能是有机牧养的山羊奶，他们通常都能接受这种奶品（例如对湿疹患者）。但是对大部分的人比较理想的奶类是新鲜、全脂纯酸奶（最好是有机酸奶），不论是由牛奶、山羊奶或羊奶制成的。

- 尽量避免食用加工过的罐头和真空包装食品。因为这些食品通常充满许多化学添加物。如果是作为偶尔的备用食品，倒不至于造成伤害，但是切勿将它们变成你的日常食品。

- 微量的红、白酒（最好是有机栽培的葡萄）对消化系统会有帮助。而且有助于让血液中的胆固醇含量保持正常。建议的饮用量是每天 1~2 杯。

- 偶尔放纵自己吃吃巧克力糖、丹麦奶油酥饼或油炸食物无妨。你也不需要有罪恶感。唯有当这种偶一为之的小插曲变成一种日常习惯，破坏了更多营养食品的吸收时，才会构成威胁健康的危险。

- 丢掉你的体重计，也不要再计算食物的卡路里，尤其针对那些深陷节食和狂食症周期的人更要如此。一些较先进的营养师现在了解到人类个别的新陈代谢差异很大。当有人可以暴饮暴食，还能保持苗条身材之际，却有些人肯定办不到。如果你相当胖，也找不出发胖的原因，你可能有潜在饮食过敏的问题。在这种情况下，务必寻求整体治疗营养师的建议。

- 在欢乐的环境下慢慢用餐。而且最重要的是，去享受食物！

运动

人体并非像机器一样，用久了会损耗报废。如果经常使用我们的肌肉和关节，身体反而会变得更强健，而且会更有弹性。一些有趣的数据显示，骨质疏松症这种疾病不论男女都有逐渐增加的趋势。虽然大致上这和抽烟、营养不良以及女性在更年期后雌激素降低等因素引起的身体虚弱有关，然而骨质疏松可以借经常性做负重性运动 (weight-bearing exercise) 来预防及减轻症状，例如竞走运动。而且根据流行病学的相关研究指出，每天或是经常性的晒太阳，仅仅需 15 分钟，就可提高维生素 D 的含量。由于维生素 D 能够增加人体对钙质的吸收，并降低人体五分之一骨折的概率，对骨骼的健康很有帮助。

提到压力，不论是因为生活节奏快，或者是因为觉得生活单调无趣所导致，由于经常运动可增加血液循环，让血液中的含氧量增加，并能活化内分泌系统，这样对我们心理层面也能产生正面积极的效果。任何一位曾固定参加运动的人都会有相同的看法，运动能提高精神能量和注意力的集中，也因此让他们的睡眠质量变好，而且感觉相当安适。

依照我个人的做法，我会鼓励大家从事一些天然的户外活动，例如徒步旅行、登山、滑船和游泳，特别是在未受污染的河、湖或海里游泳。当然不是每个人居家附近都能找到这种美丽的大自然环境。对一个城市人，或者是一些无法特别领略与大自然心领神会之乐趣的人来说，其他形式的运动，例如跳舞（任何自己喜爱和能够提振活力的舞蹈）、骑脚踏车、有氧舞蹈、足球、网球或其他较剧烈的运动都可以用来取代。该如何选择运动的形式呢？其中最快速也是唯一困难的法则，就是找出自己能够真正享受的运动，否则我能肯定一旦刚开始运动的那股热情减少后，你就会自然放弃。

在往下继续探讨之前，如果你已经过了中年，因为体能因素而没有办法，或者因为有病在身而无法从事任何消耗力气的运动时，千万不要绝望，请朋友或另一半为你定期做精油按摩（参照第四部内容），其效果几乎和运动相同。而另一种非常棒的替代方法是皮肤干刷法（参照第 26 章内容）。使用这种方法再加上新鲜空气和适量的阳光（在夏季每天最多不要超过 1 小时），你就会重新充满活力。

一天当中进行日光浴最安全的时间是在中午以前或下午 4 点以后。因为这些时段的阳光波长较长，因此比较不会晒伤肌肤。但无论如何都必须擦上高系数的防晒乳液，尤其是肤色较白的人。至于一些具防晒功效的天然植物油，如特级冷压纯橄榄油和芝麻油，由于其防晒的作用不大，仅适用于皮肤不易晒伤者使用。

另一种对于人体身心方面都相当好的全面性运动，就是古老的瑜伽术。比较理想的是，由合格瑜伽老师所指导的瑜伽课程，除了可以督导你的学习进度，并确使你的肌肉不会因练习不当而拉伤外，他们也会教你如何正确吐纳。吐纳法是瑜伽这门古老艺术中相当重要的一环，做瑜伽未必需要将身体作奇怪的扭曲或是倒立等高难度的动作才能得到益处。许多人在年纪较大时才开始练习瑜伽，他们倒不是雄心万丈地想要学会高难度的动作，也不是想要成为一位瑜伽老师。诚如你会发现的，其实只要学习基本正确的吐纳法，有意识地放松和伸展就能够促进健康了。以下将教你正确地开始练习。

完全呼吸法

瑜伽的"完全呼吸法"是学习有效运用肺腔的最简易方法之一。这种呼吸法对那些深受呼吸系统疾病所苦的患者，例如哮喘、花粉热和支气管炎等都非常有帮助。而且学习适当的呼吸，就能增强我们的气场（aura），或者你比较喜欢实际一点的说辞，就是能改善人体的免疫系统。尽量在户外利用新鲜空气来练习呼吸，可能的

话每天练习 3 次。其次理想的地点是在通风良好的室内，如果在室内练习，你可以借由下列精油熏香来提高效果，因为这些精油具有亲近呼吸系统的特性；例如雪松、丝柏、乳香、白松香、没药、松和檀香木等。

完全呼吸步骤

1 在地板或地面上（或许在院子里）铺上一块毯子，躺在上面，或者躺在一块坚硬的床板上，将两手放在身体的两侧，掌心向下。

2 闭上眼睛，开始缓慢地用鼻孔吸气，轻轻地将空气吸入并扩张你的腹部，再将空气往上推到胸腔；以及胸腔的上方；当肋骨和胸腔往外扩张时，腹部会自动跟着往上吸。憋气几秒钟，但尽量不要将空气阻塞在你的喉咙，因为这样一来只会产生压力。尽量保持喉咙敞开；胸部和腹部放松（其实做起来远比我们所说的来得容易）

3 从现在开始将空气平稳持续地慢慢由鼻孔中呼出，直到腹部往内缩；而且胸腔和胸部放松为止。并且停个几秒钟，再一次强调，不要紧张。将上述动作重复作 2~3 次。

4 现在重复步骤 1 的动作慢慢吸气，但在吸气的同时，逐渐将你的手臂往上平行举起，手臂夹着耳朵两侧，然后顺着向后方放下，一直到手肘碰触到地面为止。

5 这时憋气几秒钟，仍保持头部到脚趾头完全的伸展。

6 将空气缓缓地由鼻孔呼出，同时将手臂拉回原来身体的两侧，重复动作 2~3 次。

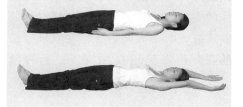

这种完全呼吸法也可以站着练习。为了增加伸展性，可以踮着脚趾头站立（在步骤 5 时），而在吐气的同时，让脚跟同时回到原地。

动态冥想

以下所要介绍的"拜日式（向太阳行礼）"的瑜伽动作，最贴切的形容是属于一种"动态冥想术"（moving meditation）。这有别于其他瑜伽姿势或体位（asanas），因为每种姿势不会超过 2 秒，每个动作紧接着上一个动作连续完成。而一般瑜伽体位通常要保持 30 秒以上的时间。虽然这些动作看起来很复杂，但只要多加练习，很快你便能流畅地操作这些连续动作，并同时配合呼吸动作。如果你的身体相当柔软，那么你会觉得每个弯曲动作都没有那么困难。

但是如果你的肌肉和关节并不习惯这些动作，进行时就必须放慢，在身体能力范围内，做一些适度的弯曲，才不致造成疼痛。事实上，进行这些动作所要强调的是通过呼吸和运动来提升我们对于注意力的集中，是强调锻炼内在的能力而非着重于肌肉动作的完美性。量力而为就是你最佳的锻炼方式。不久之后，你会发现自己的肌肉和关节变得较柔软后，你才能熟练地进行这些动作。整套动作重复 2~3 次，一旦体力和柔软度增加之后，最后可以连续作 10 次或甚至 12 次之多，一个星期保持 3~4 回，并且乐在其中。

在吃早餐之前进行"拜日式"的动作，或者选择傍晚晚餐之前进行也可以。如果能经常进行这种动态式的冥想，它会有助于活络我们的筋骨、促进血液循环、让体内的器官也可以享受有如按摩般的舒畅；在增加我们的体力和柔软度的同时，我们的心灵也可以体验更多的乐趣和活力。为了提升情绪，可使用一些能让人联想到明朗花香、果香和阳光感受的植物精油来扩香。可由下列建议的精油中，选择一两种你喜欢的味道：佛手柑、芫荽、天竺葵、葡萄柚、柠檬草、橘、香蜂草、甜橙、玫瑰草、苦橙叶和奥图玫瑰。

● 拜日式（surya namaskar）

脱掉鞋子，穿上舒适宽松的衣服，像宽松的 T 恤和束口裤，加上一件运动外套；或者如果天气暖和些，也可以改穿短裤。重要的是别让你的衣服阻碍你的呼吸或腿部的动作。

1 双腿并拢站立，将身体打直，两手作祷告姿势，放在太阳神经丛的位置（太阳神经丛是指肚脐与胸部之间，即中腹部的位置）。当你直视前方的同时，鼓起胸腔并扩张你的肋骨。

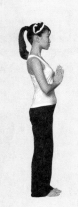

2 慢慢吸气，将你的双臂往后抬高伸展，让脊柱呈一拱形弯曲姿势。

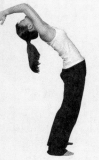

3 在呼气的同时，身体尽量向前弯曲，但是注意不要拉伤肌肉。可以的话，将两手掌心向下平放在双脚两侧的地面上（或者依照自己身体的柔软度，让身体尽量弯低）。必要时，让你的双膝稍微弯曲放松。这个动作只有少数身体非常柔软的人可以尝试以两腿打直的方式来操作，注意这个动作可能会让我们下背部抽筋或疼痛。

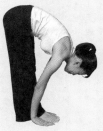

4 吸气。将右腿往后踩一步让膝盖碰触地面，而左腿必须放置在两手之间，两手掌心向下平放在地面上。两眼向前直视（当循环一周再做此动作时，记住要将左、右腿交换操作）。

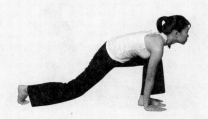

5 憋气，右腿保持不动，但将膝盖提起，再将左腿向后伸并与右腿靠拢。脚趾头动作一致，将身体撑起抬高，但是双手要完全伸直，手掌掌心向下平放在地面上，两眼直视前方。

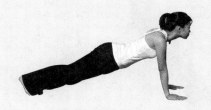

6 呼气。轻轻地将你的膝盖碰触地面，并且慢慢地将身体滑下，让你的前额和胸部接触地面。

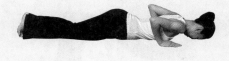

7 吸气的同时，将你的双腿伸直，身体向后仰，双手伸直两眼看向天花板（天空），手肘要靠近身体两侧，手掌掌心向下稳稳地平放在地面上。

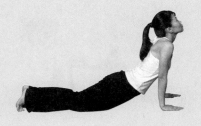

8 呼气时，将你的背弯成像猫作伸展时的动作。头向下位于两手之间，请注意不要紧张，将头部放松。

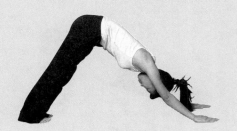

9 吸气。右腿伸向前，与双手手掌并排。左腿之脚尖和膝盖必须碰触地面（当循环一圈再作此动作时，记住要将左、右腿交换操作）。

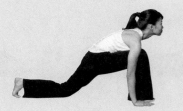

10 在呼气的同时，左腿伸向前，与右腿并排。双腿并拢后，身体向前弯曲直到你的双手和双腿呈一直线（如果身体柔软度允许，还可以让身体弯得更低），缩小腹，并让你的头部尽量靠近膝盖部位，你也可以稍微让膝盖弯曲，这样可以让这个动作比较容易进行。

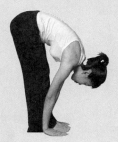

11 吸气时，将你的双手抬高，身体向后仰呈一弯曲拱形。

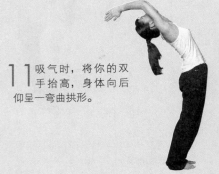

12 呼气时，将你的双臂放下置于身体的两侧。

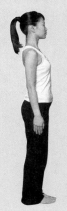

在每次做完一循环的动作之后休息 30 秒，一旦你完成几次拜日式的连续动作之后，最后躺在平整的表面上（比较理想的是躺在铺有地毯的地面上，上面再铺上毛毯或瑜伽练习用的垫子），让自己可以完全放松，躺在那里至少 5 分钟时间，让你的呼吸和脉搏回复到正常状态。一旦你准备好了，让全身从手指到脚趾头做一次完全的舒展，翻身到身体的一侧之后，再慢慢站起来。

极度松弛状态

借由引发某些意识的转移，可以达到极度放松和提高注意力的效果，并可运用想象力来进行自我治疗，甚至帮助别人（参照第 20 章内容）。这也是自我开启通往更高层次智慧之门的关键。当我们在进出这个领域的时候，可能会突然灵光一闪，找到可以解决某些原来似乎无法解决的问题，或者会突然涌现大量创造的能量，灵感及直觉力也会增加。即使这种放松回应时间相当短，但它的好处会扩及甚远，并且也会一直累积。每一次你从那种放松时刻回复之后，你会觉得神清气爽、精力充沛，因此更能应付生活中的种种压力。

在开始之前，找一处安静、通风良好，而且室内布置有助于舒适放松的房间。穿着宽松舒适的衣服，脱掉鞋子。如果你住的区域非常的嘈杂，播放一些轻音乐会很有帮助。但请将音量调到相当小声，因为在这个过程中你所有的感官会特别地敏锐。而且最重要的是要确保至少在 15 分钟之内不会受到其他干扰。

如果你有朋友或另一半拥有轻柔甜美的嗓音，或许你可以请他在你进行下列动作时，照着书中对动作的描述用声音来引导你，至少在开始练习的前几次这样做，直到你自己能非常熟悉整个过程才停止。或者你也可以将这些动作指示事先预录下来，如果你喜欢自己的音调，可以用自己的声音录制。在录制这些动作指示时，必须非常缓慢、温柔并清楚地说明，在每个动作之间，稍微停顿一下，预留足够的时间来呼吸和伸展。

下列精油也是传统焚香中经常用来加强冥想所使用的一些香气，你可以借由室内扩香使用，有助于创造一种祥和的气氛，并帮助加深呼吸，这类精油有雪松、乳香、白松香、杜松（子）、没药和檀香木等。

达到极度松弛状态的动作

1. 躺在地板或坚硬的床上，依照个人喜爱，也可以使用枕头，一个枕在头部，另一个则放在双腿膝盖后面，来支撑你的下背部区域。

2. 将眼睛闭上，用鼻子做几次深呼吸，然后从嘴巴吐气，吐气时可同时发出喘息声（如果使用预录的录音带，那么在预录时或由朋友引导指示进行下一个动作之前，先停顿 30 秒的时间）。

3. 现在将你的意识开始传导到足部，从鼻子吸气，将你的脚趾头向前点一下，让腿部绷紧；再将足部往后弯曲。憋气并维持这个姿势，并慢慢地从 1 数到 5，之后将足部放松，随着喘息声用嘴巴吐气。

4. 接着将意识移往膝盖，用鼻子吸气，并尝试将膝盖缩紧（膝盖维持不动），一样憋气维持这个姿势并缓慢地从 1 数到 5，之后将膝盖放松，并随着喘息声用嘴巴吐气。

5. 接着再让你的意识移往大腿，用鼻子吸气，试着将大腿缩紧（大腿姿势维持不动），一样憋气维持这个姿势并缓慢地从 1 数到 5，之后让大腿放松，并随着喘息声用嘴巴吐气，尝试用心去感受一种非常棒的放松感觉。

6. 现在想想臀部，用鼻子吸气，尝试将臀部夹紧，一样憋气维持这个姿势并缓慢地从 1 数到 5，之后放松臀部，并随着喘息声大大地用嘴巴吐气。

7. 现在将注意力移往腹部，用鼻子吸气，尝试让腹部的肌肉缩紧，一样憋气维持这个姿势并缓慢地从 1 数到 5，之后随着喘息声用嘴巴吐气并放松腹部。

8. 再将注意力转往胸腔，用鼻子吸气，试着让胸腔的肌肉缩紧，一样憋气维持这个姿势并缓慢地从 1 数到 5，之后随着喘息声用嘴巴吐气并放松胸部。

9. 再来把注意力移往肩膀，用鼻子吸气，试着将肩膀朝向你的双耳位置拱起来缩紧，一样憋气维持这个姿势并缓慢地从 1 数到 5，之后随着喘息声深深地用嘴巴吐气并放松肩膀。

10. 再把注意力移往双手部位，用鼻子吸气，双手握拳，一样憋气维持这个姿势并缓慢地从 1 数到 5，之后随着喘息声深深地用嘴巴吐气并将手松开。

11. 将你的注意力移向双臂，用鼻子吸气，试着将手臂缩紧，感觉压力一直穿过指尖。一样憋气维持这个姿势并缓慢地从 1 数到 5，之后用嘴巴吐气，并将手臂放松。

12. 接下来将注意力移往脖子。用鼻子吸气，试着将脖子向后伸展，憋气维持这个姿势并缓慢地从 1 数到 5，之后随着口中吐气，并同时将脖子放松。

13. 之后再将你的注意力移往脸部和头皮，用鼻子做深呼吸，将上下颚咬紧，再试着将脸部扭曲成吓人的鬼脸状，憋气维持这个姿势并缓慢地从 1 数到 5，之后放松脸部并由嘴巴深深吐气、发出舒缓的喘息声。试着感受一股完全放松的愉悦感，让它横扫全身，从头顶一直贯穿到脚趾头。如果使用预录的录音带，那么在预录时或由朋友引导指示进行下一个动作之前，停顿大约一分钟的时间。

14. 再将注意力移往全身,并用你的意念来感受还有哪些部位还是紧绷的状态。在紧绷的部位重复进行着紧绷和放松肌肉的动作,直到你能感觉到完全放松为止。享受一下这种完美的全然放松的感觉,这是一种全然放松、全然安详的时刻(如果使用预录的录音带,那么在预录时或由朋友引导指示进行下一个动作之前,停顿大约 5~10 分钟,而且接下来的指示说明必须以非常柔和的声音进行,才不会惊吓到听的人)。

15. 好了,现在是将你的注意力由神圣心灵的内在,重新移往每天生活中正常意识的时候了。将你的手臂举高越过头顶,从手指头到脚趾头作完全伸展,当你认为准备好了,翻身到身体的一侧,再慢慢爬起来。

在刚开始的前两个星期,如果每天能做一次这种练习,是最有效的(如果你有时间,也可以一天进行两次),之后则每个星期进行 3 到 4 次;或是任何时刻觉得有压力时,也可以进行练习。为了达到最好的效果,不要在吃饱饭之后立刻进行,最好在用餐后两小时或是认为舒服时即可。同样地,如果你在非常饥饿的情况之下进行,胃部咕噜咕噜的叫声也会让你分心。

其他方法

大自然以其无数形式呈现在我们的眼前,对我们而言或许是最有效的解压剂,它能够提振原本无精打采的心灵,安抚原本狂乱不安的心神。所以尽可能走出户外,不管是到乡间或是附近的公园走走,作一下深呼吸,愉悦的面对大自然中所见、所听、所碰触及所闻到的种种事物。

如果生活单调无趣,而在忍受一种毫无意义的压力时,可尝试各种方式来打破例行的生活模式。这听起来似乎相当容易,但是对于一成不变的人来说,就相当容易忽略。尽可能前往一些新鲜未知的地方,或追随着心中一些突如其来的想法去做、培养新的兴趣、阅读不同于平日经常阅读的报章杂志、参加一些成人的教育课程,或者从事一些可以增进体能的活动。

● 如果你为低落的自卑情绪所苦恼,就让自己纵情于一些能抚慰自我的活动:沉浸在精油泡澡,或用精油按摩、准备一顿美味的餐点、优雅有格调地进餐气氛,甚至如果你是一个人,为自己买一张喜欢的美丽卡片、一些进口的水果或是有香气的蜡烛,或让自己暂时陶醉在提升情绪的电影、小说或戏剧中、听一些愉快的音乐,或者任何可以让你感觉不错的事物。

● 通常我们会认为所有负面情绪都是具有破坏力的,因此都想要为自己戴上一个勇敢的面具来掩饰。然而这种压抑情绪的方式经过一段很长的时间之后，会导致慢性的负面情绪在表面的掩饰之下暗地里滋长，而转变为各种身体疾病的病因。因此适度地释放负面情绪是很重要的，一些如愤怒等强烈的情绪开始蜂拥而至的时候，尤其是这类情绪一旦习以为常，切勿将它发泄在家人或朋友身上。其实有一些不具杀伤力的方法可以将这些激烈的情绪释放出来。可以的话，找一个没有人的地方，例如在田野中央、山顶，或者是在湍急的河流或溪流的旁边，先进行深呼吸，然后用尽你所有的力气大声呐喊，将囤积在心中所有的嫉妒、怒气、怨恨，或任何其他负面情绪，一股脑儿地咆哮出来。如果无法找到这种空旷无人的地方（这种情形很普遍），那次要的选择就是抱着枕头或垫子呐喊，这样声音就会被盖住，然后再以你的拳头或板球拍把所有的负面情绪痛快地打出来。

● 如果居家四周非常阴暗，尽可能加以改善。在房子的四周放置鲜花或盆栽。可能的话，至少选择一间房间重新布置。使用能够引发正面情绪的明朗色调来布置，例如黄色系、金色系、桃色系、亮绿色或粉红色系等来布置。用你喜欢的精油熏香，来创造愉快的气氛。同样地，试着穿着能够提振精神色系的衣服，来替代暗沉的灰、黑色系。依照色彩疗法专家的说法，暗色系对情绪容易受影响的人会加重忧郁的趋势。可惜的是，目前大部分学校的制服多半是以黑色、深蓝色和灰色等色系作为基本色。这些颜色实在很难和正值花样年华的青少年联想在一起。

● 心理学家指出，凡是追求比社会标准更高的完美主义者，通常患有慢性焦虑或忧郁症。相反地，那些不遵守社会标准的人，反而能够活得更长久，而且很少患有严重的情绪沮丧。据我们所知，这其中的奥秘就是笑。笑本身蕴含医疗的力量，尤其是那种开玩笑的幽默感。因此下次当你变得过于严肃的时候，不妨稍微放松一下，对自己以及所处的人世来一个发自内心的大笑，对着他们来夸耀你的喜悦。

{ 第20章 }

发展自我治愈的潜能

本书截至目前，我们一直着眼于自我治愈的能力，事实上这种能力对于开发自身医治别人的潜能也是相当重要的必要条件。在这一章里我们会将心灵与肉体的一些现象探究得更深入一些，然而这些相关的活动和技术或许不能吸引每一个人，有些人认为要进入心灵的直觉领域需要具备相当大的信心。为了以防万一，如果你认为本章内容相当怪异，那么必须提醒你，这些协助开发内在自我的过程，可能会让你感觉不太正常，然而这样的经验也可以令你觉得相当有趣！在一开始，我们将简单探讨人类的气场（aura），之后我们会探索一、两种可供自我诊断和治疗的技巧，同时思索如何运用这些技巧来提升精油按摩对于施术者及接受者的体验。

人类的气场（AURA）

植物中的香气是最具灵气的一种物质
鲁道夫·史丹纳（Rudolph Steiner）

气场是真实的存在。所有生物都有气场，即使连无知觉的一些物质，例如石头和水也有所谓的气场。量子物理学证实自然界中所有的事物皆有其一致性，而世上所有的事物都是由微小的能量（量子）所构筑而成，在这个充满能量的领域中，所有事物都会相互作用、彼此影响。像分子、原子和次原子的层次，甚至一些被称为"无生命"的物质，都是以相同的作用和能量产生共鸣，因而激发出生命，形成自然界中存在的各式各样的生物。气场的定义，或用科学领域所知的专有名词"电磁场"，其实是指这种能量律动的一种现象。

有趣的是，"气场"这个字眼是由希腊字根"aura（奥拉）"所衍生而来。这个字根原义是"微风"，用来形容一种持续的动作。在古代，先知们将气场形容为"环绕在人体四周围至少半米的范围，会散发出七彩光芒，大略呈现如一个像卵型的样子。"而围绕在人体头部的能量特别光亮，其闪烁光芒的色彩会随着我们的思想、情感和身体状况而改变。气场中晦暗的颜色反映出人体负面的情绪或健康不佳的情况，反之明亮色彩通常象征正面的情形。就如同我们能够闻到来自空气中的香气和花朵的芬芳，而某些医疗师甚至能够闻到（尤其是针灸师）人体散发出来的气场，而这不同于一般所谓的人体体味。

　　然而是否有任何明确的证据可证实人类气场的存在？一直到最近，如果我们想要发掘人类身体精密的种种状态，我们仍用"超自然"来形容这种做法。有一种利用高压电的摄影技术，称为克理安（kirlian）照相术，这种技术自20世纪30年代起就一直被用于侦测人类、植物和一些物质所散发出来的某些辐射。然而克理安照相术充其量仅能显示物质气场的一小部分，它只能捕捉到由实体所散发出来约几厘米的光芒。从那时候开始就有更多先进的设备仪器不断地推出，配合一种称为"电晶治疗"的崭新诊疗技术。这种方法是将石英晶体以仪器加以刺激出高能源、高频率的无线电波讯号（据说对人体无害），然后照射到人体上，而将人体所反射回传的讯号频率和本质，再以电脑屏幕呈现出的色彩讯号，来判断所照射的人体组织健康与否。

　　利用这种设备装置，研究人员惊讶地发现在人体内存在某种能量中心或漩涡光体的形式；而这种发现正与东方的脉轮系统（chakra）不谋而合。梵语中的chakra意指车轮或圆圈，而人体至少有7个主要的脉轮系统，其中有5个脉轮是沿着身体的中央线围绕散发出来，而第6轮和第7轮则分别位于眉间及头顶上方。而通过修炼者的眼睛，可以看到脉轮光芒的明亮度、颜色和振动频率，来判断人体内是否有机能障碍的情形。

　　更有趣的是，在身体状况尚未显示任何变化之前，仪器显示出能量体已先发生变化，也就是说这种精密的扫描技术能够在早期预警出一些即将产生的疾病。而我们可以据此采取适当的治疗措施，让疾病尚在萌芽阶段而未发展完全之前，就能将问题去除。而生物电子诊疗技术甚至会成为未来医学发展的重点。

　　时下最流行辨识气场的技术是某种生物回应影像，利用相机把气场（auric）显影在拍立得底片上，这种技术自20世纪80年代初期开始就一直被美国人所采用，可用来显示喜马拉雅山上的花朵萃取（类似艾德华·巴哈医师所发展的巴哈花精疗法，请参照101页）在气场所显现的特殊效果。事实上任何一种整体治疗的方式，包括精油按摩，都会对气场有良好的影响，通常在治疗后的几分钟内就会显示出它的效果。

脉轮系统

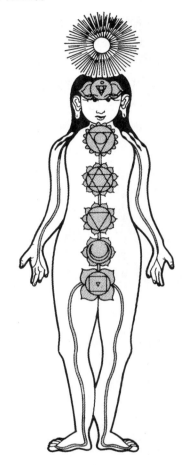

利用自然方式来感应气场

　　除非你天生特别敏锐，否则未经任何高科技仪器设备的协助，就能够辨识气场是需要经过相当程度的训练。而大部分的人或多或少都能察觉到气场的能量。右方说明是在入门的治愈课程中所介绍用来探测气场能量的方法。

1 首先找到一个愿意和你一起练习的同伴，彼此面对面坐着或站着。你们彼此必须向前伸出双手，右手掌向下；左手掌向上。让你的手保持在这个位置，和对方的手彼此交叠贴住。闭上眼睛，放松并且感受对方双手；试着感受对方的体温，同时尽量放松来感应对方。在大约30秒彼此感觉调和之后，这时双方需要将放在对方左手掌上的右手拉开抬起。并保持手部放松、不要让自己撑着手感到僵硬，因为这样一来会降低敏感度。持续保持这种状态数分钟，你会开始有某种感应：或许只是轻轻的微风（如同古代希腊人用来描述气场能量的字眼）；或许是一种发麻、热气的感觉；尤其是在手掌上，还可能会感觉到发冷、静电或甚至有磁力彼此拉扯。上述的各种感觉，对经验丰富的治疗者而言都有某种特定的含义；但是单就我们这个实验目的而言，能让我们感应到能量就够了。

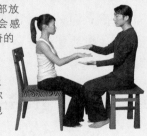

2 感受一下双方能将右手从对方的左手拉开到多远的距离，却依然还能感应到上述的能量。将你的双手前后来回或以划圈的方式移动，就好像你在擦拭桌子一样，但是仍然保持手部放松。你可能会感应到一股神奇的拉力，就好像有液体从你的手中被吸出来，或者你会感觉到静电产生。

3 要打断双方能量磁场接触，将你们的手再次接近交叠贴住，并移开双手，彼此握手，就可去除你们刚刚产生的感应。

气场控制

如果你能成功地体验上述的实验，就能了解到对于保持充分开放及接受的人而言，想要互相感应彼此愉悦和难过的感觉是相当容易的。不管彼此是否能够有意识性地感知气场能量，在帮别人进行单纯的身体按摩时也会感应到对方的感觉。而几乎所有整体治疗学校的治疗师会运用所谓"回复意识"（grounding）和"气场影像化"等步骤来加强气场，来协助一些陷于悲苦情境下的不适患者。

不论你是否想要成为一名专业的治疗师，经由一些训练来加强自己的心灵感应能力，可协助你成功的升华并抚慰病患的心灵。也许你可以忽略气场这种事实存在的真相，但不可否认的是有时我们确实能够感应到一些其他物质的磁场能量。如果实在想不出这种情况，那不妨想想你是否曾对某些人的出现会有一股莫名的不自在感；而一些具有鲜明特质的人一出现，可能你也会立即感受到当下的喜悦气氛。

回复意识（grounding）

在给予或接受任何形式的治疗之后，或多或少都会有轻飘飘或魂魄缥缈的感觉。其实不论是一般精油按摩或是更为奥妙的疗愈过程，这是相当平常的事。而为了消除这种感觉，最重要的是当你在疗程之后，如果要立刻回归到日常生活的事物时，就必须要让自己能够尽快地恢复意识。这个步骤只是要让你的意识重新回到自己的身体，特别是能感受到自己的脚站在地面上。闭上眼睛，想象你的双脚有如树根一般，非常稳固地盘抓在泥土里，之后想象自己身体的中央从头到脚有一条直线穿过，这会让你有镇静和稳定的效果。如果这样做似乎无效，不妨试试温和的饮料或咬一口食物，应该没有比这种更快地恢复意识的方法了（有关如何在精油按摩结束时帮助别人回复意识的方法，请参照第288~289页内容）。

气场影像化（visualisation）

要达到净化及加强气场的方法，可以闭上眼睛并想象你正位于一个由白色、蓝色或金色光芒交错的球体中央，这些光芒同时渗透你的身体。如果你"看不见"这个光球（并非每个人都有很好的感觉影像化的能力），试着"感觉"你被包含在一个有屏障保护的气场内（就好像蛋黄被包覆在蛋里面），而环绕在你四周的能量保持完好无缺，尤其是在你头顶的部分。

只要多加练习将自己的气场影像化（虚拟感应），渐渐就会变成一种自然反应。任何当你觉得有需要的时候，即可进行这种体验。好比如果你正接近某个正为伤风或流行性感冒所苦恼的病患，此时如果你能为自己筑起一道无形的能量气场，其效果就好比是强大的免疫力一般，能够让你避免被传染。当你处于害怕的情绪或是有噪音困扰时，或是早晨起床的第一件事，或是晚上睡觉前的最后一件事，或是作完瑜伽、冥想之后，或是在精油按摩之后……都可以自由操作气场影像化的过程。

净化气场和回复意识的其他方式

如果发现气场影像化对你而言相当困难，有更容易的方式可以净化你的气场而避免不当的情绪感应。为了让这些方法能达到期望中的效果，必须先有清楚专一的意图，而不能以一种空泛的仪式或心不在焉的心态而想要有所获得。最简单的方法就是在水龙头下洗手，尽量将任何能想到的悲伤和压力点借由冲洗的动作而想象被清除。接着意识你的双足正与地面接触，如果踩自己的脚能让你更容易达到清醒的目的，不妨试一试；或者可能的话，冲个澡也可以让你清醒过来。

通常芳疗师在进行按摩之前也会洗手，而洗手这个动作或许就是要将注意力集中，想象他们的双手是一种

疗愈能量的运送器，你也会发现这种方法或许有用。

平衡和回复意识的最自然的方式就是让内心和自然界进行对话。如果可以的话，在做完按摩之后，走一走让自己活动起来，最好在公园或乡间进行，或者动手做做园艺工作。

但是还有一种方式可以释放负面的情绪，就是利用跳舞来恢复心灵，特别是不需教导的即兴式舞蹈。这种方法最好单独进行，除非你觉得自己可以完全随性地和别人共舞而不受任何影响，如果是这样，可以和那些与你有相同目的的人一起跳舞，抛开任何既定的想法或成见，跳舞的时候，最好播放强烈节奏的音乐，每分钟至少能振动90拍以上，例如快节奏的原始部落打击音乐就是不错的选择。完全不要在乎自己舞动的样子，尽情地配合着音乐节奏舞动，跳一场灵魂之舞。

如果这些方法都无效，或者都不可行，那么还有另一种方式，就是在结束精油按摩的时候，一些芳疗师会像在进行某种仪式、典礼般的在前臂擦上几滴具有"心灵净化"的植物精油，例如杜松子、迷迭香或乳香。不管这种方式的功效是来自于植物精油本身的微妙特性，或是芳疗师相信精油具有疗效的心理作用所致，其实都无所谓，自己不妨试着改变，只要相

信有效，那就真的有效。

创造治愈的管道

为了不深陷在直觉式治愈的哲学泥沼里，我们不妨往另一方面来探讨。在接下来要介绍的练习活动，目的是要让你的意识能够与宇宙的治愈能量的频道相连接，并将这股能量引入你的身体，再经由双手来为别人进行治愈。如果操作得当，对按摩者和被按摩者双方恢复精力来说相当有帮助。那些试图以自己的精力传递给被按摩者的方式，是按摩时常见的一种错误，用这种方式按摩，按摩者很容易就会感到精疲力竭。

而宇宙是否真有其治愈的能量并无所谓。重要的是"相信"你自己就是一个能量的媒介或管道，通过自己的双手，而能让能量流通。所谓精神的力量胜过物质，就是这个道理。这股精神力量是你不容忽视的。

当然，在按摩时，按摩者和被按摩者双方是否都能彼此感觉自在，对是否能够互相体验同理心是相当重要的。如果缺乏这种同理心，那么这种心灵感应的治愈方式未必能够产生效果。所谓同理心并非单指自己处于别人的立场就好，它必须同时能够让双方内在的心灵力量结合在一起，这么一来，我们才能真正地帮助对方提升其心灵，而不会反而被对方痛苦的负面情绪所吞没。能够分辨"心灵神入"（empathy）和"同情"（sympathy）之间同理心的差异是相当重要的。而"心灵神入"与个人自我的直觉感受息息相关，因此要把"心灵神入"当成是一种技巧来教导其实是一件非常困难的事。而"同情"则会诱导自我的沮丧情绪，因此反而会消耗情感能量。

如果被你治愈的对象在进行完疗程之后的结果相当成功，你不能将所有的功劳归于自己。事实上治疗师只是治疗过程的媒介，假设患者在某种程度，也许在无意识的情况下，他们根本就不想被医治；又或者他们根本不相信，或无法排除害怕的情绪时，那么这些反应都会阻碍治愈能量的流通，这时不论就心灵或肉体的层面，是没有人能够被医治的。相信许多治疗师都曾经碰到过这样的事情，即使每个治愈的步骤都做得相当正确，然而依然会有患者情况未见好转的时候。

以下的气场影像化可帮你建立起这种治愈管道，而做完治愈之后管道就随即结束，这也是我在进行治疗前最常使用的方法。如果你觉得很适合自己，在进行精油按摩或者其他任何治疗法之前，不妨先做数分钟。

1. 做几次完全呼吸的动作（参照第229页说明），不论站着或躺着都可以，但务必在一个舒适且坚稳的平面上操作。

2. 闭上眼睛想象你的气场就像一个由白色、蓝色和金色光芒交错而成的球体，环绕在你身体的周围并穿透你的身体。接着想象从你身体的中央有一条直线划过，尽量去感受平衡和安宁的感觉。

3. 想象或感觉在你的头顶有一个散发着白色或金色光芒的球体能量环绕着。或许用太阳或月亮来想象能量会比较容易，选择一种较容易让你进入状态的能量形体。此时或许你会看见一种"更高层次的自我"，你可以将之视为一种特殊的智慧，或是借由这种能量的形体来祈求自己能够获得治愈的能量，而能用最适切的方法来帮助患者。

4. 现在请深呼吸几次，吸气时想象你正从上述光源中吸入能量，这种能量会通过你的头顶；当你吐气时，这个能量会穿过你的双手和双脚传导出去。可能你的双手会开始产生一股麻木感；或者感觉头顶有许多膨胀的能量正等待释放，有些人则会感觉到心门被开启。尽管在做完这些动作之后有些人依然毫无感应，那也没有关系。因为这要经过多次练习才能够察觉到这种细微的改变。一开始只要让自己感到轻松和平衡就可以了。当准备好了之后，就可以开始为对方进行按摩（请参照第四部按摩技巧）。

5. 当按摩结束时，将"结束"这个意念传递给被按摩者，并"观看"或"感觉"对方与你原有的联结被切断，而安全的包覆在他们自己的气场中。如同上述步骤2想象自己被安全地包覆在自己的气场内，而且有一条笔直的中心线贯穿自己。意识到自己的双足正立定在地面上。接着如果你愿意的话，可以想象有一个呈螺旋状之白色或金色光芒从地上朝着顺时针的方向由你的双足一直向上卷动盘绕到你的头顶。感受你正包覆在这个螺旋状光环的中央。

调配精油处方的玄妙技巧

有些芳疗师会利用一些相当玄妙的技巧，如灵摆探测（pendulum dowsing）及肌肉测试（muscle testing）来判定哪种精油可安全并有效地使用在个别患者身上。虽然这类技巧需要长时间的练习才能相当纯熟，但如果你自己着迷于研究这个奇特的领域，相信你会发现这些练习不仅令人着迷而且收获很大。同样地这些技巧也可以用来确认对你自己（或别人）最适当的精油，以及判断一些隐性的食物过敏源。

灵摆探测
（pendulum dowsing）

灵摆是一种用来和你心中直觉的部分进行对话的众多方法之一。在一些艺品店或辅助疗法中心你可以买到各式各样设计美观而繁复的灵摆用摆锤，但是你也可以毫不费力地为自己制作一个摆锤。最简单的方法是将结婚戒指，或任何垂坠形状的水晶耳环、玻璃珠绑在约20厘米长的棉线上，或者直接将针插在一块软木塞（如酒瓶上的软木塞）的中心点也可以，针孔正好可供穿棉线用。

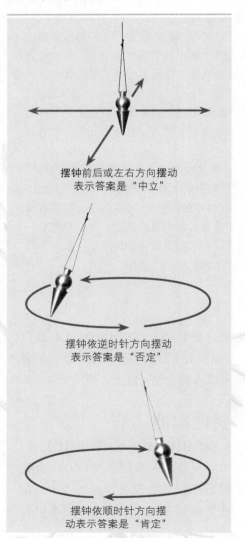

摆钟前后或左右方向摆动
表示答案是"中立"

摆钟依逆时针方向摆动
表示答案是"否定"

摆钟依顺时针方向摆
动表示答案是"肯定"

在你尚未开始进行灵摆之前，你需要确定用来表示"是"或"不是"的摇摆方向。大部分灵摆操作者会以顺时针方向表示"是"、逆时针方向表示"不是"。而前后及左右摇动则用来表示"中立"的答案。

为了判定适合自己或他人使用的精油处方，将这个摆锤放在每种即将要进行测试的精油上方，并盖住精油标签，以免影响这种自动暗示的结果。使用约10厘米长的棉线或者自己觉得使用起来最适合的长度。当你握住摆锤时，请保持开放的心情，将手部放松，过程中要在心中默问或出声地询问自己是否适合使用该种精油。如果你过去不常利用直觉性判断法，那么你会相当惊讶地发现，约莫过了1分钟左右，摆锤会开始依照上述某个方向摇摆，而你在这个时候是完全放松，完全没有用任何意识施以作用力来影响摆动方向。每10人当中估计约有9个人可以使用这种神奇的心灵力量使摆锤摇动。但是如果摆锤静止没有任何的摇动，那么它的答案就是"否"。通常中立的答案表示该精油可能会再过一阵子你才会用得到。

即使你可能已经测试过许多种精油，却仍然得不到任何答案，那么灵摆探测很明显地并不适合你。

如果你有一大堆精油等着筛选，则一次探测的精油数量最好以12种为上限。而这些被选择来进行灵摆探测的精油，最好能先依照自己对精油疗效特质的了解程度以及个人对香气的喜好来做决定。如果最终灵摆深测的结果筛选出的精油超过 5 种，这已超过大多数芳疗师单次使用精油种类的最大极限；如果遇到这种状况，那么只要相信你自己对香气的喜好以及适合调和的不同精油的专业知识（参考第 31 章），以此来作为最后用油的判断。

肌肉测试

在这里所示范的肌肉测试练习是运动机能学或健康抚触理论的治疗师所使用的众多方式之一。你必须找一个和自己能够有感应的人一起进行。你们可以彼此轮流当测试者以及被治疗者。

被治疗者必须身体站直，将右手抬起至水平的位置。测试者以右手将对方的右手轻轻地往下压两秒钟，这时手掌打开放在被治疗者展开的右手臂上，借此来感应被医治者正常的肌肉力量。然后这时候请被医治者用左手握一瓶欲测试的精油。接着测试者会再轻轻地压一下被医治者的右手臂，重新评估对方右手肌肉的力量强度。如果是测到适合的精油时，被医治者的右手会保持平举的姿势。但是如果测试到不合适的精油时，那么被医治者的右手可能会发抖或者会随着测试者轻压的力量手臂往下降。也就是说最有效的精油能够加强手臂的力量，或者没有任何作用，而一旦出现没有疗效的精油时，就会使肌肉变软弱。

只因为精油看起来会让肌肉减弱，这并不是说该种精油对被医治者而言是有害的。我们可以说这是因为被医治者全知观点的心灵，来决定当时所握的精油是否适用于个人需求。而直觉性的自我接着会将其"决定"通过我们的精神和身体来沟通"是"或"不是"的答案。然而如果我们利用肌肉测试法或灵摆探测法来测试人体过敏源的精油或食物时，那么否定的答案则通常表示这其中有某种物质的确对个人有害。

需要谨记在心的是，利用这种玄妙技巧来调配精油处方可能会相当准确，然而另一方面，我们也不能完全依赖这类方法而舍弃一般选择精油的方式。如果你是灵摆或肌肉测试的行家，当然可以利用这些技巧来拓展自己在芳香治疗的可能性。然而先决条件是自己对于选择的精油特性有足够的了解，这时只要再加上一点直觉感应那就够了。

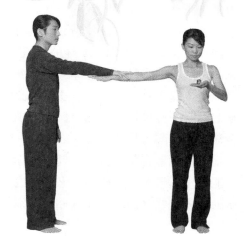

{ 第 21 章 }

神秘的气味和想象

　　是否曾闻过一种香气让你产生某种似曾相识的感觉——它让你想起某件事，但就是记不起来是什么事情？或者你想试着用某种字眼或词汇来形容某种气味，那种形容词几乎已经到了舌尖打转，但最后你仍然说不出任何具体的字眼。在这种时候气味本身即具有某种不可思议的特质：它使你在脑中的遗忘之池浮现出一个隐约不明的形状，而突然出现在你认为它已经永远不复记忆的时刻。事实上气味这种抽象物质，一旦你记起来，即使你曾遗忘过，都很难再消失。因为气味本身具有激起人类心中深沉情感的力量。当你忆起童年时代的一缕香味时，例如母亲使用的洗发精、父亲身上的烟草味、一张老旧扶手椅的味道、花园里散发的香气……刹那间，你就会被带入这个时空里头。有些气味会唤起我们一些愉快的回忆，但有些则会让你顿时陷入忧郁的情境之中。

　　当你想形容某种特殊的气味，你可能会用苹果派、橄榄油、忍冬花或湿的毛皮这些名词，然而有办法向别人描述某种他从未闻过的气味吗？充其量只能利用其他较熟悉的气味来比喻，或者借由其质地、色彩、形状、声音、味道甚至以某种气氛或某个地方的感觉来描述。举一些描述香气的句子来说：甜得像香瓜一般、并掺杂了一丝辛辣的气味……感觉非常的圆润多汁……闻起来像蜂蜜一般……像香草软糖……潮湿的叶子……甚至还有想象力更丰富的说法：沙哑低沉得有如穿着鲜红色礼服的喇叭手……神秘得有如古代的森林……在心灵深处的某个角落，融合了人类各种不同的感官，变化成知觉的仙境。这种现象我们称之为共感（synaesthesia）。例如听到很大的声响时，不论是火车的嘈杂声、足球场上观众的呐喊声或是柴可夫斯基的 1812 序曲所呈现的磅礴张力，我们的共感可能会经历有如夹杂着五光十色和各式形状焰火般的感受；又或者当绚烂的霓虹光束闪烁在身上之时，你可能会出现某种像杂音穿脑般的特殊感受。

　　即使共感会完全显现的情况相当

罕见，但是真的有许多人在闻到香气的时候，或多或少会经历过类似的一些情况。好比气味浓烈的百里香、薄荷和岩兰草通常都会与深褐色或橄榄绿产生联想，并且和大提琴的深沉音质相互共鸣。而一些较轻淡的气味，如佛手柑、柠檬和天竺葵则是与明亮的橘色、黄色和红色互相产生和谐的共感，并且与横笛和短笛这种高亢清脆的声音相互共鸣。

嗅觉与身心之间的关系

气味到底是如何被感知的？而为什么它能对我们的身心方面有如此深刻的影响？

任何有气味的物质都会散发挥发的芳香分子。当我们吸气时，这些芳香分子必须经由我们鼻根部位的微黄色区域，才能让我们感受到气味，这个部位称为嗅觉的上皮组织，约有5平方厘米大小，由高达5000万个气味的接收细胞所组成，称为嗅觉神经细胞。而每个嗅觉神经细胞都带有一个细小的毛发组织，我们称之为纤毛。这些嗅觉细胞，学术上可以定义为一种脑细胞，是一种嵌于黏膜内的感觉神经元，而每个嗅觉神经细胞则会透过一条纤长的单一神经纤维直接与脑部联结。

在芳香分子被嗅觉神经细胞的纤毛探测到之前，它们必须先在黏液里溶解。之后对于芳香分子的嗅觉感应会以电化脉冲的形式，通过神经纤维传送到嗅球（olfactory bulb）中。嗅球虽然位于鼻腔之中，然而却是脑的部分延伸。

脑部掌管嗅觉的区域位于神秘的边缘系统之中，边缘系统又被称之为"旧脑"或"嗅脑"。进化论者目前仍主张将左右脑划分的理论，而左右脑实际上是由古老的嗅叶（olfactory lobes）所进化而成，即使脑部已发展得相当复杂，然而脑中嗅觉感应仍然是最基本且最直接的一种感觉。虽然目前对于边缘系统的研究还有大部分是属于未知的领域，但可确知的是边缘系统与人类的本能反应有关，如情感、直觉、记忆、创造力、饥饿、口渴、睡眠状态、性欲以及更多部分。通过边缘系统，与其相连的下丘脑和脑下垂体会受到外界的感应与刺激，因而在人体的精神和肉体方面引发一连串的反应（参照第二部体系统的内分泌部分）。

气味的感知主要由操控直觉反应的右脑掌控，实际上不透过掌管语言以及逻辑和意识性思考的脑皮层和左脑部位。因此就不必讶异为何想要解释一些原始而直觉的嗅觉反应的时候，我们就会变得词穷。然而，想要以某种情感来回应所闻到的某种气味时，我们会试着唤醒自己的左脑来得到某种证实与答案，好让我们的理性能重新获得平衡，好比是想为某种气味冠上一个名称。但事实上，我们过于习惯被大脑皮层所掌控，而阻碍了自己的直觉本能。其实最理想的就是能够充分运用感性和理性这两种精神特质。

举一个简单又众所皆知的例子来说明香气对我们身心方面的根本效果。选一个自己喜欢的食物，吸一口它的香味，特别是在饥饿状态，这时口中就会一直分泌唾液，而胃中的消化液也会开始分泌，倘若它也曾是你吃过最丰盛的大餐中的一道菜，那么你可能也会产生许多关于用餐的愉快记忆。

气味的形状

虽然已有许多关于嗅觉的研究，但是对于人体中是如何进行区分各种不同气味的细部构造，至今多半仍只是猜测而已。而其中最著名也是调香师最为认同的说法，是在 1940 年代末期由英国化学家阿默尔（J.E. Amoore）所提出的立体化学理论（stereochemical theory）。这个理论就好像在谈论原色理论（primary colours theory）一样，认为所有的气味可区分成几个基本类别：花香、薄荷味、樟脑味、树脂、轻灵气味、麝香、恶臭味、苦味、焦味、霉味、草味等。

这个理论指出香气分子的几何形状会与它所产生的气味有关。也就是说当香气分子与鼻腔嗅觉神经细胞的某种特定接收器相结合时，会引起一个传导到脑部的神经脉冲。例如带有花香的香气分子据说是呈现圆盘状，还有一条尾巴拖曳着，这正好符合嗅觉细胞上像圆形漏斗一般的位置。而樟脑类气味分子则呈球体状，刚好符合鼻腔神经细胞上的椭圆形接收器，薄荷味则是一个楔形分子，则可以进入其中 V 字形的接收位置。某些气味分子的形状甚至可以同时找到一个以上的相符接受位置，会产生像花束一般多重香气的效果。

即使有其他更复杂的理论充斥，但是立体化学理论肯定能够合理解释共感觉产生的原因。这时玫瑰花的香气就好像粉橘色的椭圆形、广藿香的泥土气味则呈现方形，充满汗臭味的刺鼻袜子好比一堆土褐色的三角形……你觉得这些形容词很奇怪吗？我觉得一点也不，因为这些都是我自己对这些气味的个人印象。

嗅觉的范围

虽然每个人在嗅觉敏锐度上有相当的差异性，但就一般状况而言，一个健康的人可以闻出超过一万种以上的气味。调香师及一些土著猎人，则能够察觉出一般正常人所能感知好几倍的气味。即使在气味浓度很低或是距离很远的情况下亦然。这是因为嗅觉的敏锐度可以经由训练来提升（参见第 251 页）。

有些人的嗅觉会特别敏锐。美国的海伦·凯勒就是其中之一，除了触觉和嗅觉以外，她失去了大部分感官的功能。然而，她却能够单纯以气味来分辨出朋友或是陌生人，而且只要闻到对方身上的气味，就她的说法是，她就能够判断这个人所从事的职业。由于工作时，衣服上所沾到的木头、铁锈、油漆，以及药品气味等。即使这些人只是从她的身边一闪而过，她就可以从飘散的气味中得知这个人之前去过什么地方，在厨房、花园或者是病房。

还有一个专靠鼻子谋生的亚伯特·韦柏（Albert Weber）。从 20 世纪 70 年代起他就一直待在美国食物及药品管理局（简称 FDA），一共待了 30 几年。他的工作就是为社会大众把关，让人不要吃到腐坏的食物和饮料。在食物要开始腐坏的早期阶段，凭一般人的嗅觉是很难察觉到的。而凭借嗅觉，韦柏先生却能够在两小时之内就分析出 24 罐鲔鱼罐头，而进行相同的化学分析却要两天。

韦柏先生嗅觉特异的地方就是他不会有所谓的嗅觉疲劳或嗅觉适应等困扰，这是一般调香师在嗅觉方面的最大障碍。当接触同一种气味短时间之后，普通人的嗅觉神经细胞就会停止对于该种气味的传导。然而如果这时在空气中又释放出不同的气味时，就可以立即被察觉，但在几分钟之后，这种敏锐的反应又会再次消失，而一旦某种被察觉到的气味，似乎会永远停置而不会散去时，这或许是人体的一种天然安全警示，来让我们留意某些令人不舒服的味道可能具有潜在毒性的危险。

特异的嗅觉差异性

气味具有多种层面。一个单一的香气物质可能是由许多不同层次的气味所分别组成，因此你可能会感受到与别人截然不同的气味，而只挑出这些气味层次当中的某些特定气味；又或许你会对整个味道完全失去感觉。常见的是有些人无法闻出某些麝香或檀香的气味，这些气味比较偏向麝香调性，也有些人并非完全闻不到檀香的气味，只对其中部分味道有嗅觉障碍，有人可能会闻得到檀香中偏向木质的明显气味，但可能有人只能闻到檀香中隐约的尿膜味而觉得为之昏倒。

同时还有一种情况称为"气味幻觉症候群"（cacosmia）。针对有这类嗅觉问题困扰的患者而言，他们会尽量避免食用富含蛋白质的食物，因为对他们而言这类食物具有恶臭。虽然一般认为这类嗅觉问题的患者对于无法接受的气味产生幻觉，但真正的原因似乎是由于他们会明显闻到蛋白质里所含有低到一般人无法察觉的硫黄气味所致。酗酒的人比较常见有气味幻觉症候群的情况。

精神分裂症有时也会出现嗅觉反应提高的现象。而且患者特别容易闻到自己身上的体味，这会让他们觉得不悦。事实上有一些关于此研究的医学人员指出，有某些精神疾病的患者的确会散发出一些独特、但不是令人不悦的体味。

不幸的是，有些人却完全闻不出任何味道。这有可能是因为天生就缺乏嗅觉，但完全嗅觉丧失其实是由许多因素所造成的，像营养失调（尤其是缺乏锌的情况）、甲状腺机能不全、过敏、鼻息肉、老化、头部受伤、脑瘤、碰到有毒化学物质等。不论是什么原因导致，生命中缺乏嗅觉都是很凄凉的一件事。除了不能察觉到东西烧焦或食物腐败等危险以外，即使在品尝最美味的食物时也会食之无味，因为嗅觉和味觉是交叉运作。根据我认识的某位丧失嗅觉患者的说法："失去嗅觉，生命好像失去了本身应有的情趣和热情。"再者，听说有四分之一的丧失嗅觉患者成为性无能，但这种现象并非出现在每个丧失嗅觉患者

身上。我们都知道沮丧是扼杀欲望的杀手，因为丧失嗅觉而导致性无能可能是由于沮丧而导致的并发问题。

一些关于人类嗅觉的现象，例如为什么我们能闻到某种气味，而对某些气味没有感觉？又为什么我们只能感受到某种气味的某些部分？还有为什么我们就是喜欢某种气味，却不喜欢其他气味？这些问题至今仍然是个谜。就个别对香味的偏好而言，其实会与体味、年龄、种族以及气味的条件等因素相关联。

心灵香气

许多心灵研究者或灵媒会修习一些超能力技术，诸如透视力（clairvoyance，洞察别人的心思）、天耳通（clairaudience，用心思聆听到非一般的声音）、心灵透视（clairsentience）或心测术（psychometry，心灵感知能力）等等。然而，很少听到他们会致力于发展嗅觉方面的超能力。可能真有个"精神嗅觉"来形容感受的专有名词吧，但至少我从未听说过。现今的人类反而将嗅觉归类为最原始的动物层次，然而嗅觉却是所有感官之中心灵感知能力最强的一种。

我曾经不断地见证到关于嗅觉的心灵本质。最近我才又想起一个发生在我身上的事情。我有一位从未谋面的笔友，有一次当我收到他的来信时，我觉

得他的信纸似乎散发出一种松树般的香气，但很奇怪的是，别人就是闻不到这信纸有任何的松树气味。在一次试探性的询问后，我才终于发现这位住在远方的朋友喜欢松树精油的香气。那次他在写信时，刚好用完了松树精油，因此心里老是想着要去买精油。

嗅觉其实还有一种有效的自动暗示因素，单纯只是为了研究目的而已。我成功地蒙骗许多人相信他所讨厌的精油气味就掺在我所提供的调和精油之中。有一次我还遇到了一个容易上当的可怜虫，他是最容易因为别人不相信他而感到生气的人，在经过试验的结果是，他相当肯定我在调和精油中掺入了他所害怕的薰衣草精油，这个试验结果看来简直就像个双重骗局。

我曾看过一篇文章指出如果仅仅将水装在一个造型独特的瓶子里，就能够有效地说服房间里的所有人相信，瓶子中正飘散出某种他所认定的气味。如果暗示他们瓶子当中装有某种令人厌恶的气味，那么这些人会非常的敏感，可能会因为回想起某种记忆而感到恶心，甚至被迫离开房间！为了要中断这种嗅觉暗示，就是说出实情。你会发现自己进行这项实验来证明所谓有气味幻觉的存在是相当有趣的一件事。但不得不事先提醒你：进行这个实验的副作用就是除了少数

有度量的人以外，你可能会因此失去许多朋友。

提高自己的嗅觉

想要闻到某些你原本闻不出来的气味，其实是可以学习的，只要让自己持续处在这种味道之下。气味研究人员已经证实，对于檀香有完全或部分嗅觉丧失的人，仍然可以制造出对这种特定气味的接收器，秘诀就是要每天吸嗅檀香数次，持续两个月之后即可改善。

我个人对增加嗅觉能力的建议是，在吸嗅精油之前先进入一个放松和接受的状态。缓慢地深深吸入；并让气味进入你的意识，感觉有能量环绕在你的头顶，扩散并且和该香气结合在一起。一旦你认为自己已经准备好了，手里拿着该种花朵或精油的样本，精油最好是滴在试闻纸或吸油纸上，放在靠近鼻子的地方，慢慢地深深吸入，集中意识，想着自己想要闻到这种香味。利用这种方法，你可以在数日内就学会如何闻到从未闻过的香气，而不用耗费几个月的时间。

心灵芳香疗法
（psycho-aromatherapy）

心灵芳香疗法想把精油对中枢神经系统的生理作用、与人们对气味的主观感受相结合。令人遗憾的是，这

种有实证效果的治疗法，却沦为各种神秘幻术故弄玄虚的道具。与其让主观的事实成为个案特例，不如试着将各种精油引发或驱除某些情绪的功效来加以分类。像檀香能有助于克服过于自私和拖泥带水的心态、玫瑰有助于平缓嫉妒心理、而甘菊则能为索然无趣的心灵重新点燃热情。

作为帮助个人成长的工具，精油也许已对认同的人产生很好的改善效果。我从未怀疑有一些虚构某种心灵功效的精油，却能成功地改善相关的精神问题。事实上，只要我们真的相信某种精油具有某方面的心灵疗效，它们就真能用来发挥其精神效果。暗示所带来的心灵力量不应该被低估。

在某些情况下，甚至有人事先并不知道精油本身所具有的心灵层面的疗效，但如果借由芳疗师的用心调制，并相信这种调和精油对患者有正面或特定的影响，即使芳疗师并未告诉患者这精油会为他们带来什么样的帮助，仍有可能达到预期的心灵疗效。这与之前所谓虚构精油疗效却真实影响患者情绪的观点相较之下，就显得有点令人摸不着头绪。然而如果病患和芳疗师之间能存在所谓的同理心时，就可能出现这种奇妙的效果(参照第20章)。由此看来，人类与生俱来的"自愈能力"会持续努力利用各种方式来启发我们自身的纯净心灵意识，即使这种方式必须通过其他媒介来传导，这里所指的媒介是指治疗师及其所选择的治疗工具。的确这种治疗师和患者之间所存在的直觉和心灵感应现象，在传统的精神疗法中是相当注重的。

一般来说，令人厌恶的气味会引发不舒服的想法和情绪状态。而令人愉悦的香气却可以激发我们快乐的记忆或情感，并且还能提高创造力和灵感。但是所谓"愉悦"或"讨厌"的感受是相当主观的认知。例如德国诗人席勒（Schiller）的诗兴是起源于腐烂的苹果味。他把烂苹果放在书桌的抽屉内，每当在斟酌字句找不到适切的字眼时，他就会拿出烂苹果来闻一闻。而英国诗人柯瑞奇（Coleridge）的灵感则潜藏在腐臭里。对他而言远处粪堆的味道闻起来就有如麝香；而死狗的味道闻起来就像小白花的香气。如果有某种气味会让我们联想到一些不愉快的经验时，我们就会觉得不舒服。例如我的一位长辈朋友，就无法忍受玫瑰的香味。只要一闻到，她就会回想起过去在教室里看到严苛女校长严厉的目光。那种让人全身浑然无力的记忆，只因这位女校长身上总散发着玫瑰香水的味道。

科学研究

当我们提到植物精油对中枢神经系统的生理作用时，在最近这几年就有人提出许多利用脑电波图 EEG 所做的科学研究报告。这种仪器是用来记录人类脑部和皮肤的电流反应。毋庸置疑，某些精油对人类精神和身体方面具有放松效果；而有些精油则具有提振精神的功效，而有些精油却能依照个人的不同状态而同时具有放松或提振精神的功效。在同时间，如果某种会令人感到愉悦的气味，就会刺激大脑的边缘系统分泌出让人"快乐"的化学物质，称为脑啡（encephaline）和脑内啡（endorphin），这两种物质有助于降低疼痛和营造幸福的感觉。相反地令人厌恶的气味也会依循相同的路径，产生相反的结果。因此以个人喜好来选择精油的重要性其意义就在于此。

有时候科学研究报告的结果会与我们所预期的结果刚好相反。举个实例说明，根据 20 世纪 70 年代日本 Toho 大学教授 Torri 所提出的研究报告指出，橙花和玫瑰通常被视为是具有镇静效果的植物精油，但是研究却发现它们具有刺激和提振的效果。这种事实与研究报告的差异现象其实与实验时所使用的精油浓度有关。根据盖特佛塞（Gattefosse，译注："芳香疗法"名词的原始人）的说法，低浓度的欧白芷精油会刺激脑部，而高浓度则具有催眠和镇静效果。此外，并非每个人都能敏锐感应所有的香气，充其量只能分辨其中某些小差异而已。例如橙花和玫瑰，都具有部分苏醒的高挥发气味，但通常会被镇静效果的其他气味所掩饰。因此会有人对某种香气的反应是活泼苏醒，而另一个人反而会觉得镇静松弛。容易闻到气味全貌的人往往同时会感受到刺激和放松的感觉。他们在对精神方面感觉提振，然而身体方面却觉得很轻松。

精微的芳香疗法

正如人类的耳朵听不到动物可以听得见的高低频声音，但这并非表示我们不会受到这类音频的影响。在英国 Warwick 大学，由史提夫·透勒（Steve Van Toller）和乔治杜得（George Dodd）两位博士所提出的研究报告显示，我们的生理和心理方面可以同时回应高度稀释后的香气，即使稀释到我们闻不到为止。脑波测试结果显示我们皮肤和脑对这种闻不到的低浓度气味还是有所回应。事实上，由于在意识上并未介入其中，所以这些无法感知的气味对于身心的回应可能还会更为深入。

这是一个令人兴奋的领域，值得我们费心地对它进行完整探究。因为这可能引导我们发现一个全新的精微治愈分支，利用这种经过高度稀释的植物精油来进行疗愈，我们不妨称之为"顺势芳香疗法"（homeo-aromatherapy）。虽然遗漏掉精油的奇妙香味会很可惜，但是我们若拿"顺势芳香疗法"和另外两种疗法作比较，那就是巴哈花精疗法（这种疗法还是会有相当少数的配方是来自于有香味的花朵）以及正统的顺势疗法，那就是这些疗法所使用的原始治疗物质都被高度稀释到仅以能量、振波或记忆的形态保留在乳糖药锭（顺势疗法所采用）或液体（花精疗法的配方）中。虽然这两种疗法的用药浓度都非常的低，但如果选择了正确的治疗方式，它们对精神和肉体方面的医疗效果确实会相当显著。

进阶的嗅闻技巧

与其臣服于他人主观的说法，那么以下你要开始学习的嗅闻技巧更能让你在心灵芳香疗法的领域里找到自己的一条路。这些技巧还可成为你发展并信任自己直觉反应的基础，而这也是从事所有自然疗法的基本。

由于没有任何其他感官像嗅觉那么容易产生疲乏，所以必须要限制自己同一个阶段只闻几种精油，肯定不能超过6种。每种精油可以先用精制的植物油稀释成6%的浓度，记得稀释的基底油本身气味应该不易察觉或甚至闻不出来。例如将6~8滴的纯植物

精油加在一茶匙（5ml）的葡萄子油中。由于完全未经稀释的精油或者这里所建议稀释成6%的植物精油，其气味非常浓烈，若经由长时间的吸入可能会导致头痛或反胃等不适状况。尤其是在不通风或温度过高的房间内，这种情形会特别严重。因此记得要在通风良好、温度适宜的室内进行，并避免厨房的油烟味或家里其他的气味夹杂。

选择让自己觉得平静和易于接收气味的时间来进行，或许在做完第19章所建议的深呼吸或是放松活动之后，舒适地坐着，将试闻纸或撕成细长条的吸油纸沾上精油，在纸干燥的一端写上精油的名称是个不错的方法，尤其在判定两种以上的精油时。挥一挥吸油纸，让香味能迅速散发，然后再缓慢地深深吸入，让自己完全浸淫在其中。

让自己沉浸在香味中大约两三分钟的时间，想一想这种香气会让你联想到什么？是情感、记忆或是影像？哪一方面的比例最多？将精油所给你的印象写在笔记本上，即使这种印象的结果只是一些简单的词句，好比愉快的、紧张的、苹果、木质的、药的，或甚至是声音、味道、质地、颜色和形状等相关的字眼都可以。

本章之前已强调在选择精油的过程中，能够让你感觉愉快的精油其实相当重要，但仍有例外情况。如果某种气

味会让你产生绝对的不适感，或许因为它会引发某种不愉快的记忆或某种令你困扰不安的影像，你可以确实地把这种气味当成一种治疗工具。即使一开始看起来就像自我虐待一样，但试着将你当时的感受尽可能巨细靡遗地写下来。一旦通过我们的意识来审视某种负面的情感，它对我们的威胁性就会因而减少。甚至最后它的作用还可能会完全地瓦解。打个比方，你是否曾写过恶毒的信给别人，但在最后一刻你却决定不寄了？在写完信之后，因为愤怒的情绪随之发泄，因此你可能会觉得好多了；而且会因为自己并没有做出令人难堪的报复行动而感到释怀。利用某种令你烦躁的精油气味来作为医治的工具，就是这个道理。总之，我们在这里衷心地祝福你心情愉快。

植物精油的心理疗效表

下列的植物精油及原精分别被归类为以下各种对于中枢神经系统的作用，而一些被归类为"催情"功效的精油则同样会影响人体费洛蒙的分泌（参见第345页），记得选油时还是要依照个人对精油气味的喜好程度来做依据，如果你不喜欢某种植物精油的气味，或是这种气味会让你联想起一些不愉快的回忆，那将会改变原本精油对人体应有的身心作用。

提 振	平 衡	松 弛	抗忧郁	催 情	镇 欲
欧白芷	同时具有提振	雪松	罗勒	欧白芷	抑制性欲
黑胡椒	或松弛的效果，	洋甘菊	佛手柑	豆蔻	
豆蔻	能视个人的心	快乐鼠尾草	康乃馨原精	康乃馨原精	樟树
康乃馨原精＋	灵状态而调整	丝柏	洋甘菊	雪松	马郁兰
丁香		白松香	快乐鼠尾草	肉桂	
榄香脂	罗勒	蛇麻草	乳香	快乐鼠尾草	*如果使用浓度
尤加利	佛手柑	杜松子	天竺葵	丁香	在 0.05%～1%
茴香	乳香	橘	茉莉原精	芫荽	时或许反而会
姜	天竺葵	马郁兰	薰衣草	白松香	具有提振的效
葡萄柚	薰衣草	真正香蜂草*	柠檬	姜	果（参见第72
茉莉原精＋	柠檬草	银合欢原精*	莱姆	茉莉原精	页"简单调制
莱姆	橙花	没药	橘	橙花	精油比例"）。
肉豆蔻	玫瑰原精	苦橙叶	橙花	肉豆蔻	
甜橙	奥图玫瑰	檀香木	甜橙	广藿香	**如果使用浓
玫瑰草	帕图玫瑰	缬草	玫瑰草	玫瑰原精	度低于0.05%
广藿香＋		香草原精或浸	广藿香	奥图玫瑰	则或许具有松
薄荷		泡油（参见第	苦橙叶	帕图玫瑰	弛效果
松		354页）	玫瑰原精	迷迭香	
迷迭香		岩兰草	奥图玫瑰	檀香木	
穗花薰衣草		紫罗兰叶原精	帕图玫瑰	岩兰草	
		西洋蓍草	檀香木	伊兰伊兰	
		伊兰伊兰*	伊兰伊兰		

第 四 部

Massage

按摩

身为一名医师必须精通许多事，其中确定免不了的就是"按摩"……
而常保健康之道就是每天进行芳香沐浴及芳香按摩。

~希腊医学之父——希波克拉底~
（Hippocrates）

按摩的治疗艺术

纵观人类历史，任何形式的接触式治疗，无论是原始的萨满教（shamanic。译者注：萨满教是一种古老的灵性修行，视自然为灵性和疗愈的源泉）或者是其他技巧性更多的接触式医疗，一直以来都被用来医治患者和心灵受伤的人。按摩所蕴藏的治疗力量为古老中国、印度、埃及、希腊和罗马的医师所肯定并加以记载。而且当大部分东方文化拥有按摩治疗的长远传统时，西方文化却在中世纪时期因为教会所宣传的教义，按摩被烙印成为只是某种"肉体享乐"的活动，使得西方世界在按摩治疗方面因此退步。

19世纪初，由于瑞典体操选手普汉克·林（Per Henrik Ling）介绍自己的按摩方法，这种按摩方式结合了古老中国的推拿技术以及被动的体操动作，因而按摩又开始回到了西方世界。林的按摩技巧经他的学生由瑞典开始传布，之后盛行于全欧洲。到了今天，"瑞典式按摩"这个按摩技巧的专有名词被用来感谢林的贡献，并用来代表某种按摩技术。瑞典式按摩的方式不同于土耳其浴所做的深层按摩以及捶击式按摩（pummelling），相较之下，瑞典式按摩的力道较小，而大部分源自于19世纪开始发展的其他按摩方式其实多多少少都是受瑞典式按摩所影响（包括精油按摩）。

虽然目前大家开始热衷按摩疗法，但仍有人无法放弃过去刻板的印象，认为按摩只是为了疲累的运动爱好者，或是一些令人怀疑"醉翁之意不在酒"的按摩院客人才需要的活动。的确，接触疗法通常被轻视、也未加以充分利用，甚至有时候还备受误解。

事实上，按摩是一种先进、结合直觉和天赋，通过手部的摩擦，来提供治疗功效的方法，无论是按摩皱起的眉头或是疼痛的肩膀，在这方面按抚和揉捏对健康的意义，好比食物和注意清洁卫生一样重要。事实上，心理学家也表示通过温柔充满爱意的抚触，特别是在婴儿时期，对身体和心理的发育显得相当重要。

当接触变成一种既纯熟又敏锐的按摩动作时，不仅能放松、活化疲累或感觉生病的肉体，同时也是一种可以沟通温暖、安心和自我价值等情感的一种有效方式。一旦将按摩配合可提升情绪的精油，会滋养身体的各个层面，包括无形的灵魂层次，也会因为我们对香气的喜好和欣赏而得到抚慰。

按摩对精神和身体的作用

- 改善血液循环以及淋巴循环。有助于消除人体组织所产生的废物及毒素，例如乳酸和碳酸物质。这些物质囤积在肌肉纤维中会导致酸痛、疼痛和肌肉僵硬等状况。
- 帮助消化并能预防便秘。
- 可以预防并减缓头痛。
- 促进睡眠；有助于预防失眠现象。
- 有助于降低高血压。
- 促进深呼吸，有助于预防呼吸道的疾病。深呼吸还可以带给我们一种"放下（让它去吧！）"的感觉，因而有释放压力的效果。
- 刺激大脑分泌出提升心情的化学物质，例如脑啡和脑内啡，这两种物质能够降低疼痛并让人产生幸福安宁的感觉。幸福安宁的情绪还会提升免疫系统，因而有助于加强我们对疾病的抵抗力。
- 一旦紧张的肌肉开始放松，有时候也可以释放沉积的情绪。这在按摩的过程中，即可以用放声大笑和大哭的方式来释放。一旦有大量的压力和神经紧张，那么释放情绪时身体可能会有一种非自主性的抖动，然而这种现象很少持续超过几分钟以上。无论是哪种状况，在你接受按摩后总会觉得恢复活力。
- 在按摩时或按摩后，有些人会产生一种头晕的感觉，就好像喝了几杯酒一样，有少数人则会沉睡；许多人会变得安静，还有些人在平时容易感觉疲倦嗜睡，经过按摩后突然变得更有精神、更有活力。

为别人按摩的人

为别人按摩也能享受按摩的好处，如同当我们体会到自己能够帮助别人的那种快乐。在按摩过程中，我们会遗忘自己而分享被按摩者放松或兴奋的经验。换句话说，为别人按摩的过程也是一种动态冥想的体验。

要发展这种按摩时的专注力，按摩者必须感应到对方的需求。虽然肌肉的压力是一个有形的讯号，可以经由学习来加以辨识（参见第264页），但是身为一个好的按摩治疗师也会利用其直觉来感应对方身体哪个部位需要放松；哪里需要重新回复活力。为了培养这种敏锐度，试着在按摩时不要讲太多话。在按摩时，如果有人为了化解因为安静或身体被别人碰触的害怕或尴尬情绪，而强迫自己喋喋不休时，这种状况其实相当可惜。奇妙的医疗能量通常得在安静的时刻才会涌现。经由练习以及真正想帮助别人的真心渴望，大部分的人可以培养发展自己的治疗潜能。如果你依照本章的说明步骤来练习，你很快就能学会非常好的按摩技巧基础，并依此发展自己的直觉按摩方式。

无论如何，在开始进行按摩之前，尽量放松自己并让自己的心灵保持在正面状态是相当重要的。否则你会不由自主地将自己部分的压力和负面情绪传递给对方。在如此亲密接触的环境下，这的确是很容易发生的现象。你会发现在按摩之前做几个深呼吸或是进行我们在第19章所建议的瑜伽伸展动作，会相当有帮助。或者你也可以做几次我们在第20章提到的气场能量视觉化步骤。

穿着宽松、舒适的衣服也很重要。将身上的首饰拿掉，并且确定指甲要剪短。最好要求对方脱掉首饰和衣服，但是如果他们认为穿着短裤感觉较舒服，请务必尊重他们的想法。

接受按摩的人

为了完全得到按摩的益处，必须体会如何保持意识清醒，并学习完全被动地接受按摩。如果你不断地聊天或感到烦乱不安，就很难达到效果。你可以闭上眼睛，深呼吸几次，然后再以鼻息声呼气，放松自己来感受按摩的这一切。让自己的注意力集中在对方的按摩动作，享受那种感觉；让自己的身体变得松沉柔软。例如当对方企图要抬高或移动你的手臂和头部时，请别想要帮助对方而尝试施力。如果按摩过程中会感到疼痛、寒冷或不舒服时，一定要讲出来。此外当你趴卧时，如果脖子开始感到僵硬，要转身躺卧。

营造治疗的空间

选择一个安详、充满放松或是提振气氛的房间，绝对不要那种杂乱曲折的空间，也不要过度不协调的色彩布置。色彩治疗师表示突兀刺眼的颜色会影响我们的心情——即使我们闭上眼睛。同样的，不要在充满诡异病态气氛的房间内进行按摩，例如充满阴暗色调的房间。大部分的治疗师认为中性色系或粉色系较能传达放松和治疗的讯息。大致上来说倾向于柔和的绿色、蓝色、粉红色或淡紫色。然而有极少数的治疗师不同意粉嫩色系，而较喜欢单一令人振奋的色调，例如金黄色或温暖的桃色。然而无论哪一种颜色组合，务必确保房间内相当地干净整齐，而且还要很温暖。在深度放松时，身体很容易感到寒冷，尤其当皮肤敷上一层按摩油的时候。冻僵的肌肉会因而收缩，导致身体分泌压力激素——肾上腺素。而这种激素原本是你在接受按摩时最想消除的东西，所以你绝对不希望在按摩时反而加重它的分泌。

尽可能在自然光线下、柔和的灯光或是烛光下进行按摩。来自头顶的刺眼灯光会让你联想到歌剧院和看牙医的情景。专业的芳疗师也会避免引发诊所联想的气氛布置。芳香疗法的治疗力量，的确源于它能滋养我们所有的感官，而不仅仅是嗅觉而已。一瓶鲜花、一盆植物，或是一碗水果都有助于提升治疗空间的气氛。

如果你住在繁忙嘈杂的地区，你可以小声地播放轻松的音乐来阻隔背景杂音的干扰（当身体放松时，听觉会变得特别地敏锐）。尤其是一些较大的唱片行、辅助医疗用品中心或新世纪音乐等相关产品的卖场，都可以买到专为放松或按摩制作的录音带或 CD。特别是专为放松制作的音乐，本身即具有背景音乐配角的气氛和流畅的特性，其节奏能够加深放松的反应。然而音乐的品味是一种相当主观的感觉（就好像我们对香气的偏好也是相当个人的），如果对方反而因为音乐分心，务必尊重他们的想法，把音乐关掉。

按摩平面的准备

大部分专业芳疗师会使用专用按摩椅，这种按摩椅对进行大幅度的按摩非常理想，因为它有助于防止按摩者的背部酸痛。也有可能必须在地板上进行按摩，虽然这种姿势对按摩者比较辛苦，但是对于接受按摩的人来说获益却较大。因为按摩师可以利用全身的重量，较容易施力，将按摩做得更透彻而完全。

如果你的背部或肌肉状况不佳，自己又没有专用的按摩椅，那么在坚硬的木桌上会比较容易进行全身的按摩。尤其是古老农舍厨房里的木头餐桌最理想。要注意的是，桌子的尺寸只能比一般单人床稍微宽一点；否则按摩者会很难按摩到对方全身的各个部位。但如果你的个子是属于非常矮或非常高的极端身材，或许你会觉得这样的高度对进行按摩相当不便。专业用按摩椅通常是订制的，其理想高度是刚好位在我们站立时臀线下方的高度。

不论在地板上或在厨房的餐桌上进行按摩，准备一些毛毯或是一条对折的双人凉被，上面再铺上浴巾，铺在按摩的平面上，让被按摩的人有舒适的床垫。同时你会需要一到两条的毛巾（浴巾的尺寸最理想），将毛巾盖在被按摩者的身上保持温暖，并露出正在按摩的部位即可。不论是哪一种按摩手册，都会提到专业按摩师从不让被按摩者全身坦露而完全不遮盖。这并不只是基于保持温暖以及避免尴尬的考量，同时也考虑到当全身外露很容易让人产生脆弱和孤立无助的心理感觉。

按摩也可以在床上施行，但是必须有一张结实坚硬的床垫。如果床垫太软，被按摩者会往下沉，而且这样的床垫会吸收掉有益于被按摩者身体的按摩压力。在床上进行按摩时，不管怎么样你都必须爬到床上，跪在对方的身体两侧，以便进行按摩。否则你会被迫在按摩时作过度的弯曲，而造成自己腰酸背痛。

同样地，在地板上进行按摩时，绝不可站立，或从腰部下弯。这样的姿势除了会阻碍按摩过程的重要步骤以外，还会造成下背部的伤害。正确的姿势是以膝盖跪在对方的两侧。但是在进行背部按摩时，如果你认为较方便施行按摩动作，那么操作某些按摩动作时，可以跨骑在对方大腿部位操作（参见第265页"按摩步骤"），在进行按摩的地板范围内，最好都铺上地毯，这样可以保护你的膝盖，不然就用一块厚厚的毯子或是两三条毛毯铺在按摩区域也行。

按摩时注意事项

- 绝不能为发烧或有其他传染疾病的患者进行按摩。按摩会使皮肤、肌肉和关节发热，因而加剧病情。
- 切勿直接在有静脉瘤的血管上施以强烈的按摩。
- 切勿为患有血栓症或静脉炎的患者进行按摩。因为这样一来血块会随着按摩动作而移动。有引发中风的危险性。
- 请勿在皮肤上的疹子、皮肤溃疡的伤口、暗疮、肿大、瘀伤、扭伤、拉伤的肌肉和韧带、断裂的骨头和烧伤处直接按摩。而且被按摩的人也绝不会让你按摩这些患处，因为任何按摩力量或摩擦都会让对方带来极大的疼痛。
- 即使按摩对关节炎和风湿症患者而言是很棒的止痛剂，但请勿直接在肿胀或发炎的部位进行按摩，因为按摩只会造成更大的疼痛和组织伤害。由于发炎和肿胀会间歇性地出现和消失，所以可以在疼痛和发炎的症状较缓和的时候进行按摩，如此一来可有助于降低疼痛和发炎发生的频率。
- 为患有严重疾病的患者进行按摩之前，务必先咨询医师的同意，例如心脏病或癌症患者。但是，就大部分的情况来说，按摩是安抚身体和精神的妙方。
- 未征询妇产科医师和助产士同意之前，切勿为孕妇进行按摩。
- 如果按摩会让某个部位疼痛就要放弃、移往身体的其他部位继续按摩。

按摩用油

准备一种适用于对方肉体和精神感受的按摩油来按摩。进行全身按摩时，需要用到大约 10~15ml 的按摩油，如果对方的皮肤相当干燥，体毛又很多，或是身体面积较大时，或许按摩油用量要更多。如果你只要按摩身体的某个部位，例如脸部、足部或手部，那么按摩油的用量不会超过 5ml。将按摩油装在一个漂亮的盘子或碗中，放在靠近你的地方，注意在进行按摩时，避免不小心把它打翻了。

按摩技巧

接下来，你要学习的基础按摩步骤版本是修正自专业的芳疗按摩法。它是根据 5 种按摩动作：按抚（stroking，使用整只手）、揉捏（kneading，富有节奏性的捏挤动作）、提拨（pulling，用力上提的动作）、摩擦（friction，使用拇指头或手的根部）以及轻扫（feathering，以指尖轻扫）等 5 种。较剧烈的按摩动作如手刀劈砍（hacking）和捶击（pummelling）等动作很少用在芳疗按摩的过程，但是在运动按摩时倒是包含这些动作。

即使你的按摩处女秀感觉起来不太有信心，但是越练习，你就能越快建立信心。一开始，可以试着按摩自己的腿部。一旦你找到了自己对按摩的感觉，可以开始为自己的同伴来做

按摩练习，对方最好也乐于来为你按摩。经由彼此交换练习，可以开始建立对按摩的感觉；而且被对方按摩你也能体会到那种令你愉悦的按摩感受，这种感受肯定也能让对方产生同感。

如果一开始就尝试为别人进行全身按摩，很有可能会让人感到挫折。最好只在身体的某个部位练习，最好是背部。因为背部是一块非常适合练习按摩的大面积部位。

如何为别人做有效按摩的小秘诀

- 当你感到焦虑、生气、沮丧或急躁的时候，切勿替别人按摩。因为对方会感受到你的情绪影响，并且开始和你一样觉得难过。
- 确定对方没有戴眼镜、隐形眼镜或任何首饰，因为这些东西会干扰按摩的进行。
- 不要将按摩油直接倒在对方的皮肤上。在进行按摩之前，将少量按摩油倒在自己的手掌心用双手摩擦生热。你只需要用手给予对方舒适感受的滑动按摩。过多的按摩油会让你的手滑来滑去，而无法进行结实有力的按摩；而且还会降低你的敏感度，而感觉不到哪些紧张部位需要松弛。然而按摩油过少，也会造成拉扯皮肤的状况，产生令人不舒服的摩擦感受。

- 确保你的双手温暖。冷冰冰的手会惊扰对方，使对方肌肉收缩。
- 在利用按摩油做持续性的平稳按摩动作时，请让自己整只手完全接触到对方的身体，顺着他的身体轮廓按摩，就好像你正在完成一件雕塑品一样。
- 通常，朝向心脏方向的按摩动作必须结实有力。反之所用反向的按摩力道要比较轻柔。
- 在整个按摩过程中试着尽量让自己的手保持与对方身体接触而不要离开。即使当你必须添加按摩油的时刻。这时可以保持一只手放在他们的背部、手臂、足部或头部的地方。理想的是整个按摩过程感觉起来必须像是一个持续流畅的完整动作。按摩过程中一旦这种接触间断，会使对方感觉最彷徨失措。当然如果按摩进行到一个段落时，那么这种接触的中断就无所谓了。例如当你已经完成背部的按摩，需要求对方翻身的时候。
- 由非常轻柔到非常结实等不同的按摩力道，在其间作力道强弱不等的变化可以增加按摩的乐趣。但是在骨头部位，力道必须较轻柔，例如小腿胫骨和膝盖部位。但是对大面积的肌肉可以使用强劲的力道，例如背脊两侧和臀部的肌肉。但是绝对不要在脊椎骨上施压。通常缓慢的按摩动作具有镇静作用；而快速的动作可以提振精神；而非常缓慢

和绵密的动作可以激起情欲（参见第308页"情欲按摩技巧"）。大部分芳疗师会依照被按摩者的状况以适度缓慢的按摩动作来放松或使对方苏醒。也就是说芳疗按摩对精神和肉体具有平衡作用。
- 用你的全身力量来进行按摩，不要只用手部和手臂的力量。例如当你在进行揉捏（kneading）动作时，将你的双手轻轻适度地左右来回摇晃；在进行持续连续的背部滑推按摩动作时，你要随着按摩动作倾身向前，用你全身的力量按摩，而不只是用手臂和肩膀的肌肉而已。你的动作越轻松流畅，对方才能随着你放松自在。
- 如何以全身的力量进行按摩的关键在于感觉自己的呼吸。例如当你在滑推按摩腿部或背部，并随着按摩动作倾身向前的同时，慢慢吐气；而当你滑推回来的时候，在释放压力的同时吸气。在进行滑推式按摩时，请不要憋住呼吸（这是按摩过程中常见的一项错误），因为一旦你憋住呼吸，你的全身会变得紧张，尤其是手部。这种紧张随后也会传导给对方。
- 记住用感性加上全然喜乐的心情来进行按摩。不论是多么基本的按摩动作，这种心情远比机械式操作许多繁复困难的按摩动作之全套疗程来得重要。按摩者随着手部接触所传出的意念，能决定按摩效果的好坏。

按摩的时间控制

　　全身按摩约需费时 1 小时完成。如果你只有 10~15 分钟的时间，最好选择身体的某一部位来进行较不费时但深入完全的按摩。这种按摩远较草率地做完全套的按摩动作效果更好。例如头部、脸部、颈部、肩膀、手部以及足部；或者是背部按摩，包括按摩颈部和肩膀。这些部位都很适合短时间按摩。有趣的是只针对身体某一部位来进行深度按摩，其放松和恢复活力的反应会扩散到全身，包括精神层次。

如何处理肌肉紧绷的状况

　　按摩时你会摸到身体某个部位感觉僵硬、紧绷、有粒状或甚至于块状的肌肉。皮肤下面所出现这些小肉瘤，是由串联肌肉之纤维以及废物堆积所造成的。有时候一些刚开始学习按摩的菜鸟会误以为是骨头。当你发现任何紧绷的部位时，可以在其周围的地方按摩，即可抚平紧张的肌肉。一旦该部位温暖放松以后（施以轻柔的按抚和揉捏动作约 5 分钟之后），你可以再以大拇指直接在紧绷或肿块的地方进行指压。同时要敏感察觉对方的身体反应，视状况调整自己的指压力道。在按摩的过程中，进行到按压步骤，如果按摩者和被按摩的人都能同时呼出长长的叹息声，并在放松施压的时候同时吸气，这样对双方都很有帮助，要注意避免引起强烈的疼痛。相反的，接受按摩者所感受到的应该只有所谓的"治疗性疼痛"而已。这种疼痛并不明显，只会让被按摩的人隐约感受，并且还能够因此发出满足的呻吟。"治疗性疼痛"和让人尖叫的疼痛（这样会让肌肉收缩得更加严重，以免受伤），两者之间有极大的差异。要感受何谓"治疗性疼痛"所带来的那种释放痛苦的感受，唯一的方法就只能靠自己亲身去经历了。

何时不能进行施压动作

- 如果疼痛的情况严重；以及／或者关系到重要器官时，应立即寻求医师的协助。
- 千万不要用拇指按压在尚未完全痊愈的痣、疣、静脉瘤血管、肿胀、发炎部位或没有愈合的疤痕处。
- 切勿在肚子或胸部用力施压。
- 请勿在怀孕期间进行施压按摩。
- 请勿在断裂的骨头、裂开的韧带、刀伤或其他外伤处用力施压。

按摩步骤

● 按摩背部

1 让被按摩者俯卧，头侧向一边，手臂放松置于身体两侧，或从肩膀处轻松地让双手微弯。有些人觉得在胸部和脚踝的地方垫个软垫或将浴巾卷起垫着会比较舒服。

2 用一到两条浴巾，覆盖在对方的身体上，能覆盖到颈部直到脚趾。如果你要在地板或床上进行按摩时，双膝微微张开跪下来。如果你要使用专业用按摩椅或木桌来做按摩时，两脚微微张开站立，方便自己弯曲膝盖，使你能够随着按摩动作倾身向前。

● 按摩前准备

1 在还未将按摩油擦在手上之前，先移到对方身体左侧（左手的左侧），并将你的左手轻轻地放在对方的后脑勺上。把你的右手放在对方坐骨脊椎的地方。

2 缓慢地深呼吸，并请对方遵照自己的指示呼吸，让你们可以彼此协调一致地呼吸。

3 放松自己去尽量融入彼此。持续大约30秒。这能让你们双方镇静下来并让对方适应你的碰触。

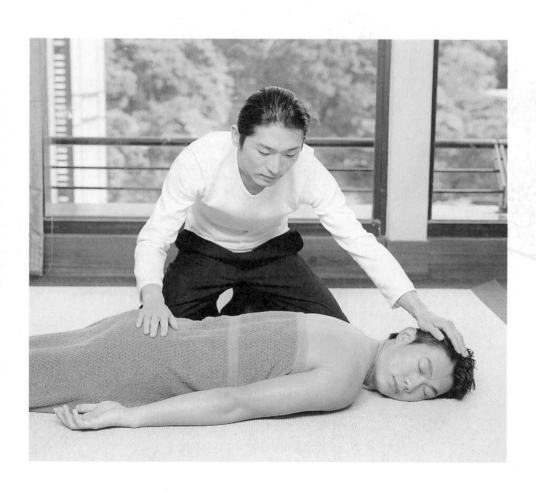

● 手指轻扫（feathering）

手指轻扫正如其英文字面上的意义，有如羽毛般（羽毛的英文 feather）轻抚。这是一种相当轻柔的按摩动作，被按摩者几乎无法察觉到。然而这个动作却具有相当缓和安抚的效果，尤其对神经紧张或生气郁闷的人来说特别有效。

1 不用掀起对方身上的浴巾，从对方头部开始作羽毛般的轻扫一直往下遍及全身。

2 在轻扫时，手部要非常放松，手指轻松地张开，把你的指尖当成羽刷上的羽毛，以连续的动作轻扫遍全身，往下一直到脚趾头部分。

3 将双手移向对方的头部，再往下扫一次。这个动作至少要作 12 次以上。

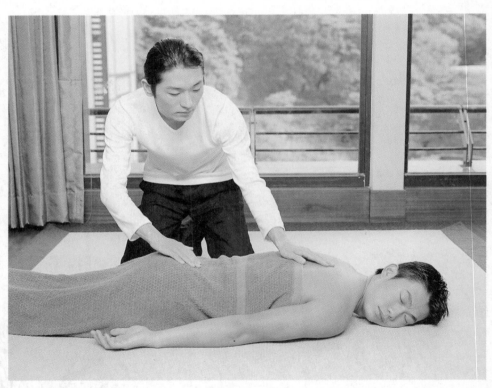

提　示

如果你是以跪的姿势进行按摩，或者对方的身材比你高很多的情况下，先由对方的头部进行上半身的轻扫按摩；即从头部到臀部；之后，再朝着对方下半身移动你的身体，好方便自己进行下半身臀部到腿部的轻扫按摩。

●滑推／按抚（gliding／effleurage）

这是所有按摩动作中最简单也是最直觉性的按摩动作。在按摩开始和结束时；或不同动作之间的转换时皆可采用。在涂抹按摩油时，也可以使用这种方式。

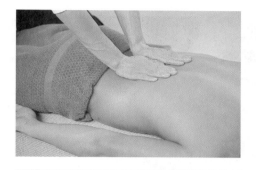

提　示

如果是在地板或床上进行按摩，喜欢的话，可以跨坐在对方的大腿上进行这个按摩动作。否则，就像你在进行轻扫动作时一样，跪在对方的身旁。

1 按摩时将浴巾往下拉，露出对方整个背部。将双手放在对方背部的最底部，分置于脊椎的两侧，手指完全密合，但务必保持放松，朝对方头部方向按摩。千万不要在脊椎上按摩，而是按摩脊椎两侧的强壮肌肉。

2 现在双手沿着背部往上滑推按摩，按摩时倾身向前，一直推到对方的颈部为止。

3 将手部扎实地由两边肩膀往外开展滑推，然后继续往下，一直滑推按摩到腰部时轻轻抬起双手、流畅地回到起始位置。

4 相同的动作重复数次。

5 像之前一样，将手放在背部下半段，结实地往上滑推，当你到达肩膀时，以画圆圈的方式在两块肩胛骨上移动按摩，然后继续以连续画圆圈的按摩方式到背部，直到你回到原来的起始位置才停止。重复几次相同的动作。

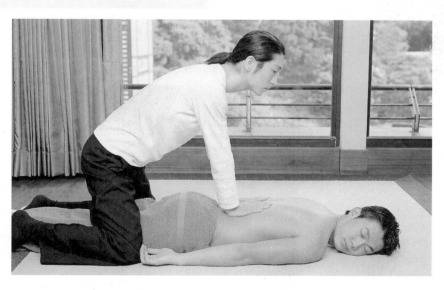

● 揉捏 / 揉压（kneading/ petrissage）

揉捏动作适用在身体肌肉较厚实的部位。这个动作包括利用你的手指和手根部位以画大圆的方式交替做挤压和放松肌肉的动作，动作很像在揉制面团。同样的揉捏动作可用在面积较小的部位，例如在肩膀之间的位置，可以用食指和大拇指来交替按摩。揉捏按摩的目的在于借由消耗肌肉内所堆积的废物，使肌肉放松，并有助于静脉血液和淋巴的循环。

1 位于对方身体的一侧。由屁股或臀部的地方开始进行揉捏按摩。完全使用双手的力量，交互进行抓取和挤压的动作。

2 之后再按摩身体两侧的肌肉，以及手臂和肩膀部位，对肌肉紧绷的地方要特别照顾。

3 再往下按摩一直回到臀部，这个部位因为经常囤积许多压力，值得你特别加强按摩。

4 再移往身体的另一侧，重复相同的动作。

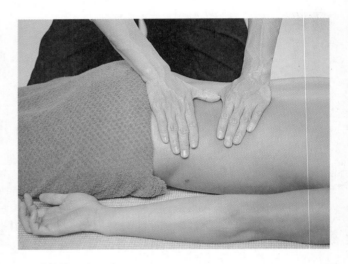

● 提拨（pulling）

这是使用于身体躯干两侧和四肢的一种结实上提的按摩动作。

1 保持在对方背部的一侧。手指朝下，双手交替轻轻地提拨对方的身体。当一手提拨上来时，另一只手则接着由原点开始交互提拨。由臀部开始慢慢地往上进行这个动作，一直按摩到腋窝处，然后再渐渐往下按摩回到臀部。

2 移到身体的另一侧重复相同的动作。

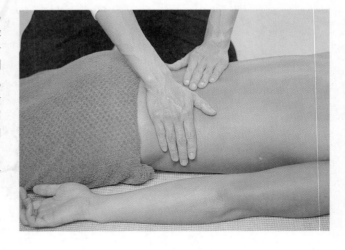

●摩擦（friction）

以下动作是以大拇指更深入触压来释放隐藏在组织里的压力。这个动作只能在你完成前述动作使对方身体放松下来之后才能进行。

1 以两手拇指互相对向的位置放好，如图示，分置在脊椎的两侧。让双手完全接触对方的身体。当你在对方背部向上滑推时，倾身向前，一旦你按摩到背部的顶端肩膀处的位置，双手划开，放松力道后再滑推回到背部起始的位置。重复2~3次。

> **提　示**
>
> 如果你是在地板或床上按摩，在进行这个按摩动作的时候，喜欢的话，可以跨坐在对方大腿上，否则可以跪在对方身体的一侧来进行按摩，大约是在对方臀部的位置。

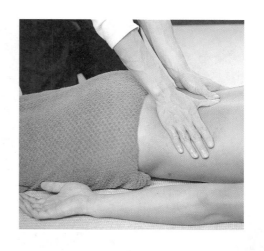

2 位于对方身体的一侧，两手拇指一起在脊椎的左侧，由背部底端的地方开始用两只拇指以画小圆圈的方式交替摩擦肌肉，沿着脊椎一直往上摩擦到颈部的地方。在背上半部大面积的位置，用拇指持续作画圆圈的动作。不要压到脊椎。只要按压两块肩胛骨上方的肌肉以及其间的肌肉即可。将手往下移动回到脊椎底部。在身体的右侧重复相同的按压动作。最后再回到动作1的滑推动作，可以安抚整个背部；在移往别处按摩之前，先进行2~3次的滑推按摩动作。

3 将手分置在对方脊椎的两侧，在背部下方以手根部位用画圆圈的方式用力摩擦。然后，改用拇指做相同的摩擦动作，在肌肉比较紧绷的位置用力摩擦特别加强。然后在移往颈部和肩膀之前，先在背部来回作几次动作1的滑推按摩。

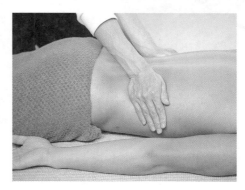

> **提　示**
>
> 如果你在地板或床上进行按摩，可以跨坐在对方的大腿上。

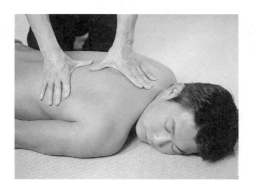

● 揉捏颈部和肩膀

1 位于对方身体的一侧，请他将前额枕在自己的手上（如图示），用双手揉捏对方颈部肌肉，在颈部上、下揉捏，包括头后方底部的肌肉来回揉捏。

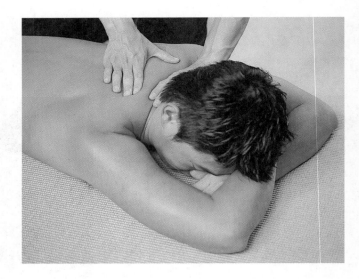

2 将你的右手放在对方的右肩，左手放在左肩；两手同时在双肩进行揉捏的按摩动作。之后再将两手同时放在对方的右肩上揉捏。在左肩重复相同的动作。

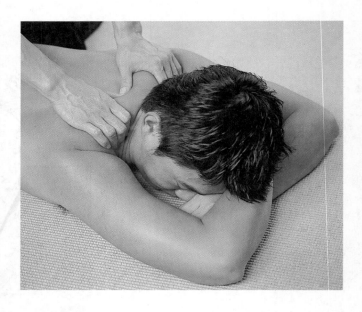

提　示

如果你在地板或床上进行按摩，喜欢的话可以跨坐在对方的大腿上。否则，位于对方身体的一侧，才可按摩到对方的肩膀。

3 在完成背部的按摩动作之前，重复几次背部的连续"滑推"动作，但是这一次的"滑推"动作要逐渐减慢变轻，轻柔得像"轻扫"一样。重复几次相同的动作。当你认为准备好了，在还未进行下一个按摩动作之前，将浴巾重新盖回对方的背部。

如果你要在这里结束整段疗程，请回到一开始时的按摩前准备位置。将你的左手放在对方的头顶上，右手则放在坐骨脊椎处。这样持续约30秒的时间，和对方一起进行缓慢的深呼吸。当你认为准备好了，再轻轻地移开双手。

● 腿背按摩

　　在擦上按摩油之前，将你的双手平放在对方脚掌上。以你的手根部靠在对方脚趾的基部（脚趾与脚掌联结处）的位置、指尖朝向脚跟，维持数秒钟的时间。

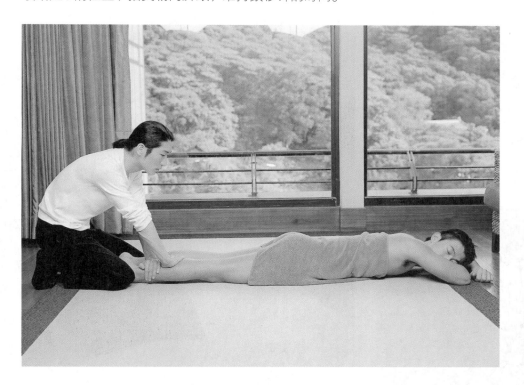

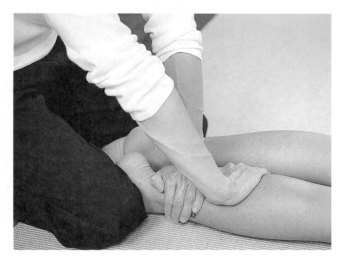

1 双手擦上按摩油，从左脚开始，让两手交错平握在对方的腿上，同时移动两手，由脚踝用力地往上按摩，再往上按摩至大腿与臀部交接位置（当按摩到膝盖后侧时，力道要轻）。

2 当你按摩到腿部的
顶端，将双手像扇
子开展般展开向外，用
较轻的按摩力道，向下
滑向腿侧，重复几次相
同的动作，必要时多擦
点按摩油。继续按摩左
腿，以拇指在小腿肚肌
肉进行摩擦。用力压，
以极小的转圆圈的方式
移动两只拇指摩擦到整
个小腿背的部分，一直
到膝盖部分才停止。膝
盖的背面是相当柔软的
部位，因此不要在这里
进行摩擦。

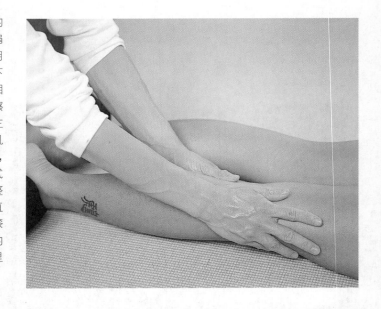

3 开始节奏性地揉捏
小腿肌肉。接着再
揉捏大腿肌肉：在按摩
大腿内侧时，动作要轻
柔；在揉捏外侧、肌肉
面积较大的部位时，动
作可以加重些。

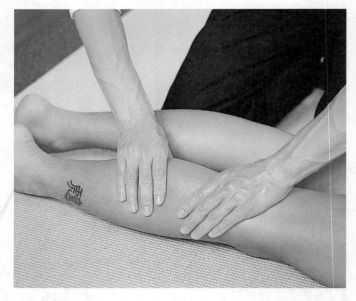

4 重复之前的滑推式按摩，可舒缓腿部肌
肉。重复 2~3 次的滑推动作。再将浴巾
盖回左腿上，之后重复整个按摩程序来按摩
右腿。

当按摩完双脚，将你的双手平放在对方
脚掌上，如同腿部按摩最初的步骤。以你的
手根部靠在对方脚趾的基部（脚趾与脚掌联
结处）的位置、指尖朝向脚跟，维持数秒钟
的时间，然后再轻柔地请对方翻身。

● 按摩身体正面

让受按者仰卧躺着，在背部放置垫子，或用浴巾裹起来，放在对方膝盖下方以预防腰椎部位的压力。有些受按者会喜欢在脚踝下垫着浴巾（但非必须项目）。

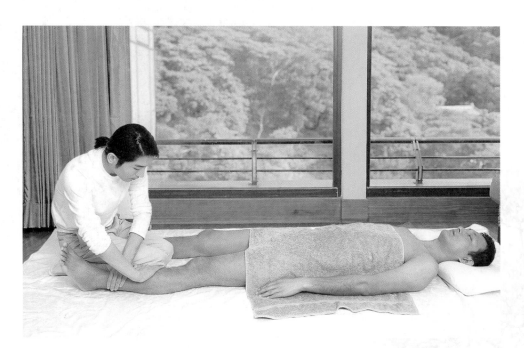

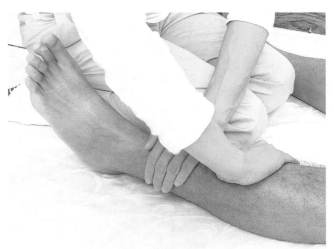

● 腿部按摩

1 双手擦上按摩油，开始在左腿进行按摩，将你的双手盖在对方的脚踝上，沿着腿部的正面向上按摩。切勿直接对胫骨（小腿前侧）大力按压，因为这种动作会让对方相当痛苦。

2 当你按摩到大腿的顶端，两手像扇子一般向外开展，再轻轻滑向两侧，往下重复几次相同的动作。

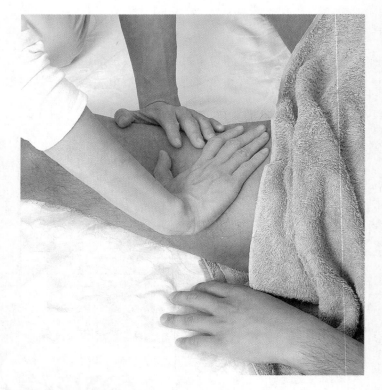

3 接着将双手一并放在大腿上，开始有节奏的挤捏整个大腿肌肉，就由膝盖上方的地方开始，一直到臀部部位。当你按摩到腿部最上方的时候，持续以挤压的方式由大腿往下回到膝盖的地方按摩。重复几次相同的挤捏动作，在大腿上下来回按摩。

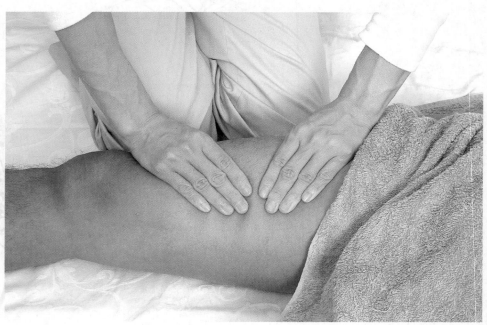

● 膝盖按摩

1 一开始，将你的拇指交错平放在膝盖下缘。由膝盖周围往膝盖顶端按摩。两手拇指分置在两侧，方便膝盖顶端的交错按摩动作顺畅进行。

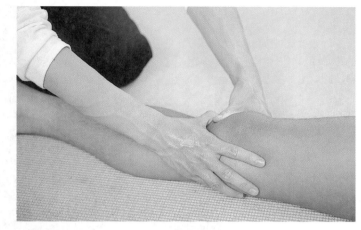

2 接着拇指再由上往下按摩，两根拇指绕着膝盖作交错画圆圈的按摩动作。在膝盖周围持续进行画圆圈的按摩动作。

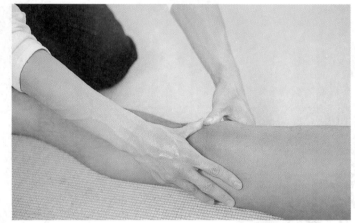

3 以双手指头同时轻轻地按摩膝盖两侧以及背面的部位。在完成按摩动作之前，以手掌覆盖在对方膝盖上数秒钟时间。

4 回复到之前的滑推式按摩，由脚踝一直滑推到大腿处，重复滑推数次。在按摩另一条腿前，把浴巾盖到按摩好的腿上。

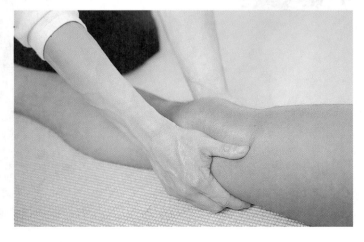

● 足部按摩

1 除非对方的皮肤相当干燥，否则足部按摩只需极少量的按摩油。先开始按摩左脚。两手用力从脚趾头开始朝向身体的方向按摩。当你按摩至脚踝时，以较轻柔的方式再按摩回到脚趾头。重复几次相同的动作。

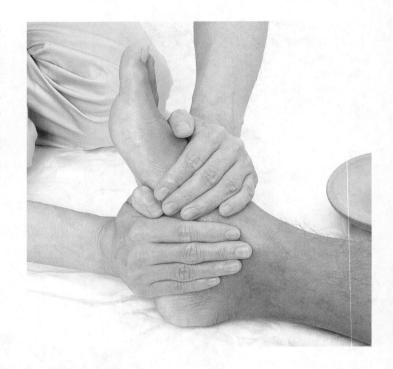

2 将手指扶在对方的脚底下支撑，拇指放在正面的脚趾头的基部（与脚掌连接的部位）。往脚踝的方向移动按摩，在整个足部正面以拇指画大圆圈的动作按摩。

3 以双手拇指在脚底进行按摩。拇指以画小圆圈的方式按摩整个脚底。

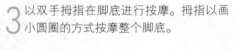

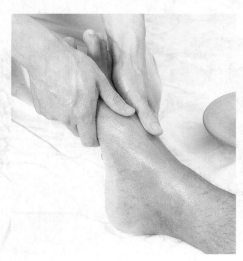

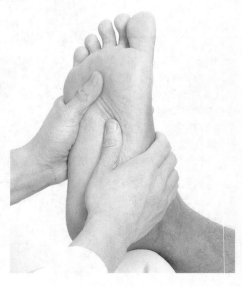

4 接着要按摩脚趾头。从大脚趾开始，让每根脚趾头在你的大拇指和食指之间轻轻地滚动挤压，来回交替按摩。然后再以拇指和食指将每根脚趾头轻轻拉向自己，再让它们自动滑开。

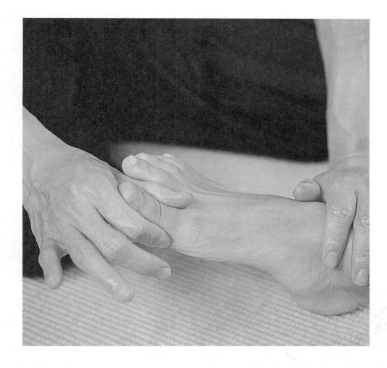

5 为了增加脚趾头的弹性，用单手扣紧所有的脚趾头并轻轻将它们前后来回地弯一弯。

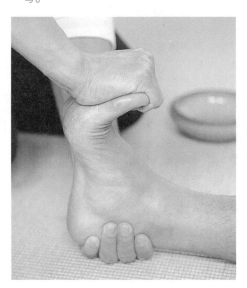

6 接着再回到一开始进行的按摩动作。重复 2~3 次。无论如何，最后的按摩动作必须相当缓慢，让你的手轻轻地从对方脚趾头滑开。将浴巾盖回对方的足部，重复同样的步骤来按摩右脚。

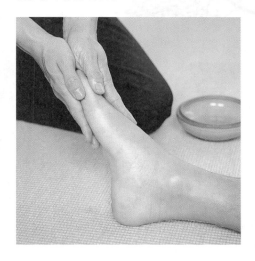

● 手臂按摩

1 双手擦上按摩油。将双手覆盖在对方手腕以及手臂
下半段的区域压紧，两手一起沿着手臂向上滑推。

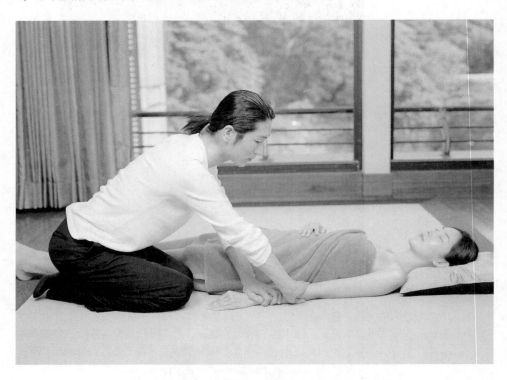

2 当你到达手臂顶端，双手分开，沿着手
臂的内、外侧再向下滑推整个手臂和手
部。重复几次相同的动作。

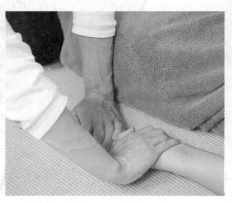

3 用两手揉捏前臂，然后是手臂上半部，
之后再回到一开始的滑推动作来安抚整
个手臂。完成之后在另一只手臂重复进行相
同的按摩动作。

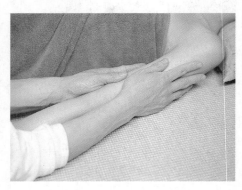

● 手部按摩

　　手部就像足部一样，通常只需极少的按摩油。除非对方的皮肤特别干燥，否则刚刚按摩手臂之后手上残留的按摩油就足够使用。

1 开始以双手握住对方的手，让你的拇指能够自在地在对方的手背上进行按摩。拇指以极小的转圆圈方式按摩整个手背包括手腕的部位。

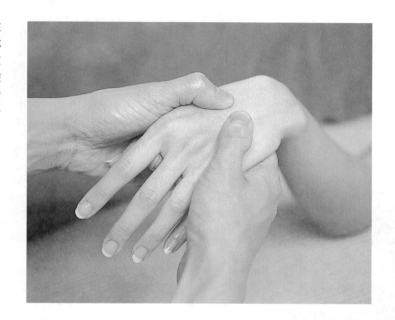

2 两手拇指相对水平地放在对方的指关节上，按摩时同时将对方的手指拉向你，让手部做一下伸展。

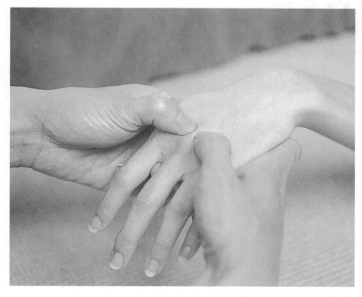

3 之后将对方的手掌朝上，特别照顾对方拇指基部区域的厚实肌肉，用力以拇指画圆圈的动作按摩整个手掌。

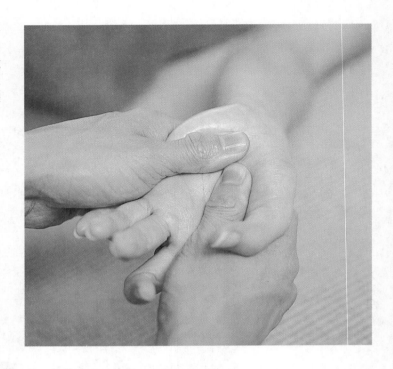

4 将对方的手掌朝下改放在你其中一只手上，再用另一只手，按摩对方的每根手指头。要特别留意每个关节的部位，沿着每根手指正面，由指尖到指节的地方以拇指作画圆圈的动作进行按摩。并挤捏按压每只手指外缘并轻拉伸展，当你的手指按摩至指尖时，稍微扭转一下对方的手指，抓着指尖转一转，之后再由指头底端沿着指尖轻轻滑开。

5 前后按抚整只手，然后将你的双手夹着他的手，保持握着几秒钟，然后轻轻地从指尖将双手滑开，重复几次这个动作。

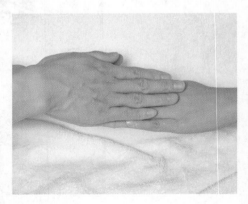

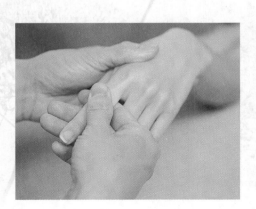

6 重复之前的动作按摩另一只手。

● 腹部按摩

有些人对按摩这个敏感部位会感到不安。如果对方同意进行按摩时，请以非常轻柔的动作按摩。

1 将按摩油擦在双手，身体移往对方身体的一侧。把双手轻轻放在对方肚脐上，停留一会儿。开始时轻轻地按摩整个肚子，以顺时钟方向移动双手按摩（手掌和手指同时）顺着结肠的环绕方向。你会发现单手就能完成整个圆圈动作，但是当双手交错时，另一只手需移开。重复几次这个动作，最后双手重新停留在肚脐上（译注：这个动作有点像在搓麻将时会有的洗牌动作）。

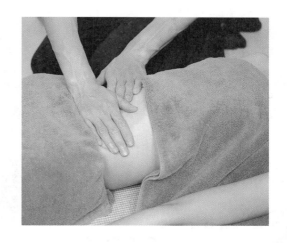

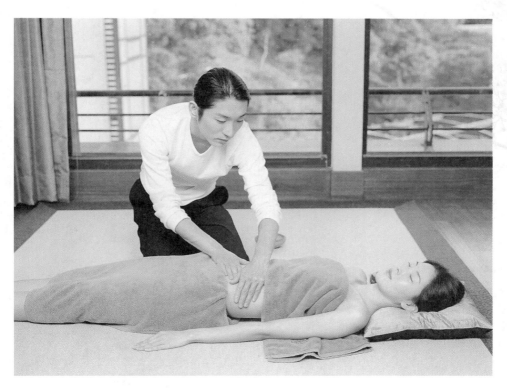

● 胸部和颈部按摩

1 位于对方头顶的位置。
如果你是以跪着的姿
势，膝盖宽度必须与对方
耳朵位置平行。双手擦上
按摩油、手指相对，放置
在对方的上胸部位置，停
留几秒钟。当你准备好的
时候，慢慢将双手向双肩
滑推开来。

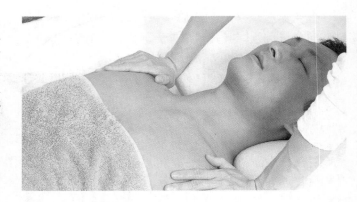

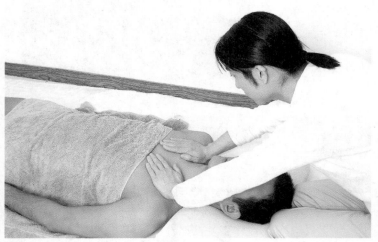

2 持续以双手滑
推按摩整个肩
膀，向上按摩到颈
背的部位，重复几
次相同的动作。

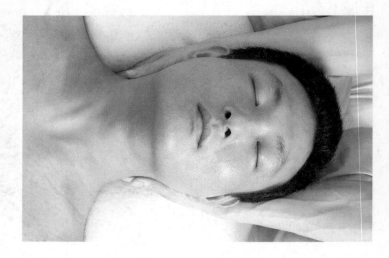

3 轻轻地将对方的头转向右侧。把你的右手放在对方的前额上，或者你比较喜欢让对方的头部枕在你的右手上。将你的左手放在对方的左肩膀上，再以左手用力地往上滑推按摩到颈背的部位。当你按摩到头后方底部时，用全部的指头以画圆圈方式在该部位按摩数次，可以释放所有的肌肉压力。回到原来的滑推动作重复几次滑推按摩动作，然后将对方的头部慢慢地转向左侧，最后在右半边重复相同的动作。

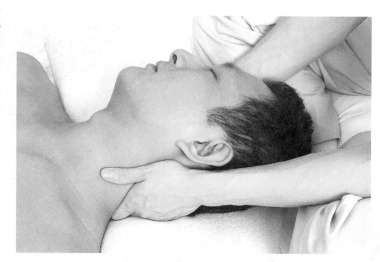

4 轻轻地将对方的头部摆正，让他身体保持躺直的姿势。接着我们要为颈部做一次伸展动作。将双手扣在一起，放在对方的颈后，并非常缓慢地抬起对方的头部，轻轻地抬到距离我们按摩台面（地面）大约几厘米的地方。然后再将双手由对方头后方底部的位置稍微拉向你而将颈部伸展。在伸展的同时，你必须同时支撑对方的头部，再将头部轻轻放回台面（地面），重复这个动作几次。

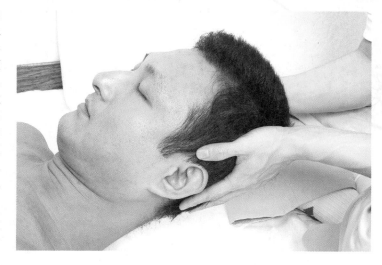

重　点

移动的动作切记不可过于突然或剧烈，否则会引起肌肉抽筋而导致颈部僵硬。动作应缓慢而轻柔。按摩时同时鼓励对方回应。如果操作正确，这种被动式的伸展动作可以释放许多颈部和肩膀的紧张压力。

●脸部和头皮按摩

良好的脸部和头皮按摩可以像变魔术般地使压力性头痛消失。同时可以促进血液循环，让脸部散发健康的光泽。仅以最轻的指尖动作按摩脸部，要注意按摩时不要拉扯到脸部的肌肤。然而在头皮上用力按摩则会让对方感觉很好。

1 双手尚未擦按摩油之前，先放在对方头部的两侧。以你的手掌根部覆盖在对方的前额而手指向下，用以固定对方头部的两侧，停留一会儿。

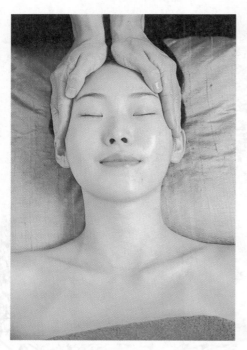

2 然后将双手移往前额，滑顺地按抚眉毛上方的额头。两手交叉放平，交替按抚一直到额头发际处。

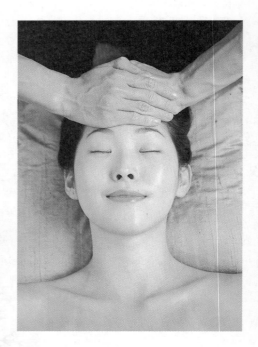

3 轻轻地移开双手，再擦上按摩油（使用适合对方肤质的复方精油）。从喉咙开始向上轻轻地扫到下巴，再以整只手掌面积滑动对方的脸部。以画圆圈的方式在脸颊部位按摩，再移到眼睛四周（但是不能太靠近以免按摩油渗入眼睛），滑过整个前额。这个动作只是让你在进行主要按摩动作之前，方便在皮肤上均匀地涂上按摩油而已。

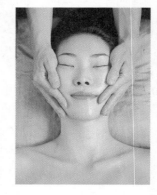

4 将你的拇指放在前额两眉之间。再将两只拇指向外滑开，当你移动到太阳穴而尚未滑推到发际之前，先以画小圆圈的动作按摩太阳穴再结束。之后回到起始的位置，但是这一次稍微位置高一点。持续在前额以拇指用直线按压方式按摩，一次按压一条直线一直到发际为止。

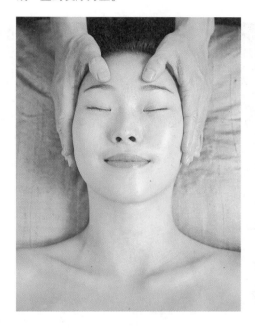

6 将中指放在鼻子两侧靠近鼻梁的地方。拇指交叉，以中指用小圆圈的按摩方式由鼻根的两侧位置向下按摩鼻子两侧的脸颊部位，然后再往下按摩到唇部两侧直到下巴的位置。

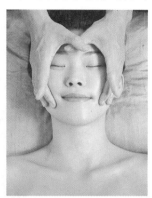

7 将拇指放在下巴位置，然后慢慢地拉一拉下巴，再沿着下颚骨稍微用力地以朝外和向上的方向一直按抚到耳下部位。接着，用你的拇指和食指按住下巴尖部，沿着整个下巴处揉捏，像挤牛奶的方式进行按摩。

5 将拇指头放在对方眼睛的内侧眼角部位，正好在眼窝下方。轻轻地朝向太阳穴以向外和向上的方向按摩。之后再稍微往下的位置重复同样的动作，一次按压一次一直到双颊骨的边缘。在颊骨的正下方重复相同的动作，轻轻地按抚。

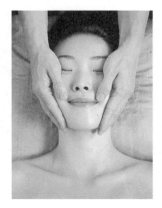

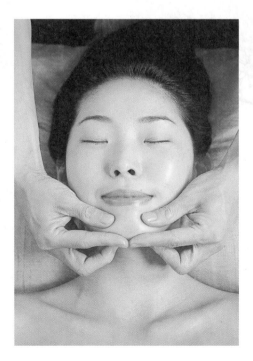

8 同时轻轻掐着两耳的边缘。从耳朵顶端一直到耳垂的地方。重复相同的动作一到两次。结束之前，将耳垂轻轻地往下拉几下。之后以食指指尖沿着耳窝处轻轻擦抚。

9 以双手根部轻轻地盖住对方的眼睛，指尖朝下，让对方能沉浸在黑暗中一会儿。保持这个姿势至少10秒钟。在继续下一个动作之前，应和开始按摩背部时的动作一样，轻轻地由颈部开始往脸部移动，按抚滑动整个脸部和颈部。

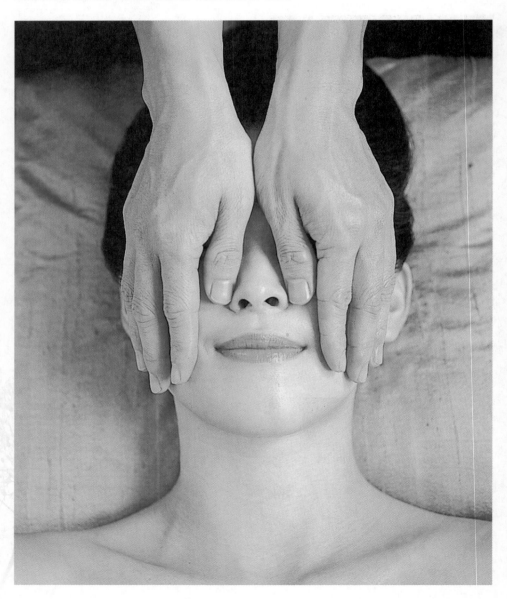

● 头皮按摩

1 除非你想要涂上洗发前使用的头皮精油，否则在按摩头皮时，无须使用按摩油。用你的手指用力地在头皮上按压，感觉力道能压到头骨并稍微让头皮移动，而不是只用手指头在头发上顺着头皮滑动。在整个头皮以向下按压、向上收起的方式按压整个头部。再来把对方的头部朝向右侧轻轻地放下，之后再朝向左侧放下，以便能够按压整个后头壳的部位。

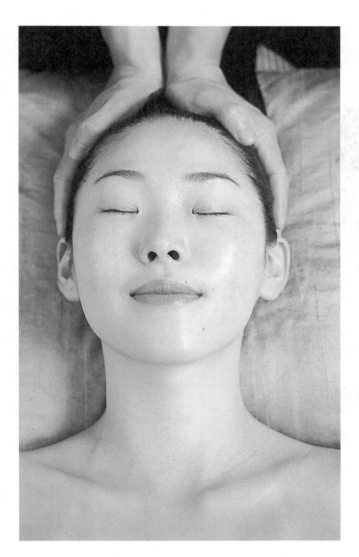

2 如果对方头发够多，用手指梳头发几次，可以让指尖顺便梳到头皮。

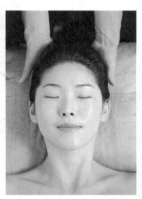

3 结束时，将手掌轻轻地放在对方的前额上，而指尖朝向太阳穴方向（如同在一开始脸部按摩前的动作一样）。将双手放在这个位置并停留几秒钟，然后再轻轻地移开。

结束按摩

　　无论你是否进行全身按摩，最后都要以前面所说的轻扫式按摩来结束整个按摩疗程。在进行这个按摩动作时，最好将浴巾从颈部到脚趾完整地盖在对方的身上。

　　同时最好也能够"按摩"到对方的气场。要进行这种气场式按摩，你的轻扫动作要越来越轻柔，直到双手移到距离对方身体上方几厘米的地方。当双手扫过对方的气场领域时，你和对方彼此都会产生某种感应，好比发麻或暖流通过一般。让自己的意念专注于释放所有的紧张和压力，以及任何身体部位的疼痛。让负面的情绪能从对方脚底部位释放出去。每一次当双手在脚趾处移开时，轻轻甩几下，就好像你正洒几滴水在其上。这将有助于对抗你从对方气场所吸收的静电或神经紧张。

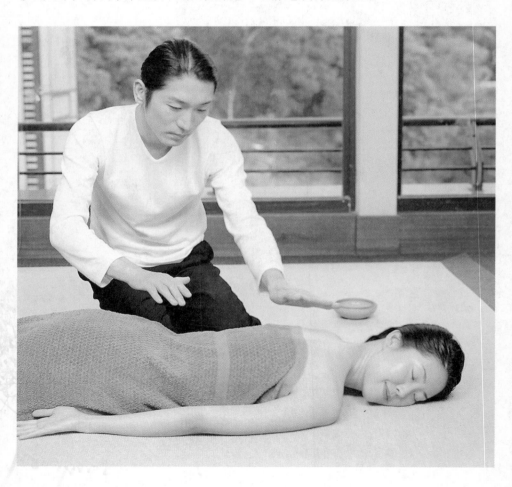

　　无论是否已经按摩到对方的气场，让自己和对方重新恢复意识是相当重要的。有关恢复意识，请参照第20章内容，同时在第20章也提到如何让被按摩的人恢复意识。在这里我们大略提一下。有一些人在结束完整的按摩疗程之后，会觉得有点头晕或灵魂出窍的感觉，这时你要鼓励对方将注意力放在身体其他不同部位，尤其是足部。

　　将你的右手放在对方的腹部，左手放在他的头顶上。除非对方正在睡觉（这种情况很可能会发生），否则鼓励对方进行2~3次深呼吸，吐气时加上喘息声（如果你的呼吸能与对方同时并协调一致，将会有很大的帮助），将双手放在这个位置多几秒的时间，直到你调整到正常呼吸。之后再以手掌覆盖在对方的手背上，停留几秒钟，接着再移往膝盖部位，同样地停留几秒钟。最后将双手平放在对方的脚底让对方像之前一样做2~3次深呼吸。

　　当你认为准备好了再静静将手移开。让对方能够休息一下，让他恢复回到自己的状态之中。顺便提一下，通常在按摩结束后，一起饮用温饮料（或许加上一些小点心）会很有帮助。这样一来可以确认彼此状况良好，并能真正回到正常状态。

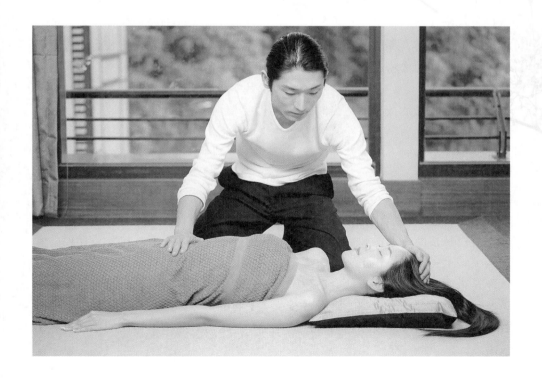

自我按摩

有一点必须提醒的是，自我按摩和接受朋友或芳疗师按摩并非完全相同。好比说你就无法完全享受那种漂流放松的感觉；也无法在毫不费力的情况下按摩身体的所有部位。尽管如此，如果没有人能够为你按摩，或者你也负担不起专业按摩的花费，利用植物精油为自己按摩也是一种很棒的自我滋养。尤其对正值 PMS（经前症候群）的女性特别会有帮助。轻微沮丧、疲劳或当一起床时对自己感觉不佳的日子，都可以进行自我按摩。除了利用植物精油本身的疗效特性以外，按摩的动作也可以配合个人的需要来调整。当你需要苏醒的时候，可以进行刺激快速的按摩动作；当你结束忙碌的一天时，那么缓慢而具有助眠效果的按摩动作将有助于让你放松休息。

进行自我精油按摩的适当时间是在洗完热水澡之后马上进行。因为当身体微湿而温暖时，植物精油能迅速地渗透肌肤。

● 腿部、足部和臀部按摩

可以从按摩自己的腿部开始。在地板上铺上一条浴巾，坐在浴巾上面按摩是最容易的。为了方便舒适，微微弯起膝盖，开始由脚踝一直轻轻按抚滑推到大腿处。即使你认为自己的腿部需要采用提振的方式按摩，但仍以轻柔的动作开始，再逐渐将按摩动作加快加重。

一旦强烈的按抚滑推活络了腿部血液循环后，可以开始以轻柔的节奏与动作揉捏自己的小腿、大腿和臀部等部位。用双手交替地抓取、挤捏腿部的肌肉，当其中一只手开始抓取肌肉时，另一只手则放开抓取的肌肉，如此交替进行。腿上的肌肉在两手之间不断地揉捏摇动，就好像在搓揉面团一样。之后再按摩足部，请参照前面的足部按摩内容，必要时再调整自己的按摩动作。

必须侧躺才能按摩揉捏到自己的臀部。同时以按摩油按摩自己背部的下半部位。你会发现如果用自己的手背以画大圆圈的动作比较容易按摩整片的臀部及背部区域。将身体再翻向另一侧重复相同的动作。

● 腹部、手臂和手部的按摩

这时背部翻转回来，膝盖弯曲，开始按摩自己的腹部。用整只手以顺时针的方向，轻轻地画圆圈按摩。坐起来再按摩自己的手臂。从手腕到肩膀处按摩整条手臂，接着再揉捏前臂和上臂的肌肉，轻轻地交替以挤压方式来放松手臂的肌肉。再以指尖按摩手肘部位，这时可以多用一点按摩油。

接着开始按摩自己的手部。朝手

腕处向上用力推压按摩整个手背。接着再以揉捏、抽拉的方式按摩每根手指头（参照第279页"手部按摩"），将手掌朝上用拇指以画圆圈的方式用力按摩整个手掌和手腕部位。结束按摩时可按抚滑推的方式按摩整个手掌及手背、注意要按摩到手指的部位，两只手互相轮流做。

●颈部和肩膀按摩

利用整只左手，以画大圆圈的方式按摩自己的颈背和右肩膀部位。然后由头盖骨基部开始，往下一直按摩到自己的颈侧。再按摩肩膀、手臂一直到手肘的部位。重复几次。之后再换右手按摩另一边的颈部和肩膀。

●脸部和头皮按摩

现在我们要开始按摩自己的脸和头皮。可以躺下来或坐着，由前额开始一直轻轻按抚到下巴，双手置于中心，由中心线往外轻轻滑推按抚。接着用你的拇指和食指由太阳穴开始沿着眉

毛掐捏到眉头部位。再以你的拇指和食指捏住下巴顶端，双手以挤牛奶的节奏动作沿着整个下巴往外挤捏按摩。之后用双手从脸部中心开始往外按抚整个脸部，就像一开始进行脸部按摩的动作一样。然后用手掌将眼睛盖住，让自己沉浸在黑暗中几秒钟。当你准备好的时候，将你的双手慢慢往两边分开，同时用双手将脸部轻轻往后提拨。

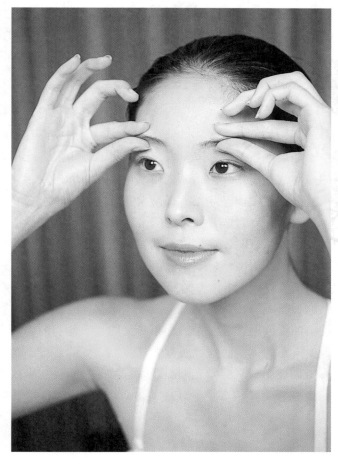

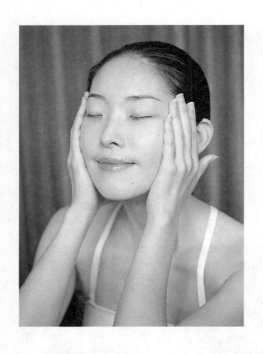

享受日光浴

　　如果你够幸运，家里有阳光充足的房间，那么在按摩结束之后，可以马上去晒晒太阳，这也是提高自我按摩效果的神奇方法。如果时间合适和天气情况良好时，在地板上铺上一条厚厚舒服的浴巾，躺下来沐浴在太阳光下至少 15 分钟。阳光照在自己身上那种温暖舒适以及从身上散发出来的精油香气融合起来是一种很棒又能提振人心的体验。这种感觉尤其在冬天当你被剥夺享受阳光的温暖时，特别会有感觉（请参照第 178 页 SAD，季节性忧郁症）。再者建议将房间的窗户关着，由于玻璃能过滤部分阳光中的紫外线，可防止肌肤晒伤，同时能让室内因此更温暖。

为老年人按摩

　　虽然芳疗按摩不能用来取代适当的饮食和生活规律的重要性，但是却与这两者息息相关，因而可用来减轻许多与老化有关的健康问题。最普遍的就是四肢关节僵硬和冰冷；以及血液循环不佳等情形。定期做按摩和精油沐浴可促进肌肤和身体肢体的健康、增加关节弹性，并改善全身的血液循环。

　　对上了年纪的人来说，身体已不堪承受在地板上按摩的方式。所以如果你没有专用的按摩椅，那么请在椅子上为老年人进行按摩。例如在作背部按摩时，请对方面对着椅背跨坐在椅子上。在椅背上可以放一块椅垫，让对方舒适方便地靠向前。如果要为对方进行下背部的按摩时，可跪在地上或坐在另一张相同高度的椅子上来做。当侧坐在对方椅子旁边或是对面时，可以进行足部或手部的按摩。将他们的手或脚放在你的膝盖上。重要的是，要确保房间要比平时更加温暖，而且在未按摩的身体部位也要盖上毛巾以保持温暖。

● 为老年人肩膀和颈部按摩

1 按摩时很容易就能察觉到肩膀上紧绷的肌肉纤维。这些紧绷的肌肉需要长时间深度的揉捏按摩动作来加以释放。双手放在对方双肩，由颈部底部开始一直向两肩外侧按摩揉捏。同时按摩整个上臂。一旦这整个区域经过按摩变得温暖之后，还可以加强深层旋转的动作，用大拇指或用自己的手掌根部来进行此按摩动作。

2 在按摩颈部时，以一手支撑老人家的前额，再用另一只手按摩对方的颈背。以拇指作小幅度的转动，来按摩拇指和其他手指间的颈背肌肉。

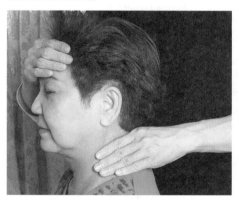

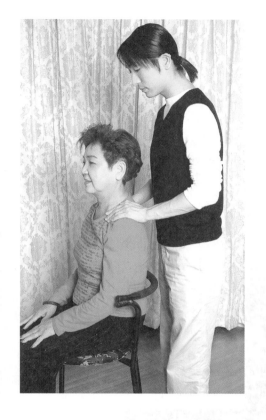

3 进行足部按摩时（参照第276～277页内容），对方需要坐在一张直立舒适的椅子上，并在脊椎底座可能需要垫上椅垫来支撑背部。坐在和对方相同高度的椅子上，椅子放在对面，但稍微偏向某一侧，在你的膝盖上横放一个枕头，并在上面铺一条浴巾（以防按摩精油滴在枕头上）。轻轻地抬起对方小腿，并放在枕头上，让对方的膝盖微曲。比起将腿打直的姿势，这个姿势对老人家而言会更舒适。

4 在进行手部按摩时（请参照第279～280页说明），将两张同样高度的椅子面对面并放。在你的膝盖上横放一个枕头，上面铺一条浴巾。如果对方的椅子是木头扶手，让枕头可以同时覆盖扶手，以便同时支撑对方的手肘和前臂。确保对方的双足平放在地板上。同时还要在对方的背部放上一块支撑用的椅垫。再轻轻抬起老人家弯曲的手臂，将手放在枕头上（如图所示）。

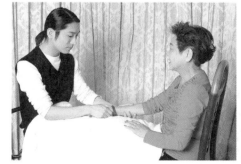

{ 第23章 }

运动按摩

　　不见得只有运动选手才可以享受运动按摩带来锻炼肌肉和提高肌肉性能的效果。任何喜欢运动的人，无论是慢跑、骑自行车、健行、跳舞或者是从事耗费体力的工作者，都会非常喜爱运动按摩所带来的疗效。

　　研究结果显示，按摩对经常运动的人，其主要益处有下列几点：

- 在运动之前如果能立即进行按摩，可达到暖身以及松弛肌肉和关节的效果，有助于预防抽筋和运动伤害。
- 如在剧烈运动之后，能立即按摩，可以刺激血液和淋巴循环，与运动共同达到加乘效果，有助于排泄因运动过度而囤积在肌肉纤维内的废物（指乳酸）。这么一来就能明显改善肌肉僵硬和酸痛的情况。
- 按摩可以提高肌肉锻炼的效果，甚至让肌肉有更好的表现。明显地增加肌肉的活动力；并且减少恢复体力所需的时间。
- 按摩对心理层面具有提振效果，这种效果也是提高肌肉性能的其中一个重要因素。

　　运动按摩有4个基本类型。而且每一种类型对提升身体健康和缩短体能恢复的时间都很重要。其中包括调节按摩、暖身按摩、运动后按摩以及有助改善运动伤害的治疗按摩。

　　而关于如何调制按摩油以及其他相关应用的内容请参照本书第5章。

调节按摩
（conditioning massage）

　　这是一种在开始从事任何剧烈活动前24小时所做的放松和全身的芳疗按摩（请参照第22章内容）。其主要目的是放松我们的中枢神经系统，并帮助达到真正休息的睡眠状态。如果可能的话，在一天所有的活动结束时，在精油沐浴之后来进行这种调节按摩。可从下列精油种类中挑选1~3种精油来使用：平衡性精油，如佛手柑、天竺葵、薰衣草、奥图玫瑰；安眠的轻淡气味精油，如快乐鼠尾草、罗马洋甘菊、橙花、苦橙叶；以及安眠的浓郁气味精油，如雪松、檀香木、岩兰草等。

暖身按摩
（ warm-up massage ）

这是在从事剧烈运动之前所做的按摩；建议先洗个热水澡再做暖身按摩。如果没有足够的时间进行全身按摩，那么可针对之后运动时会特别使用到的肌肉来进行按摩，例如背部、臀部、腿部和手臂等。以非常轻柔的滑推式按摩，再逐渐加快按摩的动作和力道，接着再进行许多揉捏式按摩动作，最后是一些捶击式按摩（参照下列说明）。而最适合暖身按摩时使用的精油，应属于平衡性或提振性精油；而非一些具有非常加温效用或是止痛性的精油（当肌肉热气过多的时候，可能会让肌肉产生某种程度的迟钝；而无法达到理想的性能）。

暖身按摩建议在下列精油中选择1~3种用基底油稀释后使用：尤加利、天竺葵、葡萄柚、杜松子、薰衣草、柠檬、柠檬草、薄荷、松和迷迭香。

● 扣敲动作（ tapotement ）

扣敲动作包含一系列以双手交替不断重复进行节奏明快的按摩动作。扣敲动作的主要价值在于刺激身体的柔软组织部位，例如大腿和臀部等，借此可以改善肤质和促进血液循环。同时有助于调节运动特别激烈的肌肉，如果能配合均衡的营养，那么扣敲动作相当有助于对抗蜂窝（橘皮）组织的问题。即使有许多其他方式的扣敲动作，但是我们只要专注于最容易操作的部分即可：亦即捶击法（pummelling）和手刀法（hacking，即"砍"的动作）。另外在尝试为别人进行这类按摩动作之前，最好先在自己的腿部练习，让自己的手部和手腕确实放松。在你开始进行扣敲动作之前先好好地甩甩手，这有助于放松手腕和手部的肌肉。

捶击法（pummelling）

1 按摩时手部轻松握拳，以双手拳头上丰厚的肌肉交替
快速地捶打对方的身体。

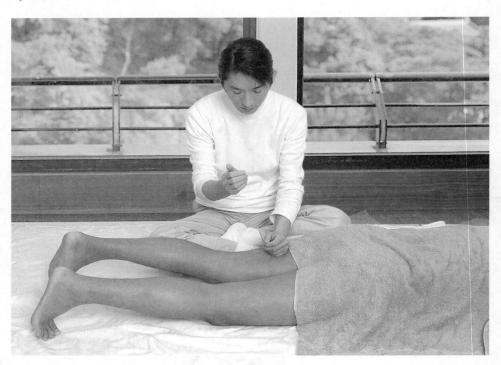

手刀法／砍（hacking）

2 双手手掌彼此面向，并将手指轻松地合
在一起，以手刀厚实肌肉的部分交替并
快速地在对方身体上下敲打。

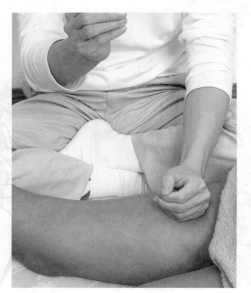

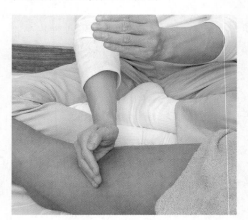

拍吸法（cupping）

3 将双手由手指关节的地方略成拱状弯曲，手指打直。在每次进行拍吸法时，双手会同时包住空气，当击拍到对方身体上，会产生某种类似吸住某种东西的有趣声响。重复相同速度的按摩动作。即使这种按摩方法很难导引至冥想式按摩，因为拍吸法通常会让人情不自禁地想笑，但这也是放松身体和紧张情绪的很棒的一种方法。

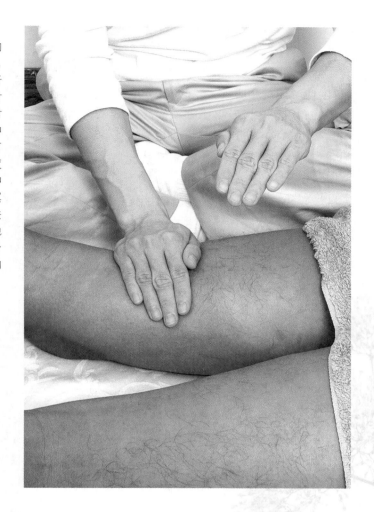

运动后按摩
（post-activity massage）

运动后按摩的目的在于预防激烈运动后肌肉产生抽筋现象。在洗过热水澡之后，如果可能的话进行全身按摩，要不然就特别针对运动最多的肌肉进行按摩。一般来说，是由四肢开始朝向心脏的方向按摩。开始时请采用平顺的滑推式按摩动作，重复多次，再随之以轻柔的扭挤和揉捏等动作按摩。要避免引发运动过度的肌肉部位的疼痛。

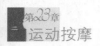
有助于治疗运动伤害的按摩

针对常见的运动伤害，例如拉伤（过度伸展而拉伤肌肉）、扭伤（关节的挫伤和扭伤）以及瘀伤等，采取的第一个步骤是冷敷患处以减缓并降低肿痛。即使你不能在受伤的部位直接按摩，但如果在受伤部位的上、下附近区域轻轻地以朝向心脏的方向进行按摩，会相当有帮助。轻柔的按摩动作除了有助于散开过多的组织液外，对整个治疗的过程也有帮助。

建议选择下列精油：德国洋甘菊、罗马洋甘菊、丝柏、天竺葵和薄荷。

肌肉抽筋的按摩

足部或腿部肌肉如果运动过度，常常会突然抽筋，这种抽筋会痛到咬牙切齿。要减轻这种肌肉抽筋的痛苦就是要伸展抽筋的肌肉。在大部分情况下遇到这类情形，只要以抽筋的脚站起来走动，就能消除这种现象。但是如果这么做还是无效，就需要放松并按摩该抽筋部位。

● 足部抽筋按摩

要消除足部抽筋，只要用其中一只手握住脚跟，另一只手抓住脚趾头并轻轻地将之扳向身体即可。然后以手掌根部或大拇指按摩脚底。

● 小腿抽筋按摩

小腿抽筋可以借由弯曲整个足部来改善。因此将脚趾头用力指向身体方向，这样一来抽筋的肌肉会感觉有一股拉力。之后再用力地揉捏肌肉一直按摩到膝盖，再转向按摩回到原始起点。

● 大腿后肌腱抽筋按摩

为了消除大腿后肌腱抽筋，患者必须躺下来，并将抽筋的腿抬起来，膝盖打直，脚趾头弯向小腿胫骨方向。然后再用力地按摩大腿后方，一直按摩到臀部为止。

通常不需要使用精油按摩就能减轻抽筋症状。但是如果重复抽筋时，就得舍弃上述方法，改用精油按摩。使用含有下列任何一种精油成分的按摩油：白千层、德国洋甘菊、罗马洋甘菊、薰衣草、马郁兰和迷迭香等。

第24章

产妇、婴儿和儿童按摩

产妇按摩

在怀孕期间利用轻柔的按摩，让孕妇也可以享受按摩的乐趣，并能借由按摩消除紧张和疲劳，还可以减轻一些身体的小问题，例如水肿、背痛、腿部酸痛和失眠等症状，这些都是怀孕期常见的问题。然而，进行按摩之前都应先取得妇产科医生或助产士的同意。

怀孕期间可以使用精油来熏香，以提高按摩者和受按者的感受。除非在专业芳疗师的指导下使用，否则怀孕期间尽量避免在孕妇的皮肤上进行精油按摩，才是明智之举。我们在前文已列举出理由说明其原因。然而不需添加精油，任何品质精纯的植物油其实都可以用来直接按摩。有些准妈妈会注意到自己比较不常出现妊娠纹，但是如果有的话，可用extra virgin特级冷压纯橄榄油来按摩妊娠纹出现的部位。虽然这是一种质地厚重的植物油，但是只要使用一点点，按摩半小时之内就能够被皮肤完全吸收。

如果要替孕妇按摩，那么我们在第22章所提到大部分的按摩动作都可以安全使用。但是很重要的是，尽量避免力道过重的按摩动作以及扣敲式（percussion）按摩，例如捶击法（pummelling）和手刀法（hacking）等。在怀孕后期，当孕妇无法俯卧的时候，你可以让她侧躺为她进行背部按摩，按摩时上方的腿部用垫子垫在腿下支撑，或者她也可以跨坐在椅子上，背朝椅子外面，将身体往椅背靠，并用一个枕头支撑，这时你就可以为她进行背部按摩。此外，要特别注意孕妇的腿部，尤其是大腿，在怀孕后期因为体重负荷过重，因此大腿会变得特别紧绷。还有，你可以朝顺时针方向以划大圆圈的方式轻柔地按摩她的腹部，再逐渐减轻按摩动作，一直到几乎没有接触到对方的皮肤为止。这对母亲和胎儿双方具有一种催眠效果。

预备分娩的按摩

如果你在怀孕中，对于如何加强骨盆的肌肉以预防分娩时会阴部的撕裂伤，是相当重要的事。要测试会阴肌肉的承受力，可以试着在小便时憋尿。如果在小便时，能够连续完成这个憋尿动作几次，就表示你的骨盆肌肉状况良好。如果不行的话，每天可以重复练习收紧和放开会阴肌肉的动作（并非在小便的时候才作）。可以的话尽可能憋住，让肌肉收缩持续久一点，但是不要憋气或造成大腿、腹部的肌肉绷紧。经常练习你就能够让每次肌肉收缩的动作延长，可以维持到慢慢从一数到十的时间。分娩时，有意识地放松骨盆肌肉，有助预防会阴部位的撕裂伤。再者强壮的骨盆肌肉有助于预防往后生活中可能会碰到的经痛、性交时的不适疼痛、性冷感、阴道松弛和尿失禁等问题。

●分娩前六星期的按摩

在怀孕最后的六星期，在温水澡之后用 extra virgin 特级冷压纯橄榄油来按摩整个会阴部位，将有助于做好分娩的准备。有些助产士会建议用手指来伸展会阴部位。在此阶段进行上述动作之前，都必须先请教专业医师的建议。

怀孕期间，沐浴后可以使用天然未经精制的杏仁油、葵花子油或特级冷压纯橄榄油来按摩自己的胸部。按摩时以大拇指或手指套用非常轻柔的画圆圈动作由外往内朝向乳头的部位按摩。避免在乳头上使用香皂，因为这么一来会破坏肌肤的保护膜而导致乳头干燥。

分娩时的按摩

有许多妇女在分娩时喜欢另一半为她按摩，但也有些妇女不喜欢别人触碰。我们无法预测妇女在分娩时会出现什么样的反应和感受。如果是第一胎时会更难预料。不管如何，如果你即将成为爸爸，或者你的太太在分娩时请求你给予支持，最好能事先练习我们在第22章所列举的基本按摩动作。有可能对方在这个非常时期，会非常喜欢你这种充满爱的抚触！

这是怀孕时期的最后一个阶段，如果你愿意的话，可将精油加入植物基底油中。薰衣草、德国洋甘菊、罗马洋甘菊、马郁兰或快乐鼠尾草等都可以用来按摩这个即将迎接新生命的神圣部位（会阴），以减少疼痛的产生。将手打平用缓慢有节奏性的圆圈动作按摩下背部。虽然有些产妇发现在收缩阵痛期用轻微的按摩方式会使疼痛减弱，但也有产妇觉得在两次收缩阵痛之间，以较大力道的动作按摩，较能减缓疼痛并带给她舒服的感觉。但是，也有产妇认为分娩时的任何时期，按摩对她来说都是相当有帮助的。

利用按摩精油以相当轻柔、画圆圈的方式来按摩腹部，沿着顺时针方向移动，多数产妇会喜欢在两次阵痛之间的腹部按摩。也有其他产妇发现利用指尖非常轻柔的向下按抚整个下腹部直到大腿上半部，有助于缓和收缩时所产生的阵痛。

有些产妇在分娩第一阶段结束及分娩之后，腿部会不由自主的抖动。那么可以来回的按摩膝盖以上的大腿部位。向下按抚时动作稍微重一点，而往上按抚时动作就要尽量轻柔，注意一直保持流畅有节奏性的按摩动作。

重要的是：要清楚知道产妇对这些按摩动作的真正好恶，务必鼓励产妇清楚地表达她的需要，这样才能最有效地帮助她。

分娩后的按摩

轻轻地按摩肩膀、颈部、脸部和头皮，有助于减轻分娩后的产后忧郁症状。在房间里选择她喜欢的精油气味熏香；并选择适用产妇肤质的低浓度精油来按摩（请参照第326~329页的皮肤保养内容）。经由体贴的关怀和抚慰，产妇可以开始重获身、心、灵的平衡。

哺乳妇女的按摩

对产后即将要喂食婴儿母乳的妇女而言，最重要的就是要刺激乳腺使乳汁能分泌顺畅。婴儿与生俱来的吸吮动作，可刺激乳腺分泌乳汁；同时有助于子宫回复到正常大小。胸部按摩，配合适当的休息、营养的食物以及喝大量的水，都有助于乳腺分泌乳汁，并能够依照自己的哺乳期望，持续哺乳。按摩还可大大降低乳腺发炎、胸部脓疮等问题发生的可能性。

在哺乳期间每天按摩胸部1~2次。利用杏仁油或葵花子油等轻淡的基底油来按摩，以一手拍吸（cupping）、另一只手接着按抚的方式来按摩胸部，之后再以大拇指或其他指尖由乳房外围以相当轻的动作往中间按抚到乳晕的边缘。然而在哺乳之前，一定要将按摩油擦拭干净，以免会渗到乳头而让婴儿吸入。

婴儿按摩

在东方世界及许多热带国家，为婴儿按摩被认为是身为母亲应具备的基本技巧之一。而且以母女传承的方式不断流传下来。他们相信涂油、按摩和伸展身体肌肉有助于促进婴儿的睡眠、饮食正常以及减轻腹痛等症状，婴儿能够因此成长得更加强壮。一些鼓励自然分娩的大师所提出的研究结果可以支持上述主张。因此婴儿按摩有日益普遍的趋势。的确有许多妇产科医院现在鼓励父母为自己的婴儿作按摩。

一开始你可以使用杏仁油或纯（virgin）橄榄油【但并非特级纯（extra

virgin）橄榄油，因为这种等级的橄榄油对刚出生的婴儿，质地过于厚重】轻轻地按摩小婴儿。试着每天为小婴儿按摩，或许在洗澡之前，或者在喂奶半小时之后。当婴儿大一点的时候，母亲在为他按摩时，他们会出现比较活泼的反应，例如扭动、踢来踢去或是高兴地咯咯叫。所以你也可以把按摩变成是属于亲子之间的一种游戏。

当进行按摩时，印度的妈妈会坐在地上，将两腿盘开成一个摇篮状，把婴儿放在腿上。如果你觉得这个姿势不

舒服的话，可靠在墙上进行，背后加一个垫子保护。或者跪在铺有地毯的地板上，可以在地毯上铺一条浴巾，将婴儿放在上面按摩。记住在你的大腿部位（或地毯上）要铺上浴巾，而且周围还要准备其他毛巾备用，以防万一。并确定自己的双手和房间都很温暖。

因为婴儿的身体非常小，因此你很容易使用一般的按摩动作。以下简单的按摩步骤仅供你参考，并非一定要照着书上建议的方式进行，你可以感受并找到小婴儿自己喜欢的按摩方式。

● 按摩婴儿的步骤

1 开始按摩小婴儿的正面。以少量的按摩油按摩小婴儿的身体一路到底，从肩膀一直到足部，但是避开脸部，以免按摩油不小心渗入小婴儿的眼睛。然而你可以轻轻地按摩他的头顶。重复数次相同的按摩动作。

2 接着用你的指尖按摩他的肚子。以顺时针的方向在肚脐附近按摩。

3 用一只手握住小婴儿的手轻轻地拉展它们。再从肩膀到手腕按摩整个手臂，接着一直往下轻轻挤捏小婴儿的手臂。重复几次相同的动作。

4 将小婴儿的手指打直，并轻轻地按摩他的手背，接着按摩手掌。轻轻地挤捏并旋转他的手指头。重复相同的动作按摩他另一只手。

5 接下来要按摩他的腿部。用一只手握住小婴儿的足部，轻轻地将之拉开伸展。再由大腿按摩到脚踝处；然后以挤捏动作由上往下一路按摩。重复几次相同的动作。按摩足部，包括足背和脚底，用你的大拇指，交替地挤捏并旋转他的脚趾头。重复相同的动作按摩另一条腿和足部。

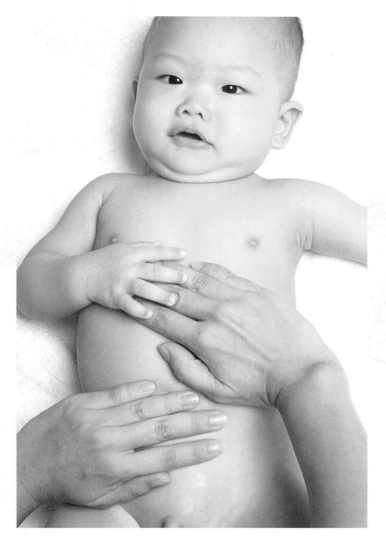

6 将小婴儿转身，用按摩油按摩他的背面身体。由腿开始往上一直按摩到臀部和背部。用你的双手在他的双肩轻轻往下滑动到手臂；再继续往下滑动他身体的两侧，一直滑动到足部为止。相同的动作重复几次。

7 按摩小屁股，轻轻地将两边小屁股靠在一起。小婴儿会喜欢被人拍屁股，因此以单手四根手指，轻轻地拍拍小婴儿的整个屁股。

8 在小婴儿背部非常轻柔滑顺地往下滑动你的双手，两手交替进行按摩。当其中一只手滑到腿部时，手很自然地抬起来，放回背部的按摩起点，然后再重新开始双手的交替按摩动作。逐渐地放慢按摩动作并减轻力道，这种平稳持续的按摩动作具有安抚和催眠的效果。按摩结束后，用浴巾将小婴儿裹住。按摩后的小婴儿很有可能会享受躺在你的臂弯上，也许还有可能会睡着。总之婴儿按摩会有一些相当愉快的体验。

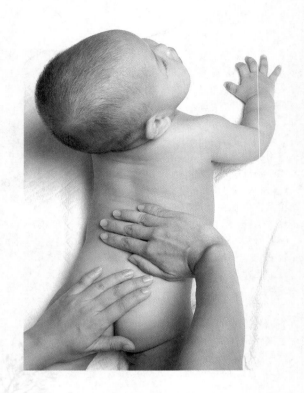

按摩儿童

即使小孩子喜欢按摩，他们可能也无法静静躺着超过10分钟，顶多不会超过20分钟。一开始时，他们可能会全身蠕动并且咯咯地傻笑；但是过一会儿之后，即使是过动的小孩也会安静下来。按摩儿童最好的时间是在洗澡后以及距离睡前不久的时间。此时的按摩对每个小孩而言，都有助于让他们有个甜美的梦乡。开始时，请参照第22章的全身按摩步骤，进行缩短版的全身按摩。依小朋友的喜好来选择轻柔的按抚或揉捏动作，或者可以专注于按摩小朋友的背部或足部。

如果要为5岁以上的小孩按摩的话，可将低浓度的植物精油加入植物基础油中混合使用；或是以他们喜欢的精油味道来熏香亦可。

正如你所发现的，其实婴儿按摩和儿童按摩对按摩者或被按摩的人而言都是一种乐趣，因此放松心情去享受吧！

情侣的芳香按摩疗法

芳香疗法本身最适合运用在提高情欲的乐趣方面。它结合了按摩和香气，因此能够唤醒人原始的感官，例如嗅觉和触觉。如果再配合音乐、美食和性感的气氛等催化作用，所有的感官都会变得更加敏锐。当你和自己的爱侣共同分享这些喜悦，你们甚至会超越所有感官的极限，而经历无以言喻的狂喜。

事实上，在长时间的相处之后，男女彼此的热情可能会逐渐销蚀。令人遗憾的是，几乎每段长期的亲密关系都无可避免地陷入这种情欲冷却的漩涡中。如果双方必须将所有的精力耗费在照顾子女、还要工作为生活打拼，那么这种热情减冷的现象确实在预料中，一点也不会感到意外。如果这种状况确实反映出你的生活状态，你可能会把"缺乏时间及空间"当作"无法用精油进行亲密按摩"的普遍借口。

或许亲密的按摩对你而言只是一种彼此玩乐的过程，只要你愿意，你就能找到与另一半独处的时间。如果你已经为人父母，设法向家人和朋友请求协助，朋友彼此之间或许可以建立一个看顾儿童的支援网。如果小孩年龄较大，甚至可以利用他们在学校上课的时间，与伴侣共度一个欢乐的下午。但你们可能需要请一天假，然而，不妨利用自己尚有的假期，更好的是你甚至可以在腾出奇数周（译注：就是过去的隔周休二日）的周末时间出游，当然一定要带着你宝贵的精油一起随行。

这样的回馈其实远远超过你努力偷取这些宝贵时间所付出的代价。并且还能让你放松、增加彼此亲密性、让心情变好……而这些影响所产生的益处也会对自己生活周遭的人有正面影响。特别是小朋友。因为小朋友对自己父母心情转变的感应接收力很强，所以他们也能因此而变得心情更加愉快、更能放松自己。

情侣间的治疗方式

当一对爱侣正遭遇亲密关系中的裂痕时刻，带有爱意的抚触（这并非是为了增加性欲的爱抚）是一种可以让彼此信任和互相放松的重要元素，而这种特质可能已经被你忽视很久了，或者双方的关系在一开始时就从未建立好。确实有太多人将拥抱、抚触和按摩视同为进行性交的一种前戏行为，而不是看成除了性交的目的之外，还想要确实感觉彼此的一种身体接触。

当彼此不再奢望出现性高潮的时候，双方就会从原来性爱关系所存在的"性表现压力"情结解放出来，而发现到一种压力能够释放的自由。如果有一方被视为过度性饥渴，则另一方可能会因而完全失去性欲，并且导致亲密关系的破裂。然而通过彼此为对方进行芳香按摩来练习享受给予或接受的感觉，而并非关联到性的身体接触，就能够释放大量的紧张与压力。而过度性渴望的伴侣也可因此而放松地享受属于他们之间的感情交流。对于"性冷感"的另一半而言，也可以找到亲密关系中不受威胁的时刻，让心中沉睡许久想要享受快乐的轻松感觉能够重新苏醒，而通常这就是指恢复性欲。

因此在彼此治疗的初期过程中，必须尽量避免进行意图引发情欲的按摩。而要专注在传统的芳疗按摩，直到你们双方都准备好朝向同一个阶段发展。更重要的是要互相分享并发展层次越来越细腻的相互感应力，爱抚可以让你们经历这种感受。一旦这种移情感应关系建立之后，彼此心灵也会因而相通。这种感觉就好像情人之间从未存在任何距离，却同时也了解彼此都是独立的个体、任何一方都不能凌驾另一方。如果没有这种看似既亲密又个别自由的矛盾状态，就无法真正达到完美性爱的终极目标。

的确，如果不能先爱自己，就无法真正爱别人。我们可能"需要"某人，可以让我们依附对方、同情对方、将对方理想化，但是唯有自己装填"爱"的杯子满溢时，"爱"才能自然而然地流溢出来加惠别人。正面积极的自尊是享受生活乐趣、营造健康两性关系的基础。但是爱你自己并非意谓孤芳自赏或不顾他人死活；而是表示将你自己视为是一个值得享受对方给予爱和尊敬的人。

凡是已经享有美好关系的伴侣，按摩（不论是引发情欲或治疗性按摩）都能提升并增强无法言喻的爱的"结合"，彼此都能感受并分享对方的愉悦，这是能更加深入和持续保持亲密关系的最大秘诀。

营造神奇的空间

如同之前第22章有关营造芳香疗法按摩空间的方法，要布置适合增加情欲按摩的房间，除了独特的气氛之外，房间还要保持温暖舒适。你只要把房间整理干净、将电话插头拔掉、将灯光调暗，剩下的就自由地想象。或者你可能比较喜欢利用温暖、闪烁的烛光来营造迷人梦幻性感的气氛。但是如果你们是共度下午的时光，那么通过印花布窗帘所流泻的自然光线就能营造有如月光下的浪漫气氛。

●香气

如果家里有熏香灯，千万不可错过它营造气氛的功效。熏香的香气具有暗示情欲和神奇的魔力，例如迷幻树脂味带点水果气息、泥土气味带点辛辣，或是带有异国花香的木质气息。你也可以利用浓郁的鲜花来增添房间里的香气。有些花朵毋庸置疑的能散发出催情的香味。茉莉、橙花、紫丁香、白百合和兰花，据称是地球上最能够引发情欲的气味；因为这些气味之中带有一丝丝人类在性欲炽热时所分泌出来的体味（参照第345页内容）。有些人可以察觉到这类花朵中所蕴藏的低到几乎闻不出的"动物"气息，这也正好说明为何这类花朵也可能会让人感到恶心，而并非是愉悦的感受。所以必须慎选营造神奇空间的花香气味。

●音乐

如果你想在这个营造出来的爱的园地播放点音乐，想想看有哪些歌曲或旋律特别能唤起亲密关系的高潮；几乎所有的情侣都有属于自己的音乐。然而这种适合在做爱前后或做爱时播放的音乐，不见得适合在进行激发情欲按摩时播放。为了替情欲充电，这一类的按摩动作必须要缓慢、平稳而流畅地进行。同样地大部分适合于按摩时播放的音乐通常是流畅有节奏性，而非嘈杂不安的快节奏音乐。几乎可以肯定的是你会随着音乐的节奏来按摩。我们实在很难不随着音乐的旋律来进行按摩。你可以试着想象一下自己随着 Jumping Jack Flash（译注：滚石合唱团的摇滚歌曲）或是柴可夫斯基的1812序曲的紧张节奏被按摩的感觉会是如何？可能一点也无法点燃你的情欲。或许这些音乐对极少数的人而言是相当愉悦的感受，但是对平凡的我们而言则是一种精神的折磨和损耗。

●按摩"床"

对两性之间的情欲按摩最具诱惑力的按摩基础就是坚固的床或床垫了。或者你也可以在地板上铺上垫子，上面再覆以一块棉制床单或几条长毛浴巾。同时你还需要另一条床单或浴巾可供覆盖在对方未按摩的身体部位，以避免在按摩进行时，对方的身体发冷。但是如果房间相当温暖，或是对方身体已经是血脉贲张的情况下，就不需要这么做了。

● 按摩油

关于按摩油的调制以及室内熏香的一些基本方式请参照第5章的内容。虽然在选择情欲按摩所使用的植物精油过程中，个人对气味的喜好扮演相当重要的角色，但是下列配方的催情

情欲按摩油配方

选择下列建议的按摩精油，或自创配方。你可能会更喜欢使用香草浸泡油作为基底油使用，因为这种味道特别能够激发情欲。下列精油量是以使用于30ml的基底油为基准的用量。

就在今夜	爱的插曲
芫荽 6 滴	橘 3 滴
莱姆 2 滴	檀香 4 滴
奥图玫瑰 2 滴	伊兰伊兰 3 滴
乳香 2 滴	

芙丽雅爱美神	性爱狂想曲
苦橙叶 3 滴	快乐鼠尾草 2 滴
佛手柑 3 滴	佛手柑 3 滴
薰衣草 2 滴	橙花 2 滴
岩兰草 2 滴	雪松 4 滴

燃烧吧！火鸟	亲密时分
柠檬 3 滴	奥图玫瑰 2 滴
甜橙 3 滴	檀香 5 滴
姜 1 滴	
乳香 3 滴	

按摩精油，或许可以提供你一些调配的灵感。关于这些精油配方，如果你喜欢的话还可以用来作熏香使用。但是你需要跟着改变精油的使用量，在加入水的精油扩香器上滴上6滴精油（准确的精油量和比率并不是那么的重要，可以任凭自己的心情及喜好改变）。关于如何调配精油香气让爱意常留心中，请参考第27章的调制个人香水内容。

情欲按摩技巧

一般精油按摩主要是想达到深度沉放松，但是催情或情欲按摩的目标却是要挑逗起对方的情欲。如果你喜欢的话，你可以将本章所叙述的一些"催情密技"融入第22章中所教导的基础按摩步骤中。然而情欲按摩的基本要诀就是依照按抚、揉捏和羽毛轻扫等基本按摩动作，给予缓慢有节奏的按摩即可。可同时按摩性感带区域，例如下腹部、大腿内侧、膝盖后方、臀部、下背部、胸部、耳朵、嘴唇、颈背、手掌、手肘内侧、腋窝、脚底、以及脚趾和手指之间。

按抚、揉捏和羽毛轻扫这3个基本按摩动作的本身并非要引起性欲，但是在对方的皮肤上加上非常轻柔的搔、舔和呼气等等动作，通常你觉得很棒的动作，对方应该也有相同的感受。然而根据古老的性

爱宝典记载：女性对持续性轻柔的刺激会更有反应，而男性则喜欢力道较强的触摸。即便如此，你还是必须自己找到适合引发自己和对方情欲的按摩方式。

　　记住，不要完全照着书上所说的动作照表操作。事实上拿着书来"按表实施"往往就是欲望的浇熄者。记得在进行更深入的性爱过程之前，至少先给彼此一刻钟的时间，通过彼此互相按摩，来尽情挑逗对方。

情欲按摩

　　如果喜欢的话，可以将一些增加情欲而自创的动作，并入第22章的基本按摩动作之中。或者你可以借由以下的一些按摩技巧，找出属于自己情欲按摩的灵感。

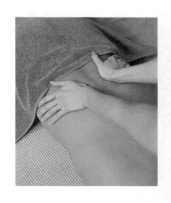

● 背部、臀部、手臂和手部的按摩

1 由背部按摩所衍生的情欲按摩（请参照第265页内容）。可以让自己跪在对方头部前方的位置。将双手水平地分置在对方脊椎的两侧，由背部的最顶端开始，将手指朝向脊椎方向，利用推滑的按摩动作，双手一路往下滑推整个背部，直到臀部为止。

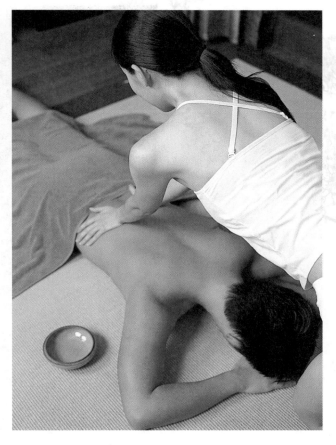

2 然后将你的手滑推按摩对方的双臂；再慢慢地往上滑推身体的两侧，一直到腋窝处。将你的手打开放在对方的肩膀上，再轻轻地往外一直沿着手臂外侧滑动。当你滑动到对方的手部，再将你的手指滑入对方的手指交叠，再轻轻地将手指往回滑推至对方手臂内侧，然后再滑推回肩膀，这时将双手放回到原始的位置，重复几次相同的动作。

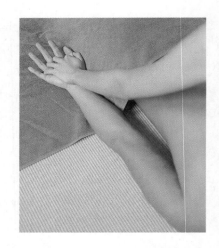

●用长发轻扫按摩

1 羽毛般的轻盈爱抚动作，可利用长发来进行。因此如果你或者对方蓄有长发，可用头发慢慢地扫刷来爱抚对方的身体。由颈部的顶端开始一直往下刷抚到脚趾头，之后再重复相同的动作。请不要遗漏了对方的手臂部位。依照个人的喜好可以重复多次相同的动作。但是，身体唯一不喜欢有头发爱抚的部位是脸部。当嘴巴或眼睛内有头发时，的确是件让人不太舒服的事。

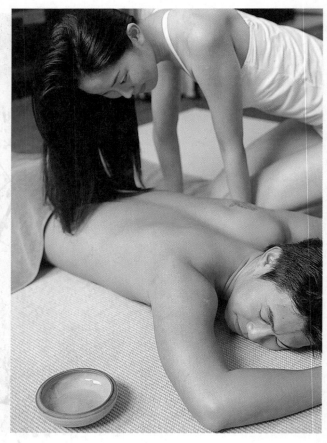

● 爱抚耳朵

　　如果对方喜欢被抚摸耳朵，可以让抚触停留在那里一会儿。用你的手指在耳朵以轻轻画圆圈的方式抚摸，一次按摩一只耳朵就好。可以再加上轻咬或亲吻耳垂的部分。

● 腹部滑推按摩

1 在爱抚过对方的耳朵之后，将你的双手以非常轻盈的动作滑过喉咙、胸部；以手指朝向脚趾头的方向一直往下滑推。

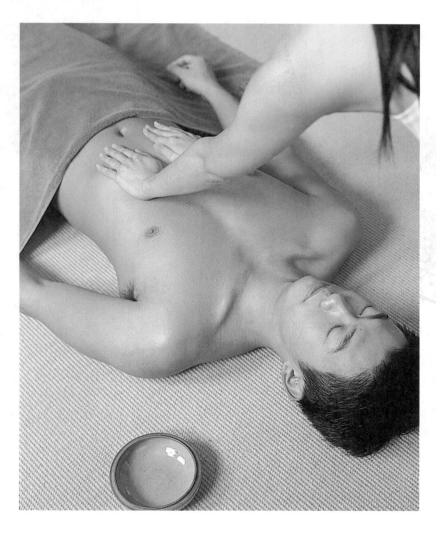

2 双手以非常缓慢的动作向下滑推，经过胸部或乳房，一路按摩到腹部。双手轻轻用力，但是当你的手经过肚脐的时候，可以稍微用力。当你的手来到阴部耻骨部位时，将双手像扇子一样展开，再以非常缓慢的动作沿着身体的两侧，一直滑推至腋窝处。再将双手滑过肩膀，再回到原始位置。可依照自己的喜好，重复几次相同的动作。

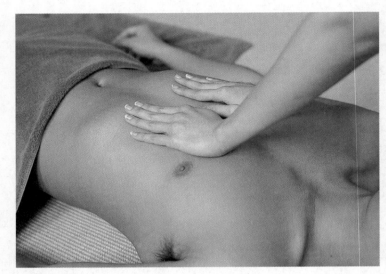

● 胸部区域的按摩

这是胸部按摩的变化版。像之前的动作一样，先将双手放在上胸部的位置，手指朝向脚部，再以非常缓慢轻柔的动作滑推按摩整个胸部、周围和下方的区域；一直往上按摩到腋窝位置。将双手滑过双肩再回到起始位置。依照个人喜好，可以重复几次相同的动作。

● 脚趾头的按摩

许多人发觉脚趾头按摩（以及手指头按摩）是相当刺激的（参见第276页"足部按摩"），完成这些按摩脚趾头的步骤，可以很高明地挑逗对方，让对方兴奋莫名。以小指指尖缓慢地在脚趾头间进进出出。

按摩结束

用你的指尖做一些羽毛般轻盈的轻扫按摩。几乎没有接触到对方的皮肤，特别是大腿内侧以及膝盖内侧等敏感部位。最后再以指尖由上向下轻扫对方整个身体，轻轻摩擦乳头、嘴唇和生殖器官。总之用你的想象力尽情地爱抚对方！

第 五 部

Aesthetic
Aromatherapy

芳香美容按摩疗法

举凡漂亮、优雅、富丽、高贵、标致的事物，

如果没有经过任何想象力，都称不上是美丽。

~ 爱默生论"美丽" ~
摘自《生活行为》，1860 年
（ *Emerson, The conduct of life* ）

{ 第26章 }

芳香美容疗法

曾经追求"美丽"的方法被局限于肤浅的美容疗程中，用一些怪异和奇妙的混合物，加上号称远自异国萃取的珍贵物质，最后再涂上如水泥墙般的化妆品而获得美丽。然而拥有美丽最重要的根本——健康，却普遍地被大众所忽视。在第19章我们建议落实健康生活形态，不必过度执着于外貌，你就能拥有明亮的肤色、闪亮动人的发质、健康的牙齿，以及柔软灵巧的身体。由这个观点出发，在本章所要揭示的芳香美容疗法才会具有更佳的效果，因为植物精油对美容的效用并不仅仅止于光鲜亮丽的外表而已。

直到目前为止，男性对于"美容保养"的观念一直处于逃避状态。但情势即将改变，越来越多的男性乐于尝试一些标榜可让人增添魅力的美容用品。而在本章所列出的大部分保养成分和美容方式可同时适用于男性和女性朋友。如果你非常幸运，受到上天的眷顾，原本就拥有无瑕的肌肤、健康的牙齿、炯炯有神的明眸，以及闪亮动人的头发，

那么这些精致的天然保养用品会让你的天生丽质更加持久。

大家都希望能够快速简易的调制一些能够使你更加美丽的天然保养用品，而通常这些美丽的素材都可取自家里的冰箱或是食物储藏柜中。此外，自行调配这些保养品，过程不仅相当有趣，而且自制的天然保养品相较于市售保养品而言，对你的皮肤会更有帮助，但价格却只是市售产品的几分之一而已。

重要

如果你有某些皮肤疾病，例如湿疹、干癣或面疱等肌肤问题，最好先请教专业芳疗师、药草学家或营养师的意见，他们会为你设计调配个人适用的改善计划。因为每个人的情况都不尽相同，所以适用某人的方式不见得可以适用于你身上。

基础观念

●关于自由基

最近几年，一些健康和美丽的大师会标榜皮肤保养品中所含的抗"自由基"元素对皮肤的功效。自由基被认为是皮肤的头号敌人，它们非常活跃，一遇到氧气即会形成有毒的过氧化氢（即双氧水）。如果放任自由基而未加以抑制，它们就会伤害皮肤的胶原蛋白及弹力蛋白（维持皮肤弹性和紧实的主要蛋白质），而且还会破坏全身的细胞。自由基也被认为是引起老化的主要原因，然而自由基在许多的生物代谢过程中都会自然形成，好比从呼吸到发酵作用的过程中，都会产生自由基。唯有在自由基无法控制时，它才会对我们造成伤害。任何能抑制自由基潜在伤害的做法，也可帮助保有皮肤和肌肉原有的弹性，并预防提早老化的现象。

是什么因素引发自由基的作怪？主要有：

●食用过多的高度加工过的脂肪和油脂，例如人造奶油和高度精制的植物油，这些原本存在的天然营养素，经过精制的过程就会被彻底改变。如果你的食物中又缺乏天然的抗氧化物质，例如能缓和自由基作用的维生素E，那么你就会有提早老化及产生相关老化疾病的危险。

●在皮肤上使用护肤油和乳霜（不论是用精制过或未精制过的油所制成的产品），其实都已经被自由基破坏。遗憾的是这些保养品被自由基破坏的情况是在尚未产生异味之前就已经发生了。通常一般市售保养品都会添加防腐剂，来减缓氧化的速度，并延长产品销售的生命周期。然而对一些体质较敏感的人，对防腐剂可能会产生过敏的反应。而在家自制的乳液、乳霜和护肤油，可避免防腐剂的潜在危机。但是你必须使用未超过有效期限的高品质植物油来调配自制保养品。储存在阴凉的地方（最好是放在冰箱里），在2～3个月内使用完毕。

●过度曝晒紫外线（包括人工太阳床），会让紫外线渗透到皮肤当中，破坏由弹力蛋白和胶原蛋白所构成支撑肌肤的结缔组织。但是适当的照射阳光（每天最多1小时，避开早上10点至下午4点，并擦上防晒产品）其实对人体有益。它能刺激皮肤的血液循环，促进维生素D的形成，并且让你感到全身舒畅。

●持续的情绪压力。

●因排放废气、烟囱的烟雾、工厂化学物质以及吸烟等所导致的空气污染。

●逐渐在饮用水和食物中发现的有毒重金属，例如铅和汞。

●残留在我们周围环境、食物和饮用水

中的残留农药和杀虫剂。

● 化学食品添加物，以及不新鲜的食物。而自由基的活性可利用下列方法来加以抑制：

● 确保日常食物中含有足够的维生素E。维生素E是自由基的清道夫，可以扫除自由基这些破坏因子并消解它们的作用。许多未经精制过的植物油，例如特级纯橄榄油和葵花子油，它们当中含有相当丰富天然均衡形式的维生素E。而其他维生素E的来源，像是绿叶蔬菜、蛋黄、含胚芽的粗制谷类、新鲜的豌豆和豆类等。

● 某些植物油，例如月见草油（也称晚樱草油），作为医疗用途的价值远高于烹调用途，在尚未有月见草油胶囊之前，月见草油就被拿来当作天然维生素E的营养补充品。而维生素E可以抑制自由基在人体内的作用。如果你要食用天然植物油作为营养补充，那么月见草油将是首选。通常维持健康的皮肤和头发仅需要一天服用两颗250mg的月见草油胶囊即可。

● 在每天的饮食中均衡摄取所有的营养素是非常基本的要求，其中又以摄取维生素C特别重要。其实具有抗氧化功效的维生素E对人体内脂肪结构的细胞膜作用会特别明显。而维生素C则是针对人体内的水性体液来发挥作用。维生素C还能提高维生素E对人体的防护能力，并保护身体不受环境污染源的侵害。每天要确实摄取大量新鲜未经烹煮的水果和蔬菜来借此补充足够的维生素C。

● 其他有名的抗氧化物质包括 β – 胡萝卜素（是维生素A的前导物质）以及硒。在所有橘红色水果和绿叶蔬菜，如菠菜和高丽菜中，皆含有 β – 胡萝卜素。而鱼类、海鲜、肉类、含胚芽的粗制谷类及牛奶则是摄取硒的良好来源。

● 使用高品质未经精制或化学处理过的天然植物油和植物精油来保养皮肤。

● 外出会曝晒在阳光下时，一定要使用高系数的防晒产品。但是如果你的皮肤对阳光的反应不是特别敏感，我个人则认为最好是使用天然植物的防晒油，例如特级纯橄榄油或芝麻油（参照第73页"基底油综览"），一般市售的防晒产品由于添加的化学防晒剂可能会引起皮肤过敏的问题。然而不论你使用的是有品牌的防晒产品或是天然植物油来防晒，最基本的是要避免曝晒在炽烈的阳光底下。但是你仍然可以在中午以前及下午4点以后的时间进行短时间的日光浴（最长1小时），此时阳光放射线较长，光线的强度也比较弱，因此较不容易晒伤（译注：植物油的防晒效果太低，而且平时直接使用对多数人来说都比较油腻，建议还是要慎选适合自己的市售防晒产品来使用）。

皮肤干刷法的身心效用

这种古老的天然美容疗法被证实其效果的确非常好。它不仅能去除皮肤表面所堆积的老废角质，让肌肤的质感更佳，而且还能促进淋巴系统的排水功效，借此消除人体三分之一的废物。举凡关节炎、蜂窝组织（又称橘皮组织）、高血压等问题，以及因淋巴引流功能不佳所导致的精神沮丧等情形都有所帮助。虽然皮肤干刷法，不能完全取代运动。然而事实上，这种疗法对身体的功效相当于进行一次优质的全身按摩或是慢跑20分钟的运动效果。

要进行皮肤干刷，你需要一把特制的植物纤维刷，配上长长可折卸式的刷柄，以便可以刷到自己的背部。这种刷子在许多健康用品店或美容用品店都可以买到。刷子必须经常保持干燥，但是每两星期要使用温的肥皂水清洗干净。如果你不能找到这种身体专用的刷子，麻纤维制成的手套也是不错的替代品。在早上洗澡之前进行，最好每天刷一次，每次刷个几分钟，而如果你有蜂窝（橘皮）组织的问题时，则最好一天进行两次。此外，这种皮肤干刷最好能每个月停止一个星期，就像许多自然排毒疗法一样，这样做可以让我们的身体不会因为习惯而麻木，才会有更好的改善效果。

●皮肤干刷法的操作过程

干刷皮肤时，要确实刷到全身每个部位。要轻轻地刷，如果刷得太用力，尤其是对不习惯这种刷拭身体方式的人而言，很容易就会造成皮肤擦伤。以绵长延续的动作来刷，由脚部开始，包括脚底；之后再往上移动刷拭到腿部，包括腿部的正面和背面。往上再刷过臀部并往上达到背部中点，记得都是以朝向心脏的方向来刷，并将毒素带往右侧腹部结肠的方向。接着刷拭你的手部包括手部正反面，往上刷向手臂，刷过肩膀，再往下转往胸部的部分（如果是女性的话，请避开乳头部位），然后再由颈背部位一直向下刷到后背的上半段。最后再刷腹部（避开生殖器部位），并以顺时针画圆圈的动作顺着结肠形状刷拭按摩。

因为脸部和颈部的肌肤相当敏感，通常不用干刷处理；但如果你愿意的话，可以使用有软刷毛的洗脸刷或是男士的刮胡用刷子来刷拭。只要用刷毛的顶端，扫过前额、再轻轻地扫过眼睛四周，往下到鼻子、脸颊和下巴再往下扫向颈部。接着再刷颈部包括正面和背面，直到胸部。

皮肤干刷疗程每一次所需的时间不超过5分钟，而且可以在洗澡时进行。在沐浴之后，可接着使用自己所喜爱的芳香按摩精油来滋润肌肤，或者只使用质地细致的植物油，如杏仁油或红花油，而不添加任何精油。

> **注意**
> ● 除了患有皮肤疾病，如湿疹、干癣或感染及有伤口的皮肤以外，每个人皆能安心使用皮肤干刷法。你可以刷在健康皮肤的部位，但是尽量避免刷在任何有恶性静脉瘤的血管部位。
> ● 如果在使用皮肤干刷法第一星期的时候，皮肤突然冒出面疱的情形，请不要因害怕而放弃疗程。因为会长面疱代表身体正透过皮肤将毒素排出。经过 1 ～ 2 星期的皮肤干刷之后，你的皮肤会比以前看起来更加健康亮丽。

脸部

● 适用于各种肤质的每日基础保养

每天两次，以能温和平衡肌肤酸碱值的香皂或洗面皂来洗脸，这有助于平衡肌肤的酸性天然保护膜。这层保护膜是由我们皮脂以及皮表水分所混合而成，用来保持肌肤正常菌种（能够预防肌肤感染）。这层保护膜的 pH 酸碱值为 5.5，也就是弱酸性。一般香皂以及较廉价的脸部保养品则呈碱性，这些产品有时会使一些人的皮肤变得干燥脱皮。

在洗脸后，特别是油性皮肤的人，最好再使用温和的收敛水，例如玫瑰露或是后面所建议的肌肤调理水。虽然并非绝对必要，但是肌肤调理水会让皮肤变得清爽有活力。

如果皮肤上还有湿气，可再使用由蜂蜡加上植物油所制成的面霜，或是质地更清爽，主要由杏仁油、杏核油或是荷荷芭油等混合制成的滋养霜来滋润肌肤。或是使用市面上品质优良的保养品，最好是使用不含矿物油的乳液或面霜。品质不佳的矿物油会阻塞皮肤，容易形成黑头粉刺和面疱。

适用各种肤质的每周特殊保养

● 去角质

虽然以洗脸刷或刮胡刷为脸部进行的皮肤干刷法，有助于促进淋巴引流，降低脸部浮肿的现象。但有些肤质需要稍微加强的保养步骤才能去除皮肤表面所囤积的老废角质。这些多余角质会使肌肤看来肤色不均匀，并造成肌肤黯沉发黄的现象。年轻的肌肤新陈代谢功能良好，能够顺利的代谢掉老废角质，但是随着年龄的增长，皮肤的新陈代谢变慢，造成新细胞形成速度减缓，并且细胞会渐渐耗尽死去，这些死去的角质细胞会被推挤到皮肤表面，堆积在肌肤上形成不均匀的肌肤块状。

要进行简单的去角质步骤以去除老废的角质细胞，可将一把磨成中度颗粒的燕麦片（如果是干性肌肤请使用玉米片）弄湿，然后轻轻地用来按摩脸部和颈部，特别是鼻孔周围的肌肤部位，之后用温水或冷水冲洗干净。如果是男性，平常有刮胡子的习惯，由于刮胡子本身就能够有去除角质的效果，所以仅仅需要去除脸上没长胡子的地方即可，如前额部位。顺便一提的是，你会发现自制去角质棉布，使用起来会更方便。将磨好的燕麦片倒在棉制手帕或细棉布的中央，将棉布的四个角落绑紧，在使用前先以微温的温水将之弄湿，再将棉布涂擦在脸部进行去角质。

注意

虽然许多去角质产品属于一种磨砂膏，但是由于较为刺激，所以我并不建议使用于脆弱的脸部肌肤。因为即使是最轻微的皮肤刺激或发炎现象，都会引起自由基的产生。因此去角质要轻轻摩擦，而不要使劲磨砂！

●蒸脸

几乎所有的肌肤问题都可以从精油蒸脸的深度清洁效果中获益。尤其是毛孔阻塞和油性肌肤的人，由于容易形成黑头粉刺和痘痘，更适合经常进行精油蒸脸。用一个耐热的脸盆或大碗，装满接近沸腾的热水，再滴入 2~3 滴适合自己肤质的植物精油（参见第 326~329 页"皮肤保养表"），将脸朝向蒸汽上方，用大毛巾将头部和脸盆（碗）盖住，使精油蒸汽不易流失。蒸大约 5 分钟之后，再使用冷水泼脸，以去除堆积在脸部肌肤表面上的废物及污垢。如果你愿意的话，这个方法还可以配合敷脸（参见第 330 页"天然面膜 DIY"），或者让皮肤静待约 30 分钟安定之后，再擦上平常使用的滋养霜来保养肌肤。

注意

- 如果脸部肌肤有微丝状血管浮现的人，应避免进行精油蒸脸。强烈的热蒸汽会使皮肤表层下的血管扩张，使血管浮现的问题更加严重。
- 如果你患有气喘，也要避免进行精油蒸脸，因为集中的蒸汽会引发气喘发作。
- 美国研究有关皮肤健康的报告曾经指出，过度进行蒸脸（每星期超过两次，持续数月以后），可能会引发"丛林式面疱"（jungle acne），这是由于皮肤过度潮湿所引起的失调症状。因此已经有面疱困扰的人更应特别注意。过度使用蒸脸（包括洗桑拿）也可能会让肌肤问题更加严重。然而，正确地进行精油蒸脸对容易长面疱的人来说是相当有帮助。

●敷脸

敷脸保养的目的在于深层清洁肌肤并使肌肤呈现明亮的光泽。这个步骤可以在洗脸之后、精油泡澡之后，抑或精油蒸脸之后进行。由于这时候脸上的肌肤仍然温暖而湿润，因此更能接受在脸上所擦上的任何东西（参见第330页"天然面膜DIY"）。

●精油的周期性疗程

这可能会让你感到非常意外，其实每天使用精油来保养脸部肌肤并不是非常恰当。要达到最好的精油保养效果必须遵照法国方式：周期性地使用精油保养，或许是每星期使用精油保养一次；或者连续两星期每天持续使用精油保养一次、中间间隔3~4个星期之后再恢复使用。这种做法可以让我们的皮肤不会对精油产生惯性，以避免精油保养的疗效变得越来越差。

选择适合自己肤质的精油配方（参见第326~329页"皮肤保养表"），利用精油保养皮肤有4种方式：

1. 在沐浴之后，当皮肤仍然温暖湿润时，薄薄均匀擦上一层稀释保养用精油。在20分钟之内，请不要擦掉任何多余的精油，因为精油需要这些时间才能被皮肤所完全吸收。

2. 在进行蒸脸或深层清洁面膜保养后，至少在半小时以后，才擦上保养精油。因为在进行蒸脸或敷脸的保养之后，皮肤需要时间镇静下来，才能更有效地吸收精油（以及基底油的油溶性营养成分）。

3. 在做完5分钟的脸部热敷之后，可立即擦上保养精油。在防热的大碗或脸盆中装入一半的温水，然后立即将三条脸部毛巾浸泡在水中。将之拧干，将其中两条毛巾分别敷在脸部的上下侧（鼻孔、嘴巴和眼睛除外），当其中一条毛巾冷了之后，再换另一条毛巾。然后趁着皮肤还是温暖湿润的时候，用保养精油来按摩皮肤。

4. 外出散步之前，可立即擦上脸部保养精油（最好在公园或是没有空气污染的乡间），以新鲜空气再配合精油的作用，对肌肤来说是超级的回春药。

如果你采用一星期使用1次精油保养的方式，尽可能一天擦上3次，没空的话，其实一天一次也就够了。

针对毛孔阻塞问题的急救措施

●黑头粉刺、白头粉刺和面疱

黑头粉刺是由堆积的皮脂所形成。它会形成一个硬塞子塞在我们皮肤毛孔或毛囊之中，而皮脂表面则因为暴露在空气中造成氧化，使得颜色变黑。黑头粉刺不会自动消失，但是可以通过蒸脸或热敷来去除。由于蒸脸及热敷使皮肤毛孔张开，软化堆积在毛孔中的硬化油脂，所以能够用包上面纸的干净手指轻易挤掉（译注：若还是挤不出来，就不要硬挤，否则会很容易伤害肌肤，造成疤痕产生）。去除黑头粉刺之后，再以金缕梅收敛水轻拍患处。

白头粉刺很像皮肤上的白色细小肿块。它们的形成与黑头粉刺极为类似。但是黑头粉刺是暴露在空气中，而白头粉刺因为角质层堵塞住毛孔，所以被藏在皮肤里面，使得这些堆积的油脂无法从毛孔中崭露头角。注意的是，我们并不建议你自行在家进行清除白头粉刺的保养工作。白头粉刺一经挤压很容易引起发炎，形成红肿的肿块，而这些红肿现象需要一段时间才会消失。如果你有白头粉刺的问题，找专业美容师解决较为恰当。她们会用极细小的探针将粉刺挑开取出，这样一来就不会留下任何疤痕（译注：其实在台湾许多皮肤科医师也会帮患者进行粉刺的清除工作，并不一定要用挤的，像果酸换肤或擦上A酸药膏等方式，都是不用挤压来改善粉刺的方式。此外，粉刺经不当的挤压很容易造成色素沉淀以及凹洞疤痕的

问题，最好要找信誉良好的美容师，或由专业皮肤医师来帮你处理更佳）。

面疱或丘疹的形成是由于油脂阻塞的毛囊受到刺激发炎所引起。白细胞会进入这些发炎的部位来抵抗这些细菌，因此才会造成化脓现象。这种类型的面疱通常在几天之内就会痊愈。然而如果面疱的发炎现象出现在皮肤较深层的地方，那么情况就会更严重，并恶化成囊肿型面疱（acne cyst）。遇到这种面疱，需要较长时间才能痊愈，或许囊肿型面疱会在皮肤表层下潜伏好几星期。

最理想的是顺其自然，让面疱随着自己自然循环周期消失。随便处理或挤压皮肤，可能会让情况更严重，并且会扩散感染区域，甚至可能会形成疤痕。事实上有时你会很难抵挡想要将痘痘除之而后快的冲动，在这种情况下你必须要先进行蒸脸（或热敷），接着再以酸奶或天然泥膜敷在感染的部位，喜欢的话也可以全脸敷。然后再以未经稀释的金盏花酊剂（可向草药商或精油大盘商购买）轻拍在患处。每天持续使用数次，一直到面疱干掉，自动脱落。大部分芳疗师主张在痘痘部位擦上一滴薰衣草或茶树精油。虽然这种做法对某些人有效，然而依照我个人的经验，由酒精稀释的精油调配用品，其干燥痘痘的效果会更好。

要预防皮肤的面疱粉刺问题，美肤专家们的建议是凡患有严重面疱或复发性黑头、白头粉刺的人，不要食用动物性脂肪（或者明显减少食用量），改用以冷压萃取或未经精制过的天然植物油。摄取过多的动物性脂肪被认为会产生过多肌肤油脂而阻塞毛孔和毛囊，并助长细菌感染形成面疱、青春痘。

厨房的保养品调制专家

● 芳香精油和皮肤健康

不管有没有把精油直接用在脸上，其实在泡澡和按摩中添加植物精油就能让肌肤显得更加亮丽有光泽。很少人会去探讨真正的原因，其实这是因为精油能通过我们的肺部和皮肤进入血液，并作用在我们全身的组织，影响整个身体所致。而毛孔阻塞非常严重的肌肤（尤其是粉刺很多的肌肤）总是无法有效地吸收植物精油，但是如果在沐浴或全身按摩时使用，精油可以通过腹部等较柔软的肌肤，以及大腿内侧和手臂上半段的皮肤，进入人体之中。

使用适合自己肤质的植物精油，再调和高品质的植物基底油使用，就会产生明显的正面效果。植物精油以及基底油中的小分子成分（指基底油中的维生素 E）可以渗透进入皮肤的最底层，它们从这里开始产生作用，并促进健康皮肤细胞的生长，增加皮肤的保湿度，加速排除老废角质，并且增加血管的氧气及废物交换功能。

美容用油的选择

下面列举的保养专用基底油是目前芳香美容疗法使用渐多的品项。其他适用于身体按摩以及美容保养的植物油则列于第五章的基底油章节中。

杏核油（apricot kernel oil）　学名：prunus armeniaca

萃取自杏桃果仁，质地轻而细致的植物油。最好可以找到未经精制过的天然杏核油，因为它含有少量能够对抗自由基的抗氧化成分，即维生素 E。

● 购买地点：这种植物油可在一些健康用品店或向精油批发供应商直接购买。

酪梨油（avocado oil） 学名：persea pmericana

品质最佳的酪梨油是由果肉直接以冷压方式制成。它具有泥状的外观（这表示它尚未被热气和过度提炼加工过程所破坏），以及让人感觉舒服的翠绿色调。精制过的酪梨油呈现淡黄色，仅剩余非常少量的酪梨气味和营养素。冷压制成的酪梨则富含必需脂肪酸以及大量的 β – 胡萝卜素和维生素 E。虽然酪梨油本身具有黏性，但是它有极佳的渗透力以及让皮肤再生的惊人力量。因此非常适用于干性、缺水性或老化的肤质。它同时还可以制成胶囊内服使用，可预防皮肤干燥和缺水现象，例如因为过度日晒所引起的肌肤干燥问题。

- 购买地点：未经精制的酪梨油胶囊可在一些药房和健康用品店买到。你也可以向精油批发供应商买到瓶装的酪梨油，但是请特别声明你要的是未经精制的绿色酪梨油。要注意的是，我曾碰到许多经精制过的酪梨油却被标上"冷压式"酪梨油。但是我们可以通过了解精制过和未经精制的酪梨油之间的差异性，并且让精油批发供应商也知道这种差异性，才能让意图蒙骗消费大众业者有所忌讳。

琉璃苣油（borage oil） 学名：borago officinalis

这是一种一年生的草本植物，叶子会散发出小黄瓜般的气味，会开紫蓝色星状的花朵，油是经由热压榨或以溶剂萃取自琉璃苣植物的细小种子。琉璃苣又称为星状花，这个名称是取自其精巧紫蓝色花朵的明显星星形状而命名。这种植物油富含攸关肌肤健康的必需脂肪酸。通常会在其他的芳疗复方精油中加入少许这种昂贵的植物油，来提高其他植物油恢复皮肤年轻的特性。然而琉璃苣油最有效的肌肤保养方式，还是将它用作营养补充品来服用。

- 购买地点：琉璃苣油胶囊（有时又称为星状花）可以在一些药房和健康用品店购买。而针对局部性治疗用途者，可用针刺穿胶囊，再将油挤出使用。

蓖麻油（castor oil）　学名：ricinus communis

除了可以作为泻药之外，蓖麻油也是护发用品和皮肤保养品中常用的成分之一。油来自于蓖麻，是一种生长在西非地区相当引人注意的矮树。这种植物油是采自其光亮的棕色种子，利用冷压法制成，具有相当棒的滋润效果和防水性。因此它被添加在许多护发产品及小婴儿预防尿布疹的乳霜中。在芳香疗法方面的主要用途是作为调制护发配方的主要成分之一。然而它本身具有相当的黏性和强烈的气味，有些人可能会不喜欢。

● 购买地点：可以在一些药房买到。

荷荷芭油（jojoba oil）　学名：simmondsia chinensis

荷荷芭是取名自它的发音 Ho-Ho-Ba，这是一种生长在南美洲的常年生沙漠植物。这种植物油（实际上是一种液体蜡）是无色、无味，萃取自该种植物的豆实，这种植物油在室温下会呈现半固体状（译注：这是指在寒冷的欧洲气温下，通常在台湾，荷荷芭油在室温下呈液状，置于冰箱冷藏之时，就会凝固，这也是判断荷荷芭油真伪的一种方式）。荷荷芭油是一种相当神奇的物质，因为它几乎不需要经过精制就可以直接使用，而且相当稳定。我从未听说过这种植物油有腐坏的情况发生。荷荷芭的化学结构和皮肤本身的油性分泌物（皮脂）成分相似。再者它是适用于各种肤质的滋润剂。当按摩在皮肤上时，它会与我们皮肤上的油脂结合在一起，而形成一种乳化剂，能深入清洁毛孔，并轻轻地将阻塞毛孔中的污垢清除干净。因此它甚至可以使用在油性肌肤或长粉刺的问题肌肤上。荷荷芭还含有豆蔻酸（myristic acid），具有抗发炎的特性。

● 购买地点：在大部分的健康用品店或直接向精油供应商购买。

澳洲坚果油（macadamia nut oil） 学名：macadamia integrifolia and m. terrifolia

澳洲坚果油（又称为夏威夷核果油、昆士兰果油、澳洲胡桃油）在芳香疗法中是相当新的一种植物油。最佳品质的澳洲坚果油来自澳大利亚。虽然一直以来大部分的制油过程都是经由高度精制加工制成。但是热压榨技术仍有可能制成品质较优良的植物油。这种植物油相当特别，因为它是我们目前所知唯一含有棕榈烯酸（palmitoleic acid）的植物油，这种成分是我们皮脂中的一种必需脂肪酸，因此它具有天然的亲肤性。未经精制的澳洲坚果油质地相当细致，而且呈金黄色，只有淡淡的香气。它具有高度的滋润肌肤作用，因此对于干性和老化肌肤特别有帮助。

- 购买地点：这种植物油并不是非常普遍，最好向精油批发供应商购买。

西番莲油（passionflower oil） 学名：passiflora incarnata

这种植物油是取自于西番莲橘色果实内的种子，经过热压榨萃取而成。这是一种生长在南美洲可以快速蔓延的爬藤类植物。西番莲油内含大量的亚麻油酸（linoleic acid），其作用可防止皮肤的水分流失。口服西番莲油则有助于促进并保持皮肤的弹性。

- 购买地点：可以在一些药房和健康用品店买到西番莲油的胶囊。虽然它的主要用途是作为营养补充剂来口服，但是你也可以把一到两颗胶囊的剂量加入皮肤保养精油中，来提高对肌肤的疗效（使用时用针穿刺胶囊，再将油挤出即可使用）。

桃核仁油 peachnut oil 学名：prunus persica

品质最佳的桃核仁油是采自于桃子的果仁，经过冷压制成。这是一种浅金黄色且具有相当细腻甜美气味的植物油。桃核仁油质地细致而且极容易被皮肤吸收。将它作为营养补充品，有助于加强头发强韧并增加头发的光泽。这种植物油还含有相当可观的维生素 E。

- 购买地点：可以到一些健康用品店购买，虽然通常被制成补充营养的口服胶囊形式，但是你也可以从精油批发供应商购买到瓶装式桃核仁油。

皮肤保养表

你可以从下表的基底油和精油中，选择调制适合自己肤质使用的复方精油（有关如何调配适用于自己身体和脸部肌肤的复方精油方法，请参见第72页"简单调制精油比例"）。记住在调配脸部保养用途的精油时，请勿超过建议 0.5%~1% 的精油浓度。

⋘○ 正常肤质 ○⋙

肤质特性	适用精油建议	适用基底油建议
柔软、平滑和细致的皮肤质地。很少发生面疱或干燥脱皮等皮肤问题。	德国洋甘菊、罗马洋甘菊、天竺葵、薰衣草、橙花、奥图玫瑰。	杏仁油、杏核油、特级纯橄榄油（以 50/50 的比例与其他基底油稀释；或者与较轻淡的基底油混合时，可提高浓度比例）、荷荷芭油、西番莲油（以每颗胶囊含量加入 10ml 其他基底油中来调和）、桃核仁油、红花油、芝麻油和葵花子油。

配方建议		
罗马洋甘菊 1 滴 天竺葵 1 滴 薰衣草 3 滴 杏仁油 15ml 葵花子油 10ml	或者 薰衣草 3 滴 橙花 2 滴 荷荷芭油 25ml	或者 罗马洋甘菊 2 滴 奥图玫瑰 1 滴 西番莲油胶囊 2 颗 杏核油 20ml

✑ 干性肌肤 ✑

肤质特性	适用精油建议	适用基底油建议
非常紧密细致的皮肤质地，用肥皂洗脸后，会出现紧绷，同时会出现脱皮现象并容易产生细纹。	德国洋甘菊、罗马洋甘菊、薰衣草、橙花、奥图玫瑰、檀香木。	杏仁油、杏核油、琉璃苣油（以每颗胶囊剂量加入10ml其他基底油中混合）、月见草油（以每颗胶囊剂量加入10ml其他基底油中混合）、特级纯橄榄油（以50/50的比例加入其他质地较轻淡的基底油稀释）、荷荷芭油、澳洲坚果油、西番莲油（以每颗胶囊含量加入10ml其他基底油中混合）、桃核仁油、红花油、葵花子油和小麦胚芽油（以5ml加入30ml其他基底油中混合）。

配 方 建 议		
奥图玫瑰1滴 檀香3滴 特级纯橄榄油10ml 澳洲坚果油15ml	或者 橙花2滴 薰衣草2滴 奥图玫瑰1滴 琉璃苣油胶囊2颗 红花油20ml	或者 德国洋甘菊1滴 薰衣草4滴 酪梨油10ml 桃核仁油20ml

✑ 油性肌肤 ✑

肤质特性	适用精油建议	适用基底油建议
脸上泛油光，毛孔粗大等现象，通常容易形成黑头粉刺以及面疱。	佛手柑FCF（不含呋喃香豆素的佛手柑精油）、雪松、丝柏、乳香、天竺葵、杜松（子）、薰衣草、广藿香、迷迭香和岩兰草。	荷荷芭油、西番莲油（以每颗胶囊含量加入10ml的荷荷芭油中混合）。重要的是要在沐浴或脸部热敷之后使用，才能达到最大的渗透力。擦在脸上约30到40分钟之后，再擦掉或洗去多余的精油。

配 方 建 议		
乳香2滴 雪松3滴 荷荷芭油25ml	或者 丝柏2滴 天竺葵1滴 佛手柑FCF 2滴 荷荷芭油25ml 西番莲油胶囊2颗	或者 薄荷1滴 乳香1滴 薰衣草2滴 荷荷芭油25ml

❧ 混合性肌肤 ❧

肤质特性	适用精油建议	适用基底油建议
下巴、鼻子以及额头等部位，会在脸上形成油性的 T 字部位。而眼睛四周，两颊和颈部则是干性肤质。	德国洋甘菊、罗马洋甘菊、乳香、天竺葵、薰衣草、奥图玫瑰。	特级纯橄榄油（以 50/50 的比例和其他质地较轻淡的基底油稀释）、榛果油、荷荷芭油、西番莲油（以每颗胶囊含量加入 10ml 其他基底油中混合）、桃核仁油以及芝麻油。

配 方 建 议		
罗马洋甘菊 2 滴 天竺葵 2 滴 特级纯橄榄油 5ml 芝麻油 20ml	或者 乳香 2 滴 薰衣草 3 滴 榛果油 15ml 荷荷芭油 10ml	或者 乳香 1 滴 薰衣草 2 滴 天竺葵 1 滴 荷荷芭油 25ml

❧ 敏感性肌肤 ❧

肤质特性	适用精油建议	适用基底油建议
油性、干性或其他肤质都有可能，而可能因为接触到刺激性的香皂和化妆品而造成肌肤过敏。通常在使用任何皮肤保养品之前，先找一小块皮肤进行测试。敏感性肌肤所使用的精油浓度要相当低，如 0.5% 或者更低浓度。	德国洋甘菊、罗马洋甘菊、薰衣草、橙花、奥图玫瑰。	杏仁油、杏核油、月见草油（以每颗胶囊含量加入 10ml 的其他基底油中混合）和荷荷芭油。

配 方 建 议		
德国洋甘菊 1 滴 杏仁油 30ml	或者 奥图玫瑰 1 滴 月见草油胶囊 2 颗 荷荷芭油 25ml	或者 薰衣草 2 滴 杏桃仁油 25ml

✤ 血管破裂或浮现的肌肤 ✤

肤质特性	适用精油建议	适用基底油建议
通常在鼻孔四周以及双颊上的血管容易破裂。这种现象极可能发生在各种肤质，尤其是敏感性肌肤。	丝柏、乳香、天竺葵、橙花、奥图玫瑰。	杏核油、金盏花浸泡油、月见草油（以每颗胶囊含量加入10ml其他基底油中混合）、特级纯橄榄油（以50/50的比例和其他基底油稀释；或者与较轻淡的基底油混合时，可提高浓度比例）、西番莲油（以每颗胶囊剂量加入10ml其他基底油中混合）和桃核仁油。

配 方 建 议		
罗马洋甘菊1滴 橙花1滴 天竺葵1滴 特级纯橄榄油5ml 杏核油20ml	或者 丝柏2滴 乳香1滴 桃核仁油25ml	或者 天竺葵1滴 乳香3滴 杏核油25ml

✤ 老化肌肤 ✤

肤质特性	适用精油建议	适用基底油建议
需要滋养和滋补的肤质。	乳香、白松香（稀释成低于0.5%的浓度）、天竺葵、没药、橙花、奥图玫瑰、檀香木。	杏仁油、杏核油、酪梨油、琉璃苣油（以每颗胶囊剂量加入10ml的其他基底油中混合）、特级纯橄榄油（以50/50的比例和其他基底油稀释；或者与较轻淡的基底油混合时，可提高其浓度比例）、荷荷芭油、澳洲坚果油、西番莲油（以每颗胶囊剂量加入10ml其他基底油中混合）桃核仁油、红花油、葵花子油、小麦胚芽油（每5ml加入30ml其他基底油中混合）。

配 方 建 议		
檀香木4滴 乳香2滴 西番莲油胶囊2颗 小麦胚芽油5ml 葵花子油30ml	或者 奥图玫瑰1滴 没药1滴 酪梨油10ml 葵花子油15ml	或者 橙花2滴 没药1滴 天竺葵1滴 澳洲坚果油10ml 杏核油15ml

天然面膜 DIY

以下的面膜是为了平衡皮肤的油脂分泌所设计的。它能够促进肌肤的血液循环、滋润并紧实肌肤。虽然面膜可以在洗脸之后使用，然而最好的方式是在精油沐浴、精油蒸脸或热敷之后，当皮肤仍然湿润温暖时使用，这样皮肤会较能接受你所抹上去的任何面膜。敷脸后，最好让皮肤镇静至少半小时之后，再使用日常保养用的滋润面霜或乳液。

●适用大部分肤质

酸奶敷面膜

除非你对牛奶制品过敏，否则酸奶是用来制作面膜的有效成分之一（如果可能的话使用全脂酸奶）。新鲜活化、并无任何添加物的酸奶适合保养各种肤质，尤其是特别干燥或油性肌肤。酸奶所含的乳酸（因为发酵作用所产生）近似于皮肤的酸性保护膜，能对皮肤的油脂分泌产生平衡的作用。

你大约需要两茶匙的酸奶，将之敷在脸上和颈部停留约 10~15 分钟。之后再以大量的冷水清洗干净。

蜂蜜面膜

天然采撷的新鲜纯蜂蜜，是指未经加热灭菌或压缩过滤、也未和其他非天然蜂蜜混合过，是最佳的天然保湿剂之一。它能够吸收空气中的湿气，添加皮肤柔嫩欲滴的光泽。为了达到最佳的保养效果，可以在精油泡澡时将蜂蜜敷在脸上和颈部，停留至少 10 分钟，之后再以温水洗干净，然后用冷水冲洗来让毛细孔收敛。你就会看到自己脸上所散发的健康光泽！

鲜果面膜

果酸（alpha hydroxy acids，AHAs）是许多美容业者所推崇的除皱成分。果酸可在甘蔗和水果中发现，尤其是在木瓜和苹果中。它具有去角质和保湿效果，因此可以柔软脸部线条。

如果你是属于敏感性肌肤，最好在尝试使用任何鲜果面膜之前，先在一小块皮肤上作过敏性测试。

杏桃面膜

将一颗新鲜的杏桃果肉磨碎，过筛放入碗中。轻轻地将磨碎的杏桃果肉抹在干净的皮肤上，停留约 10~15 分钟。再以温水清洗干净，之后再用冷水冲洗。这种面膜适用于任何肤质。

木瓜面膜

将一颗新鲜的木瓜果肉磨碎，过筛

放入小碗内。轻轻地将磨碎的木瓜果肉抹在干净的皮肤上，停留约 10~15 分钟。再以温水将之清洗干净，之后再用冷水冲洗。这种面膜适用于任何肤质。

苹果面膜

洗脸后，立即将一片新鲜的苹果敷在皮肤上，停留约 10~15 分钟。再以温水将之清洗干净，之后再用冷水冲洗。这种面膜适用于正常及油性肤质。

泥浆面膜

经过欧洲自然疗法师数代的传承，使用泥疗法是一种相当普遍的天然疗法。将泥浆作为面膜或用来敷身体，可帮助吸收身体的毒素及不洁物质，并能加速平抚发炎组织。然而做完泥浆面膜肌肤会变得相当干燥，因此仅适用于油性和长粉刺的问题性肌肤。绿泥（green clay）是天然泥膜当中品质最好的，你可以在天然用品专门店及化妆品化工原料专卖店里购买。次好的泥浆则是漂白土（fuller's earth），这种天然泥在许多化工原料店皆可买得到。

将一茶匙（5ml）的绿泥或漂白土加入一茶匙（5ml）的瓶装矿泉水拌成糊状。敷在干净的皮肤上，避开脆弱的眼睛四周，停留约 10 分钟，再以温水冲洗干净，之后再用冷水冲洗来收敛毛孔。

皮肤调理水（化妆水）

皮肤调理水也可以作为男士温和的须后水，制作方法很简单，只要将蒸馏水（或花水）加上苹果醋和几滴精油即可。之所以会加入苹果醋，是因为它有助于恢复皮肤天然的酸性保护膜。如果你想要添加玫瑰花水或橙花水，要先确定它们是真正的天然花水（市面上有许多假花水充斥），花水最好向专门的精油供应商购买。

调理水在洗脸或刮胡子之后使用，可让皮肤感觉神清气爽。调理水对生活在硬水条件下的人而言，也很有帮助。硬水中内含的石灰质会破坏皮肤上的酸性保护膜，使皮肤干燥并刺激皮肤。使用弱酸性的调理水有助于恢复皮肤的酸碱平衡。

制作方法

将一茶匙（5ml）的苹果醋倒入100ml 的深色玻璃瓶中，之后再加入6 滴适合自己肤质的单方精油或复方精油，合计精油用量不超过 6 滴（请参见第 326~329 页"皮肤保养表"）。最后再加入蒸馏水、玫瑰花水或橙花水，摇晃让其中的精油能均匀扩散。

针对特别容易出油的油性或有粉刺的肌肤，你可以使用具有收敛效果的金缕梅萃取液来取代蒸馏水或花水，或是以等量的蒸馏水加以稀释一倍，其收敛效果会温和一些。

刚调和过的调理水最好先放置24小时。接着再以咖啡滤纸将调理水过滤到一个罐子当中，再倒回原先装调理水的瓶子里，过滤之后就可以使用。将制作好的调理水放在阴凉的地方保存，并请在几星期之内使用完毕（如果你经常打开瓶子使用，香气会逐渐变淡）。

重要

如果你不介意在每次使用前将瓶子摇一摇均匀扩散精油的话，那么你就不需要作过滤处理。当遇到这种情况，你可以将精油的用量降至3滴，因为这样精油就不会浪费在滤纸上（译注：另外也可加入市售芳疗专用的精油水溶剂，帮助精油与水（或花水）充分均匀混合，就不需在每次使用前将瓶子摇一摇、也不必过滤处理）。

头发和头皮的保养

健康的头发可经由均衡的饮食、规律生活形态以及适度的保养来达成。然而许多美发造型的过程，例如漂色、烫发、吹整以及使用过度刺激性的洗发用品，会造成发质的受损伤害，而让我们花更多时间和金钱来修复。同皮肤一样，头发本身是天然的酸性，经常使用碱性的劣质洗发精，会破坏酸性平衡，而伤害我们健康的发质。因此保养头发的第一步骤是使用具有温和酸碱质平衡功效的洗发精（其实很容易在市面上买到），如果你有足够的勇气，还可以尽可能地不要常洗头。理想的是每7~10天洗一次。但是如果你是油性发质，或者如果住宅和工作的区域是受到污染的环境，那么洗头的频率应该频繁一点（译注：由于台湾环境比较湿热，特别是在夏天，除非你的头皮非常干燥不会分泌油脂，一般人如果7~10天才洗一次头，头可能会发臭，我认为许多油性头皮的人反而应该天天洗头）。

精油洗发精

如果你喜欢，可以把精油加进无添加香料的洗发精里。选择适合自己发质的精油，每50ml洗发精中，最多可加到6滴纯植物精油。然而并非所有的精油在清洁起泡剂或香皂中都能保持稳定。可能会产生不稳定的精油有：雪松、丝柏、杜松、柠檬、莱姆、橘、甜橙、松和伊兰伊兰。在洗发精中可以较为稳定的精油包括佛手柑FCF、罗马洋甘菊、德国洋甘菊、尤加利、天竺葵、薰衣草、橙花、广藿香、苦橙叶、迷迭香、檀香木和茶树等。

对于受损发质，或是当头发需要特别呵护的时候，最好用的保养成分之一就是特级纯橄榄油。这种植物油以能强韧发丝的特质著称，因而能促进发质的健康并增加秀发光泽。蓖麻油自古以来就经常被用来作为增加头发厚度的原料，能让头发变得油亮有光泽，虽然这种植物油的黏性相当强，但是它非常容易清洗干净。其他理想且适用于头发和头皮的植物油包括荷荷芭、桃核仁以及葵花子。因为质地细腻，适合于绝大部分的头发和头皮使用，除了非常油腻的发质外。相当油性的头皮和发质使用头发调理水会比较适合。

头发精油和调理水的配方可参照下列的头发和头皮配方表列内容。针对头皮屑和掉发等问题的保养，可参见第336 页"头发和头皮特殊问题治疗"。

头发和头皮精油的调制和使用方法

首先要选择最适用自己发质和头皮状况的植物精油，也可以把自己喜欢的精油味道纳入考量。在 50ml 的基底油中滴入 20 滴的植物精油摇晃均匀。然后将头发弄湿（若直接使用于干燥的头发上，洗头时会更难清洗）。再用复方精油来按摩你的头皮和头发，特别留意发尾的部分，因为这是相当容易干燥和分叉的地方。用一条毛巾盖住头发停留约一小时后再洗头。每星期可以用下列的复方精油来护发。

头发和头皮精油配方

∽ 一般发质 ∾

适用的植物精油	适用的基底油	建议配方
罗马洋甘菊、天竺葵、薰衣草、橘、橙花、苦橙叶、奥图玫瑰。	荷荷芭油、桃核仁油、葵花子油。	天竺葵 3 滴 橙花 5 滴 薰衣草 8 滴 桃核仁油 50ml

∽ 干性发质 ∾

适用的植物精油	适用的基底油	建议配方
罗马洋甘菊、薰衣草、奥图玫瑰、檀香木、伊兰伊兰。	特级纯橄榄油、荷荷芭油、桃核仁油、葵花子油、小麦胚芽油（添加 5ml 至 45ml 的其他基底油中）。	檀香木 12 滴 伊兰伊兰 5 滴 特级纯橄榄油 50ml

❧ 稀疏及脆弱发质 ❧

适用的植物精油	适用的基底油	建议配方
薰衣草、广藿香、迷迭香、伊兰伊兰。	特级纯橄榄油、蓖麻油、小麦胚芽油（添加10~30ml的其他基底油中）。	迷迭香12滴 广藿香5滴 蓖麻油10ml 特级纯橄榄油30ml 小麦胚芽油10ml

头发和头皮调理水的调制和使用方法

和皮肤调理水（化妆水）的调制方法相同，但是最后不需要过滤。记得在每次使用前要摇一摇让精油可以均匀扩散于水中。

在手掌上倒一点调制好的调理水，用来按摩头皮和头发。如果经常使用（每星期数次），它不仅可以改善发质，而且气味怡人。因为是水状，而非油状，因此在使用前不需要先弄湿头发。如果你是油性发质，你会发现经常使用后头皮的皮脂过度分泌的情况会获得改善，进而可以减少洗头的次数。

头发和头皮调理水配方

❧ 一般发质 ❧

适用的植物精油	适用的基底液	建议配方
罗马洋甘菊、天竺葵、薰衣草、橘、橙花、苦橙叶、奥图玫瑰。	蒸馏水、玫瑰花水（或以50/50同比例的蒸馏水稀释）、橙花水、苹果醋。	天竺葵3滴 橘4滴 薰衣草5滴 苦橙叶3滴 橙花水300ml 苹果醋10ml（两茶匙）

干性发质

适用的植物精油	适用的基底液	建议配方
罗马洋甘菊、薰衣草、奥图玫瑰、檀香木、伊兰伊兰。	蒸馏水、玫瑰花水（或以50/50同比例的蒸馏水稀释）、苹果醋。	檀香木 8 滴 奥图玫瑰 1 滴 伊兰伊兰 4 滴 玫瑰花水 300ml 苹果醋 10ml（两茶匙）

油性发质

适用的植物精油	适用的基底液	建议配方
佛手柑 FCF、雪松、丝柏、尤加利、乳香、葡萄柚、杜松（子）、薰衣草、柠檬、广藿香、迷迭香、茶树。	蒸馏水、金缕梅萃取液水以50/50同比例用蒸馏水稀释、橙花水，或50/50同比例的橙花水及玫瑰花水、苹果醋。	佛手柑 FCF 4 滴 乳香 3 滴 葡萄柚 4 滴 迷迭香 4 滴 橙花水 150ml 玫瑰花水 150ml 苹果醋 10ml（两茶匙）

稀疏及脆弱发质

适用的植物精油	适用的基底液	建议配方
薰衣草、广藿香、迷迭香、伊兰伊兰。	蒸馏水、橙花水、玫瑰花水、苹果醋。	**中油性发质** 迷迭香 6 滴 广藿香 6 滴 玫瑰花水 300ml 苹果醋 10ml（两茶匙） **中干性发质** 伊兰伊兰 8 滴 广藿香 5 滴 蒸馏水 300ml 苹果醋 10ml（两茶匙）

头发和头皮特殊问题治疗

关于如何避免头虱的蔓延,请参照第108页的治疗表及第115页的处方与治疗建议。

头皮屑（一般型、白色细片型）

症状描述	可能原因	加剧因素
单纯的头皮屑,头皮会有表面角质细胞脱落的片状颗粒。	不常梳头、头皮血液循环不佳、使用过于刺激的发胶、洗发后冲水不够彻底,等等。	药用的抗屑洗发精,应该尽量避免使用,开始一两天可能会很有效,可是之后通常头皮屑会像复仇一般的突然复发,特别是对于当中的药用成分过敏的人,例如煤焦油、水杨酸及间苯二酚等成分。

推荐用油	建议配方
油性发质: 雪松、丝柏、薰衣草、广藿香、迷迭香、茶树 **一般至干性发质:** 德国洋甘菊、罗马洋甘菊、天竺葵、薰衣草。	**头皮调理液（针对油性发质）** 蒸馏水 300ml 苹果醋 15ml（3 茶匙） 雪松 5 滴 迷迭香 10 滴 **头皮精油（针对一般至干性发质）** 特级纯橄榄油 45ml 小麦胚芽油 5ml 罗马洋甘菊 5 滴 薰衣草 5 滴 天竺葵 5 滴

头皮屑（油脂型、黄色大片型）

症状描述

比一般型头皮屑更加严重，会呈现偏黄色而厚的油性片状皮屑，容易引发感染导致头皮癣及头皮发炎。

可能原因

通常是由食物过敏及错误的饮食习惯所造成。

加剧因素

长期的压力、过度食用乳酪制品及垃圾食品。

推荐用油

雪松、德国洋甘菊、罗马洋甘菊、尤加利、薰衣草、迷迭香、茶树。

建议配方

即使头皮很油腻，然而头皮精油还是最佳的治疗油性头皮屑配方。洗头之前，将精油按摩于头皮上，并至少等一个小时的吸收时间再去洗头。

头皮精油配方：
特级纯橄榄油 50ml
德国洋甘菊 5 滴
薰衣草 8 滴
维生素 E 胶囊或是月见草油胶囊
2 颗（将胶囊刺破取当中的油）

营养建议

建议每天服用月见草油胶囊 500mg 4 颗，如此一来能够改善许多皮肤问题，例如湿疹、皮炎等类似于脂溢性皮炎的皮肤问题。

其他建议

最好做有关食物过敏的检验，并咨询专业的药草学家或顺势疗法的医师以寻求根本体质的调养改善。

落发

症状描述

头发越来越稀疏，或是一撮一撮掉头发，必需提醒的是针对男性的遗传性雄性秃。事实上是很难再回复原有的头发生长状态，至少是在这些男士没有接受较激烈的激素疗法之前。

可能原因

有太多原因会导致落发，包含生病、药物、营养失调、激烈的化疗、更年期、持续压力、情绪的突然刺激、男性激素的影响，等等。

加剧因素

错误的营养摄取、持续性压力、头皮血液循环不佳。

推荐用油

薰衣草、广藿香、迷迭香。

建议配方

头皮调理水
蒸馏水 300ml
苹果醋 15ml（3 茶匙）
薰衣草 10 滴
广藿香 5 滴
迷迭香 5 滴
头皮精油
特级纯橄榄油 30ml
蓖麻油 20ml
维生素 E 胶囊 2 颗（将胶囊刺破取当中的油）
薰衣草 10 滴
广藿香 5 滴

营养建议

在治疗阶段，每天服用复合维生素及矿物质，其中包含完整 B 族维生素的摄取。另外建议每天服用月见草油胶囊 500mg 4 颗。

其他建议

从调整自己的饮食方式与生活习惯做起，为了促进头皮的血液循环，持续的按摩头皮、颈部及肩膀会有帮助。瑜伽，特别是倒立的姿势，也能帮助头皮的血液循环顺畅。如果你怀疑自己可能有严重健康的问题，一定要寻求专业医师的帮助，在改善体质方面，也建议你可以咨询专业的药草学家、整体治疗营养师、顺势疗法医师的意见。

其他身体保养

● 制作乳霜

自制乳霜会比质地清爽的市售面霜更滋润，虽然质地较厚重，然而对干性肌肤而言可说是相当经济有效。以下是一款非常温和的乳霜配方；如果存放在冰箱中会稍微变硬，记得做好的面霜必须在两个月之内使用完毕。只要少量使用就可以达到肌肤滋润效果，一点点面霜可以使用很久，因此不要一次制作太多的量。这一款乳霜可当成护手霜、晒后身体舒缓霜，或是干性皮肤所使用的面霜使用。

虽然下列成分标示是使用杏仁油，但是也可以试试其他种类的植物油，只要油的总量不超过120ml。蜂蜡是相当棒的肌肤柔软成分，而且不会阻塞毛孔。但如果你是敏感性肤质，在使用前必需先以一小块皮肤进行过敏性测试。蜂蜡可以在天然用品专卖店或化工原料行购买，或者你也可以直接向养蜂农购买。

> **黄色蜂蜡 15g**（译注：若买不到黄色蜂蜡，精制过后的白色蜂蜡其实也可以，只是护肤价值较低）
> **杏仁油 120ml**
> **蒸馏水、玫瑰花水或橙花水 50ml 植物精油 4~6 滴**（请参照第326~329 页"皮肤保养表"建议精油部分）

将蜂蜡和植物油放入耐热的盆子或罐子中，并置于一锅滚沸的热水上隔水加热熔化。同时将蒸馏水（花水）置于另一个热水锅中以同样的方法隔水加热。开始加入热水（或加热过的花水），刚开始的时候是一滴一滴加入熔化的蜂蜡油中，并以旋转搅拌器、打蛋器或电动食物搅拌器以低速搅拌。在完全混合均匀之后，再倒入约两茶匙的水（花水），并移开热源，之后再持续加水（花水），记得每次只加一点水进去，直到你完全将它们倒入搅拌均匀为止。当确定水与油能均匀混合之后，再滴入精油加以搅拌。将这些混合好的乳霜分装在消毒过的小玻璃罐内，盖子盖紧并贴上标签（译注：这种乳霜是运用蜂蜡的乳化效果，但其实不太好制作，比较容易失败。而且由于用这种方式制作出来的乳霜会比较滋润，对于偏油性的肌肤来说会觉得过于油腻。现在一些精油专卖店及化工原料行开始出售无香精的乳液或面霜，供芳疗族调配精油使用，而油性肤质的人也喜欢开始使用无油脂的芦荟凝胶来调配精油使用）。

● 身体敷膜

你可以使用和面膜相同成分的配方来制作身体用的敷膜。尽管最好自己学习着进行，但如果有别人可以帮你将调好的敷膜涂在背上，会方便许多。一开始可以先进行干刷皮肤疗法，接着再洗个热水澡，让毛细孔扩张。这样一来就可以相当容易地在身体的任何部位敷膜。依照实际需要增加用量。除非你决定只在局部使用敷膜，例如像是长满痘痘的背部，那么如果是全身涂敷的情况，你必须持续站立约15~20分钟，好让敷膜达到最好的功效。一旦碰到这种情况，要怎么自己来打发时间，就全看你自己啰！之后再用温水将全身的敷膜冲洗干净（顺便淋浴会更加容易），如果够勇敢也可以用冷水来冲洗，最后再轻轻将身体肌肤拍干。

● 天然的体香剂

如果你的汗水是健康、清新的，那么这种汗水味一点也不会令人生厌。当寄生在皮肤上的细菌开始分解汗水，而产生过多的乳酸时，那么汗水就会产生恶臭的酸味。对付体味最明显的解决之道就是经常洗澡，并尽量避免让人造纤维的衣料直接接触皮肤，这些纤维就像聚酯纤维和莱卡等布料，因本身不透气，因此会阻碍汗水的蒸发。而汗水分泌过度通常是因为压力和焦虑所引起。所以你如果持续担心自己的体味，问题只会更加严重而已。

市售添加铝盐的收敛性体香剂对于敏感的腋下部位肌肤可能会造成刺激，甚至对于某些人还可能引发较大面积的过敏反应，较自然的选择是使用含有叶绿素的温和体香剂，这可以在一些健康用品店购得，叶绿素具有消灭引起汗臭细菌的功效。

● 清新疲惫双眼

要缓和疲惫不堪的双眼，使之重新恢复精神最有效的方法就是躺在一个安静黑暗的房间内休息，将腿抬到大约头部的高度。再用下列任何一种配方敷在眼皮上，停留至少15分钟的时间。

● 金缕梅敷布

将无菌的纱布或化妆棉蘸取等比例的金缕梅萃取液和冷开水。

● 花水敷布

将无菌的纱布或化妆棉蘸取玫瑰花水或矢车菊花水。蒸馏过的矢车菊花水并不容易购买，虽然可以向少数精油批发供应商购买，但是如果你可以找到新鲜的矢车菊花朵，抓一把花泡在大约300ml煮沸的开水中，浸泡约15分钟，再将矢车菊过滤捞出，等浸泡的矢车菊花茶放凉之后，就可以用来浸泡敷布使用。

● 印度茶包

像平常泡茶的方式，将两个茶包浸泡于热水中，再将茶水放凉，取出茶包，将水分拧干后直接敷在眼部。

● 花草茶包

如上述印度茶包的方法，可使用薄荷茶包或甘菊茶包。

调制个人香水

对于香水调制专家高度灵敏的鼻子而言，完全用天然植物精油所制成的香水不免显得单调。像希腊神话的牧羊神潘恩只要有简单的香味就能得到满足，然而纯精油这种原始的香味却无法满足现代调香师精致与复杂的诉求。

然而，一旦那些知名香水的组成成分被揭穿，许多人大概会感到惊讶，这些美丽的香水瓶里头所装的东西竟然是一连串一点都不浪漫感性的化学名词，诸如 trimethylundecylenic aldehyde 三甲基 11 碳烯醛、isoamyl salicylate 水杨酸异戊酯，或是 terpineol 松油醇等，反而纯植物精油比较难在这些名牌香水里头看到。虽然使用这些化学合成的香水，你可能会因"opium"（鸦片，YSL 的香水名称）而上瘾，被 "Charlie" 所迷惑（查理，香水名），或是为 "obsession"（萦绕，Calvin Klein 的香水名）而魂萦梦牵，然而并不表示你不能借由天然植物精油来发现其"神秘"与"迷人"之处，而且可能一旦你开始接触天然精油之后，你的嗅觉开始变得更挑剔，这时曾经令你撼动的知名香水可能让你觉得不舒服，并且对化学成分心生排斥。

如果你已经非常热衷芳香疗法，不妨进一步尝试用精油制作天然香水，发掘精油彼此香味的协调性以及创造崭新的香味，并沉醉在这种特殊的嗅觉感官之中吧！

香水调制的入门

● 香味的音阶

19 世纪时一位香水调制专家查尔斯·皮瑟尔（Charles Piesse）依据音阶的标示，而将精油区分为高音阶、中音阶及低音阶。高音表示香水一开始在肌肤表面挥发时所散发的味道，它能刺激并唤醒嗅觉。高音的香味很快就会消失，然后继之而起的是较持续的中音香味，而低音是指香水使用数小时之后，高音及中音香味渐渐消失之后留下的余味。

较为熟悉的高音（又称为前味）香味精油有佛手柑及柠檬，这些高度挥发的精油让香水带有明朗澄澈的感觉，很像交响乐团中的高音笛子所扮演的角色。而中音（又称为中味）如玫瑰、香草、伊兰伊兰等，香味趋向温暖且饱和的感觉，有些像 Oboe 黑管成熟的音质，再来是持久不散的低音（又称为后味），包含广藿香、乳香、檀香及岩兰草，就像撼动人心的大提琴。它们对于整个香水味道有极大的影响，同时它们也扮演良好的定香剂，能够减缓前味及中味的挥发程度，因而让香味更持久。其中檀香被公认是最佳的天然定香剂，它柔软而温和的香味特性得以烘托所有不同的香味组合。

然而，极少数的植物精油由于其化学组成的复杂程度，其香味能够与其他三种音阶的精油香味互相共鸣、协调一致，而巧妙的衔接于各个音阶之间（参见 344 页的"精油的香水音阶表"），因此它们能与其他精油类似的芳香分子结合在一起，这一种能够连接其他不同香气的精油我们称之为"香味之桥"或是"连接音"。它能连接着不同的香气并将之融合成更完美的香气组合，奥图玫瑰的香气就是一种最佳的"连接音"，它不仅仅只是与香味的"中音"共鸣，同时也能够涵盖"高音"与"低音"。曾经，不管是男用还是女用香水，如果不加入奥图玫瑰，就不算完美。

香中有香

有趣的是，或许你还能感受到单种精油的多种音阶层次，就是"香中有香"。将一滴精油滴在试香纸或是吸油纸上，然后用鼻子去仔细感受其香味的层次。就拿天竺葵为例，一开始你会感觉如蜂蜜般的甜味，过一会儿，你会感受到一丝丝有如薄荷的气息，这种感觉会让天竺葵呈现一种有如辛辣般的玫瑰香气，并带有一丝清凉的感觉。另一个例子就是伊兰伊兰浓郁的花香气息，一开始会夹杂一丝令人感到不安的亮光指甲油的冲鼻味，但是所幸马上就转变为令人愉悦的苏打水及杏仁气息，最后又隐约透露出一点茉莉花的芳香。

香水的调制技巧

虽然以精油调制香水在美学的观点上会比调制精油医疗处方来得更复杂，然而通过不断的嗅觉练习将会对你有所帮助。就如同一位优秀的厨师会不断品尝各种菜肴来调整各种调味料的使用比例，调制香水也如同做菜一般，需要一步一步来练习与调整。

举例来说，如果你调制出的香水气味过于刺鼻，就表示香水的高音离中音太远。改善的方法就是添加一些具柔和香味特性的精油，同时又能将中音的香味震动带到高音处，此时薰衣草或是快乐鼠尾草就是很好的选择。又倘若香水的低音过于沉重，此时添加一些明亮质感的香味，能够将香气由中音共振至低音，伊兰伊兰就很适合，而佛手柑则能让这些香味组合增添魔力。

　　有时候可以不必让香味的组合变得复杂，例如雪松（低音）、快乐鼠尾草（中音）、苦橙叶（高音）会组成有趣的木质香调。但是有时单种精油就能够有如此的香味出现，像康乃馨、茉莉、玫瑰、伊兰伊兰、广藿香及檀香其实就能单独使用。

　　并非所有的香水都会遵循着高中低音的香水组合，例如经典的清新古龙水就不含低音阶的香味，而是以高音为主。然而，它却技巧性的符合香中有香的要求，佛手柑这种高挥发度的香味是古龙水的主要成分，然而它却能让其他精油，如葡萄柚、柠檬、莱姆、柳橙及橘子的气味更柔和。橙花，通常添加在最高品质的古龙水中，

也能柔和其他如柑橘及佛手柑精油的香味。若再加入一点点的迷迭香，能够强化中音的共振程度，也能减缓橙花或其他柑橘香味的挥发度。

　　然而不论古龙水中再精巧的香味配方，即使添加了化学性的定香成分（例如市售较廉价的古龙水），它的香味也还是不会太持久，除非添加一些较持久的香味，如茉莉、广藿香或是檀香（或是相对偏低音阶的化学定香剂），否则古龙水的香味很少会超过几小时。如果在古龙水中添加了如广藿香这种较偏低音阶的香味，数小时之后仍会有一丝土质香气散发出来，若拿来喷洒在一件厚重的羊毛外套上，可能经过数个月后仍会感受到其香味。

关于原精（absolutes）

　　虽然有些芳疗师不喜欢用溶剂萃取方式的精油（原精）作为芳疗的治疗配方，但在香水的配方中，原精却有很高的价值。除了橡树苔之外，许多原精的气味非常精致而独特。然而，原精价格都非常贵，所以如果你想使用较便宜的精油香味来取代原精，或者你想避开原精对肌肤的刺激性，本章将会告诉你其他能够替代原精的方式，就是运用一些具有类似香味而较便宜的精油组合。此外，若是你能购得由环保冷媒所萃取出的帕图精油（phytols）来取代一般原精，由于其溶剂残留量非常微小(较原精更少)，更适合来制作芳疗香水。

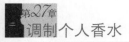
精油的香味音阶表

　　精油香水的变化性很大，你可以完全使用中音或低音阶精油来调制香水，或是你想将几种不同的精油调和都有其可能。但如果你想遵循一些调制香水的准则，以下的资讯对你会有帮助。而调制香水的方法可参见本书第 348 ~ 352 页的介绍。

高音（前味）	中高音（近前味）	中高音（近中味）	中音（中味）
欧白芷	欧白芷	黑胡椒	黑胡椒
罗勒	罗勒	罗马洋甘菊＊	肉桂（仅建议室内扩香用）
佛手柑	佛手柑	德国洋甘菊＊＊	快乐鼠尾草
豆蔻	白千层＊＊	快乐鼠尾草	丁香（仅建议室内扩香用）
芫荽	豆蔻	丁香（仅建议室内扩香用）	白松香＊
尤加利＊＊	茴香＊	白松香＊	天竺葵
茴香	天竺葵	天竺葵	姜
葡萄柚	薰衣草	杜松子	杜松子
薰衣草	柠檬草	薰衣草	薰衣草
柠檬	真正香蜂草	橙花	马郁兰＊
柠檬草	橙花	香桃木＊	银合欢原精
莱姆	苦橙叶	肉豆蔻	橙花
橘	万寿菊＊	玻瑰草	肉豆蔻
香蜂草		松＊＊	玫瑰草
橙		玫瑰原精	松
薄荷		奥图玫瑰	玫瑰原精
苦橙叶		帕图玫瑰	奥图玫瑰
茶树＊＊		迷迭香	帕图玫瑰
			迷迭香
			香草原精及浸泡油
			伊兰伊兰

中低音（近中味）	中低音（近后味）	低音（后味）
康乃馨原精	雪松	雪松
丝柏＊＊	乳香	乳香
榄香脂	茉莉原精	橡树苔
白松香＊	没药＊＊	广藿香
茉莉原精	橡树苔	檀香
没药＊＊	檀香	岩兰草
奥图玫瑰		
帕图玫瑰		
香草原精及浸泡油		
伊兰伊兰		

＊ 香味过于冲鼻，仅能添加极少的比例，若没有较精密的设备，不建议个人调香使用。
＊＊有浓重药味，不太建议调制香水使用。

情欲精油

要说到最迷人的香味，大概就是那些已经使用了上百年，专门用来调制爱情灵药的一些植物精油。这听来有些奇怪，将植物所释放的气味应用在人类的身体上来刺激情欲，古代人所使用的这些方法真有其作用吗？已知的是，植物所散发的香味有些化学构造类似于人类的性分泌物质。然而，在开始寻找精油其香味的催情特性之前，让我们先认识一下人体本身情欲的分泌物——费洛蒙。

●费洛蒙

就像植物、昆虫及动物一样，人体也会分泌一种味道类似激素的物质，称为费洛蒙。费洛蒙是1959年被发现，其英文pheromones源自希腊文pherin，意思是兴奋的激素。激素是一种体内的讯息传导者，借由血液输送至其作用的部位；而费洛蒙则扮演一种体外的信息传递者，借由肌肤分泌来促进人与人之间的微妙反应。

然而，并非所有人分泌的费洛蒙都会让人感到"性"趣。费洛蒙同时关乎个人不同的特殊体味，没有人的体味会完全相同，由此构成了个人特殊的"体味指纹"，而人类不同种族的体味也会有明显的差异性。

同样的，男性与女性的体味也会有明显的不同。其实身体的体味也受饮食所影响，而表现在体内的体液中，更明显的会表现于体表的汗水中。

体味除了会像指纹因人而异以外，其他如情绪的转变、生病、服药、甚至青春期、怀孕、生理期及更年期，体味也会有所影响。非常有趣的一点是，体味会影响我们对香水的选择。当香水使用于肌肤表面时，它会与身体的体味互相融合。这解释了为何相同香水用在不同的人身上，会产生不同的气味；也说明了为何我们有时会改变对于某些香味的喜好，并且开始喜爱一些以往讨厌的香味。

●性欲的费洛蒙

对于性欲的费洛蒙呢？人能够抗拒吗？如果只从"挥发性的化学分泌物"的观点，来探讨人的性欲，真会非常扫兴。毕竟，人与人之间的关系包含了诸多复杂的情感与想象。不像动物其性事是由费洛蒙所主宰。人脑的前额叶能够过滤一些动物本能的冲动。这表示人类对于兽欲本能可以控制行为分寸。美国一位生物生理学家Avery Gilbert曾指出：如果你将女性性交时阴道分泌的液体搜集起来，然后放在一位男性的桌上，如果他能辨认其气味，他一定会感到困窘或是恶心。只因为人还需要整个性事完整且适当的过程背景、而不只是"挥发性的化学分泌物"——这就是人类与动物的不同之处。

即使如此，还是有越来越多的证据显示人类的社交行为及性行为会受其他人的气味所影响，正如一株盛开的花朵正借由香味宣示着它的繁殖能力与欲望一般。人类在性兴奋时也会产生性的气味：即情欲的费洛蒙。而这些费洛蒙是由人体皮肤的大汗腺所分泌，主要分布于腋下、阴部、脸及乳头；而人体的毛发，特别是阴毛能够协助散发这些体味。费洛蒙同时也可发现于阴道分泌物、精液及唾液之中，特别是热吻时，脸部的大汗腺会变得异常活跃，这就是为何人类特别喜欢亲吻的一项原因。

在正常人体体味所分离出的200种不同的物质中，女性的费洛蒙或是分泌液通常被形容为像是会令人觉得晕倒的鱼腥味。然而，麝香味般的男性酯酮却被认为是主要吸引异性的化学物质。男性酯酮构造类似男性激素（睾固酮），女性体内也有制造，虽然量比男性少得多。同样地，男性体内同样也会制造女性激素（动情激素）。睾固酮与男性酯酮被认为是驱动两性性欲的要角。

人体费洛蒙的分泌量有很大的差异性，这足以解释为何有些貌似平凡的男女却有着很大的性魅力，而有些俊男美女却乏人问津的原因了。作家 Somerset Maugham 好奇为何 H.G. Wells（一位美国作家及政治人物）能深受女性欢迎，他的长相被形容为"臃肿而土气"。一次 Somerset 询问他的情妇为何为他着迷，Somerset 期待她会说出一些关于他幽默或是聪明之类的话，可是她的答案却是：他的身体闻起来有蜂蜜般的香味。

报道指出女性若身体能分泌较多的男性酯酮则会极具吸引力，而她们的性欲也比较强，跟男性一样的是，法国的知名影星——性感小野猫 Brigitte Bardot（碧姬芭杜）据说身上有一股麝香般的气息，不是来自于名牌香水，而是来自于她自己身上的体味。

传统中性情的香水

传统主义者坚信在香水的世界中，最具有性情功效的香水往往有着类似人体的体味，主要是因为当中添加了动物麝香等物质之故。然而，一旦香水其动物香调被辨识出来，就开始变得令人反感。其实，不只是动物香具有催情作用，下列4种香味性质的交互作用也能够创造出勾人的情欲。

- 情欲性（香味有着一丝排泄物、尿液或是汗水味的层次），例如快乐鼠尾草、茉莉、橙花、玫瑰原精、奥图玫瑰、帕图玫瑰、檀香等。
- 迷幻性（有着晕眩、甜美、醇厚隐喻

的香味），包含康乃馨、雪松、罗马洋甘菊、快乐鼠尾草、乳香、橙花、银合欢、肉豆蔻、广藿香、玫瑰原精、奥图玫瑰、帕图玫瑰、檀香、香草、岩兰草、伊兰伊兰等。

- 反情欲（清新、提神、清凉特性的香味），如佛手柑、天竺葵、葡萄柚、薰衣草、柠檬、莱姆、橘、橙、薄荷、苦橙叶、松等。

- 亢奋性（带有温暖及活动力特质的香味），如欧白芷、罗勒、黑胡椒、白松香、康乃馨、芫荽、榄香脂、茴香、姜、杜松子、橡树苔、迷迭香等。

你可以注意到，有些植物精油涵盖了一种以上的香味特性，这反映了它们多方面的性质，这表示只要用两至三种精油就能调制出一瓶具有催情效果的按摩精油、自制香水、室内熏香或是任何一种你想要的制品。例如使用玫瑰原精（具有情欲性及迷幻性）、佛手柑（具有反情欲性），加上芫荽（亢奋性）的组合。然而，这三种调和精油并没有低音阶，所以如果你想要香味更持久的话，你可以再加一点檀香或是广藿香。行文至此，你可能会想要了解究竟这种调和方式的道理又何在？

催情精油配方是如何作用的

虽然使用催情香水会使你更具吸引力，但它也应该能够提升你自身的情欲。这不同于迷幻药物的单向作用，精油要在双方都能接受其作用的情形下才能发挥效果。详情如下：情欲香水的第一个层次的气味会呈现出清新的反情欲前味，它轻轻地挑起了兴趣，而让你更能接受之后较浓重、迷幻般的香味。迷幻的香味本身并无法激起情欲，但是它却能让你渐渐勾起对情欲的接受度，诸如周围安适的环境氛围、轻柔的音乐、美食，以及你眼中的爱侣。亢奋的气味与迷幻的香味类似，能刺激嗅觉，让你更能够对香水当中的情欲或动物香味做出反应。你对情欲香味的感受度增加了，在清新、迷幻、亢奋香味组合的启动之下，就激活了性爱的感觉与影像。

雌雄同体的味道

一般说来，不管是针对男性还是女性的香水配方，带有情欲作用的精油香味，基本上是男女共通的。同样的，我们的性激素（以及相关的费洛蒙），也具有雌雄兼具的特性，不管男性女性，都同时会分泌男性及女性激素，只是量的多寡不同而已。

调制香水的秘密就在于如何混合正确的精油比例，一般说来女性的香水配方比较偏重花香及带有甜味的辛香，这些气味与女性身体的体味会显得特别的协调，而男性的香水配方则较朝向木质及大地气息，或是较强烈的辛香，这些味道能提升男性的气息，而些微的柑橘气息则同时能凸显男性与女性的体味。

尽管如此，如果一位女性特别喜爱木质或树脂的深沉香味，或是一位男性钟情于玫瑰的醉人气息，这也没有什么奇怪，香味的一般规则其实可以被打破，调制香水还是要以你个人的喜好而定，通常个别喜爱香味的不同其实反映出个别体味差异与不同情绪的投射。

调制个人香水的基本程序

大多数市售香水及古龙水会使用酒精（乙醇）来溶解其香精成分。植物精油仅有部分的成分可以溶解于纯水、玫瑰花水或是橙花水中。由于精油中的油溶性芳香成分会浮在水面，在使用个人调制的香水前最好能用咖啡滤纸过滤。当然，如果你不介意每次使用香水时都摇一摇的话，没有用滤纸过滤也是可以的。

由于酒精对肌肤容易引起干燥刺激，所以芳疗师比较喜欢用温和的植物油为基底来调制香水。另一个优点是：香油会比酒精调制的香水更持久。然而，即使添加一样比例的植物精油，香油与酒精或水所调制的香水在气味上还是有些许差异，这是因为基底油本身的油脂味道所导致。即使味道再淡的基底油，还是会有些许影响。由于精油会与基底油协同作用，所以会将基底油的味道强化，因此影响了精油本身的气味。

荷荷芭油是调制天然香油的首选基底油，因为它的气味极淡且有极长的保存期。另外，你可用经过分馏高度精制、保存期限长、气味颇淡的椰子油（通常标示为轻椰子油——light coconut）；未经分馏的椰子油 (whole coconut oil) 室温下会变固体。轻椰子油可向精油供应商购买。适合调制储存香油的琥珀色小瓶也可向精油供应商购买。

注意
由于调制天然精油香水所添加的精油浓度很高，使用前最好先做肌肤测试，以免肌肤过敏（参考本书第 4 章"精油的安全性"）。

● 香精油

先倒 10ml 的荷荷芭油或是轻椰子油于一个深色玻璃瓶中，再把精油一滴一滴慢慢地添加进去，记得添加精油完后旋紧盖子，均匀摇晃瓶身。精油的总量约为 14~20 滴，先加低音（后味）香味的精油，再添加中音（中味）的精油，最后才是高音（前味）的精油，记得在瓶身写上使用的精油种类、比例以及制造日期。

为了让调制的香精油气味更加均匀和谐，必须先将香精油置于阴暗的环境，放置 1～2 星期让香油"熟成"。记得每天摇晃一次，如此一来在香精油熟成的阶段，香精油才不会有刚调制时精油的刺激气味，而让香味更显得圆熟和协调。调制好的香精油尽量放置于像抽屉里等阴暗的环境中，避免接触阳光，如果保存得宜，香精油可维持约 6 个月的保存时间。

●如何使用香精油

香精油通常使用于脉搏处，耳后、颈边、手腕、手肘内侧、膝盖后方以及足踝的周围，由于这些部位的体温较高，比较容易散发香气。然而，记住"少即是多"的原则，不要使用过多。

●香水

将 100ml 的蒸馏水倒入一深色的玻璃瓶中，不可使用自来水来调制香水。一方面自来水保存不易，同时自来水的化学味道也会破坏香水的气味。瓶装的矿泉水也可能会有细菌感染的问题，因此不宜使用。蒸馏水稳定不易变质，因此更适合用来调制香水。此外，你可以使用玫瑰或橙花水来替代蒸馏水，或者是玫瑰及橙花水各半也可。

倒入蒸馏水或花水之后，再一滴一滴慢慢地加进精油，记得添加精油之后旋紧盖子，均匀摇晃瓶身。添加精油的总量约为 100 滴（这是大部分古龙水的精油浓度）。喜欢香水气味更清淡的人，大约添加 55～60 滴精油便已足够。添加精油之后，盖上盖子将香水放置 1～2 星期"熟成"。记得放置于阴凉的环境中，同时每天都要摇晃一下瓶身，让精油与水融合的更完整。熟成之后，再准备一个空瓶子，用湿的咖啡滤纸过滤香水至新的瓶子中（干的滤纸会吸收过多的香水）。这样不但能让香水变得更为清澈，同时也可以过滤掉浮在表面未溶解的精油成分。记得在瓶身写上使用的精油种类、比例以及制造日期，尽量保存在阴凉的地方，并在 4 个月之内使用完毕。

●如何使用香水

如同市售香水一般，可以在沐浴之后将香水喷洒在身体或头发上，你也可以直接喷在衣物上，当然最好准备一个香水专用的喷雾瓶来喷洒香水，喷雾瓶在化妆品瓶罐专卖店或是一些百货卖场可以找到。

●制作头发香水

头发容易吸收气味，由于头发本身有一点特殊的麝香气味，能结合香水的味道而让其气味更持久。由于头发其独特神奇的协同性，一些较清淡的柑橘或是薰衣草香水，使用于头发上更能凸显味道。如果你有香水的喷雾瓶（当然也要有足够的头发），不妨将适量香水喷在头发上，或者取适量的香水滴于手心，然后用梳子稍微蘸取香水来梳发，由于头皮比较敏感，记得不可让头皮接触过多香水。

除非你的头发非常厚而浓密，否则并不建议你使用香精油，因为油会使头发显得黏腻。而由于纯精油不会伤害发质，也不会让头发油腻，因此建议可直接使用纯精油于发尾，即可让头发带有香味。你可以添加不同比例的纯精油于一个干净的玻璃瓶中，调制出纯的复方精油配方，或者仅使用单种纯植物精油来增添头发的香味，例如橙花、玫瑰、茉莉或伊兰伊兰都很适合。

如果你是个留有络腮胡的男性，不妨将一点檀香木、广藿香或是雪松精油抹在胡子上，也会令你更具男性魅力。

香草之乐

香草是 16 世纪时由西班牙的探险家 Cortez 引进欧洲，他发现墨西哥的阿兹特克人将香草添加于巧克力的饮料中。由于巧克力与香草的结合被认为能够唤起情欲（特别是女性），因此阿兹特克的女性被禁止饮用这样的饮料。

不幸的是，香草原精不仅不容易取得，而且价格非常昂贵。如果你着迷于这样令人灵魂震颤的香气，不妨自己制作香草的浸泡油。虽然浸泡油比溶剂萃取的原精味道清淡许多，然而下一段所列的香草浸泡油配方，却非常适合情人及夫妻将之搭配精油使用，用来调制成绝佳的爱情按摩油。要注意的是，有些人会对香草过敏，建议使用前先做肌肤测试。

●香草浸泡油

准备 50ml 的荷荷芭或轻椰子油、两个香草豆荚，及一个透明的加盖玻璃瓶，将香草豆荚自中间剥开，然后切成小段置于玻璃瓶中，再倒入植物油，上盖之后，将玻璃瓶置于阳光充足的室外（或是家中有发热的电器旁），放置 5 星期以上。晚上记得将瓶子带回室内。每天想到时就摇晃一下瓶中的浸泡油，以加速浸泡油熟成的时间。等 5 星期之后，或觉得油已经有足够香草的甜美气息时，用棉纱布将浸泡油过滤干净，再将干净的油装入一深色的玻璃瓶中即可。自制的香草浸泡油约可保存 1 年。

自制香水配方

只要调整适当精油浓度，以下所列绝大部分的香水配方，都可以当作按摩油或是室内空气芳香剂使用。例如 25ml 的按摩基底油最多可以添加 10 滴纯植物精油，30ml 的蒸馏水大约可添加 6 滴的纯植物精油来当作空气芳香剂使用。

爱情香精油

以 10ml 的基底油来调制以下的各种精油配方，使用香草浸泡油的配方部分，你也可以用荷荷芭或轻椰子油来替代。

女性适用

甜蜜梦幻

芫荽 4 滴
佛手柑 8 滴
橙花 3 滴
茉莉原精 3 滴或是奥图玫瑰 1 滴
香草浸泡油 10ml

永恒的希巴女王

佛手柑 5 滴
橘 3 滴
黑胡椒 3 滴
玫瑰原精 4 滴或奥图玫瑰 1 滴
广藿香 2 滴
荷荷芭或轻椰子油 10ml

林中之爱

橙花 3 滴
薰衣草 4 滴
银合欢原精 2 滴
橡树苔原精 1 滴
雪松 3 滴
荷荷芭或轻椰子油 10ml

男性适用

魅惑

薰衣草 3 滴
芫荽 3 滴
檀香木 5 滴
雪松 5 滴
荷荷芭或轻椰子油 10ml

所罗门王之歌

芫荽 4 滴
橘 2 滴
姜 1 滴
乳香 1 滴
檀香木 6 滴
香草浸泡油 10ml

野地奇迹

快乐鼠尾草 3 滴
薰衣草 2 滴
苦橙叶 3 滴
雪松 5 滴
橡树苔原精 1 滴
荷荷芭或轻椰子油 10ml

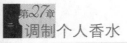

香 水 配 方

下列每一种香水配方的精油都是添加于 100ml 的蒸馏水或花水之中。

经典古龙水

佛手柑 30 滴
苦橙叶 10 滴
甜橙 10 滴
柠檬 10 滴
薰衣草 5 滴
橙花 5 滴
迷迭香 5 滴
玫瑰花水 50ml 及橙花水 50ml 或蒸馏水 100ml

绿袖香水

佛手柑 20 滴
快乐鼠尾草 8 滴
薰衣草 10 滴
银合欢原精 3 滴（可以省略）
玫瑰原精 6 滴或是奥图玫瑰 2 滴
雪松 8 滴
玫瑰花水或蒸馏水 100ml

薄荷迷迭香古龙水

迷迭香 10 滴
甜橙 15 滴
柠檬 15 滴
苦橙叶 10 滴
天竺葵 5 滴
蒸馏水或玫瑰花水 100ml

森林香水

佛手柑 12 滴
苦橙叶 12 滴
快乐鼠尾草 8 滴
橡树苔原精 2 滴（可以省略）
檀香木 10 滴
雪松 10 滴
橙花水或蒸馏水 100ml

怀旧薰衣草香水

薰衣草 50 滴
佛手柑 10 滴
玫瑰原精 5 滴或是奥图玫瑰 1 滴
玫瑰花水 100ml

东方香水

甜橙 12 滴
莱姆 5 滴
柠檬 12 滴
天竺葵 8 滴
芫荽 12 滴
豆蔻 1 滴
玫瑰原精 5 滴或是奥图玫瑰 2 滴
玫瑰花水或蒸馏水 100ml

骗过情人的鼻子

许多用于香水的精油或原精较稀有，不但取得不易且价格不菲，一些较便宜的精油可以互相调和成类似昂贵精油的气味，以下的组合值得你来试试：

● **仿康乃馨**：在香草的浸泡油之中，添加同等比例的黑胡椒以及伊兰伊兰，再加上一点点天竺葵。

● **仿茉莉**：在香草的浸泡油之中，添加一份广藿香以及两份的伊兰伊兰。

● **仿橙花**：同等比例的橘及苦橙叶。

● **仿橡树苔**：同等比例的雪松、苦橙叶及快乐鼠尾草。

第六部

Home
and garden
居家及庭院

将 12 匙的新鲜红玫瑰水，加上 6 便士重的细沙糖，

将它轻轻洒到灰碳的余烬上，这样房子里就会充满玫瑰花的香气。

要注意的是，必须先用甜甜的丝柏木来燃烧成灰烬，

这样可以先清除房间内的浊气。

~ 出自《打开王后的房间》~
（W.M. Cook，用来描述 1665 年的英国王后
Henrietta Maria 汉莉叶塔 · 玛丽亚）

{ 第28章 }

甜蜜的家

虽然植物精油具有杀菌功效，然而与一般家用的消毒剂相比，由于其平均售价过高而让家庭主妇为之却步，所以让家里充满芳香并达到无菌效果的最好方式就是使用扩香器。然而，仍然有一些其他不错的方法来创造居家环境的美好气氛，现在就来瞧瞧。

芳香喷雾

虽然香味持久的效果比不上插电的扩香器或夜灯型熏香陶瓶，然而，它可以让您随身携带，方便你随时喷洒，立即享受清新的气息。

自制芳香喷雾非常容易，将一个小型的植物喷水器装水，然后添加植物精油，精油的添加量不需要太局限，大致的比例为每 125ml 的水加入 18 滴纯精油，用自来水就可以了。每次使用前要摇一摇，如果你想要调制一些复方的芳香精油喷雾，以下是一些建议：

室内清新

能为室内带来清新淡雅的空气

阳　　光	山上微风
柠檬 5 滴	薄荷 4 滴
佛手柑 5 滴	薰衣草 6 滴
苦橙叶 5 滴	快乐鼠尾草 5 滴
天竺葵 5 滴	

林间女神
雪松 5 滴
杜松（子）5 滴
松 8 滴

除臭克星

以下超强气味的配方能够瓦解腥臭的食物气味或是久散不去的雪茄烟味，在两个钟头之内喷洒数次，两个小时之后如能持续喷洒效果会更好，这时精油的量可以减半。

迅速消臭	闪电除臭
尤加利 10 滴	百里香 5 滴
薰衣草 8 滴	迷迭香 12 滴
柠檬草 5 滴	松 8 滴

安全驾驶

以下的芳香喷雾会让你开车时保持警醒，此外，这些配方也能够帮助你保持专心阅读。

最佳状态	飞快之轮
迷迭香8滴	迷迭香5滴
松5滴	莱姆4滴
薄荷2滴	佛手柑6滴

太阳屋顶
佛手柑 8 滴
柠檬 5 滴
芫荽 2 滴

快乐之旅

以下建议可喷洒在旅馆的房间周围。

豪华套房	标准套房
奥图玫瑰 3 滴	天竺葵 4 滴
快乐鼠尾草 4 滴	薰衣草 8 滴
橙花 4 滴	苦橙叶 5 滴

甜蜜梦乡
罗马洋甘菊 4 滴
快乐鼠尾草 4 滴
薰衣草 6 滴

灯泡扩香

据说夜店的女性会在灯泡上涂上广藿香香精（译注：具催情功效）！然而，使用灯泡来扩香并不一定要与女性历史上最古老的行业有所牵连，而且用灯泡扩香绝对是个很不错的方法。你应该可以买到一些陶制、塑胶，或是硬纸板的扩香灯环，用来套在灯泡上，然后将精油滴在灯环上，借由灯泡的热度将精油的气味慢慢释放出来。另一种更简单的方法是，直接将几滴精油抹在关着的冷灯泡上（灯泡瓦数不高的桌灯较佳），再开灯，OK，满室就生香了。

这种扩香的方法唯一的缺点就是扩香环或是灯泡上面时间长了到后来会变得很黏。塑胶或是陶土制的扩香环可用药用酒精擦拭掉残余的精油成分，记得之后还要再用清洁剂与热水彻底将扩香环洗净，以免还有残留的精油或是酒精成分，这些残余刺鼻的气味会干扰之后精油的香气。可是要提醒的就是一定要确保清洗后的扩香环已经完全干燥没有水分，才能再次使用在灯泡上头，以免被电击。至于黏黏的电灯泡，为了安全起见，最好还是留在上头而不要随便清理。要注意的是精油其实也算是易燃物质，曾有一次火灾的案例就是导因于精油使用在灯泡上还是扩香环上。然而，这两种方式最好都要小心。

扩香松球果

有一种室内熏香的有趣方式就是把被沾满香气的松球果，用棉线连成一串，可以将它们挂在墙壁或是门上；悬吊在有横梁的天花板上，又或者是挂在壁炉架上，注意，一定要将球果与火源保持安全距离，如同汽油、燃料一样，精油是属于高度易燃品。

在150ml的水中添加约25滴的纯植物精油，球果至少要浸泡一个小时，最好浸泡一个晚上。选择一些具有浓烈气味的精油，例如姜、丁香、肉桂、天竺葵或是广藿香。而香味清淡却持久的雪松也是不错的选择。为了要让球果常保芳香，每隔7至12天要重新浸泡精油一次。浸泡过后若有剩余的芳香水，可以添加于熏香夜灯之中，虽然这些水中可能会含有球果之中的某些物质，然而这并不会影响其气味。

防止飞蛾

这些芳香的球果串还能吊挂在衣柜中来防止飞蛾，选择以下所列的精油：雪松、丁香、薰衣草、柠檬草、广藿香、迷迭香。你也可以在衣柜底下放置一个小盘子，放上一些沾有精油香气的干燥花或是木屑，干燥植物可在天然药草店买到（注意：不是那种含有人工香精的干燥花，而是天然干燥的花草茶），而木屑直接从木工那儿要来就好了。

抓一把干燥花或是木屑装在一个塑胶密封袋中，滴入约20滴精油，混合均匀，然后将塑胶袋密封，待24小时精油充分浸透之后就可以拿出来用了。

地毯的芳疗

地毯清香剂	
小苏打粉约240g	
植物精油 35~45滴	

小苏打置入塑胶密封袋中，将精油滴入并混合均匀，将塑胶袋密封，待24小时精油充分浸透之后，将小苏打粉洒在地毯上，停留在地毯上至少30分钟，然后再用吸尘器将地毯吸干净。这样做还有一个好处，如果吸尘器中的集尘袋不替换的话，每次使用吸尘器时都会闻到精油的清香，你可以一边打扫一边享受芳香疗法！以下是一些让你暂时忘却尘器烦恼的配方：

魔毯	波斯之梦
丁香 10滴	雪松 25滴
橙 15滴	芫荽 10滴
薰衣草 15滴	柠檬 10滴

东方市集
广藿香 10滴
岩兰草 10滴
莱姆 20滴

香气衣物

过去，一些芳香植物，如薰衣草或是车叶草（woodruff，又称为香猪殃殃）会放在清洗好的床单与衣物中，以达到衣物芳香与驱除跳蚤飞蛾的目的。另一种衣物熏香的方式是制作芳香喷雾，选择一些具有清新香味的精油，如薰衣草、柠檬、佛手柑、天竺葵及迷迭香，将 125ml 的水中添加约 15 滴植物精油，在棉质以及亚麻的衣物上喷上细致的芳香喷雾（合成衣料会被精油沾染颜色），然后置放于透气的衣柜中干燥，你会发现其他衣物也会带有一丝隐约的芳香。

香气抽屉衬垫

要让陈腐气息的抽屉恢复清新气息，可将沾上精油的壁纸作为抽屉内的衬垫，裁减适当大小的壁纸，接着在壁纸下层喷上芳香喷雾（以避免衣物或物品沾上精油的颜色），建议使用浓度较高的芳香水溶液：将 50ml 的水加上 40 滴以上的植物精油，装在一般家用的喷水器中。

要达到香气较持久的目的应该选择一些低音阶的精油（挥发度较低），如广藿香、雪松及岩兰草。可是如果你觉得这些味道过于偏向泥土气息，则可选择一些香味较轻盈的精油，如芫荽、天竺葵、薰衣草及柑橘类精油。抽屉内的纸衬垫每 3 个月可再重新赋香一次，多久一次视实际的香味持久度而决定。

家具的芳疗

蜂蜡、亚麻子油以及植物精油三者可调和成绝佳的家具亮光剂，让家具带有天然香气以及丝缎般的光泽。一块天然未精制的黄色蜂蜡可在古董家具

店、养蜂人家、天然植物专卖店买到。而真正的松节油（第二个配方会用到）以及亚麻子油可在五金行购得。

蜂迷家具精油蜡

黄色蜂蜡 30g
亚麻子油 125ml
雪松 8 滴
迷迭香或檀香木 6 滴

将蜂蜡磨碎，加上亚麻子油之后倒入一个碗中隔着一锅沸水加热，待蜂蜡熔解时慢慢地搅拌均匀，然后将碗取出。当调和的油蜡渐渐凝固之时，赶紧加入植物精油迅速搅拌，待凝固之后将调和好的精油蜡用铁汤匙挖在一个玻璃瓶中保存。使用方法同一般家具地板蜡，用一块抹布蘸取精油蜡擦拭家具，再用另一块抹布将家具打亮。

传统薰衣草家具精油蜡

黄色蜂蜡 30g
松节油 125ml
薰衣草 15 滴

将蜂蜡磨碎，倒入碗中隔着一锅沸水加热直到蜂蜡完全熔化，然后将碗取出，马上加入松节油迅速搅拌（松节油为易燃品，不建议先倒入碗中与蜂蜡一起加热，以免危险），待油蜡要凝固时，这时赶快将薰衣草精油添加进去并均匀搅拌，之后将调和好的精油蜡用铁汤匙挖在一个玻璃瓶中保存。使用方法同一般家具地板蜡。

芳香柴火

乡下地区，一种古老的室内熏香方式会直接在室内燃烧柴火，然后在柴火中央盖上芳香植物熏出香气，这种传统的方式一直被沿用到20世纪初期。绝大部分的芳香植物都是从乡间直接采集来的，甚至不用花一点费用，在微微燃烧的柴火加上干燥的药草、植物根部以及种子，就能让房间充满香气。

幸运的是，如果你的家里有燃烧柴火的空间（译注：居住在城市的人可能很难有此环境）以及种满香草的庭院，那么您也可以享受这种火上熏香的乐趣。最好是用柴火，因为天然木材也有其特殊香气。如果你能够搜集一些芳香树木所掉落的细小枝干，像是苹果树、洋梨树、樱桃树或月桂树，它们本身会散发特有的木质香气，一旦干燥之后，它们会燃烧出明亮的火光，并散发出令人感到神圣的香气。

以下列出一些适合在微微柴火上熏香的芳香植物，记得要使用干燥植物，否则燃烧出的烟火会变得很诡异。
- 欧白芷（种子）
- 土木香（根部）
- 薰衣草（穗状花朵）
- 杜松（小枝干）
- 圆叶当归（种子）
- 松球果
- 迷迭香（叶子及细枝）
- 鼠尾草（叶子及小枝）
- 苦艾

芳香蜡烛

绝大部分在礼品专卖店所买到的芳疗蜡烛其实添加的是较粗糙的人工香精。不像天然的植物精油，化学香精比较容易引发呼吸道过敏的现象，例如呼吸不顺及打喷嚏等。虽然你还是可以买到天然植物精油所制成的芳香蜡烛，然而选择性相对较少，因为它们往往只能使用比较平价的植物精油来添加于蜡烛中，例如薰衣草、迷迭香、天竺葵或是松等。虽然你可以在一些DIY商场买到自制蜡烛套组，然而，最简单的方式还是直接买一个胖胖的圆蜡烛，然后加上几滴你喜爱的植物精油就好。在使用蜡烛熏香之前，必须要提醒的是一般蜡烛多半是用石蜡制作，比较少见到用蜂蜡制成蜡烛；虽然蜂蜡蜡烛比较贵，可是在特殊的状况可以考虑买来使用。因为蜂蜡蜡烛会有其独特的蜂蜜气味，此时再添加一些花香或是木香的精油会让蜂蜡蜡烛的气味更佳，例如玫瑰、檀香木或是伊兰伊兰。

蜡烛熏香，方法其实很简单。先点燃蜡烛，稍等一下让烛心周围的蜡先熔化，接着将蜡烛吹熄，马上滴几滴植物精油于熔化的蜡中（越粗的蜡烛，熔化的蜡会越多），再将蜡烛点上即可。

熏蒸一室辛香

　　如果你有使用蜡烛加热的夜用熏香灯，而熏香灯上的储水池又够大，你可以利用一些干燥的辛香香料来让满室生香，例如丁香、姜、黑胡椒、杜松子、柠檬草、芫荽子、肉桂条，或是一小段香草荚。将一茶匙干燥香料添加于熏香灯的水槽中，将水加上（使用自来水即可），点燃蜡烛加热，接着香味就会慢慢升起，大约一小时之后香味会到达最高点。

　　如果再添加几滴植物精油会让香味更浓郁，而且也更富有变化。在特殊的日子时，用橙花水或是玫瑰花水来取代原本熏香灯所添加的自来水，或是玫瑰、橙花两种花水各半，加上一点柑橘皮就会让原本辛香香料的香味更加令人愉悦。此外，加上一点糖（大约1/2茶匙）熏香，会使香气更加明显，试试看就知道。

使用辛香香料熏香

　　晚上使用熏香灯时，以下一些熏香建议会让你更富有创造力，而各种香料添加的比例并不是非常重要，就由你的鼻子来决定吧。

- 丁香、肉桂条、柳橙皮
- 香草荚、莱姆皮
- 芫荽子、杜松子、粗黑胡椒粒
- 姜、肉桂条、干燥柠檬草
- 玫瑰花水、香草荚
- 橙花水、芫荽子、干燥柠檬草
- 橙花水、玫瑰花水、肉桂条
- 橙花水、丁香、薰衣草精油
- 香草荚、莱姆皮、伊兰伊兰精油
- 玫瑰花水、芫荽子、檀香木精油

| 第29章 |

宠物的芳香疗法

　　在伊丽莎白女王时代，有人说最棒的香水就是让你闻起来像一位淑女的狗狗一般。这可不是嘲笑人的话！事实上，当狗的主人带它出门逛街串门子之前，小狗的身上的毛可能就已经被主人用名贵的香水给抹上了。根据当时所使用的一些具有催眠效果的香味如岩蔷薇（labdanum）、安息香及龙涎香（smbergris）看来，我觉得这可怜的小狗狗早就被香气给熏昏了。

　　相同的，在未经控管的状况下任意使用精油来为宠物治病其实会对宠物造成伤害。即使精油具有绝佳的疗效，但是在未清楚了解宠物病症之前、对精油药理特性认知有限的情况下，错误的使用也可能会是毒药。对于不同的动物来说，要确定其个别的正确精油比例及用量其实是一件相当高难度的事情。举例来说，鹦鹉的生理机能就和猫有很大的不同；猫的生理机能也与狗有很大的出入；而同为哺乳类动物的马，其生理机能其实又是另外一回事。

　　然而，有越来越多的芳疗书籍开始提倡用精油来护理家里的宠物，还包含用精油来治疗一些如贫血症、气肿、严重的湿疹及疥癣等宠物的慢性疾病。有些作者甚至不避讳使用内服精油的方式来照顾宠物。的确，精油在许多严重的病症上都曾被证实其疗效性，但是这些治疗方式都必须在一位受过整体医疗（holistic）教育训练有素的动物医师的监控下来施行。在提供营养照顾的建议之外，许多整体医疗的兽医还会考量到不同方式的治疗法，例如使用顺势疗法、植物精油以及普通药物合并治疗。

　　尽管前面已经对于随意使用植物精油于宠物身上提出警告，然而，对于家中小猫小狗的一些小问题，还是可以通过一些简易的芳疗配方来得到改善。由于我本身对于使用植物精油来治疗宠物的看法较保守，所以以下几乎所有的配方（除了防跳蚤项圈的配方之外），都是由一位专业的整体宠物医疗师——Tim Couzens 医师所热心提供，他在英格兰的苏塞克斯郡有一间非常忙碌的宠物医院。

> **重要**
>
> 我不得不提醒读者关于一些 Tim 医师所建议的精油用量远超过我所建议的浓度。若人类的肌肤有 6 ~ 8 层细胞的厚度，动物的肌肤通常就只有 2 ~ 3 层，因此构造可说相当不同。同时动物在精油的吸收程度、代谢程度与排除速度上也与人类有很大的不同。因此，种种的功能不能与人类的状况相比拟，我的观点是给宠物使用精油要抱持更小心的态度，注意每一项配方的警告部分，同时仔细遵循各个配方正确的使用及调配步骤。

关节炎用油

要平抚狗狗的关节发炎现象，以下的精油配方被证实极为有效。但是如果狗狗的关节正处于红肿状态（关节炎周期性的症状），不可对患部使用过于激烈的按摩方式，这样只会让组织受伤，并且让狗狗更加难过而已，甚至还会反过来咬你一口。这个配方建议使用不要超过 6 星期，要保持 3 星期的休息期间，然后再继续使用。治疗狗狗关节炎最好注意配合良好的营养调配，必要时可再搭配顺势疗法同时进行，不过这些都应寻求专业医师的建议来进行。

葡萄子油 9ml	迷迭香 2 滴
芝麻油 1ml	德国洋甘菊 1 滴
薰衣草 5 滴	姜 1 滴

先将葡萄子油与芝麻油混合均匀，然后加上植物精油。使用手指头，轻轻将 1~2 滴调和精油按摩于关节处，直到油被吸收为止。必要的话设法将宠物的毛分边以确定精油被肌肤吸收深入至关节处。

其他对关节有帮助的精油包含黑胡椒、白千层、芫荽、尤加利、杜松子、马郁兰以及岩兰草等。

跳蚤

跳蚤是宠物挥之不去的问题，可是你可以使用植物精油来让跳蚤远离你的狗狗跟猫咪。可以确定的是，跳蚤并不爱植物精油。此外，将干燥药草置于一个棉制的小囊袋中（可以用手帕来自制，将折叠的手帕三边缝合，留下一个开口来装干燥药草），将这个植物药草香包置于宠物的窝中，可以预防跳蚤。试着将以下的干燥药草混合在一起：小白菊（feverfew）、薰衣草、迷迭香、鼠尾草、芸香、苦艾（southernwood）、艾菊（tansy）、洋艾（wormwood）。

抗跳蚤油
甜杏仁油 10ml
薰衣草 10 滴
雪松 5 滴

将甜杏仁油与植物精油混合在一起。每次使用的量要很少，每星期两次、用1~2滴的调和精油通过皮毛按摩到宠物的肌肤里，如果跳蚤的问题很严重可以增加使用频率。此外，你也可以用天竺葵来取代雪松。

● 给猫狗用的防跳蚤项圈

跳蚤通常喜欢在宠物的颈部周围产卵，因此戴上一个防跳蚤的项圈就具有很好的功效。由于宠物不容易用舌头触及颈部的部位（猫似乎特别喜欢将身上的植物精油舔掉），所以精油项圈又可以避免宠物吞食过多精油。虽然还是有些精油会通过肌肤吸收，基本上这样吸收的途径被认为是相当安全的。然而，若小动物吞服过多的植物精油可能会导致口腔及消化道中黏膜的受损。

传统的防跳蚤项圈通常会散发出浓重的化学药剂气味，这样会让你心爱的宠物难过好几天，直到化学药剂的气味渐渐减弱为止。而天然植物精油所制成的防跳蚤项圈，不仅气味宜人，同时更可以确保较少的刺激毒性。虽然精油抗跳蚤项圈的替换会比一般化学性的抗跳蚤项圈更加频繁，然而为了心爱宠物长期的身体健康与舒适，这点代价是值得的。

价钱适中、非疗效性的布制宠物项圈可以在大多数的宠物店及大卖场找到。让布料浸透植物精油最简单的方法就是将项圈浸泡在苹果醋与精油调和的混合液中，然后将项圈置于塑胶密封袋中24小时，以确保精油能完全浸透于项圈中。项圈使用后，大约每两至三个星期就要重新再将项圈浸泡于苹果醋与精油的混合液中。最好替换两至三种不同的精油配方，因为某些精油可能会对宠物造成特定的过敏反应。如果宠物出现打喷嚏或是红疹的现象，就该立刻拿掉项圈，而香茅（citronella）是最有可能引起过敏的精油（本章并不建议使用香茅）。

这里提供3种适用的抗跳蚤项圈配方，我特别选用一些中低价位的植物精油。

配 方 一		
苹果醋—茶匙（5ml）		
雪松5滴		
尤加利5滴		
薰衣草5滴		

配 方 二		
苹果醋—茶匙（5ml）		
茶树8滴		
天竺葵6滴		

配 方 三		
苹果醋—茶匙（5ml）		
迷迭香5滴		
红百里香5滴		
丝柏5滴		

其他具有抗跳蚤功效的精油有：佛手柑、柠檬草、广藿香、松及白松香。

●虱子

虱子是一种吸血寄生虫，偶尔当宠物路经长草时，虱子就会趁机寄生在宠物身上，直接将1~2滴的尤加利精油涂抹在虱子身上就能让它落荒而逃。

宠物护肤霜

以下的护肤霜配方可用来呵护宠物肌肤的小红疹、酸痛及伤口问题。然而，一些较严重的肌肤问题，如大面积的湿疹、疥癣、伤口化脓的问题则必须由专业兽医来治疗。在各种情况下，如果使用这些家用治疗的方法超过两至三星期仍未见效，还是要寻求宠物医师的帮助。

无香基础面霜 10g	罗马洋甘菊 20 滴
薰衣草 20 滴	金盏花酊剂 2.5ml
天竺葵 10 滴	（也可省略）

将无香基础面霜（在许多精油专卖店及化工行有售）加上薰衣草、天竺葵及罗马洋甘菊精油，你可以再添加 2.5ml 茶匙的金盏花酊剂（一些精油或药草专卖店有售）。此外，一些精油可以用来替代洋甘菊，例如 10 滴雪松更适合偏向油腻肌肤的宠物，而乳香更适合有组织液渗出或是有黏液的伤口处。用汤匙将精油与基础面霜调和均匀，然后装在一个深色密性良好的玻璃面霜罐中。平均一天使用于小动物身上两次。

{ 第30章 }
芳疗花园

创造一座芳香疗法的花园

有什么方式会比直接接触天然的花、草、树、叶更能感受到植物的芳疗功效？即使是潮湿的泥土闻起来也格外美妙，尤其是在炎热的气候，当夏季第一场雨落在快要烧焦的草地上，这时泥土会散发出一种奇妙的香气。接着，在闷热的夏季夜晚雨后，空气中会飘散着一股浓郁的忍冬花香，以及让人想起旧日时光的丝绒般红玫瑰香，还有松树、雪松、丝柏等清凉香味。这些时候我们会刻意用力深呼吸来完全体验这些美妙的气味，这些气息吸得越多，好像全身就越感到放松与和谐。

如果你有个花园，你可能希望着手从事花园香气的艺术，正如同你曾经学习过关于利用不同精油的高音、中音及低音来创造属于你个人的芳疗香水一般，你也可以创造一个由个别不同音阶的香味所合奏而成的芳香花园。

高音阶香味指的是那些可以在远距离就能闻到的香味，像是山梅花（philadelphus）的香甜气息会让你联想到橙花精油，再来是紫藤（wisteria）的美丽香气，以及香味浓郁富足的庭荠（alyssum）。中音阶则要再接近一点才能闻得到，包含薰衣草、铃兰（lily of the valley）、玫瑰及蓝铃花（bluebell）。低音阶的香气包含树脂、土香、木香、针叶树（如雪松或松树）的香气，或是带有香气的叶子，例如带有麝香气味的欧白芷，或是淡淡的紫丁香。

一些花香带有奇幻的魔力，它们的气息会在一天之中有所变化而呈现不同的风貌。例如夏日的茉莉在午后带有柔软性感的香气，在黄昏时则呈现出温暖、令人兴奋的肉欲气息，忍冬（honeysuckle），特别是其野生种我们又称之为woodbine（木之蔓），其复杂的香味特性，使得我们接近时嗅闻的感受与伴着微风所飘来的忍冬香气截然不同。有如橙花的香气一般，小小不起眼的木犀草（mignonette）在其朴实无华的外表下，却有着浓郁醉人的香气。

即使没有花园，并不表示你就不能生活在芳香的愉悦中。许多芳香植物其实适合种植在窗外的小阳台上，或是直接种在屋内。甜庭荠（sweet alyssum）、白蜀葵（candytuft）、黄水仙（jonquil）、弗吉尼亚紫罗兰（virginia stock）以及香罗蓝（wallflower），就很适合生长在窗外的花台上。美人襟（brunfelsia）、栀子花（gardenia）、天芥菜（heliotrope）、风信子（hyacinth）、茉莉、麝香百合（easter Lily），以及迷你蔷薇就很适合在室内栽种。绝大多数这些植物都可由种子或是球茎来栽种，或者直接从一些园艺中心采购幼株的植物来种植。

如果这些植物能唤起你的想象力，以下的一些诀窍有助于你建立起两种截然不同主题的芳疗植物花园：娴静宁谧的花园，或者是热情奔放的花园。

宁谧花园

选一个偏僻的地点创造出一个安静的秘密花园，也许有一张围绕着软叶植物及微弯树枝的椅子，一处带有阴影的地方，帮助你逃离庸碌的都市尘嚣，一处可让你好好坐下、好好凝视的地方，让您能够重新恢复身体及心灵的和谐。

虽然许多芳香植物必需种植在阳光充足的地方，但也有一些例外的情形，最特殊的例子就是烟草类的植物，这种植物在半阴凉的生长

环境下会散发有如置身天堂的香气。如果你想要种植更多不同香气的植物，先确定花园座椅的位置能够让你轻易地看见并闻到这些在充足阳光环境下生长的植物。

选择种植香气植物时，一定要先用自己的鼻子来细细品味。有人觉得忍冬、茉莉、白百合浓郁的香气具有镇静效果；其他人却觉得这些气味过重而让人感觉头晕反胃。尽管你自己喜欢较浓郁的香气，但不妨也让一些喜欢清淡香气的人也能舒服享受你的花园。一些清新、若有似无香气的植物包括薰衣草、蓝铃花或随性蔓延的蔷薇花。除了香气之外，那么何妨再来点颜色呢！

色彩疗法认为绿色会有助于腹部的太阳神经丛，有助于平抚焦虑并且带来平和与安适。绿是大自然颜色的主宰，与植物交谈无疑能为焦躁的思绪带来宁静，并让垂头丧气的心灵恢复精神。

园艺家非常清楚自然治疗的力量，那是一种与大地接近的自由感受。想要留住保有宁静时，有创意的园艺家诉诸植物的颜色、形态与气味，塑造轻声低吟而不大声喧哗的气氛。因此传递松弛感觉的庭园造景必定是强调清凉的冷色调，例如蓝色与紫色，也许用一点淡淡的玫瑰粉红来让心灵感受温暖，一丝丝牛奶的

白色来让情绪上扬。一些没有香味的绿叶植物例如蕨类、常春藤，以及一些色彩精致的花朵植物如飞燕草（larkspur）、风铃草（campanula）、黑种草（love-in-a-mist）、耧斗菜（columbine）与勾起人好奇心的美丽西番莲（passionflower），都值得占有一席之地。通过以上的搭配，可让花园的颜色及样貌更富变化。

当然，这里所建议的花朵只是一个粗略的介绍，你必须找出最适合自己花园的植物，包括植物的特性、土质、气候，以及空间大小，当然一本好的园艺书籍也是必需的。

宁谧花园的植物建议

蓝色／青绿色

各种深浅的蓝色能产生宁静的感觉，并有助于冥想及治疗。如果你受失眠、紧张，或恐惧所苦，蓝色是值得一试的颜色。青绿色的花朵其实相当稀有，而混种大飞燕草（delphinium）、山梗菜（lobelia）、勿忘我（forget me not）有点接近青绿色，这种颜色据说能增强免疫系统。

含香气花朵

春天：风信子（hyacinth、queen of the blues 种）、蓝铃花（bluebell）、紫丁香（lilac）

夏天：天芥菜（heliotrope、lord roberts 种）、香豌豆（annual sweet pea、noel sutton 种）

秋天：醉鱼草（buddleia、empire blue 种）、西洋山萝卜（sweet scabious、blue moon 种）

不含香气的花朵

春天：番红花（crocus、blue pearl 种）、加州紫丁香（ceonothus）、勿忘我（forget-me-not，其 ultramarine 品种类带有青绿色调）、白头翁（anemone）

夏天：大飞燕草（delphinium，其 mulion 种带有青绿色调）、牵牛花（morning glory、heavenly blue 种）、山梗菜（lobelia，其 cambridge blue 种带有青绿色调）、飞燕草（larkspur）

秋天：梳帽卷瓣兰（hebe、autumn glory 种）、加州紫丁香（ceonothus、autumn blue 种）、黑种草（love-in-a-mist、miss jekyll 种）

冬天：鸢尾花（iris）

淡紫色 / 薰衣草紫	含香气花朵	不含香气的花朵

薰衣草紫与紫丁香的淡紫色，不同之处在哪里？其实紫丁香的淡紫色是带有一丝粉红的蓝色，而薰衣草紫则是带有蓝的紫色，这些颜色能够舒缓疲惫的神经而能帮助入眠。

春天: 紫丁香（lilac）
夏天: 薰衣草（lavender）、紫藤（wisteria）、香豌豆（sweet pea）、萝卜花（sweet rocket）、夜香紫罗兰（night-scented stock）
秋天: 玫瑰（rose, floribunda 类 escapade 种）
冬天: 瑞香（daphne）

春天: 番红花（crocus、little dorrit 种）、岩白菜（bergenia）、耧斗菜（columbine 又称 aquilegia）、常白头翁（pasque flower）
夏天: 毒玉米（corn cockle、milas 种）、好运竹（hosta）、堇菜（viola）、羽扇豆（lupin, lilac time 种）
秋天: 梳帽卷瓣兰（hebe）
冬天: 黑藜芦（hellebore）

玫瑰粉红	含香气花朵	不含香气的花朵

粉红色代表精神层面的爱，适合治疗处于悲痛的人，同时能让人感到放松及活力充沛，因此更能够提振精神，并稳定情绪。

春天: 红醋栗花（currant）、紫丁香（lilac, esther staley 种）
夏天: 柠檬马鞭草（verbena, delight 种）、香豌豆（sweet pea, geranium pink 种）、康乃馨（dianthus, doris 种）、永久香豌豆（everlasting sweet pea）、铁线莲（clematis, elizabeth 种）、白蜀葵（candytuft）
秋天: 玫瑰（rose, floribunda 类, english miss; rambling 类, aloha 种）
冬天: 大花荚迷（vibernum）

春天: 杜鹃（rhododendron）
夏天: 绣线菊（spiraea, anthony waterer 种）、滨簪花（thrift, 又称为 sea pink）、飞燕草（larkspur）
秋天: 佛甲草（sedum）
冬天: 兔仔花（cyclamen）

紫　色	含香气花朵	不含香气的花朵

紫色被视作灵性的象征，据说紫色能够刺激松果体（即神秘的第三只眼），平抚烦乱的神经，紫色是帮助冥想的颜色。

春天: 风信子（hyacinth, amethyst 种）、香堇菜（sweet violet）
夏天: 天芥菜（heliotrope, vilmorin's variety 种）、草夹竹桃（phlox, harlequin 种）
秋天: 醉鱼草（buddleia, black knight 种）

春天: 三色紫罗兰（pansy, jersey gem 种）
夏天: 鸭跖草（spiderwort, leonora 种）、耧斗菜（columbine）、风铃草（campanula, brentwood 种）
秋天: 紫菀草（aster, ostrich plume 种）

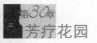
奶油黄	含香气花朵	不含香气的花朵
这可以界定从各种不同层次的黄色以及米白色。总之，这种色系可以调整心灵，一种具有平衡功效的色调。	**春天**：瑞香（daphne）、玉兰花（magnolia） **夏天**：玫瑰（rose hybrid tea 混种茶玫瑰,elizabeth harkness 种）、较剪兰(freesia, fantasy 种) **秋天**：玫瑰（flouribunda 类 chanelle 种） **冬天**：香忍冬（lonicera）	**春天**：鸢尾花（iris, green spot 种） **夏天**：大飞燕草（delphinium, butterball 种）、绣球花（hydrangea） **秋天**：菊花（chrysanthemum, cream bouquet 种） **冬天**：番红花（crocus、cream beauty 种）

白　色	含香气花朵	不含香气的花朵
色彩疗法专家认为白色可以作为帮助自我认知的颜色。对有些人来说，白色会产生孤独的感觉，所以最好将白色色感变得柔和一些，才会令人感到更放松。	**春天**：铃兰（lily-of-the-valley）、荚迷（vibernum）、水仙（narcissus, polar ice 种） **夏天**：山梅花（philadelphus）、庭荠（sweet alyssum）、烟草（nicotiana）、曼陀罗花（datura）、睡莲（water lily） **秋天**：醉鱼草（buddleia, white cloud 种） **冬天**：香水荚迷（vibernum）、野扇花（sarcococca）	**春天**：圣星百合（star-of-bethlehem，亦是巴哈花精疗法的一种疗方，能帮助抑郁悲痛情绪的释放及具有情绪撼动的效果）、雪花莲（snow Drop）、山茶花（camellia, alba simplex 种） **夏天**：白色金凤花（white buttercup），玫瑰（hybric tea 混种茶玫瑰,polar star 种） **秋天**：欧石楠（erica, springwood white 种及 silver bells 种） **冬天**：荚迷（vibernum）

奔放花园

　　创造一个多彩多姿、奔放风格的花园，需要一个阳光普照的所在，也是一个能够让您重新恢复活力的地方。虽然这个花园是比较属于季节性的，然而在严寒的冬季来临之时，却依然能让您瞬间记忆起它灿烂的时分。

　　选择一些颜色鲜艳的花朵，带有辛辣、柑橘、香甜及快活的气味。石竹（dianthus，又名 the garden pink）就是一种不错的选择，它的颜色可由淡粉红至深红色，这种花有温暖的气息，带点丁香（clove）的辛香味。另外像香蜂草（lemon Balm）、柠檬天竺葵（lemon geranium）及玫瑰天竺葵（rose geranium）这类植物的叶子带有诱人的香气，特别在炎热的阳光下或是每当你擦身触碰到它们时，它们的香气分子便会蔓延开来。如果花园有足够的空间，带有金黄花朵的杜鹃（azalea）是必要的选择，它异国风味的香气让人联想到伊兰伊兰精油——但是它气味淡了些，没有伊兰伊兰的强烈甜味。

没有一个热情奔放的花园会不选择一些颜色鲜艳的长年生植物来为它锦上添花。即使这些植物几乎没有香味，它们却代表一种无拘无束的狂喜，其中蔓延奔放的金莲花（nasturtium）是我的最爱。如果没有加以留意，它们就会迅速蔓延直至园外，从初夏至深秋，它橘红色的花朵就会散布到各处；此外，金莲花的叶子、花朵及种子还可以拌色拉来入味。另外就是可爱的大金盏花（pot marigold），有着淡淡的香气，你要凑近花朵才能闻到香味。如果还有空间，选择种植矮株的多头向日葵（multi-headed sunflower）（可长至 1.5 米）则可为花园带来王者的魅力。

奔放花园的植物建议

红　色

这是能量与精力的颜色，能提振活力，虽然过于鲜明的红色会让一些人感到刺激。

含香气花朵

春天：香罗兰（wallflower, ruby gem 种）

夏天：石竹（dianthus, queen of hearts 种）、野蔷薇（rose, rambling 类, crimson glory 种）、香豌豆（sweet pea, air warden 种）、奥帕西蔷薇（shrub 类, rosa gallica 种）、马鞭草（verbena, sparkle 种）

夏天至秋天：烟草（nicotiana, red devil 种）

不含香气的花朵

春天：山茶花（camellia, chandleri 种）、木瓜花（japanese quince 种）

夏天至秋天：天竺葵（bedding 类, fire brand 种, josephine 种, pandora 种, fire dragon 种, paul crampel 种）、牵牛花（petunias, red satin 种, dream girl 种）

鲜艳粉红

各种不同深浅的粉红色，不管从最淡到最深的粉红，都有助于让人产生无条件的爱，对大多数人来说，较浓的粉红色系会比过于鲜艳的红色来得让人舒服。

含香气花朵

春天：桃红蜀葵（candytuft, red flush 种）、风信子（hyacinth, jan bros 种）

夏天：玫瑰（hybrid tea 混种茶玫瑰, pink Peace 种）、石竹（dianthus, joy 种, diane 种, bovey belle 种）、香豌豆（sweet pea, Mrs R. Boulton 种）、醉鱼草（buddleia）

不含香气的花朵

春天：玉兰花（magnolia, rubra 种）

夏天：古代蒂（godetia）

夏天至秋天：天竺葵（elaine 种, salmon pink 种, springtime 种）、秋海棠（begonias, rosanna 种, rhapsody 种）

秋天：佛甲草（sedum）

橘 色	含香气花朵	不含香气的花朵
橘色能使人恢复生气及情感奔放，并能让人感到欢喜。	**春天：** 香罗兰（wallflower, orange queen 种） **夏天：** 玫瑰（rose, flouribunda 类, geraldine 种）	**春天：** 郁金香（tulip, dutch princess 种） **夏天至秋天：** 大金盏花（pot marigold, orange king 种）、金莲花（nasturtium）、多毛金光菊（又称立鹤花，black-eyed-susan, thunbergia）、永久花（又称麦秆菊,helichrysum, straw flower 种）

蜜 桃 色	含香气花朵	不含香气的花朵
一种粉色调的橘，其影响力较为温和，会让人感到舒适与柔和。	**夏天至秋天：** 玫瑰（hybrid tea 混种茶玫瑰, royal romance 种）、马鞭草（verbena, peaches and cream 种）、香豌豆（sweet pea, royal flush 种）	**夏天至秋天：** 大理花（dahlia, newby 种）、天竺葵（pelargonium, regal 类, georgia Peach 种）

金 黄 色	含香气花朵	不含香气的花朵
这种颜色融合了橘色与黄色的元素，据说能提升善念。	**春天：** 金黄杜鹃（azalea）、喇叭水仙（daffodil, golden rapture 种）、香罗兰（wallflower, cloth of gold 种） **夏天：** 忍冬（honeysuckle, 亦为巴哈花精疗法中治疗乡愁与懊悔的花朵） **夏天至秋天：** 玫瑰（hybrid tea,pot o' gold 种）	**春天：** 小檗（berberis） **夏天至秋天：** 木槿（rose of sharon）、金光菊（rudbeckia, marmalade 种）、巨型向日葵（giant Sunflower） **秋天：** 矮株向日葵（dwarf sunflower, autumn beauty 种）

黄 色	含香气花朵	不含香气的花朵
一种充满活力的色彩，据说能帮助对抗沮丧与孤寂，黄色也能够刺激智能。	**春天：** 杜鹃（azalea） **夏天：** 西班牙金雀花（spanish broom） **夏天至秋天：** 玫瑰（混种茶玫瑰 hybrid tea, diorama 种，灌木 shrub 类，canary bird 种，攀爬 climbing 类，mermaid 种）	**夏天至秋天：** 波斯菊（coreopsis）、非洲万寿菊（african marigold, doubloon 种）、大理花（dahlia, esmond 种）

窗台及室内盆栽植物

即使你没有花园，但也不必因此放弃享有天然植物香气所带来的乐趣，以下的表格提供您一些适合栽培在窗台或者室内的最受欢迎的香气植物，绝大多数植物都非常容易种植，你可选择从种子或球茎开始栽种，或由园艺中心购得一些植物的幼株来培植。

适合窗台栽种的芳香植物

植物名称	颜色和形态	香 气
庭荠（sweet alyssum）carpet of snow 种	浓密成串的小花，呈白色绣球花状。	强烈、性感、带点蜂蜜气息。
	栽种位置	**开花季节**
	光线充足环境。	仲夏至秋季。

植物名称	颜色和形态	香 气
白蜀葵（candytuft）fairy mixed 种	浓密成串的花朵，呈薰衣草紫、红色、玫瑰粉红，以及白色花朵。这种花非常适合装饰都市的环境，能忍受烟尘及污垢。	精致清淡的甜味。
	栽种位置	**开花季节**
	光线充足环境。	春季至夏末。

植物名称	颜色和形态	香 气
风信子（hyacinth）amethyst 种	大、像上蜡一般的、紧密、如钟形的紫色花朵，由球茎开始栽种。	浓郁醉人、类似茉莉的芳香。
	栽种位置	**开花季节**
	光线充足或半阴影环境。	春季。

植物名称	颜色和形态	香 气
水仙（jonquil）sweetness 种	小、白或黄色的喇叭水仙家族的花朵，由球茎开始栽种。	强烈、甜蜜、清凉带一点麝香气息。
	栽种位置	**开花季节**
	光线充足或缝隙光影的环境。	春季。

植物名称	颜色和形态	香　气
黄木犀草（mignonette）	小而稀疏、呈小头状的浅黄色花朵，着重在其香味价值。	带有浓郁醉人的甜味。
	栽种位置	开花季节
	光线充足环境。	仲夏至秋季。

植物名称	颜色和形态	香　气
夜香紫罗兰（night-scented stock）	穗状四瓣的淡紫色花朵。	强烈的香气，带有辛辣醉人的甜味，在黄昏时香气最强。
	栽种位置	开花季节
	光线充足或半阴影环境。	夏末。

植物名称	颜色和形态	香　气
弗吉尼亚紫罗兰（virginia stock） dwarf mixed 种	浓密的穗状花朵，花朵呈现深红、薰衣草紫、粉红、及白色。	强烈、但柔和的甜香，带有一点点辛辣香气。
	栽种位置	开花季节
	光线充足或半阴影环境。	仲夏至早秋。

植物名称	颜色和形态	香　气
香罗兰（wallflower） dwarf bedding mixed 种	成串的十字形花朵，颜色有深红、橘色、紫色、白色及黄色。	强烈但温和平顺的甜甜香气。
	栽种位置	开花季节
	光线充足环境。	早春至初夏。

适合室内种植的芳香植物

植物名称	颜色和形态	香 气
美人襟（brunfelsia，学名 brunfelsia calycina）	一种生长迟缓，常青灌木型植物，有迷人的托盘状花朵，开花时是深紫色，而后渐渐变淡，花谢时几乎变成白色（因此一棵植物上可能会同时有不同深浅的紫色）。	精致的甜香。

生 长 条 件	开 花 季 节
这种植物需要生长在相当温暖的环境，冬季时室温不可低于10摄氏度，且室温不要有剧烈的变化。在夏季时分需要置于半阴影的环境，并时常浇水；在冬季时则放置于光线较充足的地点，但要避免阳光直接照射，适度浇水。植物叶片要时常喷水保持湿润。	除了冬季及早春之外，几乎全年都开花。

植物名称	颜色和形态	香 气
栀子花（gardenia or cape jasmine，学名 gardenia jasminoides）	一种小的常青型灌木，有油亮深绿色的叶子，白色蜡质双层花朵。	浓郁、持久，带有麝香味的甜香。

生 长 条 件	开 花 季 节
这种美丽的植物需要仔细的呵护，对室内栽种者而言是个很大的考验。在发芽生长期间要保持晚间的温度在15~18摄氏度之间，日间温度在20~23摄氏度之间，否则芽会死掉。需摆放在明亮的环境下，避免夏天正午的阳光直晒，时常保持土壤的湿润。在冬季时要减少浇水次数。用微温的软水灌溉（置放在通风橱柜中的回温雨水就很不错），植物叶片要时常喷水保持湿润。	春季。

植物名称	颜色和形态	香 气
天芥菜（heliotrope，学名 heliotropium hybrids）	花朵是小而带有薰衣草紫、紫色及白色的花朵。花朵会聚集成串，成为大而富有香气的花束。	强烈而甜美，让人联想到樱桃派。

生 长 条 件	开 花 季 节
想要选择一款带有强烈香气又容易栽种的植物？就是这一款了。这种植物需要明亮的光线，但是要避开夏日正午的阳光直射。夏季要时常浇水，冬季则要减少浇水次数，在冬季低温下大约7~11摄氏度仍会持续繁殖蔓延。非常适合放在窗台观赏用(放在阳光充足的地方、避免冷风)。	夏至秋季。

植物名称	颜色和形态	香　气
繁花素馨（jasmine，学名 jasminum polyanthum）	圆锥状白色心型花朵。	强烈、持久而气味甜美，带有一丝麝香气息，在黄昏之后气味变浓郁。单单一朵小花就能满室生香。

生长条件		开花季节
一种长年生的攀爬植物，需要铁圈支架或是小型棚架支撑。需要光线充足明亮的地点，但是要避免夏日阳光直射，时常保持土壤的湿润，叶片也要时常喷水保持湿润。在冬天平均温度不低于9摄氏度的环境下会开始繁衍生长。		冬季中段直至早春。

植物名称	颜色和形态	香　气
麝香百合（easter lily，学名 lilium longiflorum）	一种球茎类植物，可长至1米，茎的顶端长出喇叭形的白色花朵。	强烈、很快就能挑动感官，带有一丝香草及麝香气息。

生长条件		开花季节
这种植物的生长需要明亮的光线，但要避开阳光直射，生长季节土壤要时常保持湿润，叶片要不时喷水保持湿润，保持在凉爽的温度下生长，但不可低于2摄氏度。		初夏。

第七部

Aromatic profiles

植物精油各论

经验告诉我们玫瑰对女性的生殖器官有相当显著的影响力。
这种影响力并非通过它对人体的刺激作用，
相反的是用来洁净并调节器官本身的功能。
柠檬草，在不同的药典中，曾记载这种精油
有显著的预防传染病和杀菌的效果……
而玫瑰草这种精油倾向于让病原体转化成正常的细胞。

~玛格丽特 ·摩利~
《生命和青春的神秘》（*The Secret of Life and Youth*）
（*Macdonald & Co.,1964*）

{ 第31章 }

精油指南

在香水业和食品调味业中现存有数百种植物精油的种类，然而其中仅有相当少数被认为适合作为芳香疗法或居家用途。本章节所介绍的大多数植物精油普遍地被芳疗师所运用，例外的则有康乃馨、橡树苔、银合欢和香草等植物原精。即使这类芳香原精被认为仅具极微小的医疗价值，但是它们的确是可以让人心情愉悦，具有治疗精神层次方面潜力的价值（请参照第27章"调制个人香水"）。

虽然我们赋予这些用来制造精油的植物各不相同的学名，但有时候我们实在很难精准地直接确认精油制造的品种。而在商业用途中采用相当多的植物亚种精油以及所谓改良品种精油。我们以茉莉精油为例，像有些茉莉的栽种方式是以香味较佳的茉莉品种直接嫁接在一般茉莉品种的根部而成，为的是萃取出更高品质的茉莉精油。因此除非精油是萃取自某些确知学名的特定品种；否则在精油商品标签上所标示的名称极有可能不具任何意义，而只不过是用来作为交易买卖的标示罢了。

当然对一般居家用途的消费者而言，可能会对了解精油所萃取的真正植物品种兴趣缺失。但是就专业用途而言，它的确是一种可以用来分析精油的化学成分或化学类型（chemotype）的一个重要线索。这类资料对评估精油本身的疗效是绝对必要的。因为仅极少数的芳疗师能拥有气态液相色层分析（gas-liquid chromatography，简称GLC）的测试仪器，因此他们只好相信精油供应商的诚实和专业能确实提供如其植物品种标示的纯植物精油——可能的话还包括其中化学类型（chemotype）的准确性。例如使用茶树精油来治疗阴道念珠菌感染时，选择含有低量桉油醇（cineol）以及高量的萜品烯4醇（terpinene-4-ol）化学成分组合的精油就相当重要。芳香治疗等级的精油必须在标签上标有这些成分说明（译注：很可惜，目前多数的茶树精油并未做如此标示）。

为了让本章各种精油的疗效叙述的内容更容易明了，请同时参照第414页"医学专有名词解释"。而有关精油详细的萃取方式，可参照本书第3章内容。对于有关精油用于治疗某些特定身心状况的更详尽内容，请参照本书第三部。以下的部分当某些精油被标明为"容易购买"则表示该精油可以在大部分的健康用品店或是药草和精油专卖店中购买得到。如要进一步了解有关精油在使用上的安全性，包括如何作皮肤安全测试等，请参照本书第4章内容。

植 物 精 油

欧白芷（angelica）

学名：angelica archangelica

- 科别：伞形科 umbelliferae
- 同义字：angelica officinalis、european angelica（欧洲白芷）
- 植物外观和分布区域：这是一种高大多须状的多年生植物。它可以生长到2米的高度。有相当引人注目的蕨状叶片以及开着白绿色的伞形花。这种特殊植物品种原产地在欧洲和西伯利亚。而大部分制造精油用的欧白芷种植在比利时、匈牙利和德国。
- 萃取方式：将其果实和种子利用蒸馏萃取而成。另外还有一种精油是将其根部和地下茎部分蒸馏萃取的，但是这种精油不适合使用在芳香疗法（请参照下列"注意事项"）。
- 精油特性：欧白芷种子精油具有醇类的黏稠性，而且是透明无色的液体。它的香气呈土香的草味，并带有辛辣的前味。这种气味具有温暖和兴奋提神的效果，也是一种有名的催情剂。但是如果使用过量，它会让人昏昏欲睡。
- 主要成分：水芹烯（phellandrene）、蒎烯（pinene）、柠檬烯（limonene）、沉香醇（linalol）、龙脑（borneol）。

- 功效特性：抗痉挛剂、杀菌剂、祛风剂、净化剂、助消化药、利尿剂、调经剂、化痰剂、退烧药、杀真菌剂、神经镇静剂、兴奋剂、健胃剂、发汗剂、滋补剂。
- 芳香疗法用途：治疗干癣、关节炎、风湿痛、痛风、呼吸道疾病、胃胀气、消化不良、疲劳、偏头痛、压力所引起的疾病等。
- 适合调和的精油：柑橘类精油、快乐鼠尾草、橡树苔、广藿香、岩兰草等。欧白芷气味强烈，因此请少量使用。
- 价格和购买地点：属于高价格精油。可向专业的精油供应商购买。

注意事项：欧白芷根部萃取制成的精油具有强烈的光过敏反应特性，因此在曝晒阳光之前擦拭，会产生光过敏反应。同时擦在有过敏体质的人身上，还会引起皮炎。而欧白芷种子所提炼的精油比较适合用于芳疗用途。人体测试的结果显示这种精油不会产生光过敏作用。但是擦在某些人身上仍会刺激皮肤。因此请勿使用高于1%的浓度比例。而且避免在怀孕期间使用。

罗勒（basil, french）

学名：ocimum basilicum var album

- 科别：唇形科 labiatae 或 lamiaceae
- 同义字：common basil、sweet basil 甜罗勒、法国罗勒。
- 植物外观和分布区域：这是一种半耐寒或完全不耐寒的草本植物，它的叶子具有浓烈的香味。它可以生长到60厘米的高度。罗勒的原产地分布在热带亚洲和中东地区，然而目前却遍植在全欧洲地区。
- 萃取方式：将花朵顶端和叶片加以蒸馏萃取而成。
- 精油特性：这是一种无色或呈淡黄色的液体。具有轻淡、清新香甜的香气，以及让人舒缓镇静的后味。它的香气在一开始时有苏醒的效用，之后就会让人产生温暖和舒适感。
- 主要成分：沉香醇（linalol）、甲基胡椒酚（methyl chavicol）、丁香酚（eugenol）、柠檬烯（limonene）、香茅醛（citronellal）。
- 功效特性：抗忧郁剂、防腐杀菌、抗痉挛剂、祛风剂、头部疾病用药、调经剂、化痰剂、退烧剂、催乳剂、镇定剂、预防保健剂、刺激肾上腺皮质分泌、健胃剂、滋补剂等。
- 芳香疗法用途：适用于治疗肌肉疼痛、呼吸道疾病、月经不顺畅、伤风和流行性感冒、精神衰竭、焦虑和沮丧等。
- 适合调和的精油：佛手柑、快乐鼠尾草、乳香、天竺葵和橙花。
- 价格和购买地点：属于中价位精油，购买容易。

注意事项：在怀孕期间请避免使用。建议用量宜约1%的低浓度比例。因为它对皮肤具有相当高的刺激性。并且最好不要直接使用在皮肤上，适合用于扩香器作室内芳香用途。

佛手柑（bergamot）

学名：citrus bergamia

- 科别：芸香科 rutaceae
- 植物外观和分布区域：这是一种小形的常青树。最高可以生长到4.5米的高度。它的绿色梨状果实成熟时会转变成黄色。在外观上犹如迷你的橘子。像其他柑橘类的植物一样，佛手柑的原产地在热带亚洲。而大部分的精油则产自意大利南部。
- 萃取方式：将果皮以冷压萃取方式制成。
- 精油特性：一种呈淡绿色的液体。香味有点辛辣刺鼻，闻起来是令人愉快的柑橘香味。这种香气具有提振并使人神清气爽的效果。
- 主要成分：沉香酯（linalyl）、醋酸盐（acetate）、沉香醇（linalol）、倍半烯（sesquiterpenes）、烯（terpenes）、喃香豆素（furocoumarins）。
- 功效特性：抗忧郁剂、消毒剂（与肺部和泌尿生殖器官有关）、抗痉挛剂、抗毒素剂、祛风剂、利尿剂、除臭剂、退烧药、泻剂、驱虫剂（体外）、发红剂、刺激精神、健胃药、滋补剂、驱虫剂（体内）、创伤药。
- 芳香疗法用途：适用于伤风以及流行性感冒、膀胱炎、发烧、传染性疾病、焦虑、沮丧、月经前症候群。
- 适合调和的精油：其他柑橘类的精油、欧白芷、罗勒、雪松、罗马洋甘菊、德国洋甘菊、快乐鼠尾草、薰衣草、橙花、丝柏、榄香脂、天竺葵、茉莉、杜松、芫荽、姜、乳香、橡树苔、玫瑰、檀香木和岩兰草。
- 价格和购买地点：属于中价位精油，购买容易。但是FCF佛手柑（不含喃香豆素，请参照以下的注意事项）则向提供专业医疗用的精油供应商比较容易购得。

注意事项：冷压式萃取的佛手柑精油具有光过敏反应，因为其中含有大量的喃香豆素（furocoumarins）。请勿擦拭使用后曝晒于阳光下。有越来越多的芳疗师开始使用分馏萃取的FCF（不含喃香豆素）佛手柑精油，因此不会有任何光过敏反应。同时这种精油也不含任何非挥发性物质，例如蜡，因此不会刺激敏感性肌肤。

黑胡椒（black pepper）

学名：piper nigrum

- 科别：胡椒科 piperaceae
- 植物外观和分布区域：黑胡椒是一种多年生的藤蔓类植物，它可以生长到6米或更高的高度，它的小白花凋谢后会结出红色的浆果，果实成熟后颜色会变成黑色。虽然这种植物的原产地在印度的西南地带，但目前却广泛地生长在马来西亚、中国和马达加斯加等国家。黑胡椒精油是由欧美地区进口干燥果实再加以蒸馏萃取制成。
- 萃取方式：干燥的果实（胡椒子）加以蒸馏萃取而成。
- 精油特性：这是一种呈淡黄绿色泽的液体。具有让人温暖、刺鼻和辛辣振奋的香气。这种味道具有提神和温暖的作用，素有催情剂之誉。
- 主要成分：侧柏烯（thujene）、蒎烯（pinene）、莰烯（camphene）、香桧烯（sabinene）、月桂烯（myrcene）、柠檬烯（limonene）、水芹烯（phellandrene）、β－石竹烯（beta-caryophyllene）。
- 功效特性：止痛剂、抗微生物药、杀菌防腐剂、抗痉挛剂、抗毒素剂、开胃药、杀菌剂、祛风剂、助消化药、利尿剂、退烧剂、泻剂、发红剂、兴奋剂（神经系统、血液循环、消化系统）、开胃剂、发汗剂和滋补剂。
- 芳香疗法用途：改善血液循环不良、肌肉疼痛、食欲不佳、恶心反胃、伤风和流行性感冒、昏睡和精神衰竭。
- 适合调和的精油：其他辛辣味和柑橘类的精油、乳香、茉莉、薰衣草、天竺葵、玫瑰、伊兰伊兰、迷迭香和檀香木。
- 价格和购买地点：属于中价位精油，购买容易。

注意事项：请使用最低的浓度比例，因为它会刺激皮肤。

白千层（cajeput）

学名：melaleuca leucadendron

- 科别：桃金娘科 myrtaceae
- 同义字：cajuput 玉树、white tea tree 白茶树
- 植物外观和分布区域：白千层是一种高大的常春树，原产地在马来西亚、菲律宾、澳大利亚以及东南亚等区域。菲律宾语中，Kajuputi 即代表"白木"的意思。这个描述相当贴切地描述这种树木的颜色。白千层和许多白千层属（melaleuca）的其他品种是属于近亲，其中众所皆知的有尤加利和茶树两种。
- 萃取方式：将树叶、叶芽和小枝加以蒸馏萃取制成。
- 精油特性：一种呈淡黄色的液体。它是带有胡椒辛辣味的樟脑香气。这种香气具有提神醒脑和振奋精神的作用，并能随即带来清凉的感受。
- 主要成分：桉树脑（cineol）、松油醇（terpineol）、蒎烯（pinene）、桉叶醇（eucalyptol）、橙花叔醇（nerolidol）。
- 功效特性：止痛剂、抗微生物药、抑神经痛剂、抗痉挛剂、防腐杀菌、化痰剂、退烧药、杀虫剂（昆虫）、发汗剂和驱虫剂（体内）。
- 芳香疗法用途：适合使用于治疗青春痘、关节炎、肌肉疼痛、风湿症、关节僵硬、呼吸道疾病、膀胱炎、伤风和流行性感冒等症状。
- 适合调和的精油：佛手柑、丝柏、杜松子、柠檬、松、迷迭香。这种精油味道强烈，因此要少量地使用。
- 价格和购买地点：属于中价位精油，比较容易向专业的精油供应商来购买。

注意事项：白千层精油据称会刺激皮肤。但是如果使用分馏萃取的白千层精油，即可大量降低这种可能性。有许多因为使用白千层精油所引起的问题，可能是因为有些精油内混掺松节油 turpentine（刺激性很强）和人工色素等物质所导致。因此向信誉良好可保证精油纯度的供应商购买是很重要的。

豆蔻（cardamom）

学名：elettaria cardomomum

- 科别：姜科 zingiberaceae
- 同义字：cardamon、cardamomi、cardomum、mysore cardomom，小豆蔻、白豆蔻
- 植物外观和分布区域：豆蔻是姜科植物中的一种。是一种多年生的根茎灌木，长得很像芦苇。它的黄色小花会结出果实或囊孢，其中含有许多红棕色的种子。这种植物的原产地在亚洲，因为香料业而广泛种植。而精油主要是产自印度。
- 萃取方式：将干燥的果实（种子）加以蒸馏萃取而成。
- 精油的特性：一种呈淡黄色的液体。辛辣香甜会让人联想到尤加利树的香味。这种香气具有温暖、醒脑和振奋精神的效用，素有催情剂之誉。
- 主要成分：醋酸烯酯（terpinyl acetate）、桉树脑（cineol）、柠檬烯（limonene）、桧烯（sabinene）、沉香醇（linalol）、乙酸沉香酯（linalyl acetate）、蒎烯（pinene）、姜烯（zingiberene）。
- 功效特性：防腐杀菌剂、抗痉挛剂、祛风剂、头部疾病用药、助消化药、利尿剂、兴奋剂、健胃药和调节神经用药。
- 芳香疗法用途：适用于治疗消化不良、心神衰弱、神经衰弱等症状。
- 适合调和的精油：雪松、乳香、肉桂、丁香、姜、柑橘类精油、玫瑰、茉莉、天竺葵、薰衣草、橙花、伊兰伊兰。这种精油气味强烈，因此要少量使用。
- 价格和购买地点：属于中高价位精油，购买容易。

注意事项：一般认为这是一种不具刺激性也不会造成过敏的精油。然而因为作用力强烈，因此使用浓度不宜过高。

康乃馨原精（carnation absolute）

学名：dianthus caryophyllus

- 科别：石竹科 caryophyllaceae
- 同义字：gilliflower 麝香石竹、clove pink 丁香粉红
- 植物外观和分布区域：一种多年生的低矮灌木，具有鲜绿的叶片。它的根茎顶端会开出粉紫色的花朵。这种植物的原产地在地中海区域，然而目前遍植全球各地。大部分的精油则产自埃及和法国。
- 萃取方式：将新鲜的花朵用溶剂萃取而成。
- 精油特性：一种稍具黏性呈淡琥珀色的液体。香味相当持久、浓郁而且闻起来带有蜂蜜的甜味，藏有一丝的丁香气息。这种香气具有温暖和令人陶醉的效用，因此素有催情剂之誉。
- 主要成分：苯甲酸苄酯（benzyl benzoate）、丁香酚（eugenol）、苯乙醇（phenylethyl alcohol）、水杨酸苄酯（benzyl salicylate）、水杨酸甲酯（methyl salicylate）。
- 功效特性：抗忧郁剂、抗真菌药、抗微生物药。
- 芳香疗法用途：这种精油在芳香疗法方面使用并不普遍。但是却可以作为室内扩香用途（抑或奢侈的用于熏蒸驱虫）或者是调制成个人香水。
- 适合调和的精油：雪松、柑橘类精油、快乐鼠尾草、芫荽、薰衣草、苦橙叶、乳香等。这种精油气味相当浓烈，请少量使用。
- 价格和购买地点：这是一种价格相当昂贵的精油。只能向少数专业的精油供应商购买。

注意事项：这种精油会刺激敏感性肌肤，因此通常仅使用0.5%或更低的浓度。同时最好在使用前先进行皮肤测试。

大西洋雪松（cedarwood, Atlas）

学名：cedrus atlantica

- 科别：松科 pinaceae
- 同义字：atlantic cedar、african cedar 西洋杉木／香柏木／银雪松
- 植物外观和分布区域：这是一种常绿的针叶树，原产地在阿尔及利亚和摩洛哥的阿特拉斯（Atlas）山脉。大部分的品种都可以生长到大约36米的高度。这种精油主要产于摩洛哥。
- 萃取方式：将树木、残株和木屑利用蒸馏萃取提炼而成。
- 精油特性：一种呈深琥珀色的黏稠状液体。带有甜甜的木头味，这种味道会随着精油的年份变得越来越香醇。这种香气具有镇静效果，因此素有催情剂之誉。
- 主要成分：雪松酮（atlantone）、石竹烯（caryophyllene）、雪松醇（cedrol）、杜松烯（cadinene）。
- 功效特性：杀菌剂、防腐剂、抑皮脂分泌剂（antiseborrheic）、收敛剂、促进血液循环、利尿剂、化痰剂、杀真菌剂、镇静剂。
- 芳香疗法用途：适合用于治疗改善青春痘、油性皮肤和油性发质、头皮屑、湿疹、真菌感染、关节炎、风湿痛、呼吸困难、膀胱炎、月经前症候群、非怀孕期间停经、神经紧张，以及压力所导致的各种疾病。
- 适合调和的精油：佛手柑、快乐鼠尾草、丝柏、乳香、茉莉、杜松子、橙花、银合欢、橡树苔、玫瑰、迷迭香、岩兰草、伊兰伊兰等。
- 价格和购买地点：属于中价位精油，比较容易向专业的精油供应商购买。

注意事项：不同于弗吉尼亚雪松（virginian cedarwood）有促使流产的作用，我们目前仍未听说大西洋雪松精油有这方面的顾虑。然而芳香疗法协会则警告在怀孕期间不得使用这种精油。而且这种精油也会刺激敏感性皮肤。

芫荽（coriander）

学名：coriandrum sativum

- 科别：伞形科 apiaceae（umbelliferae）
- 植物外观和分布区域：一年生草本植物。可以生长到1米的高度。会开出白色或粉红色的伞形花朵。种子刚开始呈绿色，成熟后会转变成棕色。芫荽的原产地在南欧和西亚地区。目前大部分的芫荽精油是产自东欧。
- 萃取方法：将种子加以蒸馏萃取而成。
- 精油特性：无色到淡黄色的液体。香味轻淡、香甜、辛辣并带有微弱的麝香后味。香气具有温暖、提神和兴奋的效果，因此素有催情剂之誉。
- 主要成分：沉香醇（linalol）、癸基乙醛（decyl aldehyde）、龙脑（borneol）、香叶醇（geraniol）、香芹酮（carvone）、茴香脑（anethole）。
- 功效特性：止痛剂、开胃剂、抗氧化剂、抗风湿药、抗痉挛剂、抗生素、刺激血液循环、净化剂、助消化药、祛风剂、杀菌剂、杀幼虫剂、滋补剂、健胃药。
- 芳香疗法用途：适合用来治疗关节炎、肌肉疼痛、血液循环不佳、肠胃消化不良、伤风、流行性感冒，以及神经衰弱等问题。
- 适合调和的精油：其他辛香料类精油，柑橘类精油、丝柏、茉莉、杜松子、苦橙叶、橙花、松树、乳香和檀香等。
- 价格和购买地点：属于最低价位精油，购买容易。

注意事项：一般相信这种精油是不具刺激性也不具有光敏感性反应。

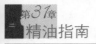
弗吉尼亚雪松（cedarwood, Virginian）

学名：juniperus virginiana

- 科别：柏科 cupressaceae
- 同义字：eastern red cedar 东部红雪松、pencil cedar 铅笔柏、red cedar 红雪松
- 植物外观和分布区域：这是一种常绿针叶树，原产地分布在美国东部、中部和北部。大部分的树种都可以生长到大约 15 米的高度，而且有时候它们还会生长到 30 米的高度。这种树种和美国其他用来制成"雪松"精油所使用的针叶树，都不是真正的雪松。只是它们具有相似的香味而已。真正的雪松精油是萃取自阿特拉斯和喜马拉雅山品种，分别是 cedrus atlantica（大西洋雪松）以及 cedrus deodra（喜马拉雅雪松）两种。然而喜马拉雅雪松具有一种非常特殊的香气，这种精油很难取得，因为这种树种目前属于保护类品种。
- 萃取方式：将木屑和木头的薄切片利用蒸馏萃取而成。
- 精油特性：一种呈黄色或橘色的液体。带有樟脑独特的木头味，这种味道具有温暖和

镇静的效用，因此素有催情剂之誉。
- 主要成分：雪松醇（cedrol）、杜松烯（cadinene）、羽毛柏醇（cedrenol）。
- 功效特性：堕胎剂、抗皮脂分泌、杀菌剂（肺部和泌尿生殖器官方面的感染）、抗痉挛、收敛剂、利尿剂、促进血液循环、调经剂、化痰剂、杀虫剂（昆虫）、镇静剂。
- 芳香疗法用途：适合用来改善青春痘、油性皮肤和油性发质、头皮屑、湿疹、干癣、关节炎、风湿痛、支气管炎、黏膜炎、咳嗽、鼻窦炎、膀胱炎、非怀孕期间停经、月经前症候群，以及压力所引起的各种疾病。
- 适合调和的精油：佛手柑、快乐鼠尾草、丝柏、杜松子、乳香、橙花、苦橙叶、玫瑰、茉莉、橡树苔、迷迭香、檀香木、岩兰草、伊兰伊兰等。
- 价格和购买地点：属于中低价位精油，购买容易。

注意事项：请勿在怀孕期间使用。这种精油也会刺激敏感性皮肤。

德国洋甘菊（chamomile，German）

学名：matricaria recutica

- 植物品种：菊科 asteraceae（compositae）
- 同义字：blue chamomile（oil）蓝甘菊、hungarian chamomils 匈牙利洋甘菊、scented mayweed 母菊、wild chamomile 野生洋甘菊
- 植物外观和分布区域：一种低矮的一年生药草，长有稀疏细致的叶片；而且在每根茎上头会长出雏菊般的白色花朵。它的原产地在欧洲和北亚洲等地区。但是目前则遍植于匈牙利和东欧等地区。
- 萃取方式：将顶端的花朵用蒸馏萃取而成。
- 精油特性：一种呈墨蓝色的黏稠状液体。它的刺激香味会让人联想到海藻。如果不讨厌这种气味，那么这种香味可使人镇静，

虽然大部分的人喜欢香味比较香甜的罗马洋甘菊。
- 主要成分：蓝甘菊油烃（chamazulene，原植物并不含有这种成分，这是在蒸馏过程中才出现的成分）、没药醇氧化物（bisabolol oxide）、烯炔烃双环醚（enyndicycloether）、金合欢烯（farnesene）。
- 功效特性：止痛剂、抗过敏剂、抗发炎药、抗痉挛剂、杀菌剂、祛风剂、伤口愈合药、利胆剂、细胞防护剂、助消化药、调经剂、退烧剂、杀真菌剂、治肝药、镇静剂、健胃剂、促发汗剂、驱虫剂（体内）、创伤药。

- 芳香疗法用途：适合用于皮肤保养（适用于大部分肤质），改善青春痘、过敏、烧烫伤、湿疹、皮肤发炎症状、耳朵痛、外伤、经痛、月经前症候群、头痛、失眠、神经紧张以及压力所引起的各种疾病。
- 适合调和的精油：柑橘类精油、快乐鼠尾草、薰衣草、马郁兰、天竺葵、橙花、玫瑰等。这种精油气味浓烈，因此请少量使用。
- 价格和购买地点：属于高价位精油，比较容易向专业的精油供应商购买。

注意事项：虽然这种精油适合用于皮肤保养和改善呼吸道方面的过敏症状，但在某些情形下，它却会使原来的症状更加恶化，或是引发过敏性反应。为了预防这类问题产生，请使用我们所建议的最低浓度比例，大约是0.5%。如果你是过敏性体质的人，使用前先进行皮肤测试。在怀孕的前3个月内，请勿使用。

罗马洋甘菊（chamomile，Roman）

学名：chamaemelum nobile

- 科别：菊科 asteraceae（compositae）
- 同义字：athemis noblis 春黄菊、chamomils 洋甘菊、common chamomile 普通洋甘菊、English chamomile 英国洋甘菊、sweet chamomile 甜洋甘菊、true chamomile 真正洋甘菊。
- 植物外观和分布区域：一种低矮的多年生蔓生草本植物，长有细小的叶片，因此整棵植物看起来有如柔软的羽毛。每根单独的茎上会开着雏菊般的白色花朵。它的原产地在南欧和西欧等地，目前主要种植在比利时、英国、法国、匈牙利、意大利和美国等国家。
- 萃取方式：将顶端的花朵利用蒸馏萃取制成。
- 精油的特性：一种呈淡黄色的液体。它的气味香甜并带有像苹果般的香气。这种香味具有温暖镇静的效用。
- 主要成分：酯（ester）、蒎烯（pinene）、松樟醇（fanesol）、橙花叔醇（nerolidol）、蓝甘菊油烃（chamazulene）、松香芹酮（pinocarvone）、桉油醇（cineol）。
- 功效特性：止痛剂、抗贫血药、抗神经痛剂、抗发炎剂、防腐剂、抗痉挛药、杀菌剂、祛风剂、利胆药、助消化药、调经剂、退烧剂、治肝药、镇静剂、健胃药、发汗剂、滋补剂、驱虫剂（体内）、创伤药。

- 芳香疗法用途：适用于皮肤保养（适用大部分肤质），可改善青春痘、过敏、烧伤、湿疹、皮肤发炎症状、耳朵痛、外伤、经痛、月经前症候群、头痛、失眠、神经紧张以及压力所引起的各种疾病。
- 适合调和的精油：柑橘类精油、快乐鼠尾草、薰衣草、天竺葵、茉莉、橙花、玫瑰、伊兰伊兰等。这种精油气味浓烈，因此请少量使用。
- 价格和购买地点：属于高价位精油，购买容易。

注意事项：在怀孕期前3个月内，请勿使用。它会刺激皮肤，也可能对过敏体质的人引发气喘问题。请使用0.5%～1%的低浓度。如果你很容易过敏，请在使用前先进行皮肤测试。因为罗马洋甘菊价格昂贵，有越来越多的精油供应商开始推广摩洛哥洋甘菊（ormenis multicaulis），因为它是价格比较便宜的代替精油。虽然这种品种和罗马洋甘菊是不同的品种，但是它们却具有相似的香味。而它的疗效至今仍未完全被探讨，而且它也未曾进行过正式的人体安全测试。

肉桂（cinnamon）

学名：cinnamomum zeylanicum

- 科别：樟科 lauraceae
- 同义字：cinnamomum verum, laurus cinnamomum, ceylon cinnamon 锡兰肉桂，true cinnamon 真正肉桂
- 植物外观和分布区域：生长在热带的常青树，可生长到18米高。它的树皮香味浓烈，树叶油亮青翠，并开着黄色成串的花束，随后会长出蓝白色的果实。它的原产地在斯里兰卡、印度和马达加斯加，而目前在牙买加和非洲也有种植。
- 萃取方法：将树皮的切片加以蒸馏萃取而成。同时也可以从树叶和小枝条蒸馏萃取精油。
- 精油特性：肉桂树皮所萃取的精油呈淡琥珀色。并带有香甜、温暖和辛辣的香气。而肉桂叶萃取的黄色精油精炼程度较低，香味闻起来辣而刺鼻。肉桂的香气可让人温暖并具有刺激兴奋的效果，因此素有催情剂之誉。
- 主要成分

肉桂树皮精油：肉桂醛（cinnamaldehyde）、丁香酚（eugenol，4%~10%）、苯甲醛（benzaldehyde）、蒎烯（pinene）、桉树脑（cineol）、水芹烯（phellandrene）、糖醛（furfurol）、伞花烃（cymene）、沉香醇（linalol）。

肉桂叶精油：丁香酚（eugenol，80%~95%）、乙酸丁香酚（eugenol acetate）、肉桂醛（cinnamaldehyde）、安息香酸苯甲酸（benzyl benzoate）、沉香醇（linalol）。

- 功效特性：抗微生物剂、抗菌剂、抗痉挛剂、防腐剂、强心剂、祛风剂、刺激血液循环、助消化剂、调经剂、退烧剂、止血剂、驱虫剂（体外）、健胃剂、驱虫剂（体内）。
- 芳香疗法用途：肉桂精油（萃取自树皮或树叶）可以用来熏香，作为抗沮丧的室内芳香剂，或在传染病流行期间作为消毒用熏蒸剂来使用。
- 适合调和的精油：柑橘类精油、丁香、榄香脂、姜、乳香。不论是树皮或树叶萃取的精油，气味都很浓郁，因此请少量使用。
- 价格和购买地点：肉桂树皮精油属于中高价位精油；而肉桂叶精油属于中低价位。这两种精油都很容易向精油供应商直接购买。

注意事项：肉桂精油（特别是树皮所萃取的精油）对皮肤和黏膜具强烈的刺激性。请勿直接使用在皮肤上，或用蒸气吸入。但是可以低浓度扩香作为室内香气或熏蒸杀虫剂使用。

快乐鼠尾草（clary sage）

学名：salvia sclarea

- 科别：唇形科 lamiaceae（labiatae）
- 同义字：clary、clary wort、clear eye 明眼草、common clary、see bright、eye bright、muscatel sage、orvale、toute-bonne 南欧丹参。
- 植物外观和分布区域：香味浓郁的灌木型药草。可以生长到1米的高度。这种植物会长出穗状的白色、紫色或粉红色花朵。鼠尾草的原产地在地中海地区，但是目前则遍植于全球各地。最高等级的精油则产自法国、英国和摩洛哥等国家。
- 萃取方法：将顶端花朵和叶片加以蒸馏萃取而得。
- 精油特性：无色或呈淡黄色的液体。香味是一种带有甜甜草香味和坚果味的混合香气，并带有一丝的花香。这种香气具有振奋和松弛的效果，因此素有催情剂之誉。
- 主要成分：乙酸沉香酯（linalyl acetate）、沉香醇（linalol）、蒎烯（pinene）、月桂烯（myrcene）、香紫苏醇（sclareol）、水芹烯（phellandrene）。

- **功效特性**：抗惊厥剂、抗沮丧剂、抗发炎剂、防腐剂、抗痉挛剂、收敛剂、杀菌剂、祛风剂、伤口愈合、除臭剂、助消化剂、调经剂、降血压剂、镇静剂、健胃剂、滋补剂。
- **芳香疗法用途**：适合用来改善高血压、肌肉疼痛、呼吸道疾病、月经不规律、月经前症候群、沮丧、偏头痛、神经紧张和压力所引起的各种疾病。
- **适合调和的精油**：大部分的精油皆适合混合调配。特别是佛手柑、茉莉、含羞草、杜松子、薰衣草、橙花、苦橙叶、松、乳香和岩兰草。
- **价格和购买地点**：属于中高价位精油，购买容易。

注意事项：请勿在怀孕期间使用。虽然一般认为如果喝酒后立即使用这种精油来按摩，会特别让人想睡觉。但是我个人却从未感受到它具有这方面的效果。事实上任何形式的松弛性按摩（不论是否使用具有镇静效果或让人陶醉的精油）都会加强酒精的后劲。

丁香（clove）
学名：syzgium aromaticum

- **科别**：桃金娘科 myraceae
- **同义字**：eugenia aromatica、eugenia caryophyllata、eugenia caryophyllus。
- **植物外观和分布区域**：高瘦的常青树，开有鲜红的花朵，可以生长到6米高。干燥后，花蕾会变成红棕色，而且其中富含精油。一般认为这种树木原产地在印尼，但目前则大量种植在其他热带国家，例如菲律宾、摩鹿加群岛、马达加斯加以及西印度群岛等地区。
- **萃取方法**：将花蕾加以蒸馏萃取而成。等级较差的精油也可以从叶片和根茎部分加以蒸馏萃取而成。
- **精油的特性**

花蕾萃取的精油：呈淡黄色的液体。气味辛辣加上香甜，并带有鲜明愉快的前味。

丁香花蕾萃取的精油：香气具有温暖和兴奋的功效，因此素有催情剂之誉。

- **叶片萃取的精油**：呈深琥珀色的液体，并带有刺鼻的干燥气味。
- **根茎萃取的精油**：呈淡黄色。它的香味会让人联想到丁香花蕾萃取的精油香气。
- **主要成分**：丁香精油内含相当高浓度比例，具有强烈腐蚀性的丁香酚（eugenol）。

丁香花蕾精油：（比较适用于芳香疗法用途），丁香酚（eugenol）浓度高达90%、乙酸丁香酯（eugenyl acetate）、石竹烯（caryophyllene）。

丁香叶精油成分：丁香酚（eugenol）浓度高达90%，以及相当微量或不含乙酸丁香酯（eugenyl acetate），叶片所萃取的精油通常使用于化工业，用来萃取丁香酚的成分。

丁香根茎精油成分：丁香酚（eugenol）浓度高达95%以及相当微量的其他成分。

- **功效特性**：止痛剂、抗生素、抗呕吐剂、抗风湿药、抗神经痛剂、抗痉挛剂、抗氧化剂、防腐剂、抗病毒药、祛风剂、化痰剂、杀幼虫剂、兴奋剂、健胃剂、驱虫剂（体内）。
- **芳香疗法用途**：虽然有些芳疗师会使用花蕾萃取的精油来治疗类似青春痘、香港脚等症或是作为驱虫剂使用，但我个人并不建议使用在皮肤上（请参照以下的注意事项）。但是它可以用来扩香作为室内香气和杀虫熏蒸剂；或者在牙痛症状出现，在等待就医之前，可拿牙签沾少量点在牙痛处来做急救处理。
- **适合调和的精油**：柑橘类精油、其他辛香料类精油、玫瑰、香草、伊兰伊兰等。这种精油气味浓烈，请少量使用。
- **价格和购买地点**：属于中高价位精油，最高等级的丁香花蕾精油比较容易向精油供应商直接购买。

注意事项：丁香精油对皮肤和黏膜刺激性强烈。因此建议居家使用者避免直接使用在皮肤上，并避免以蒸气吸入使用。但是可以使用扩香器作为熏蒸杀虫剂或室内空气净化使用。

丝柏（cypress）

学名：cupressus sempervirens

- 科别：柏科 cupressaceae
- 同义字：cupressus stricta 欧洲柏木、cupressus lusitanicus、Italian cypress 意大利丝柏、mediterranean cypress 地中海丝柏
- 植物外观和分布区域：一种常绿的针叶树，可以生长到25~45米的高度。原产地在东地中海区域。而大部分的精油则产自法国、西班牙和摩洛哥等国家。
- 萃取方法：将其针叶、小树枝和球果加以蒸馏萃取而成。
- 精油特性：淡黄绿色的液体。香味清爽、带有木头和香脂味，具有冷却和镇静的效果。
- 主要成分：莰烯（camphene）、枞油烯（sylvestrene）、伞花烃（cymene）、香桧醇（sabinol）、蒎烯（pirene）。
- 功效特性：抗风湿药、杀菌防腐剂、抗痉挛剂、收敛剂、除臭剂、利尿剂、治肝药、神经兴奋剂、发汗剂、滋补剂（血管方面）、血管收缩剂。
- 芳香疗法用途：适用于皮肤保养（油性肌肤）、青春痘、痔疮、静脉肿瘤血管、血液循环不良、蜂窝（橘皮）组织、盗汗、牙床疾病、外伤、支气管炎、抽搐性咳嗽、风湿症、月经量过多、更年期问题、神经紧张和神经性压力。
- 适合调和的精油：佛手柑和其他柑橘类精油、快乐鼠尾草、乳香、苦橙叶、松树、杜松子、薰衣草和檀香等。
- 价格和购买地点：属于中价位精油，购买容易。

注意事项：虽然人类接触丝柏树会出现接触性皮炎的症状，但是一般认为这种精油并不会刺激皮肤，也不会引起光敏反应。

榄香脂（elemi）

学名：canarium commune

- 科别：橄榄科 burseraceae
- 同义字：canarium luzonicum、manila elemi
- 植物外观和分布区域：这种树木可生长到55米的高度。它的原产地在菲律宾和摩鹿加（Molucca）群岛等地。只要切割它的树皮就会渗出相当芬芳的油性树脂（这是一种黏稠的树胶，主要成分是精油和树脂），这种分泌物质一开始是呈白色的液体，而后随着时间会转变成黄色的蜡状物质。
- 萃取方法：将其分泌的树胶加以蒸馏萃取而成。
- 精油特性：淡黄色或无色的液体。香味强烈、干燥并有淡淡的辛辣味，并有类似天竺葵的前味。具有温暖和兴奋的效果。
- 主要成分：水芹烯（phellandrene）、二戊烯（dipentene）、榄香酯醇（elemol）、榄香酯素（elemicin）、松油醇（terpineol）、柠檬烯（limonene）、蒎烯（pirene）。
- 功效特性：杀菌防腐剂、伤口愈合、调经剂、兴奋剂、健胃剂。
- 芳香疗法用途：适用于改善肌肉疼痛、呼吸道疾病、皮肤感染、骨头断裂的辅助性治疗以及神经衰弱等症状。
- 适合调和的精油：柑橘类精油、芫荽、乳香、迷迭香、薰衣草、肉桂、丁香、天竺葵。这种精油气味强烈，请少量使用。
- 价格和购买地点：属于中价位精油，容易向专业的精油供应商直接购买。

注意事项：虽然一般认为榄香脂精油不会刺激皮肤，也不会引起光敏反应，但是这种精油如果使用在过敏性体质的人身上可能会引起接触性皮炎。

蓝胶尤加利（eucalyptus blue gum）

学名：eucalyptus globulus

- 科别：桃金娘科 myrtaceae
- 植物外观和分布区域：高大的常青树，可以生长到130米的高度。成熟叶片呈剑形的蓝绿色。原产地在澳大利亚和塔斯马尼亚等地，目前也种植在西班牙、葡萄牙、巴西、美国加州、俄罗斯和中国等地。而大部分的尤加利精油主要供应地也是来自这些国家。
- 萃取方法：将其树叶和嫩枝加以蒸馏萃取而成。
- 精油特性：无色的液体。具有刺鼻的樟脑味和甜甜木香的后味。这种香味具有醒脑和冷却的作用。
- 主要成分：桉油醇（cineol）、蒎烯（pirene）、柠檬烯（limonene）、伞花烃（cymene）、水芹烯（phellandrene）、松油烯（terpinene）、香橙烯（aromadendrene）。
- 功效特性：止痛剂、治神经痛药、抗风湿药、防腐剂、抗痉挛剂、抗病毒药、镇静剂、伤口愈合、除臭剂、净化剂、利尿剂、化痰剂、退烧剂、驱虫剂（体外）、预防药、发红剂、兴奋剂、驱虫剂（体内）、刀伤药。
- 芳香疗法用途：适用于治疗烧伤、起水泡、水痘、麻疹、伤风感冒所引起的疼痛、割伤、蚊虫叮咬、驱除蚊虫、头虱、皮肤感染、创伤、关节炎、肌肉疼痛、扭伤、血液循环不良、膀胱炎、花粉热、伤风和流行性感冒、头痛和神经痛。
- 适合调和的精油：雪松、薰衣草、柠檬、马郁兰、松、迷迭香和百里香。
- 价格和购买地点：属于最低价位系列，购买容易。

注意事项：一般认为尤加利精油不具刺激性，也不会引起光敏反应，但是建议过敏性体质的患者在使用前要先进行皮肤测试。

（甜）茴香（fennel sweet）

学名：foeniculum vulgare

- 科别：伞形科 apiaceae（umbelliferae）
- 植物外观和分布区域：生命期很短的多年生植物，可以生长到2米的高度。有羽毛般的叶片以及黄色伞形小花序。这种植物的每个部位闻起来都有强烈的八角味（大茴香 aniseed）。原产地在地中海区域，后来却移植到全欧洲地区。大部分的精油是产自东欧、德国、法国、意大利和希腊等国家。
- 萃取方法：将压碎的种子加以蒸馏萃取而成。
- 精油特性：完全无色的透明液体。其强烈的香味会让人联想到八角的香味，具有樟脑后味。具有温暖和兴奋的作用。
- 主要成分：茴香脑（anethol）、茴香酸（anisic acid）、茴香乙醛（anisic aldehyde）、蒎烯（pirene）、莰烯（camphene）、甲基胡椒酚（estragol）、水芹烯（phellandrene）、茴香酮（fenone）。
- 功效特性：开胃剂、抗发炎剂、抗微生物药、防腐剂、抗痉挛剂、祛风剂、促进血液循环、净化剂、利尿剂、调经剂、化痰剂、催乳剂、滋补剂、驱虫剂（体内）。
- 芳香疗法用途：适合用来治疗擦伤、牙床疾病、口臭、蜂窝（橘皮）组织、风湿症、呼吸道疾病、疝气、胃口不佳、反胃、在非怀孕期间月经不顺畅、更年期问题、在哺乳期间乳汁分泌不足。
- 适合调和的精油：薰衣草、天竺葵、檀香木等。这种精油气味浓郁，请少量使用。
- 价格和购买地点：属于低中价位精油，比较容易向精油供应商直接购买。

注意事项：这种精油会刺激皮肤。还有极微小的可能性会引发癫痫患者发作。请勿在怀孕期间使用。一般人建议使用0.5%的最低浓度比例。

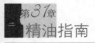
乳香（frankincense）

学名：boswellia carterii

- 科别：橄榄科 burseraceae
- 同义字：boswellia thurifera, olibanum, incense
- 植物外观和分布区域：一种小型的树木或灌木丛，原产地在东北非和红海等区域。将树木切开就可以搜集到它所分泌的乳状芳香树液。这种分泌物在开始时呈牛奶色，凝固后会变成豌豆大小般的琥珀色滴状物。这种植物主要是产自索马里和埃塞俄比亚；但是大部分的精油则是在欧洲萃取而成。
- 萃取方法：将凝固的滴状物加以蒸馏萃取而成。
- 精油的特性：无色到淡黄色的液体。它的强烈香味会让人感觉温暖，带有柠檬和樟脑混合的香脂香气。这种香味会随着保存时间而变得越来越香醇。它的香味具有温暖、醒脑和镇静的效果。是冥想时经常会使用的一种精油。
- 主要成分：蒎烯（pirene）、二茂烯（dipentene）、柠檬烯（limonene）、侧柏烯（thujene）、水芹烯（phellandrene）、伞花烃（cymene）、月桂烯（myrcene）、松油烯（terpinene）。
- 功效特性：抗发炎剂、防腐剂、收敛剂、祛风剂、伤口愈合、细胞防护药、助消化药、利尿剂、调经剂、化痰剂、镇静剂、滋补剂、子宫疾病用药、创伤药。
- 芳香疗法用途：适合用来作皮肤保养（尤其是老化肌肤）以及治疗青春痘、脓疱、疤痕、外伤、痔疮、呼吸道疾病，例如哮喘、支气管炎、咳嗽、黏膜炎和喉头炎；膀胱炎、经痛、在月经期间子宫不正常出血、月经前症候群、神经紧张和压力所引起的各种问题。
- 适合调和的精油：柑橘类精油、辛香料类精油、罗勒、雪松、丝柏、榄香脂、白松香、杜松子、薰衣草、橙花、广藿香、玫瑰、檀香和岩兰草。
- 价格和购买地点：属于高价格精油，可以在健康用品店和其他零售精油专卖店购买到小瓶装的精油，而其他容量包装可以向精油供应商直接购买。

注意事项：一般认为这种精油不会刺激皮肤，也不会出现光敏反应。因为这种精油具有调经作用（促进月经量），因此建议不要在怀孕的前3个月使用。

白松香（galbanum）

学名：ferula galbaniflua

- 科别：伞形科 apiaceae（umbelliferae）
- 同义字：枫子香 F. Gummosa
- 植物外观和分布区域：大型的多年生草本植物，可生长到 2 米的高度，会开白色小花。将其肥厚的茎切开时，它会分泌一种棕色的芳香树脂或胶质，这种分泌物与空气一接触就会变得黏稠。它的原产地在中东和西亚。精油萃取则通常在欧洲和美国。
- 萃取方法：将芳香树脂加以蒸馏萃取而成。
- 精油特性：呈橄榄绿，带点黏稠的液体。强烈的香味会让人联想到生长在大树下绿色浓密的灌木丛；带点干燥的土味。这种香味基本上具有镇静效果，因此素有催情剂之誉。
- 主要成分：香芹酮（carvone）、杜松烯（cadinene）、月桂烯（myrcene）、杜松醇（cadinol）、柠檬烯（limonene）、蒎烯（pirene）。
- 功效特性：止痛剂、抗发炎药、抗生素、防腐剂、抗痉挛剂、镇静剂、祛风剂、伤口愈合、利尿剂、调经剂、化痰剂、降血压剂、兴奋剂。
- 芳香疗法用途：适合用于皮肤保养（尤其是老化肌肤）、脓疱、青春痘、烧伤、疤痕、刀伤和溃疮、外伤、皮肤发炎、皮肤溃烂、蚊虫叮咬、风湿症、呼吸道疾病、消化方面疾病、在非怀孕期间月经延迟、神经紧张、压力所引起的疾病。
- 适合调和的精油：佛手柑、雪松、丝柏、薰衣草、乳香、天竺葵、橡树苔、松。这种精油香味特别浓烈，请少量使用（以 30ml 基底油中加入一滴精油的低浓度比例，再混合其他精油）。
- 价格和购买地点：属于高价精油，比较容易向精油供应商直接购买。

注意事项：因为这种精油具有催经效果，因此建议不要在怀孕期间使用。一般认为这种精油不会刺激皮肤，也不会出现光过敏反应。

大蒜（garlic）

学名：allium sativum

- 科别：百合科 liliaceae
- 同义字：common garlic, allium
- 植物外观和分布区域：这是一种刺激性很强的草本植物，从其鳞茎部位会长出像草一样的叶子。目前尚无法确定其正确的原产地，但一般相信它是从西伯利亚传到欧洲和中亚等地。这种植物目前遍植于全球各地，但是埃及、保加利亚和法国则为精油的主要制造国家。
- 萃取方法：将新鲜压碎的球茎加以蒸馏萃取而成。
- 精油特性：无色到淡黄色的液体。具非常强烈的硫黄味，我们只能将它描述为蒜味。
- 主要成分：大蒜素（allicin）、多种硫化物，例如二硫化物（allylpropyl）、柠檬醛（citral）、香叶醇（geraniol）、沉香醇（linalol）、水芹烯（phellandrene）。
- 功效特性：抗生素、抗微生物药、防腐剂、抗肿瘤药、抗病毒药、杀菌剂、祛风剂、利胆剂、细胞防护、净化剂、利尿剂、化痰剂、杀真菌剂、退烧剂、降血糖剂、降血压剂、杀昆虫剂、杀幼虫剂、预防药、发汗剂、驱虫剂（体内）。
- 芳香疗法用途：因为它具有让人厌恶的气味以及刺激皮肤的特性，因此大蒜精油最好是以大蒜胶囊的方式口服，可用来改善如肠胃感染、肠内寄生虫、呼吸道疾病、心脏和血液循环等疾病；以及预防感染性疾病例如伤风和流行性感冒等。
- 价格和购买地点：属于中价位精油，可以在药局和健康食品专卖店买到大蒜胶囊。

注意事项：任何种类的大蒜对那些患有湿疹、肠胃不适，抑或是哺乳期间的母亲（可能会引起婴儿腹痛）都会出现不良作用；如果以精油擦拭皮肤可能会造成灼伤或刺激皮肤。

天竺葵（geranium）

学名：pelargonium graveolens

- 科别：牻牛儿科 geraniaceae
- 同义字：rose geranium 玫瑰天竺葵，pelargonium
- 植物外观和分布区域：一种到处生长的灌木，可以生长到1米的高度，开玫瑰粉红的花朵。整棵植物都有香味。它的原产地在南非，而目前却遍植于全球各地。大部分的精油产自埃及和留尼汪岛（Reunion）。
- 萃取方法：将其叶片、茎和花朵加以蒸馏萃取而成。
- 精油特性：呈绿色的液体。香味是一种强烈综合甜味和玫瑰的复合香气，并有让人意想不到的薄荷味。这种香气具有清新和提神的效用。
- 主要成分：香叶醇(geraniol)、龙脑(borneol)、香茅醇（citronellol）、沉香醇（linalol）、松油醇（terpineol）、柠檬烯（limonene）、水芹烯（phellandrene）、蒎烯（pinene）。
- 功效特性：抗抑郁剂、止血剂、抗发炎药、杀菌防腐剂、收敛剂、伤口愈合、除臭剂、利尿剂、杀真菌剂、促进肾上腺皮质分泌、滋补剂、驱虫剂（体内）、创伤药。
- 芳香疗法用途：适用于皮肤保养（大部分肤质）以及治疗烧伤、湿疹、头虱、金钱癣、神经痛、蜂窝（橘皮）组织、痔疮、血液循环不佳、胸部充血、更年期疾病、月经前症候群、神经性紧张以及压力所引起的各种疾病。
- 适合调和的精油：佛手柑（及其他柑橘类精油）、黑胡椒、快乐鼠尾草、芫荽、丁香、榄香脂、茉莉、杜松子、薰衣草、橙花、广藿香、苦橙叶、迷迭香、檀香、岩兰草。
- 价格和购买地点：属于中价位精油，购买容易。

注意事项：一般认为它不会刺激皮肤，也不会导致光过敏反应，但是它还是会刺激非常敏感的肌肤。

姜（ginger）

学名：zingiber officinale

- 科别：姜科 zingiberaceae
- 同义字：Jamaican ginger 牙买加姜
- 植物外观和分布区域：这是一种多年生的植物，可以生长到大约1米高度。从其块茎上会长出细长芦苇状的叶片。姜的原产地分布在南亚，而商业用的姜则种植在西印度群岛和非洲等地。大部分精油则产自英国、中国和印度等国家。
- 萃取方法：将其干燥的地下块茎加以蒸馏萃取而成。
- 精油特性：呈淡琥珀色的液体。具有强烈刺鼻、温暖的辛辣香味。但是经蒸馏的精油香味，却没有新鲜姜的水果香甜味，因为蒸馏过程破坏了这种香气。这种香气具有温暖和兴奋的效用，因此素有催情剂之誉。
- 主要成分：姜油脂(gingerin)、沉香醇（linalol）、莰烯（camphene）、水芹烯（phellandrene）、柠檬醛（citral）、桉树脑（cineol）、龙脑（borneol）。
- 功效特性：止痛剂、抗氧化剂、防腐剂、抗痉挛剂、开胃剂、治疗咳嗽、杀菌剂、祛风剂、头部疾病用药、化痰剂、退烧药、发红剂、发汗剂、兴奋剂。
- 芳香疗法用途：适合用来治疗关节炎、肌肉疼痛、血液循环不良、湿疹、黏膜炎、咳嗽、腹泻、疝气、消化不良、食欲不佳、反胃、长途旅行引起的疾病、伤风和流行性感冒、感染性疾病、精神衰弱和神经疲劳。
- 适合调和的精油：雪松、芫荽、肉桂、柑橘类精油、橙花、广藿香、苦橙叶、玫瑰、檀香、岩兰草、伊兰伊兰。这种精油气味浓烈，请少量使用。
- 价格和购买地点：属于中高价位精油，比较容易向精油供应商直接购买。

注意事项：会刺激敏感性肌肤，请使用最低浓度比例。这种精油具有轻微的光过敏反应，但是只有使用高浓度比例或直接擦拭在皮肤上才会出现这种反应。

葡萄柚（grapefruit）

学名：citrus x paradisi

- 科别：芸香科 rutaceae
- 植物外观和分布区域：这种人工栽种的树木，可以生长到 10 米的高度。它会长出鲜绿的叶片以及黄色的大颗果实。葡萄柚认为是由红柚（文旦）和甜橙混种而成。所有的柑橘类树木的原产地都分布在热带的亚洲地区。而目前却遍植于全球各地。大部分的葡萄柚精油是产自美国的加州。
- 萃取方法：将新鲜的果皮利用冷压式压榨萃取而成。等级较差的精油则是将果皮和果肉蒸馏萃取而成。
- 精油特性：淡黄色到绿色的液体。具有清爽、香甜和柑橘的果香味。这种香气具有提神和抗忧郁的效用。
- 主要成分：柠檬烯（limonene）、橙花醛（neral）、香叶醇（geraniol）、香茅醛（citronellal）、葡萄柚醇（paradisiol）。
- 功效特性：防腐剂、抗毒素剂、收敛剂、杀菌剂、利尿剂、净化剂、助消化剂、滋补剂。
- 芳香疗法用途：适合用来治疗蜂窝（橘皮）组织、肌肉疲乏、畏寒、伤风和流行性感冒、沮丧等症状。
- 适合调和的精油：其他柑橘类精油、豆蔻、芫荽、雪松、杜松、薰衣草、橙花、苦橙叶、松、天竺葵和迷迭香等。
- 价格和购买地点：属于中低价位精油，比较容易向精油供应商直接购买。

注意事项：这种精油不同于其他柑橘类精油，葡萄柚精油不会导致光过敏反应。但是它的商品寿命很短，在购买后 6 个月内必须用完。一旦它开始氧化，可能就会刺激皮肤以及造成过敏。

蛇麻草（hops）

学名：humulus lupulus

- 科别：大麻科 cannabaceae
- 植物外观和分布区域：这是一种多年生的攀爬类草本植物，它会缠绕在其他植物或沿着支撑向上攀爬到 8 米的高度。其花朵呈黄绿色，雌花和雄花分别生长在不同的植物上。其中雄花悬吊着小而稀疏地排列成锥状的花序；而雌花则长得像圆锥状的葇荑花，呈现球果状的穗状花序。
- 萃取方法：将干燥好的球果状的穗状花加以蒸馏萃取而成。如果穗状花的干燥时间过长，那么它的香味就会变得令人讨厌，因为其中所含的软性树脂（蛇麻草所含）会氧化而且转化成缬草酸的形式。
- 精油特性：淡黄色的液体。具有香甜、温暖和辛辣的香味。这种香气具有安抚和催眠的效用。
- 主要成分：蛇麻烯（humulene）、月桂烯（myrcene 这种成分只在新鲜的精油才能找到）、石竹烯（caryophyllene）、金合欢烯（farnesene）。
- 功效特性：止痛剂、抑欲剂（抑制性欲）、抗微生物剂、防腐剂、收敛剂、杀菌剂、祛风剂、利尿剂、雌激素作用、催眠剂、镇静剂、镇静剂。
- 芳香疗法用途：适合用来治疗气喘、突发性咳嗽、神经性消化不良、头痛、月经不规律、经痛、更年期症状、失眠、神经性紧张以及压力所引起的种种问题。
- 适合调和的精油：佛手柑、丝柏、杜松子、薰衣草、肉豆蔻、松等。
- 价格和购买地点：属于最昂贵的精油之一，仅能向极少数精油供应商直接购买。

注意事项：这种新鲜的精油使用在某些人身上容易引起过敏反应。一般认为这是因为它含有月桂烯成分所导致。随着精油保存时间的延长，这种物质会开始氧化，反而对皮肤会更有益处。但仍然请以最低浓度比例使用。对于患有忧郁和昏睡症的人，都应避免使用任何一种含蛇麻草的精油或其萃取产物。

茉莉原精（jasmine absolute）

学名：jasminum officinale

- 科别：木樨科 oleaceae
- 同义字：jasmin, jessamine 法国素馨、摩洛哥茉莉
- 植物外观和分布区域：一种常绿的爬藤类植物，它会开满白色的星状花朵。其强烈花香味在黄昏之后会变得更加浓郁。茉莉花的原产地分布在中国、印度北部以及中东，而如今则遍植于全球各地。此一品种茉莉精油主要是产自法国和埃及。通常被用来制成精油的其他茉莉品种还有大花茉莉（J. grandiflorum）、J. paniculatum 及 J. auriculatum 等。
- 萃取方法：必须在黄昏以后摘取花朵，再利用溶剂萃取法制成。因为此时它的精油浓度最高。
- 精油特性：呈橘棕色的液体。它具有强烈的花香味，并有明显的麝香味。这种香味具有温暖和令人陶醉的效用，因此素有催情剂之誉。
- 主要成分：茉莉酮（jasmone）、乙酸苯酯（benzyl acetate）、苯甲醇（benzyl alcohol）、吲哚（indol）、沉香醇（linalol）、乙酸沉香酯（linalyl acetate）、苯乙酸（phenylacetic acid）、甲基茉莉酮（methyl jasmonate）。
- 功效特性：止痛剂、抗忧郁剂、抗发炎药、防腐剂、抗痉挛剂、伤口愈合、化痰剂、助分娩剂、镇静剂、子宫疾病用药。有时候也会将之列为催乳剂，但实际上效果往往刚好相反。
- 芳香疗法用途：适合用来治疗肌肉疼痛、黏膜炎、咳嗽、喉头炎、经痛、产生疼痛、沮丧、月经前症候群，以及压力所引起的种种问题。
- 适合调和的精油：其他花类精油、柑橘类精油、快乐鼠尾草、橡树苔、檀香木等。这种精油气味强烈，请少量使用。
- 价格和购买地点：这是一种相当昂贵的精油。通常可以在健康用品店购得用基底油稀释过的复方茉莉精油。而纯单方精油可向精油供应商直接购买。

注意事项：请勿在怀孕期间使用。遗憾的是因为它的价格昂贵，特别容易买到掺混过的不纯精油。此外，建议只将这种精油用于香水用途，不建议使用在芳香疗法。它会刺激敏感性肌肤。

杜松子（juniper berry）

学名：juniperus communis

- 科别：柏科 cupressaceae
- 同义字：common juniper
- 植物外观和分布区域：这是一种常绿的针叶树，可以生长到 4 米的高度。它扎人的针状叶子呈蓝绿色，而且会开满深蓝色的浆果。杜松是一种广泛繁殖的野生植物，而且在美洲北部、欧洲（包括英国）、亚洲北部、韩国和日本等地都可以发现野生的杜松。这种精油主要产自东欧、法国、意大利、奥地利、德国和加拿大等国家。
- 萃取方法：将干燥压碎过的浆果（或部分干燥）加以蒸馏萃取而成。较便宜等级的精油也可以萃取自它的针叶和木头。而等级更低的精油还可以由发酵过或制造杜松子酒（琴酒）的浆果加以蒸馏萃取。在本书我们所建议使用的杜松子精油是指由纯杜松果实蒸馏萃取的较高等级精油。
- 精油特性：萃取自其叶片和木头的精油并不建议使用于芳香疗法用途，同样地萃取自发酵过的浆果也不适用（请参照下列的注意事项）。而最高等级的杜松子精油是完全透明无色。它清爽的木头香味还有令人愉快的辛辣后味。这种香味具有温暖和镇定的作用，因此素有催情剂之誉。
- 主要成分：蒎烯（pinene）、月桂烯（myrene）、龙脑（borneol）、莰烯（camphene）、松烯醇（terpenic alcohol）、侧柏烯（thugene）。
- 功效特性：抗风湿药、杀菌防腐剂、抗痉

挛剂、收敛剂、祛风剂、伤口愈合、净化剂、利尿剂、调经剂、神经镇静剂、驱虫剂（体外）、发红剂、镇静剂、发汗剂、滋补剂和创伤药。

●**芳香疗法用途**：适合用于皮肤和头发保养（油性皮肤和发质）；以及治疗青春痘、出水性湿疹、痔疮、外伤、蜂窝（橘皮）组织、关节炎和风湿症的患者、肌肉疼痛、非怀孕期间的停经症状、经痛、膀胱炎、月经前症候群、神经紧张以及压力所引起的种种问题。

●**适合调和的精油**：佛手柑、雪松、丝柏、榄香脂、乳香、天竺葵、薰衣草、橙花、苦橙叶、迷迭香和檀香等。

●**价格和购买地点**：属于中高价位精油。为了确保购买到最佳品质的杜松子精油，建议最好向信誉良好的精油供应商直接购买。

注意事项：虽然杜松子精油常被指控会刺激皮肤，这可能是因为市面上充斥着以掺杂其他物质的不纯正油所致。而较低等级的精油是萃取自树木或掺混松节油制成。任何患有肾脏疾病的人请勿使用任何一种杜松精油，因为在未经医生或专家指示下使用，可能会引起肾中毒。亦请勿在怀孕期间使用。

醒目薰衣草（lavandin）

学名：lavandula x intermedia

●**科别**：唇形科 lamiaceae（labiatae）

●**植物外观和分布区域**：这是在19世纪20年代末期将真正薰衣草（true lavender）和穗花薰衣草（spike lavender）交叉繁殖改良的一种薰衣草。它可以生长到60~80厘米的高度。它的花色像真正薰衣草呈淡蓝紫色或像穗花薰衣草呈淡灰紫色的颜色。这种植物耐寒，容易栽培，而且它所萃取的精油量相当于真正薰衣草的两倍。这正是目前它种植的数量逐渐增加的原因。虽然有时候我们会将这种精油使用于芳香疗法用途上，但大部则是用于香水制造业作为萃取沉香醇(linalol)的目的。不幸的是，醒目薰衣草也被用来冒充比较昂贵的真正薰衣草精油。大部分的精油是产自法国或东欧等地。

●**萃取方法**：将新鲜的顶端花朵加以蒸馏萃取而成。

●**精油特性**：淡黄到深黄色的液体。它的强烈香味和真正薰衣草的香味相似，但是少了点香甜味，而后味多了一点樟脑木的气息。这种香味具有提神、醒脑和让人清爽的作用。

●**主要成分**：龙脑(borneol)、樟脑(camphor)、桉树脑（cineol）、香叶醇（geraniol）、沉香醇（linalol）、乙酸沉香脂（linalyl acetate）。相较于真正薰衣草精油，这种精油含有较多的龙脑含量，而沉香醇的含量则较少。

●**功效特性**：与真正薰衣草精油功效类似。或许对我们的神经系统多了一点刺激性。

●**芳香疗法用途**：这种精油的特性与较香甜的真正薰衣草精油相似。但因为价格较其他薰衣草精油便宜，因此醒目薰衣草精油可以用来作为室内扩香或在流行疾病传染期间作为消毒熏蒸剂使用。

●**适合调和的精油**：雪松、柑橘类精油、丁香、肉桂、丝柏、苦橙叶、松、天竺葵、百里香、广藿香和迷迭香等。

●**价格和购买地点**：属于最低价位精油。比较容易向精油供应商直接购买。

注意事项：相较于真正薰衣草，醒目薰衣草算起来对敏感性皮肤刺激性稍微强一点点。而我个人看过许多相当昂贵的薰衣草精油标上学名 lavendula officinalis 的名称（真正薰衣草品种），但香味闻起来却让人怀疑是较便宜的醒目薰衣草精油味道。因此必须找到信誉良好的精油供应商才能购买到真正薰衣草精油。显然地这对刚踏入芳香疗法领域的初学者而言是较困难的课题。

穗花薰衣草（lavender, spike）

学名：lavandula latifolia

- 科别：唇形科 lamiaceae/labiatae
- 植物外观和分布区域：穗花薰衣草的叶片比较宽，而且叶片表面也比较粗糙，它的花朵呈淡灰紫色，花朵也比较靠近根茎部位，但是它的外观看起来仍然很像真正薰衣草。穗花薰衣草的原产地在法国和西班牙的山区。这两个国家目前仍是全球最主要的薰衣草精油供应商。
- 萃取方法：将新鲜的穗状花朵加以蒸馏萃取而成。
- 精油特性：无色到淡黄色的液体。它的香气清爽并带有樟脑味，会让人联想起薰衣草和迷迭香的混合香味。不像其他大多数薰衣草的香味多少有点镇静效果，但穗花薰衣草的香味则更具提神醒脑的效用。
- 主要成分：桉油醇（cineol）、樟脑（camphor）、沉香醇（linalol）、乙酸沉香脂（linalyl

acetate）。
- 功效特性：虽然它的樟脑味较浓一些，但是疗效仍与薰衣草相似，它比较适合用来改善呼吸道疾病。很有趣的是，我们发现法国芳疗师通常会将 30% 的穗花薰衣草精油混合真正薰衣草精油，经过这种调混之后，可以更好地启动穗花薰衣草精油的效用（请同时参照第 91 页的协同作用）。
- 芳香疗法用途：参照真正薰衣草。
- 适合调和的精油：佛手柑、丝柏、尤加利、杜松子、柠檬、苦橙叶、松和迷迭香等。
- 价格和购买地点：属于低价位。比较容易向精油供应商直接购买。

注意事项：一般认为这种精油不具刺激性也不会引起光过敏反应，但是如果使用高浓度比例或直接擦拭在皮肤上仍会引起皮肤过敏反应。

真正薰衣草（lavender, true）

学名：lavandula angustifolia

- 科别：唇形科 lamiaceae/labiatae
- 同义字：lavandula officinalis, lavandula vera, common lavender, alpine lavender 药用薰衣草、小薰衣草、狭叶薰衣草、高地薰衣草、普通薰衣草。
- 植物外观和分布区域：这是一种常青型的灌木，可以生长到约 1 米的高度，在其细长的茎部的顶端会长出穗状的蓝紫色花朵。这种植物的原产地分布在南欧的地中海区域。而大部分的精油则产自法国、西班牙和保加利亚等国家。
- 萃取方法：将新鲜的花穗加以蒸馏萃取而成。
- 精油特性：无色到淡黄色的液体。有香甜的花草香味。这种香味具有提神、使人镇静和让人清新的作用。
- 主要成分：沉香醇（linalol）、乙酸沉香酯（linalyl acetate）、薰衣草醇（lavandulol）、乙酸薰衣草酯（lavandulyl acetate）、松油醇（terpineol）、柠檬烯（limonene）、石竹烯（caryophyllene）。
- 功效特性：止痛剂、抗惊厥剂、抗忧郁剂、抗微生物剂、抗风湿药、防腐剂、抗痉挛剂、抗毒素、祛风剂、利胆剂、伤口愈合、兴奋剂、细胞防护、除臭剂、利尿剂、调经剂、降血压剂、杀昆虫剂、神经镇静剂、驱虫剂（体外）、发红剂、镇静剂、发汗剂、滋补剂、驱虫剂（体内）、创伤药。
- 芳香疗法用途：适合用于皮肤保养（适用于大部分肤质）以及改善青春痘、过敏症、香港脚、烫伤、擦伤、湿疹、头皮屑、皮炎、烧伤、冻疮、干癣、金钱癣、疥疮、蚊虫叮咬、驱除昆虫剂、哮喘、耳朵痛、咳嗽、伤风和流行性感冒、黏膜炎、喉炎、反胃、疝气、膀胱炎、经痛、沮丧、头痛、失眠、偏头痛、神经紧张、月经前症候群、压力所引起的各种症状。

● 适合调和的精油：柑橘类精油、雪松、丁香、快乐鼠尾草、芫荽、丝柏、乳香、天竺葵、杜松、银合欢、橙花、玫瑰、橡树苔、苦橙叶和松等。

● 价格和购买地点：属于最低价位精油。购买容易。

注意事项：一般认为这是一种不具刺激性也不会起光过敏反应的精油。但有报道指出如过度使用这种精油会导致接触性皮肤炎，这种症状尤其在芳疗师之间最常见。而且也可能会对某种特定厂牌的真正薰衣草精油过敏，即使是购买标示 lavendula officinalis（真正薰衣草学名）的精油也会出现这种症状。或许暗示该精油是被冒充的非纯精油，或者该精油已经起了氧化作用。直接擦拭或使用高浓度比例，都比较会刺激皮肤。

柠檬（lemon）

学名：citrus limon

● 科别：芸香科 rutaceae
● 同义字：citrus limonum
● 植物外观和分布区域：一种小型的常青树，可以生长到 5 米的高度。它会开着缀有粉红色的白色花朵，随后就会结出鲜黄色的果实。柠檬的原产地分布在亚洲地区，但目前已经移植到地中海区域。并且遍植在世界其他许多地区，大部分的精油产自意大利、塞浦路斯、以色列和美国的加州等地。
● 萃取方法：将水果皮以冷压榨方式萃取而成。同时也可以买到蒸馏压榨过果皮的萃取精油，但是这种精油等级较差。
● 精油特性：淡黄色的液体。香味清爽刺鼻就好像新鲜的柠檬一样，具有提神和清凉的效果。
● 主要成分：柠檬烯（limonene）、松油烯（terpinene）、蒎烯（pinene）、月桂烯（myrcene）、柠檬醛（citral）、沉香醇（linalol）、香叶醇（geraniol）、香茅醛（citronellal）。
● 功效特性：抗贫血剂、抗微生物剂、抗风湿药、防腐剂、抗痉挛剂、抗毒素、收敛剂、杀菌剂、祛风剂、细胞防护、伤口愈合、净化剂、利尿剂、退烧药、止血剂、降血压剂、杀昆虫剂、发红剂、发汗剂、滋补剂以及驱虫剂（体内）。

● 芳香疗法用途：适用于皮肤保养（适用于油性肤质），以及改善青春痘、烫伤、冻疮、疣、蜂窝（橘皮）组织、关节炎、高血压、血液循环不良、风湿症、哮喘、喉咙痛、支气管炎、黏膜炎、消化不良以及伤风和流行性感冒等症状。

● 适合调和的精油：其他柑橘类精油、罗马洋甘菊、榄香脂、乳香、杜松子、薰衣草、没药、橙花、苦橙叶、玫瑰、檀香和伊兰伊兰等。

● 价格和购买地点：属于最低价位精油，购买容易。

注意事项：如同大部分经冷压萃取的柑橘类精油，柠檬精油会产生光过敏反应。请勿在曝晒于阳光之前将柠檬精油擦拭在皮肤上，因为它可能会导致皮肤黑色素沉淀。而经蒸馏萃取而成的精油就没有光过敏反应。柠檬精油的保存期限很短，必须在购买后 6 个月内使用完毕。柠檬精油一旦氧化，会比较容易刺激皮肤。请使用低浓度比例。

西印度柠檬草（lemongrass, west Indian）

学名：cymbopogon citratus，同时还有一种东印度柠檬草（cymbopogon flexuosus）

- ●科别：禾本科 poaceae（gramineae）
- ●植物外观和分布区域：一种快速繁殖的香草植物，原产地分布在热带的亚洲，但是目前则种植在印度、斯里兰卡、印尼、西印度和非洲等地。大部分的精油不论是西印度或东印度柠檬草精油都是产自危地马拉和印度这两个国家。
- ●萃取方法：将新鲜或半干燥的叶子经蒸馏萃取而成。
- ●精油特性：西印度柠檬草呈红琥珀色。它的气味香甜，具有柠檬香并混有泥土般的后味。而东印度品种呈黄色，气味与西印度品种相似，但是香味较淡。这两种柠檬草的香味具有提神和些微清凉的效果。有人认为这种柠檬草香气可以让人松弛；也有人持相反看法，认为它具有提神功效。
- ●主要成分：柠檬醛（citral）、二茂烯（dipentene）、沉香醇（linalol）、香叶醇（geraniol）。

- ●功效特性：止痛剂、抗抑郁剂、抗氧化剂、防腐剂、杀菌剂、收敛剂、祛风剂、除臭剂、退烧药、催乳剂、杀昆虫剂、神经镇静剂、发红剂以及滋补剂。
- ●芳香疗法用途：适合用来治疗香港脚、驱除昆虫、改善疥疮、肌肉疼痛、血液循环不良、哺乳期间乳汁分泌不足、大肠炎、消化不良、发烧、传染性疾病、头痛、神经衰弱和其他压力所引起的疾病。
- ●适合调和的精油：佛手柑、豆蔻、罗马洋甘菊、丁香、尤加利、天竺葵、姜、薰衣草、没药、玫瑰草、广藿香、苦橙叶和迷迭香等。它的香味浓烈，请少量使用。
- ●价格和购买地点：属于最低价位精油。购买容易。

注意事项：这种精油会刺激敏感性皮肤，请使用 0.5% 或更低浓度比例。

莱姆（Lime）

学名：citrus aurantifolia

- ●科别：芸香科 rutaceae
- ●植物外观和分布区域：一种小型的常青树。可以生长到 2 米的高度。这种树弯曲多刺，开满白色的小花，之后会结出黄绿色的果实，果实大小大约是柠檬的一半。原产地分布在亚洲，而目前则广植在全球各地。大部分的精油是产自美国和意大利两个国家。
- ●萃取方法：将新鲜尚未成熟的果皮经过冷压榨法萃取制成。同时也有一种等级较差的精油是搜集果汁制造业榨汁所剩余副产品，将榨汁后的整颗莱姆再经蒸馏萃取而成。大部分的芳疗师比较喜欢使用冷压式萃取而成的莱姆精油。
- ●精油特性：淡黄色或绿色的液体。其强烈的香气刺鼻清爽，味道就像新鲜莱姆一样。这种香味具有提神和清凉的效用。

- ●主要成分：柠檬烯（limonene）、蒎烯（pinene）、莰烯（camphene）、柠檬醛（citral）、伞花烃（cymene）、桉油醇（cineol）、沉香醇（linalol）。经冷压萃取的精油还含有香豆素（coumarins）成分。
- ●功效特性：防腐剂、抗病毒剂、开胃剂、杀菌剂、退烧药、兴奋剂。
- ●芳香疗法用途：适合用于改善伤风和流行性感冒、沮丧、神经衰弱和其他压力所引起的疾病。
- ●适合调和的精油：其他柑橘类精油、橙花、苦橙叶、薰衣草、迷迭香、快乐鼠尾草和伊兰伊兰等。
- ●价格和购买地点：属于最低价位精油。比较容易向精油供应商直接购买取得。

注意事项：冷压萃取的莱姆精油具有相当高的光过敏反应作用，请勿在曝晒于阳光之前直接擦拭在皮肤上。而蒸馏萃取的精油则不具光过敏反应，因为它不含香豆素成分。不管蒸馏还是压榨方式萃取的精油都会刺激皮肤，因此请使用低浓度比例。因为它的保存期限短，因此尽速在购买后6个月之内使用完毕。

橘（mandarin）

学名：citrus reticulata

- 科别：芸香科 rutaceae
- 同义字：citrus noblis, citrus madurensis, citrus deliciosa, tangerine 丹吉尔橘
- 植物外观和分布区域：一种小型的常春树。可以生长到6米的高度。它有鲜绿叶片和芳香的白色花朵，之后会结满果皮与果肉松散的小型橘色的果实。橘子的原产地分布在中国南部，曾有一度丹吉尔橘（tangerine）的大小较橘子（mandarin）还要来得大一点。但是经过农夫研发改良后，丹吉尔橘的果实则与传统中的橘子品种大小相仿。丹吉尔橘（tangerine）这个字眼在美国相当普遍，而在其他国家则比较喜欢用橘子（mandarin）这个字眼。
- 萃取方法：将果皮经过冷压榨法萃取制成。
- 精油特性：黄橘色的液体。具有相当细致的柑橘香甜味。这种香味具有安抚、提神和振奋的效果。
- 主要成分：柠檬烯（limonene）、香叶醇（geraniol）、柠檬醛（citral）、香茅醛（citronellal）。
- 功效特性：杀菌防腐剂、抗痉挛剂、祛风剂、助消化药、利尿剂、泻药、镇静剂以及滋补作用。
- 芳香疗法用途：适合用来改善疤痕、预防妊娠纹（尤其在怀孕期间）以及治疗肠胃消化疾病、失眠、神经性紧张以及其他压力所引起的疾病等。
- 适合调和的精油：其他柑橘类精油、罗马洋甘菊、芫荽、天竺葵、柠檬草、橙花、苦橙叶、玫瑰、迷迭香。另外，当橘精油混合等量比例的柠檬草精油会使柠檬草中所含刺激皮肤的成分失去作用。
- 价格和购买地点：属于低价位精油。购买容易。

注意事项：一般认为这种精油不会刺激皮肤；也不会引起光过敏反应。但是使用于某些对柑橘类水果敏感的人，可能会引起过敏。这种精油具有轻微的光过敏反应作用，因此在曝晒在阳光之前，请勿使用于皮肤上。因为它的保存期限短，因此请在购买后6个月内使用完毕。

马郁兰（marjoram, sweet）

学名：origanum marjorana

- 科别：唇形科 lamiaceae/labiatae
- 同义字：marjorana hortensis, knotted marjoram 茉荞兰、墨角兰、马荷兰
- 植物外观和分布区域：部分品种为一年生，也有一部分品种为二年生的药草。有灰色的叶片，并绽放白色或紫色圆形或成束的花朵。这种植物的原产地分布在地中海区域，而目前则遍植于全球各地。大部分的精油产自非洲、东欧和德国等地。
- 萃取方法：将干燥后的花束经蒸馏萃取而成。
- 精油特性：淡琥珀色的液体。香味温暖并有樟脑的木味。这种香气具有温暖和镇静的效用，因此素有抑欲剂之誉（抑制性欲）。
- 主要成分：香芹酚（carvacrol）、麝香草酚（thymol）、樟脑（camphor）、龙脑（borneol）、牛至醇（origanol）、蒎烯（pinene）、香桧烯（sabinene）、松油醇（terpineol）。
- 功效特性：止痛剂、抗氧化剂、防腐剂、抗痉挛剂、抗病毒药、杀菌剂、祛风剂、助消化药、调经剂、化痰剂、杀真菌剂、降血压剂、泻药、神经镇静剂、镇静剂、发汗剂、血管扩张剂、创伤药。
- 芳香疗法用途：适合用来治疗冻疮、擦伤、关节炎、肌肉疼痛、风湿症、挫伤和扭伤、呼吸方面疾病、疝气、便秘、非怀孕期间停经、经痛、月经前症候群、伤风和流行性感冒、头痛、高血压、失眠、偏头痛、神经紧张以及其他压力所引起的疾病。
- 适合调和的精油：佛手柑、丝柏、尤加利、杜松子、薰衣草、迷迭香和茶树等。
- 价格和购买地点：属于中低价位精油。购买容易。

注意事项：请勿在怀孕期间使用。皮肤学文献中并没有具体报道显示马郁兰精油会使皮肤出现不良反应。不应将这种精油和较便宜的西班牙马郁兰（thymus mastichina）混淆在一起。从它的植物学名可以确认西班牙马郁兰是百里香的一种，因此它具有不同的化学成分。几乎所有西班牙马郁兰的化学组成类型对皮肤和黏膜都具有相当强的刺激性，因此并不建议居家使用。

香蜂草（melissa）

学名：melissa officinalis

- 科别：唇形科 lamiaceae/labiatae
- 同义字：lemon balm
- 植物外观和分布区域：多年生的灌木型香草植物。有鲜绿色的叶片，可以生长到60厘米的高度。原产地分布在地中海区域，现在已遍及全欧洲大陆、部分亚洲地区、北美和北非等地。大部分的精油则产自法国、西班牙、德国和俄罗斯等国家。
- 萃取方法：将叶片和顶端的花朵部分经蒸馏萃取而成。
- 精油特性：淡黄色的液体。香味非常清爽，而且闻起来有明显的柠檬香。这种香味具有提神和镇静的效用。
- 主要成分：柠檬醛（citral）、香茅醛（citronellal）、丁香酚（eugenol）、香叶醇（geraniol）、乙酸沉香酯（linalyl acetate）。
- 功效特性：抗忧郁剂、抗组织胺剂、抗痉挛剂、杀菌剂、祛风剂、调经剂、退烧药、神经镇静剂、镇静剂、发汗剂、子宫疾病用药、驱虫剂（体内）。
- 芳香疗法用途：适合用来治疗过敏症（皮肤和呼吸道方面）、唇疱疹、湿疹、哮喘、

支气管炎、消化不良、反胃、月经周期不规律、失眠、偏头痛、焦虑、神经衰弱以及其他压力所引起的疾病。

- 适合调和的精油：柑橘类精油、罗马洋甘菊、薰衣草、苦橙叶、橙花、天竺葵、玫瑰。这种精油的气味浓郁，因此请少量使用。
- 价格和购买地点：非常昂贵。可以向精油供应商直接购买。

注意事项：市面上很难买到真正纯香蜂草精油。目前有许多香蜂草精油是混合具有柠檬香，而且价格比较便宜的精油，例如柠檬、柠檬草和香茅等精油混制而成的，有时还会添加人工合成的化学香精。虽然德国的芳疗师普遍使用真正的香蜂草精油，但是这种精油在芳香疗法业界可谓是相当新的一种精油，而且还未完全通过人体测试。现有的资料显示这种精油会刺激皮肤，而且还会在少数人身上引起过敏性反应。建议使用最低浓度比例。

没药（myrrh）

学名：commiphora myrrha

- 科别：橄榄科（burseraceae）
- 植物外观和分布区域：一种小型的树木和灌木，可以生长到 3 米的高度，它的枝干复杂而交错，其细小的枝条会由主枝干中延伸出来，并呈现 90 度的尖刺状。这种树木会分泌出一种淡黄色的油性树脂，由天然裂缝或树皮经切割之后流出，树脂变硬之后会变成核桃般大小的棕红色水滴状。没药的原产地分布在中东、北非和印度北部等地。
- 萃取方法：将没药的新鲜树脂分泌物或干燥树脂加以蒸馏萃取而成。
- 精油特性：红棕色的黏稠液体。香味强烈苦涩并有樟脑味。这种香味具有醒脑和温暖的效用。
- 主要成分：罕没药烯（heerabolene）、柠檬烯（limonene）、二茂烯（dipentene）、蒎烯（pinene）、丁香酚（eugenol）。
- 功效特性：抗发炎剂、抗微生物剂、

杀菌防腐剂、收敛剂、缓和镇静剂、祛风剂、伤口愈合、调经剂、化痰剂、杀真菌剂、镇静剂、健胃剂、子宫疾病用药、创伤药。
- 芳香疗法用途：适用于皮肤保养（适用于油性和老化肌肤），以及治疗香港脚、皮肤皲裂、湿疹、皮炎、金钱癣、疤痕、创伤、关节炎、呼吸道疾病、黏膜感染、口腔溃烂、喉咙痛、腹泻、痔疮、非怀孕期间月经不顺畅、鹅口疮等症状。
- 适合调和的精油：雪松、芫荽、丝柏、榄香脂、乳香、天竺葵、薰衣草、杜松、柠檬草、橡树苔、玫瑰草和广藿香等。
- 价格和购买地点：属于高价位系列精油。容易向精油供应商直接购买。

注意事项：一般认为这种精油不会刺激皮肤，也不会引起光过敏反应。在怀孕期间请勿使用。

银合欢原精（mimosa absolute）

学名：acacia dealbata

- 科别：含羞草科 leguminosa
- 植物外观和分布区域：一种常绿树，会长出相当吸引人的蕨状叶片，并开满芬芳黄色长形的花序。这种树木的原产地分布在澳大利亚和塔斯马尼亚等地。而大部分的原精则产自法国南部。
- 萃取方法：将其花朵和小枝条利用溶剂萃取而成。
- 精油特性：淡黄色有点黏稠的液体。香味混合着木头香气和花香，让人联想到紫罗兰的香味。这种香味具有提神、清凉和镇静的效用。
- 主要成分：棕榈乙醛（palmic aldehyde）、庚醛酸（enathic acid）、茴香酸（anisic acid）、醋酸（acetic acid），以及酚类（phenol）。
- 功效特性：它除了可作为防腐杀菌剂和收敛剂以外，一般认为它仅有微乎其微的医疗价值。
- 芳香疗法用途：由于是借由溶剂萃取的原精而非蒸馏精油，芳疗师们并不常使用银合欢原精来作为治疗用途。在这里我们将它的价值视为提升情绪的天然香水成分。但是它本身轻淡、安抚情绪的香味却能够减缓月经前症候群的症状、焦虑以及压力所引起的疾病。
- 适合调和的精油：佛手柑、雪松、芫荽、天竺葵、薰衣草、橙花、橡树苔、苦橙叶、玫瑰和檀香。这种精油气味强烈，请少量使用。
- 价格和购买地点：价格相当昂贵。可以向精油供应商直接购买。

注意事项：有过敏体质的人如果使用这种精油会引起皮肤炎。通常使用浓度不应超过 1%。

橙花（neroli）

学名：citrus aurantium var amara

- 科别：芸香科 rutaceae
- 同义字：citrus vulgaris, citrus bigaradia, orange flower, seville orange 苦橙花
- 植物外观和分布区域：这是一种常青树，可以生长至 10 米的高度。它会开着香味浓烈的白花。果实为苦橙，呈球状，比甜橙的果皮更加粗糙，而且颜色更深。这种树木的原产地分布在亚洲地区，目前却普遍植在地中海区域。大部分的精油则产自意大利、突尼斯、摩洛哥、埃及和法国等国家。
- 萃取方法：将摘取下来的新鲜花朵经蒸馏萃取而成。橙花花水则是这种蒸馏过程的副产品。
- 精油特性：淡黄色的液体。具有香甜的花香味和苦涩的后味。这种香味具有提神醒脑和镇静的效用，素有催情剂之誉。
- 主要成分：沉香醇（linalol）、乙酸沉香酯（linalyl acetate）、柠檬烯（limonene）、蒎烯（pinene）、橙花叔醇（nerolidol）、香叶醇（geraniol）、橙花醇（nerol）、吲哚（indole）、柠檬醛（citral）、茉莉酮（jasmone）。
- 功效特性：抗忧郁剂、防腐剂、抗痉挛剂、杀菌剂、祛风剂、伤口愈合、除臭剂、助消化药、温和的催眠剂、神经镇静剂、强心剂以及循环系统滋补剂。
- 芳香疗法用途：适合用于皮肤保养（适用于大部分的肤质）、改善妊娠纹，以及改善心悸、血液循环不佳、腹泻、月经前症候群、沮丧以及其他压力引起的疾病。

- 适合调和的精油：柑橘类精油、罗马洋甘菊、快乐鼠尾草、芫荽、天竺葵、茉莉、薰衣草、玫瑰和伊兰伊兰等。
- 价格和购买地点：这种精油价格相当昂贵。通常可以在健康用品店购买到经基底油稀释过的复方精油。而纯精油比较容易向精油供应商直接购买。

注意事项：一般认为这种精油不会刺激皮肤也不会引起过敏性反应，而且也不会产生光过敏反应。然而仍有相当少的报道指出，使用橙花精油会出现接触性皮炎和光过敏的反应。

肉豆蔻（nutmeg）

学名：myristica fragrans

- 科别：肉豆蔻科 myristicaceae
- 同义字：M. officinalis, M. aromata, nux moschata
- 植物外观和分布区域：这是一种热带的常青树，可以生长至 24 米的高度。这种树木在树龄未达 7 年或 8 年以前，是不会结出任何的果实。肉豆蔻的果实体积大而饱满，很像杏果。果实成熟后，会自动裂开露出其中呈网状的鲜红色假种皮，其内即包裹着果核。肉豆蔻的原产地分布在摩鹿加群岛和西印度群岛等地区。
- 萃取方法：将压碎的肉豆蔻果核经蒸馏萃取而成。来自西印度群岛萃取出来的精油在法国再经过二次萃取，可提高精油品质。这种精油亦可萃取自它干燥过的红色假种皮，但是这种方式所萃取的精油极少用于芳香疗法或香水业用途。大部分这些剥除下来的假种皮会直接拿来用作烹调用途。
- 精油特性：淡黄色的液体。具有温暖香甜和辛辣的香味。这种香味具有温暖、舒适的效用，因此素有催情剂之誉。
- 主要成分：龙脑（borneol）、莰烯（camphene）、

伞花醇（cymol）、二茂烯（dipentene）、丁香酚（eugenol）、香叶醇（geraniol）、沉香醇（linalol）、蒎烯（pinene）、松油醇（terpineol）、肉豆蔻醚（myristicin）、黄樟油精（safrol）。
- 功效特性：止痛剂、抑吐剂、抗氧化剂、抗风湿药、防腐剂、抗痉挛剂、祛风剂、助消化药、调经剂、兴奋剂。
- 芳香疗法用途：用来改善关节炎、风湿症、肌肉疼痛、胃胀气、消化不良、神经痛以及神经衰竭等症状。
- 适合调和的精油：柑橘类精油、芫荽、天竺葵、橙花、苦橙叶和伊兰伊兰等。肉豆蔻的味道强烈，请少量使用。
- 价格和购买地点：属于中高价位精油。比较容易向精油供应商直接购买。

注意事项：过度使用肉豆蔻精油（或同类所有辛香植物）会引起反胃、幻觉、心悸以及麻痹等症状。这种精油也会刺激敏感性肌肤。使用时请调配到 0.5% 或更低的浓度比例。请勿在怀孕期间使用。

橡树苔原精（oakmoss absolute）

学名：evernia prunastri

- 科别：松萝科 usneaceae
- 植物外观和分布区域：这是一种青苔，通常生长在橡树上，有时候也会长在其他的树种，例如云杉和松树上。制造这种精油所需的青苔主要采自法国、希腊、摩洛哥和东欧等地区。而大部分的精油则在法国和美国这两个国家萃取制成。其他可供萃取精油的品种还包括 evernia furfuracea, usnea barbata, sticta pulmonaceae 等。
- 萃取方法：利用溶剂萃取方式提炼青苔。萃取前先喷上热水，再保持湿润过夜，可增加其发酵作用。
- 精油特性：墨绿色黏稠液体，香味相当持久，会让人联想到潮湿的森林地。这种香味具有提神、清凉以及镇静的效果。因此素有催情剂之誉。
- 主要成分：扁枝衣二酸（evernic acid）、D-松萝酸（D-usnic acid）、荔枝素（atranorine）。
- 功效特性：杀菌防腐剂、化痰剂。
- 芳香疗法用途：这种原精不适合使用于专业的芳香疗法（请参照注意事项），但是它可以用来作为提高情绪的香水或情境香气。

- 适合调和的精油：雪松、柑橘类精油（尤其是佛手柑）、芫荽、快乐鼠尾草、丝柏、花香类精油（尤其是银合欢）、白松香、杜松子、薰衣草、广藿香、苦橙叶、松树、岩兰草等。这种精油味道强烈，请少量使用。
- 价格和购买地点：属于中价位精油。比较容易向精油供应商直接购买。

注意事项：这是一种非常适合作为香水用途的原精，特别是对于那些喜欢蕨类植物味道的人。可惜的是，这种原精容易被改造化学组成或掺混其他化学香精来冒充。通常在香水业中利用修改精油化学组成，而达到香味一致的标准化是很重要的。但是这些被改造过的精油不能被视为具有医学疗效价值。然而，橡树苔原精令人愉悦的香气仍然具有精神方面的疗效。它可以作为个人香水或室内芳香剂之用途。这种原精会刺激敏感性肌肤，而且擦在某些人身上还会引起过敏性反应。因此在使用前要先进行皮肤测试（请参照第50页内容），并请使用0.5%或更低浓度比例。

甜橙（orange sweet）

学名：citrus sinensis

- 科别：芸香科 rutaceae
- 同义字：citrus aurantium, var. sinensis, citrus aurantium var. dulcis
- 植物外观和分布区域：一种常青树，可以生长到4.5~10米的高度。它会开满芬芳的白色花朵，之后就会结出果实。因为它需要一年的时间才能结果，因此通常在树上会同时看到开满花朵和果实的景象。甜橙树的原产地分布在中国，而目前则遍植在全球各地区。大部分的精油是产自法国、意大利、以色列、塞浦路斯和美国等国家。

- 萃取方法：将果皮利用冷压榨法萃取的方式制成。等级较差的精油则是将果汁制造业的副产品——连果皮的果肉加以蒸馏萃取而成。
- 精油特性：橘黄色的液体，香味香甜而清爽。而蒸馏萃取的精油颜色较为淡黄，而且也没有冷压式精油特有的清新芳香前味。这种精油香味具有提神和振奋的效果（尤其是冷压式萃取的精油）。
- 主要成分：柠檬烯（limonene）、柠檬醛（citral）、香茅醛（citronellal）、香叶醇（geraniol）、

沉香醇（linalol）、萜品醇（terpinol）。冷压式萃取的精油同时含有佛手柑内酯（bergapten）、橙皮油醇（auraptenol）以及酸性物质。

- 功效特性：抗抑郁剂、防腐剂、杀菌剂、祛风剂、促胆汁分泌剂、降血压剂、滋补剂。
- 芳香疗法用途：适合用来治疗心悸、支气管炎、伤风和流行性感冒、消化不良、沮丧、神经性紧张以及压力所引起的疾病。
- 适合调和的精油：其他柑橘类精油、快乐鼠尾草、芫荽（以及其他辛香类精油）、乳香、天竺葵、薰衣草、没药、橙花、广藿香和迷迭香等。
- 价格和购买地点：属于最低价位精油，购买容易。

注意事项：某些报道指出不论是冷压式或蒸馏式萃取的精油都具有光过敏反应，但也有其他研究持相反的论调。结果显示萃取自苦橙（C. aurantium var. amara）的精油比较容易引起光过敏反应。但是我们宁可小心一点，还是要提醒大家在曝晒于阳光之前，最好不要擦拭这种甜橙精油。而且这种精油绝对会刺激敏感性肌肤，尤其使用超过1%的浓度比例。所有柑橘类精油一旦开始氧化都会刺激皮肤而提高导致过敏的可能性。甜橙精油很容易变质，因此最好在开瓶后6个月内用完。

玫瑰草（palmarosa）

学名：cymbopogon martinii var. motia

- 科别：禾本科 gramineae
- 同义字：east Indian geranium 东印度天竺葵，Turkish geranium 土耳其天竺葵，Indian rosha，motia 马丁香
- 植物外观和分布区域：这是一种香草植物，属于柠檬草和香茅（citronella）家族的一员。玫瑰草的原产地在印度，而目前则种植在非洲、马达加斯加、印尼、巴西和科罗摩群岛（位于非洲东南方），大部分的精油也是产自这个地区。
- 萃取方法：将新鲜或干燥后的草加以蒸馏萃取制成。
- 精油特性：黄绿色的液体。具有强烈香甜如天竺葵般的香味，还有点泥土般的后味。这种香味具有提神和振奋的效果。
- 主要成分：这种精油的主要成分是香叶醇（geraniol，介于75%~95%的比例），再加上香茅醛（citronellal）、柠檬醛（citral）、金合欢醇（farnesol）、柠檬烯（limonene）、二茂烯（dipentene）。

- 功效特性：抗抑郁剂、防腐剂、杀菌剂、伤口愈合、刺激血液循环、助消化药、退烧剂和滋补剂。
- 芳香疗法用途：适合用于皮肤及头发保养（尤其是油性皮肤和油性头皮），以及改善青春痘、烫烧伤、创伤、胃口不佳、消化不良、兴奋、神经衰弱，以及压力所引起的疾病。
- 适合调和的精油：雪松、柑橘类精油、罗马洋甘菊、芫荽、薰衣草、广藿香、苦橙叶、檀香等。这种精油气味强烈，因此请少量使用。
- 价格和购买地点：属于低价位精油，最容易向精油供应商购买。

注意事项：一般认为这种精油不会刺激皮肤，但是只有在使用浓度低到约1%左右时才不会。

广藿香（patchouli）

学名：pogostemon cablin

- 科别：唇形科 lamiaceae（labiatae）
- 同义字：pogostemon patchouly 印度薄荷
- 植物外观和分布区域：一种多年生的草本植物，可以生长到 90 厘米的高度。它会开满缀有紫色的白色花朵。而它柔软毛皮般的蛋形叶片一经搓揉就会散发出独特有点土香的广藿香气。这种植物的原产地在马来西亚，而萃取精油用的广藿香则种植在印度、中国和南美洲等地区。大部分的精油是在欧洲和美国蒸馏萃取自干燥的叶片。
- 萃取方法：将干燥和发酵后的叶片加以蒸馏萃取制成。
- 精油特性：深琥珀色的黏稠液体。香味持久闻起来像带有土味的麝香。当刺鼻前味消失后，味道就会变得比较香甜。不像其他精油，广藿香精油会随着时间越久而气味变得越来越香醇。这种香味具有提神和兴奋的效果，因此素有催情剂之誉。
- 主要成分：广藿醇（patchoulol）、广藿香萜醇（pogostol）、正广藿香烯酮（nor

patchoulenol）、广藿香萜烯（patchoulene）、布藜烯（bulnese）、布藜醇（bulnesol）。
- 功效特性：抗忧郁剂、抗发炎药、抗微生物剂、防腐剂、抗病毒药、杀菌剂、伤口愈合、除臭剂、利尿剂、退烧剂、神经镇静剂、兴奋剂、健胃剂和滋补剂。
- 芳香疗法用途：适合用于皮肤及头发保养（尤其是油性皮肤和油性头皮），以及治疗脓疮、青春痘、香港脚、褥疮、皮肤皲裂、头皮屑、皮炎、出水性湿疹、驱除昆虫、外伤、沮丧、神经衰弱以及压力所引起的疾病。
- 适合调和的精油：佛手柑（以及其他柑橘类精油）、雪松、快乐鼠尾草、丁香、薰衣草、天竺葵、玫瑰草、苦橙叶、玫瑰、橙花、檀香和岩兰草。这种精油气味相当强烈，因此请少量使用。
- 价格和购买地点：属于低价位精油，购买容易。

注意事项：一般认为这种精油不会刺激皮肤，也不会引起光过敏反应。

薄荷/胡椒薄荷/辣薄荷（peppermint）

学名：mentha piperita

- 科别：唇形科 lamiaceae/libiatae
- 植物外观和分布区域：一种多年生的香草，可以生长到 90 厘米的高度，而且会经由根茎不断地繁殖。它的深绿色叶片和多毛的根茎分布会分泌精油的腺体。薄荷（peppermint）被认为是介于水薄荷（mentha aquatica）和荷兰薄荷（mentha spicata）之间的混合品种。这种植物的原产地分布在地中海和亚洲西部。然而目前已移植到全欧洲和美洲等地。全世界大部分的薄荷精油供应来源是美国。

- 萃取方法：将顶部花或是全株药草部分加以蒸馏萃取而成。
- 精油特性：淡黄色的液体。香味清爽、刺鼻而且有薄荷的清凉。这种香味具有苏醒和清脑的效果。
- 主要成分：薄荷脑（menthol）、香芹酮（carvone）、桉油醇（cineol）、柠檬烯（limonene）、薄荷酮（menthone）、蒎烯（pinene）、麝香草酚（thymol）。
- 功效特性：止痛剂、抗发炎药、抑乳剂、抗微生物药、杀菌防腐剂、抗痉挛剂、收敛剂、抗病毒药、祛风剂、头部疾病用药、利胆剂、调经剂、化痰剂、助消化剂、利尿剂、退烧剂、治肝药、神经镇静剂、驱虫剂（体外）、兴奋剂、健胃剂、发汗剂和驱虫剂（体内）。

● 芳香疗法用途：适合用来治疗擦伤、挫伤和扭伤、肿胀、金钱癣、疥疮、牙痛、神经痛、肌肉疼痛、呼吸道疾病、口臭、疝气、消化不良、急性肠胃症候群（可内服薄荷精油胶囊——服用剂量请遵照制造厂商说明书指示）。治疗胃胀气、口腔溃烂、口腔鹅口疮、反胃、发热症状、伤风和流行性感冒、昏晕、头痛、精神衰弱以及偏头痛等症状。

● 适合调和的精油：快乐鼠尾草、尤加利、天竺葵、薰衣草、柠檬、迷迭香等。这种精油气味相当强烈，因此请少量使用。

● 价格和购买地点：属于低价位精油，购买容易。

注意事项：请使用最低浓度比例，因为它可能会刺激敏感性肌肤。因为这种精油有助于促进月经顺畅，因此在怀孕期间前3个月请勿使用。

苦橙叶（petitgrain）

学名：citrus autrantium var. amara

● 科别：芸香科 rutaceae
● 同义字：citrus bigaradia , bitter orange 回青橙
● 植物外观和分布区域：苦橙叶精油较为人熟知的是萃取自苦橙精油和橙花精油相同的树木——苦橙树的叶片和枝条。但是这种定义已经过时了。有许多橙树和柠檬树品种和杂交培育种类的叶片及小枝条都被用来萃取苦橙叶精油。虽然来自意大利、埃及和突尼斯等地的精油被认为是较高等级的精油，但绝大部分精油则产自巴拉圭。

● 萃取方法：将树叶和小树枝加以蒸馏萃取制成。

● 精油的特性：淡黄色的液体。清香、苦甜的香味会让人联想到橙花味道，但是味道没有那么细腻。这种香味具有清凉和提振的效果。

● 主要成分：乙酸沉香酯（linalyl acetate）、乙酸香叶酯（geranyl acetate）、沉香醇（linalol）、橙花醇（nerol）、松油醇（terpineol）。

● 功效特性：杀菌防腐剂、抗痉挛剂、除臭剂、助消化药、神经镇静剂、健胃剂和滋补剂。

● 芳香疗法用途：适合用于皮肤保养和头发保养（油性），改善消化不良、胃胀气、失眠、月经前症候群、神经衰弱，以及其他压力引起的各种疾病。

● 适合调和的精油：佛手柑（以及其他柑橘类精油）、雪松、快乐鼠尾草、丁香、芫荽、丝柏、榄香脂、乳香、天竺葵、薰衣草、橙花、橡树苔、玫瑰以及岩兰草。

● 价格和购买地点：属于最低价位精油，购买容易。

注意事项：一般认为它不具刺激性而且不会引起过敏反应；同时也不具光过敏反应。

松／欧洲赤松（pine）

学名：pinus sylvestris

- 科别：松科 pinaceae
- 同义字：scotch pine 苏格兰松 ,norway pine 挪威松
- 植物外观和分布区域：一种高大的常青树，可以生长到 36 米的高度。它是唯一原产地来自英国的松树品种。目前也移植到俄罗斯、斯堪的那维亚、芬兰和波罗的海的各地。而绝大部分精油是产自美国东部和加拿大等地区。
- 萃取方法：将其针叶加以蒸馏萃取而成。还有一种等级较差的精油是萃取自松球果、树枝和松木碎屑等，但是这种等级的精油则不建议使用于芳香疗法用途。
- 精油特性：无色到淡黄色的液体。香气强烈、干燥、有樟脑香脂般的后味。这种香味具有舒爽、清凉和苏醒的效果。
- 主要成分：茨醇基酸盐（bornyl acetate）、柠檬醛（citral）、杜松烯（cadinene）、二茂烯（dipentene）、水芹烯（phelladrene）、蒎烯（pinene）、枞油烯（sylvestrene）。
- 功效特性：抗微生物药、抗湿疹药、防腐杀菌剂（肺部、泌尿系统和肝脏有关的细菌）、抗病毒药、杀菌剂、缓和镇静剂、利胆剂、刺激血液循环、除臭剂、杀昆虫剂、兴奋剂、发红剂、促进肾上腺皮质分泌、刺激神经、驱虫剂（体内）。
- 芳香疗法用途：适合用于皮肤保养和头发保养（油性），改善消化不良、胃胀气、失眠、月经前症候群、神经衰竭，以及其他压力引起的各种疾病。
- 适合调和的精油：佛手柑、雪松、丝柏、尤加利、乳香、杜松子、薰衣草、柠檬、迷迭香和茶树等。
- 价格和购买地点：属于中价位精油，购买容易。

注意事项：虽然有许多报道指出松精油是一种过敏原，但是一般仍认为它是一种不具刺激性的精油。这种精油保存过久会产生氧化，比较可能刺激皮肤而引起过敏性反应。敏感性肌肤应避免使用。一般建议使用约 1% 的低浓度比例。

玫瑰 / 千叶玫瑰及大马士革玫瑰（rose）

学名：rosa centifolia and rosa damascena

- 科别：蔷薇科 rosaceae
- 同义字：rosa centifolia：千叶玫瑰（cabbage rose）、摩洛哥玫瑰（Moroccan rose）、印度玫瑰（Indian rose）rosa damascena：大马士革玫瑰（Damask rose）、保加利亚玫瑰（Bulgarian rose）、土耳其玫瑰（Turkish rose）

主要用来萃取玫瑰精油的是这两种品种。目前市面上的商品有许多是采自这两种品种繁多的亚种和改良品种；而英国环保冷媒萃取的帕图玫瑰精油（rose phytol）实在很难将之归纳为单一品种，因为其中使用许多改良品种。目前这种环保冷媒萃取的帕图玫瑰精油的用途尚停留在萌芽阶段，因此我们就不在这里多加讨论。

- 植物外观和分布区域：一种小型的落叶灌木，长有多刺的根茎和大型有香味的花朵。千叶玫瑰呈淡粉红色属于复瓣型花朵，而大马士革玫瑰则呈深粉红色，花瓣数较少。一般认为人工栽培玫瑰的原产地在波斯，而目前则遍植于全球各地。千叶玫瑰所萃取的精油主要产自摩洛哥、突尼斯、意大利、法国和中国等国家。而大马士革玫瑰最好的精油是产自保加利亚，而品质优良的大马士革玫瑰精油也产自土耳其和法国两个国家。

- 萃取方法：在芳香疗法方面采用两种主要的玫瑰精油——奥图玫瑰（rose otto）和玫瑰原精（rose absolute）。奥图玫瑰是将新鲜花瓣加以蒸馏萃取而成，而玫瑰原精则是将新鲜花瓣利用溶剂萃取而成。蒸馏萃取的精油通常会被标示为奥图玫瑰精油（rose otto），芳香疗法比较喜欢采用这种精油。而玫瑰花水则是在蒸馏萃取过程中的副产品。

- 精油特性：奥图玫瑰是一种透明无色的液体，存放在较低温度，会变成半固体状。它的气味香甜，带有丁香和香草般的混合香味。而玫瑰原精则是呈黄橘色的黏稠液体，气味和奥图玫瑰精油味道相似，都是甜而醇美，但香味比较轻淡，而且也没有奥图玫瑰的辛香及香草气息。奥图玫瑰的香气作用具有温暖和沉醉的效果，而玫瑰原精的香气具有温暖和振奋的效果，但是味道却不如奥图玫瑰那么持久。这两种精油都素有催情剂之誉。

- 主要成分：玫瑰原精和奥图玫瑰精油的化学成分都相当复杂。可辨识的种类就超过300多种。然而大部分的玫瑰精油都含有相当可观的香茅醇（citronellol）、香叶醇（geraniol）、苯乙醇（phenyl ethanol）、橙花醇（nerol）以及硬脂脑（stearopten）等成分。

- 功效特性：抗忧郁剂、抗发炎药、防腐剂、抗病毒药、收敛剂、杀菌剂、促进胆汁分泌、伤口愈合、净化剂、调经剂、止血剂、治肝药、泻药、镇静剂、健胃剂、滋补剂和子宫疾病用药。

- 芳香疗法用途：适用于皮肤保养（适用于大部分肤质），以及治疗微血管脆弱、结膜炎（以玫瑰花水来治疗）、湿疹、心悸、呼吸道疾病、肝堵塞、反胃、月经不顺畅、月经量过多、沮丧、失眠、头痛、月经前症候群、神经紧张和其他压力所引起的各种疾病。

- 适合调和的精油：柑橘类和花香类精油、雪松、芫荽、罗马洋甘菊、德国洋甘菊、快乐鼠尾草、乳香、苦橙叶、檀香、香草。奥图玫瑰气味浓郁，因此请少量使用。

- 价格和购买地点：属于高价位精油。奥图玫瑰精油甚至比玫瑰原精更昂贵。虽然有时候可以买到已经稀释在基底油中的玫瑰精油，例如调和甜杏仁油或葡萄子油的稀释玫瑰精油，但是未经稀释的纯单方精油比较容易向精油供应商购买。

注意事项：一般认为这两种精油皆不具刺激性，也不会引起过敏性反应，也是所有芳香精油毒素最低的精油。拿两种精油比较，玫瑰原精比较容易使敏感性肌肤引起过敏反应。

迷迭香（rosemary）

学名：rosmarinus officinalis

- 植物品种：唇形科 lamiaceae/labiatae
- 同义字：rosmarinus coronarium
- 植物外观和分布区域：一种常绿会开花的灌木，可以生长到 1.8 米的高度。它的针状叶子有如皮革般强韧。叶子的外层颜色较深而底层颜色较淡。蓝色双唇形的花朵看起来很像小型的鸢尾花。迷迭香的原产地分布在地中海区域，而目前则遍植于全球各地。大部分的精油则产自摩洛哥、法国和西班牙等国家。
- 萃取方法：将顶端的花朵利用蒸馏萃取而成。等级较差的精油则是将整株植物经蒸馏萃取而成。
- 精油的特性：无色到淡黄色的液体。带点樟脑味以及带着木头香脂的后味。等级较低的精油则有相当强烈的樟脑味，有时还会有刺鼻的香气。这种香味能提神醒脑、温暖、让人神清气爽，因此素有催情剂之誉。
- 主要成分：龙脑（borneol）、莰烯（camphene）、樟脑（camphor）、桉油醇（cineol）、蒎烯（pinene）、松油醇（terpineol）、沉香醇（linalol）。
- 功效特性：止痛剂、抗微生物药、止泻剂、抗氧化剂、抗湿疹药、抗神经痛、咳嗽药、强心剂、祛风剂、头部疾病用药、利胆剂、伤口愈合、细胞防护、利尿剂、调经剂、杀真菌剂、高血压药、驱虫剂（体外）、发红剂、促进肾上腺皮质分泌、发汗剂、创伤药。

- 芳香疗法用途：适合用于皮肤和头发保养（油性），以及改善头皮屑，而且可以促进健康头发的生长。治疗头虱、驱虫剂、疥疮、呼吸道疾病、肌肉疼痛、风湿症、血液循环不良、经痛、伤风和流行性感冒、头痛、精神衰竭、沮丧、神经衰弱和其他压力所引起的各种疾病。
- 适合调和的精油：罗勒、雪松、柑橘类精油、芫荽、榄香脂、乳香、柠檬草、薰衣草、薄荷、苦橙叶和松等。
- 价格和购买地点：属于中价位精油，购买容易。

注意事项：请勿在怀孕期间使用。另外使用这种精油还有极小的可能性会导致癫痫症患者发作。迷迭香精油还会刺激敏感性肌肤，因此使用浓度宜在低到中浓度比例。

檀香木（sandalwood）

学名：santalum album

- 科别：檀香科 santalaceae
- 同义字：East Indian sandalwood 东印度檀香，Mysore sandalwood 迈索尔檀香，Sanders-wood
- 植物外观和分布区域：一种常青的半寄生型树木，附着生长在其他树木的根部，在前 7 年的生长期间，会致使原宿主死亡。大约要花费 30 年的时间才能生长到 12~15 米的高度。这种树木的原产地分布在热带亚洲地区，尤其是印度的迈索尔省（Mysore）。这里制造品质最高级的檀香精油。

- 萃取方法：将根部和木心材料利用蒸馏萃取而成。
- 精油特性：黄色的液体。香味轻柔、香甜，而且香味相当地持久。这种香味具有镇静和抗忧郁的效用。因此素有催情剂之誉。
- 主要成分：白檀油烯醇（santalol）、龙脑（borneol）、檀香酮（santalone）、穗檀醇（fusanol）。
- 功效特性：抗忧郁剂、抗发炎药、防腐杀菌剂（泌尿系统和肺部相关疾病）、抗痉挛剂、收敛剂、杀菌剂、祛风剂、利尿剂、化痰剂、杀真菌剂、杀昆虫剂、镇静剂、滋补剂。

● **芳香疗法用途**：适用于皮肤保养（适用于大部分肤质），以及改善青春痘、湿疹、皮肤皲裂、呼吸道疾病、喉头炎、膀胱炎、反胃、失眠、月经前症候群、沮丧、压力所引起的各种疾病等。

● **适合调和的精油**：佛手柑、雪松、芫荽、丝柏、乳香、杜松子、茉莉、薰衣草、苦橙叶、松、玫瑰和伊兰伊兰等。

● **价格和购买地点**：属于高价位精油。最容易向精油供应商购买。

注意事项：一般认为这种精油不会刺激皮肤，也不会引起光过敏反应。而我们已经知道直接擦拭在皮肤上会引起接触性皮炎。有部分檀香精油又称为西印度檀香（Amyris balsamifera），这种精油价格比较便宜，常用来取代迈索尔（Mysore）檀香精油。然而西印度檀香精油却非真正的檀香精油，它是等级较差的精油，具有麝香木味的香气，香气并不持久。这种精油被认为具有危险性，因为它还未进行过任何正式的人体测试。

万寿菊（tagetes）

学名：T. patula & T. minuta

● **科别**：菊科 asteraceae/compositae
● **同义字**：tagette, taget, marigold

在许多书上错误地将这种植物称为金盏花（calendula），而将万寿菊与金盏花（pot marigold）或金盏菊（calendula officinalis）混为一谈了。通常金盏花（calendula）只能萃取出非常微量的精油，不合乎商业实际成本需求。比较常见的是以植物油浸泡提炼的金盏花萃取油，通常用于芳香疗法中作为治疗用的基底油。

● **植物外观和分布区域**：一种半耐寒的一年生植物。是繁殖相当浓密的一种灌木。有墨绿色的叶片，并呈深刻明显的锯齿状。这种植物会开出棕橘色雏菊般的花朵。原产地是墨西哥，目前则遍植于全球各地。大部分的精油则产自南非、南美洲、尼日利亚和法国等地。

● **萃取方法**：将新鲜的花朵和叶片加以蒸馏萃取制成。

● **精油特性**：黄橘色的液体，有点黏稠。具有水果的前味和苦涩暗沉的绿色植物后味。我们很难评估这种香味效用的客观指标，只能说有许多人讨厌这种香气，而比较贴切的形容是其味道闻起来好像是一种不谐调音乐和弦的回音。

● **主要成分**：万寿菊酮（tagetones）、罗勒烯（ocimene）、月桂烯（myrcene）、沉香醇（linalol）、柠檬烯（limonene）、蒎烯（pinene）、香芹酮（carvone）、枸橼酸莰烯（citral camphene）、缬草酸（Valeric acid）。

● **功效特性**：抗痉挛剂、杀菌剂、调经剂、杀真菌剂、发汗剂、驱虫剂（体内）。

● **芳香疗法用途**：适合用来治疗香港脚、金钱癣以及非怀孕期间的停经现象。

● **适合调和的精油**：这种精油很难和别的精油调混在一起，因为当调混其他精油后，它本身刺激性的香味就会变得更浓烈。然而如果混调佛手柑、橙、柠檬或薰衣草，那么香味勉强还可以接受。万寿菊精油必须使用低于0.5%的低浓度比例。

● **价格和购买地点**：属于中价位精油。容易向精油供应商购买。

注意事项：这种精油会刺激皮肤，或者会对某些人引起过敏性反应。它具有相当高的光过敏作用，因此在照射光线之前，请勿擦拭在皮肤上。并避免在怀孕期间使用。一般人应使用相当低的浓度比例。

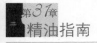
茶树（tea tree）

学名：melaleuca alternifolia

- 科别：桃金娘科 myrtaceae
- 植物外观和分布区域：一种小型的树木。它可以生长到 7 米的高度。长有小巧针状的叶片以及洗瓶刷般的黄色或紫色花朵。这种树木的原产地分布在澳大利亚的新南威尔斯地区。
- 萃取方法：将叶子和小树枝加以蒸馏萃取而成。
- 精油特性：淡黄色的液体。香味强烈而且带点药味，会让人联想到杜松和丝柏精油的混合香味。这种香气具有清凉和醒脑的效用。
- 主要成分：品烯 4 醇（terpinene-4-ol）、桉油醇（cineol）、蒎烯（pinene）、松烯（terpenes）、伞花烃（cymene）。
- 功效特性：杀菌防腐剂、抗发炎药、抗生素、抗病毒药、杀真菌剂、驱虫剂（体外）、免疫刺激剂。

- 芳香疗法用途：适合用来改善青春痘、香港脚、脓疮、伤风所引起的疼痛、头皮屑、金钱癣、烫伤、外伤、蚊虫叮咬、呼吸道疾病、伤风和流行性感冒、鹅口疮和膀胱炎。
- 适合调和的精油：尤加利、柠檬、薰衣草、马郁兰、松和迷迭香等。
- 价格和购买地点：属于中价位精油，购买容易。

注意事项：有许多报道指出茶树精油只会引起轻微的皮肤反应。遗憾的是市面上充斥着仿冒品和混杂改造过的不纯精油，这就是为什么有时茶树精油无法达到预期的良好疗效。如果要在皮肤上直接使用这种精油，或使用高浓度比例时，应该要特别小心。目前正式的人体皮肤测试报告是使用 1% 的浓度比例。固定使用较高浓度的茶树精油是否会刺激皮肤或引发过敏性反应，至今仍未能得知。

百里香（thyme, sweet）

学名：thymus vulgaris

- **科别**：唇形科 lamiaceae/ labiatae
- **同义字**：garden thyme 庭园百里香、甜百里香
- **植物外观和分布区域**：耐寒多年生的亚灌木。有小型灰绿色的树叶。在笔直的茎部顶端开着螺旋状的白色或粉红色双唇状的小花。这种植物的原产地分布在地中海区域，而目前则遍植于全球各地。大部分的精油产自西班牙、法国、以色列、希腊和北非等国家。
- **萃取方法**：将叶子和顶部花朵加以蒸馏萃取而成。
- **精油特性**：淡黄色的液体。带有香甜的草香，会让人联想起新鲜的百里香味。这种香气具有温和的兴奋和温暖的效用。
- **主要成分**：百里酚（thymol）、香芹酚（carvacrol）、桉油醇（cineol）、薄荷酮以及蒎烯（menthone and pinene）。依照百里香的产地不同，百里香精油也会含有可观的香叶醇（geraniol）、沉香醇（linalol）、侧柏醇和 α 松油醇（thujanol-4 or alpha-terpineol）等成分。
- **功效特性**：抗微生物药、抗氧化剂、防腐剂、抗风湿药、杀菌剂、抗痉挛剂、开胃药、祛风剂、伤口愈合、促进血液循环、利尿剂、调经剂、化痰剂、杀真菌剂、高血压药、免疫刺激剂、神经镇静剂、发红剂、发汗剂和驱虫剂（体内）。
- **芳香疗法用途**：适合用来改善脓疮、蚊虫叮咬、疥疮、外伤、关节炎、痛风、风湿症、肌肉疼痛、呼吸道疾病、牙床方面问题、口臭、扁桃腺炎、消化不良、胃胀气、膀胱炎、伤风和流行性感冒、传染性疾病、神经衰弱、疲倦和沮丧等症状。
- **适合调和的精油**：薰衣草、柠檬、马郁兰和迷迭香等。
- **价格和购买地点**：属于中价位精油，建议向专业的精油供应商购买。

> **注意事项**：请勿在怀孕期间使用。英国芳疗师丹尼尔·雷曼（Daniel Ryman）指出，由于欧洲及北非的百里香受到乌克兰切尔诺贝利核电站辐射外泄的辐射性落尘影响，而以色列的百里香精油则没有这方面的顾虑，所以她比较推荐使用。
>
> 市面上可以购买到各种不同化学种类的百里香，但其中仅有相当少数温和的百里香精油适合运用于芳香治疗。像广泛被归类为"red thyme"的红色百里香精油，因为成分中含有高浓度的酚类，所以具有腐蚀性危险，例如香芹酚和百里酚（例如标示香芹酚百里香，T. vulgaris cv. carvacrol 或是百里酚百里香，T. vulgaris cv. thymol），因此我们并不建议使用。
>
> 至于被标示为 sweet thyme 的甜百里香精油，是我们比较推荐的。因为成分中温和的醇类含量较高，例如香叶醇和沉香醇等。像香叶醇百里香（T. vulgaris cv. geraniol）、沉香醇百里香（T. vulgaris cv. linalol）就比较推荐使用。如果你还不放心购买，清楚明白地告诉供应商，你要买甜百里香（sweet thyme）精油。如有这种状况，建议向专业的精油供应商购买，因为他们对精油的分级有相当专业的见解。
>
> 另一种常被使用的精油则标示为野生百里香（wild thyme，学名 T. serpyllum）。遗憾的是这种野生百里香的化学成分有很大的差异，即使在同一区域发现的百里香也是如此。因此无法保证这种野生百里香都对人类的皮肤和黏膜是安全的。

岩兰草（vetiver）

学名：vetiveria zizanoides

- 科别：禾本科 poaceae/ gramineae
- 同义字：andropogon muricatus, khus khus, vetivert 岩兰草
- 植物外观和分布区域：一种高大快速繁殖的草本植物，叶子没有香味，但是根部却有浓烈的香味。岩兰草是其他香草类植物的近亲。例如柠檬草和玫瑰草。它的原产地分布在印度南部、印尼、斯里兰卡，而目前则遍植于全球各地。最高等级的精油则产自留尼汪岛（R'eunion）以及科摩罗群岛（Comoros）。
- 萃取方法：将干燥的根部切细加以蒸馏萃取而成。
- 精油特性：深棕色的黏稠状液体。它的土味浓烈还带有糖蜜般的后味，这种香气具有镇静和温暖的效用，因此素有催情剂之称。
- 主要成分：岩兰醇（vetiverol）、岩兰草酮

（vitivone）、岩兰草烯（vetivenes）。
- 功效特性：杀菌防腐剂、抗痉挛剂、刺激血液循环、净化剂、发红剂、促进红血球和胰腺分泌、滋补剂和驱虫剂（体内）。
- 芳香疗法用途：适合用于皮肤保养（适用于油性肌肤），以及改善青春痘、关节炎、肌肉疼痛、风湿症、血液循环不良、失眠、头晕（这是一种可以让自己回复到正常精神状态的精油）、月经前症候群、神经衰弱以及其他压力所引起的疾病。
- 适合调和的精油：快乐鼠尾草、西洋杉、柑橘类精油、茉莉、薰衣草、苦橙叶、银合欢、橙花、橡树苔、玫瑰、檀香和伊兰伊兰等。
- 价格和购买地点：属于中低价位精油，购买容易。
- 注意事项：一般认为这种精油不会刺激皮肤，也不会引起光过敏反应。

香草（vanilla）

学名：vanilla plantifolia

- 科别：兰科 orchidaceae
- 植物外观和分布区域：一种外来的爬藤类兰花，开黄绿色的花朵。绿色香草豆荚会长到 25 厘米大小，而其中会包覆大量细小的种子。这种植物本身并不含有任何精油，它的味道和香气都是来自香草醛晶体（vanillin crystals）。这种晶体是经过发酵之后才在豆荚表面形成的。这个过程包括出水和干燥等手续，整个过程费时约5~6个月。这段时间内豆荚会变得柔软而且呈深棕色。香草的原产地分布在中美洲和墨西哥，同时它也种植在其他的热带地区，例如东非和印尼等地。
- 萃取方法：利用溶剂萃取自加工后的豆荚和豆子。它不像大部分溶剂萃取的植物

原精，由于香草在萃取过程中所使用的乙醇并未完全蒸发掉。因此最后的精油会含有大约 30%的乙醇成分，比较像树脂质而非植物原精。
- 精油特性：深棕色的黏稠状液体。带有香甜柔滑的香脂味，特别是香草的香气。这种香气具有温暖，而且能让人舒适，并具有温和的兴奋效用，因此素有催情剂之称。
- 主要成分：香草醛（vanillin）、醋酸（acetic acid）、乙醇（ethyl alcohol）、肉桂酸盐（cinnamate）、丁香酚（eugenol）、香草基乙基酸（vanillyl ethyl acid）、喃甲醛（furfural）。
- 功效特性：目前香草精油的疗效几乎是不被认可。但是它曾经被认为是一种兴奋剂，可以帮助消化并提高性欲，尤其是女

性的性欲。

● 芳香疗法用途：香草精油并不常使用于芳香治疗用途，主要是因为它的价格相当昂贵；而且它并不是真正的精油。但是它可以用来熏香作为提振心情的室内芳香剂，或者可以自制香草浸泡油，作为按摩用的基底油。

● 适合调和的精油：柑橘类精油、雪松、芫荽、乳香、茉莉、玫瑰、檀香木、岩兰草、伊兰伊兰等。香草气味相当强烈，因此请少量使用。虽然浓缩的香草萃取并不能在植物油中完全地溶解，但是它可以用来作为油性香水和按摩油使用，只要在每次使用前加以摇晃均匀即可。对香水工业而言，萃取出的香草精油通常会加在纯酒精中稀释。

● 价格和购买地点：价格相当昂贵。虽然烹调用的天然香草萃取（这是将萃取的香草树脂质再稀释在酒精和水中的萃取产物）可以用比较便宜的价格购买，但高级香精用等级只能向极少数的精油供应商购买。

注意事项：某些人可能会对香草精油产生过敏反应。请在使用前先进行皮肤测试（请参照本书第50页内容）。

伊兰伊兰（ylang ylang）

学名：cananga odorata var. genuina

● 科别：番荔枝科 anonaceae

● 同义字：flower of flowers 花中花、香水树、依兰

● 植物外观和分布区域：一种热带性植物，它可以生长至30米的高度。线条优美弯曲的枝条，就像摇曳的杨柳般浪漫。长有大型椭圆具光泽的叶片，而且经常会开满香味强烈的黄色花朵。伊兰伊兰的原产地分布在热带亚洲，但是大部分的精油则产自马达加斯加、留尼汪岛（R'eunion）以及科摩罗群岛等地。

● 萃取方法：将花朵加以蒸馏萃取而成。这种精油分成许多等级：特级伊兰伊兰（ylang ylang extra）、伊兰伊兰一级（ylang ylang one）、二级（ylang ylang Two）以及三级（ylang ylang three）等。还有一种所谓"完全"等级（complete）的精油。大部分的芳疗师喜欢采用特级（extra）精油，这是在蒸馏过程中第一次蒸馏采集而成的精油。而随着蒸馏过程历经二次、三次或更多次的分馏过程，而分为一、二、三级精油。"完全（complete）"等级精油据说是经持续无间断的蒸馏过程而未经分馏所采集的精油。然而这种精油却经常是由伊兰伊兰一、二和三级精油所混合再造制成。

● 精油特性：淡黄色的液体。有非常香甜花香气，会让人联想到杏仁和茉莉花香的混合香味。这种香气具有温暖并能让人陶醉的特性，因此素有催情剂之称。

● 主要成分：甲基苯甲酸盐（mythyl benzoate）、甲基水杨酸盐（mythyl salicylate）、乙酸沉香酯（linalyl acetate）、杜松烯（cadinene）、石竹烯（caryophyllene）、蒎烯（pinene）、甲酚（cresol）、丁香酚（eugenol）、沉香醇（linalol）、香叶醇（geraniol）。

● 功效特性：抗忧郁剂、杀菌防腐剂、降血压剂、神经镇静剂、镇静剂、刺激血液循环、滋补剂。

● 芳香疗法用途：适合用来治疗高血压、心悸、沮丧、失眠、月经前症候群、神经紧张以及压力所引起的疾病。

● 适合调和的精油：其他花香类精油、黑胡椒、柑橘类精油、乳香、天竺葵、岩兰草等。

● 价格和购买地点：属于中价位精油，购买容易。如果你担心品质有问题的话，可以向专业的精油供应商邮购买到真正的特级伊兰伊兰精油。

注意事项：一般认为这种精油不会刺激皮肤。但是擦在某些人身上仍可能会引起过敏性反应。因此请使用1%左右的低浓度比例。

医学专有名词解释

堕胎剂	abortifacient	会导致流产。
止痛剂	analgesic 或 anodyn	消除疼痛。
抑欲剂	anaphrodisiac	降低性欲望。
抗过敏	anti-allergenic	预防过敏性反应的发生。
抗贫血药	anti-anaemic	预防或对抗贫血症。
抗生素	antibiotic	破坏或抑止微生物的生长繁殖，尤其是细菌的繁殖。
抗惊厥／痉挛剂	anticonvulsive	帮助预防或阻碍惊厥／痉挛发作。
抗忧郁剂	antidepressant	有助减轻沮丧的症状。
抑吐剂	anti-emetic	有助于预防呕吐。
抑乳剂	antigalactagoguic	减少乳汁分泌。
止血剂	antihaemorrhagic	防止或阻碍出血状况。
抗组织胺剂	antihistaminic	阻碍组织胺的作用（组织胺是人体释放的一种物质，其产生代表身体的过敏性反应，它所引发的症状有打喷嚏、气喘或刺激皮肤等）。
消炎剂	anti-inflammatory 或是 antiphlogistic	可以减缓发炎的症状。
抗微生物药	antimicrobial	破坏或阻碍微生物的繁殖，尤其是细菌的繁殖。
抑神经痛剂	antineuralgic	减缓神经痛症状。
抗氧化剂	antioxidant	防止或延缓氧化或腐坏的现象，尤其是因为阳光照射所致。
防腐剂	antiputrescent	防止或对抗腐烂或腐败。
抗风湿药	antirheumatic	减缓风湿症状。
抗脂漏	antiseborrheic	控制肌肤油脂的生成。
防腐杀菌剂	antiseptic	消灭微生物。
抗抽搐剂	antispasmodic	预防或缓和抽筋或痉挛。
抗毒素剂	antitoxic	抑制毒素的作用。
抗肿瘤	anti-tumour	防止或延缓肿瘤的扩散繁殖。
抗病毒剂	antiviral	阻止病毒的生长和繁殖。
开胃剂	aperitif	刺激胃口，开胃。
催情剂	aphrodisiac	增加或刺激性欲望。
收敛剂	astringent	会让组织收缩，而减少分泌及释放。
杀菌剂	bactericidal	破坏细菌或抑制细菌的生长。
缓和镇静剂	balsamic	这是一种缓和药物，尤其是针对呼吸系统疾病。
咳嗽药	bechic	可以缓和或减轻咳嗽症状。
强心药	cardiac	心脏用药。
强心剂	cardiotonic	加强心脏功能。
祛风剂	carminative	促进消化系统并减缓胃的蠕动，因此可以预防胃胀气。
头部疾病用药	cephalic	一种治疗头部疾病的药物。

利胆剂	cholagogic	刺激胆汁分泌，并使胆汁从胆囊流入十二指肠。
促进胆汁分泌剂	choleretic	刺激肝脏胆汁的分泌。
切痕愈合	cicatrisant	增加皮肤细胞的再生、加速伤口愈合以及伤疤细胞组织形成。
兴奋剂	cordial	这是一种兴奋剂和滋补剂。
细胞防护剂	cytophylactic	可以增加白细胞的制造（有助于防护人体免于感染）。
除臭剂	deodorant	可以遮掩或去除令人讨厌臭味。
净化剂	depurative	解毒剂，用来对抗血液或器官内的不洁杂质。
助消化药	digestive	帮助食物消化。
利尿剂	diuretic	增加泌尿器官的排泄量。
调经剂	emmenagoguic	促进以及／或者让月经周期正常。
化痰剂	expectorant	有助于去除呼吸系统中多余的黏液。
退烧药	febrifugal 或是 anti-pyretic	降低或对抗发烧症状。
杀真菌剂	fungicidal	破坏或阻碍真菌类的生长繁殖。
催乳剂	galactagoguic	增加乳汁分泌量。
泌尿生殖作用	genito-urinary	与生殖器官和泌尿系统有关的作用。
止血剂	haemostatic	止血。
肝药	hepatic	肝脏相关的疾病用药，有助强化肝脏功能。
降血糖剂	hypoglycaemic	降低血糖量。
降血压剂	hypotensive	降低高血压。
免疫力刺激剂	immunostimulant	强化人体的免疫系统功能。
杀幼虫剂	larvicidal	破坏幼虫。
泻药	laxative 或是 aperient	可以刺激肠内废物的排除。
神经镇静剂	nervine	调和并强化神经系统。
驱虫剂（体外）	parasiticidal	破坏寄生虫的繁殖，例如跳蚤和虱子。
分娩用剂	parturient	促产并减少分娩时的痛苦。
预防药	prophylactic	预防药。
肺部用药	pulmonary	治疗肺部相关疾病的药物。
兴奋剂	restorative	强化并振奋整体，包括身体和精神方面。
发红剂	rubefacient	擦在皮肤上会使皮肤表皮的血管（微血管）膨胀。
镇静剂	sedative	镇静神经系统并且降低压力。
兴奋剂	stimulant	加速并让精神和身体活泼苏醒。
健胃剂	stomachic	促进胃液分泌并且增加食欲。
发汗剂	sudorific 或者 diaphoretic	促进或增加排汗量。
滋补剂	tonic	加强或苏醒某些器官或全身，包括精神和肉体方面。
子宫疾病用药	uterine	与子宫有关的疾病。这种物质可以强化和滋补子宫。
血管收缩剂	vasoconstrictive	会让血管收缩。
血管扩张剂	vasodilating	可使血管扩张或松弛。
驱虫剂（体内）	vermifugal	可以用来破坏和驱除体内寄生虫。
创伤药	vulnerary	有助于创伤和割伤的伤口愈合。

芳疗专有名词解释

原精	absolute	（亦参见凝香体 concrete），高度浓缩的芳香物质，通常是从蜡质的凝香体用酒精萃取出来，然后用真空蒸馏法去除酒精，所留下的黏稠或半黏稠的液体，即称作原精。
芳香疗法	aromatherapy	植物精油的治疗性用法，包含使用按摩及不按摩的方式。
气场	aura	亦可代表电磁场、能量场或敏锐的身体感应，是人、动物、植物或是其他自然物质，如水或石头等物质的周身所散发出来的无形物质，通常不可由肉眼看到，然而有些人却声称可以看见气场，aura 亦是用来形容植物香气的另一种名词。
精油药疗法	aromatology	植物精油的治疗性用法，不包含使用按摩的方式。
基底油（媒介油）	base/ carrier oil	指一些植物油，例如甜杏仁或是葵花子油，可将植物精油稀释以利按摩使用。
化学类型	chemotype	同种的植物但其平均化学成分的组成不同。通常其原因是因为生长条件的不同所造成，例如土壤类型、气候条件等。然而另一种植物的化学类型又有一更为精准的专有名词称为 genotypes，是由 gene ——"基因"这个单字所衍生出来的，因为其特殊的化学成分组成是遗传来的，而与生长条件无关。
化学变异	chemovar	化学类型（chemotype）的别称，意指化学组成的多样化。
凝香体	concrete	一种高度芳香、蜡状的固体物质，是由有机溶剂所萃取出的植物芳香物质。
煎煮萃取液	decoction	由一些较坚韧的植物所萃取出的草本萃取液，例如植物的根部、树皮以及种子在水中煎煮而成。
蒸馏	distillation	一种将液体蒸发为气态，然后再将蒸汽冷却为液态的方法，是萃取植物精油最正统的方法。
脑内啡	endorphin	又称为 enkephalin, β-endorphin, casomorphin, dynorphin，是由身体细胞所分泌的一种类吗啡分子，特别是脑细胞及脊髓细胞所分泌，它能解除疼痛并提振情绪，让人感到放松以及喜悦，提升人体这种"快乐的化学物质"，亦能增强免疫力。

植物精油	essential oil	又称为芳香精油 aromatic oil、精质 essence、轻质油 ethereal oil，一种具挥发性的芳香物质，存在于具有香气的植物当中，通常是用蒸馏或是压榨方式萃取出。
压榨法	expression	一种萃取柑橘类水果植物精油的方法，这种精油存在于果皮中，而由压榨的方式萃取出来，虽然这种方法曾一度以手工来操作，然而现在几乎都以离心机器来进行萃取。
定香剂	fixative	一种低挥发度的芳香物质能够降低高挥发度香气的挥发速率，而用于芳香疗法或是香水的调制。
固定油	fixed oil	即指普通的植物油，例如橄榄油或是甜杏仁油，不像植物精油一般，并不会挥发于空气中。
分馏油	fractionated oil	指部分化学成分已经被去除掉的植物精油或植物油。
自由基	free Radicals	细胞新陈代谢所产生的不安定废弃物，能启动一连串的连锁反应，让细胞受损，可能会增加心脏疾病的危险，并引发某些癌症产生。
基因类型	genotypes	参见 chemotype 化学类型。
激素	hormone	依照传统的定义，是指一种分泌至血液中的物质，它能对身体的某处细胞产生作用，然而，修正过的定义则是指一种由身体细胞所分泌的物质（包含脑细胞），这种物质借由身体的体液扩散到另一处的身体细胞而对其产生作用，而产生作用的细胞包含近距离及远距离的部位（亦可参考 neurotransmitters，神经传导物）。
浸泡油	infused oil	又称为药草油（herbal oil）、浸软油（macerated oil）。将一些植物置于植物油中，然后微微加热直到植物中的香气物质已经渗入油中，再将植物扭压过滤，滤出的油即为浸泡油，通常浸泡油用于按摩并用来改善一些肌肤问题。
浸泡萃取液	infusion	又称为药草煎汁（tisane）、药草茶（tea），将植物置于热水中浸泡所得的汁液，具有药草本身的疗效。
软膏涂擦法 / 涂油	inunction	在肌肤上涂上油或是软膏，特别是借由不断摩擦的方式来让皮肤吸收。
神经传导物	neurotransmitters	一种脑部分泌的化学物质，会借由神经细胞传递特殊的讯息到另一个神经细胞。直到最近，激素已被定义为是一种讯息传递的物质，会将讯息传输至腺体上。而神经传导物则被传输至神经，所以神经传导物目前被视为一种脑部的激素。

芳香胶脂	oleo gum resin	一种由树或一些植物所分泌的芳香物质，包含精油成分、树胶及树脂，例如乳香（frankincense）。
芳香树脂	oleoresin	一种由树或一些植物所分泌出的天然香味物质，包含精油成分、树脂等物质，例如没药。或者也代表一种已经将精油成分移除的树脂（参见树脂质 resinoid）。
氧化	oxidation	一种物质结合氧气的化学反应，而原有物质的结构已经改变或者被破坏。
苯乙胺	PEA（phenylethylamine）	一种激发情绪的化学物质，由大脑及身体细胞所分泌，据说能让人带来温柔的感觉，特别是令人会有在"爱中"的感觉。
费洛蒙	pheromone	一种挥发性、类似激素的分泌物质，这种奇妙的气味会引发同种生物的一些反应，例如性冲动，但不是唯一的反应。
苯乙醇	phenylethylalcohol	一种令人快乐的化学物质，带有玫瑰般的香气，结构类似苯乙胺（PEA），可在巧克力、奶酪、玫瑰花水、奥图玫瑰精油以及冷媒萃取的帕图玫瑰精油（rose phytol）中发现。
植物激素	phytohormone	植物中类似人体所分泌的一些激素构造的物质。
植物疗法	phytotherapy	药草疗法的别称。
精神神经免疫学	psychoneuroimmunology	一种研究体内心灵与肉体相互关系的学问，特别是针对情绪对于身体免疫系统的影响。
蒸馏矫正精油	rectified oil	经过多次蒸馏处理的植物精油，借此移除精油中的杂质以及一些不想要的化学组成。
树脂	resin	一种由树所分泌的物质，暴露在空气中会变成固体或半凝固的状态，例如乳香脂（mastic）。
树脂质	resinoid	一种黏稠具有高度香气的物质，例如安息香，是利用有机溶剂萃取植物树脂而得。树脂质又被称为芳香树脂（oleoresins）。
协同作用	synergy	不同成分的共同和谐作用。不同成分共同作用的效果会比个别成分效果的总和来得大。
酊剂	tincture	一种由酒精浸泡植物所萃取出来的药草萃取液或香料物质。
软膏	unguent	一种具有舒缓及疗伤效果的膏药，亦指古时候（特别是古埃及、希腊及罗马时代）用油或脂为基质的香油。

植物中文名称索引

中文名称	英文名称	拉丁文名
秘鲁树脂	peru balsam	myroxylon pereirae
草夹竹桃	phlox	phlox sp.
夏威夷核果油、昆士蓝果油、澳洲坚果油	macadamia oi	macamia intergrifolial and m. ternifolia
十一画		
萝卜花	sweet rocket	hesperis matronalis
银合欢原精	mimosa absolute	acacia dealbata
黄葵	ambrette	abelmoschus moschatus
黄水仙	jonquil	narcissus, jonquilla.
黄芩	skullcap	scutellaria lateriflora
黄木犀草	mignonette	reseda odorata
黄酸模	yellow dock	rumex acetosa
琉璃苣油	borage	borago officinalis
康乃馨原精	carnation absolute	dianthus caryophyllus
曼陀罗花	datura	datura ceratocaula
接骨木花	elderflower	sambucus nigra
月见草油（晚樱草油）	evening primrose oil	oenothera biennis
晚香玉	tuberose	polianthes tuberosa
甜茴香	fennel, sweet	foeniculum vulgare
甜橙	orange, sweet	citrus sinensis
甜百里香	thyme, sweet	thymus vulgaris
梳帽卷瓣兰	hebe	hebe sp.
蛇麻草（啤酒花）	hops	humulus lupulus
常白头翁	pasque flower	pulsatilla vulgaris
野扇花	sarcococca	sarcococca confusa
雪花莲	snow drop	galanthus nivalis
堇菜	viola	viola cornuta
十二画		
葛缕子（藏茴香）	caraway	carum carvi
葵花油	sunflower oil	helianthus annus
葡萄柚	grapefruit	citrus x paradisi
葡萄子油	grapeseed oil	vitis vinifera
奥图玫瑰	rose otto	rosa centifolia and rosa damascena
葫芦巴子	fenugreek seeds	trifolium incarnatum
菖蒲	calamus	calamus l.
紫藤	wisteria	wisteria sp.
紫丁香	lilac	syringa vulgaris
紫锥花	echinacea	echinacea angustifolia
紫菀草	aster	aster sp.
黑莓叶	blackberry leaf	rubus fruticosus
黑胡椒	black pepper	piper nigrum
黑藜芦	hellebore	helleborus atrorubens
黑种草	love-in-a-mist	nigella sativa
菊花	chrysanthemum	dendranthema morifolium
喇叭水仙	daffodil	narcissus hybrida l.
番红花	crocus	crocus sativus
款冬	coltsfoot	tussilago farfara
十三画		
滨簪花	thrift	armeria vulgaris
蓝铃花	bluebell	hyacinthoides non-scripta
蓝胶尤加利	eucalyptus, blue gum	eucalyptus globulus
榄香脂	elemi	canarium commune
睡莲	water lily	nymphaea odorata
蒜	garlic	allium sativum
蒲公英	dandelion	taraxacum sect. ruderalia species
蓖麻油	castor oil	ricinus communis
酪梨油	avocado oil	persea americana
椰子油	coconut oil	cocus nucifera
瑞香	daphne	daphne odora
鼠尾草	sage	salvia officinalis
榆树皮	slippery elm	ulmus procera
十四画		
罂粟	opium poppy	papaver somniferum
蔓越莓	cranberry	vaccinium oxycoccos
榛果油	hazelnut	corylus avellana
十五画		
澳洲坚果油、夏威夷核果油、昆士蓝果油	macadamia oil	macamia intergrifolia and m. ternifolia
荨麻	nettles	urtica dioica
耧斗菜	columbine	aquilegia vulgaris
樱桃李	cherry plum	prunus cerasifera
缬草	valerian	valeriana officinalis
墨角藻	bladderwrack	fucus vesiculosus
醉鱼草	buddleia	buddleia lindleyana
樟树	camphor	cinnamomum camphora
德国洋甘菊	chamomile, german	matricaria recutica
摩洛哥洋甘菊	chamomile moroc	ormenis mixta
十六画		
颠茄	deadly nightshade	atropa belladonna
薄荷	peppermint	mentha piperata
醒目薰衣草	lavandin	lavandula x intermedia
橘	mandarin	citrus reticulata
橙花	neroli	citrus aurantium var amara
橡树苔	oakmoss absolute	evernia prunastri
橄榄油	olive oil	olea europea
十七画		
藏茴香（葛缕子）	caraway	carum carvi
繁缕	chickweed	stellaria media
穗花薰衣草	lavender, spike	lavandula latifolia
檀香木	sandalwood	santalum album
二十一画		
麝香百合	easter lily	lilium candidum

植物英文名称索引

英文名称	拉丁文名	中文名
allyssum	lobularia maritima	庭荠
almond oil	prunus amygdalis var. dulcis	杏仁油
allspice	pimenta dioica	多香果
ambrette	abelmoschus moschatus	黄葵
amyris	amyris balsamifera	西印度檀香
anemone	anemone pulsatilla	白头翁
angelica	angelica archangelica	欧白芷
aniseed	pimpinella anisum	洋茴香
apple	malus pumilamicc	苹果
apricot kernel	prunus armenica	杏核油
aster	aster sp.	紫菀草
avocado oil	persea americana	酪梨油
azalea	rhododendron luteum	金黄杜鹃
basil, french	ocimum basilicum var album	罗勒
bay	laurus nobilis	月桂、野丁香
begonias	begonia semperflorens	秋海棠
benzoin	styrax benzoe	安息香
berberis	berberis darwinii	小檗
bergamot	citrus bergamia	佛手柑
bergamot fcf	citrus bergamia	不含呋喃香豆素的佛手柑
bergenia	bergenia cordifolia	岩白菜
black-eyed-susan	thunbergia alata	多毛金光菊（立鹤花）
blackberry leaf	rubus fruticosus	黑莓叶
black pepper	piper nigrum	黑胡椒
bladderwrack	fucus vesiculosus	墨角藻
bluebell	hyacinthoides non-scripta	蓝铃花
borage	borago officinalis	琉璃苣油
broom	cytisus scoparius	金雀花
brunfelsia	brunfelsia calycina	美人襟
buddleia	buddleia lindleyana	醉鱼草
burdock	arctium lappa	牛蒡
buttercup	ranunculus japonicus thunb	金凤花
cabbage	brassica oleracea	甘蓝菜
cajeput	melaleuca leucadendron	白千层
calamus	calamus l.	菖蒲
calendula, marigold	calendula officinalis	金盏花
camellia	camellia sinensis	山茶花
campanula	campanula r.	风铃草
camphor	cinnamomum camphora	樟树
candytuft	iberis	白蜀葵
caraway	carum carvi	葛缕子（藏茴香）
cardamom	elettaria cardomomum	豆蔻

英文名称	拉丁文名	中文名
carnation absolute	dianthus caryophyllus	康乃馨原精
cascara	rhammus purshiana	药鼠李
cassia	cinnamomum cassia	桂皮（中国肉桂）
castor oil	ricinus communis	蓖麻油
cedarwood, atlas	cedrus atlantica	大西洋雪松
cedarwood, virginian	juniperus virginiana	弗吉尼亚雪松
celery	apium graveolens	芹菜
ceonothus	ceonothus impressus	加州紫丁香
chaste tree	vitex agnus castus	贞节树
chamomile, german	matricaria recutica	德国洋甘菊
chamomile moroc	ormenis mixta	摩洛哥洋甘菊
chamomile, roman	chamaemelum nobile	罗马洋甘菊
cherry plum	prunus cerasifera	樱桃李
chickweed	stellaria media	繁缕
chrysanthemum	dendranthema morifolium	菊花
cinnamon	cinnamomum zeylanicum	肉桂
citronella	cymbopogon nardus	香茅
clary sage	salvia sclarea	快乐鼠尾草
cleavers	galium aparine l.	茜草
clematis	clematis sp.	铁线莲
clove	syzygium aromaticum	丁香
coconut oil	cocus nucifera	椰子油
coltsfoot	tussilago farfara	款冬
columbine	aquilegia vulgaris	耧斗菜
coreopsis	coreopsis grandiflora	波斯菊
coriander	coriandrum sativum	芫荽
corn cockle	agrostemma githago	毒玉米
corn oil	zea mays	玉米油
costus	saussurea lappa	芸香木
cramp bark	viburnum opulus	铁夹皮
cranberry	vaccinium oxycoccos	蔓越莓
cranesbill	geranium sp.	老鹳草
crocus	crocus sativus	番红花
currant	ribes sanguenium	红醋栗花
cyclamen	cyclamen coum	兔仔花
cypress	cupressus sempervirens	丝柏
daffodil	narcissus hybrida l.	喇叭水仙
dahlia	dahlia coccinea	大理花
dandelion	taraxacum sect. ruderalia species	蒲公英

英文名称	拉丁文名	中文名
daphne	daphne odora	瑞香
datura	datura ceratocaula	曼陀罗花
deadly nightshade	atropa belladonna	颠茄
delphinium	delphinium cutorum	大飞燕草
devil's claw	harpagophytum procumbens	爪钩草
dianthus	dianthus sp.	石竹
easter lily	lilium candidum	麝香百合
echinacea	echinacea angustifolia	紫锥花
elderflower	sambucus nigra	接骨木花
elecampane, inula	inula helenium	土木香
elemi	canarium commune	榄香脂
erica	erica sp.	欧石楠
eucalyptus, blue gum	eucalyptus globulus	蓝胶尤加利
evening primrose oil	oenothera biennis	月见草油（晚樱草油）
eyebright	euphrasia officinalis	小米草
fennel, sweet	foeniculum vulgare	甜茴香
fenugreek seeds	trifolium incarnatum	葫芦巴子
feverfew	tanacetum parthenium	小白菊
fly agaric	amanita muscaria	毒蝇伞蕈
forget-me-not	myosotis symphytifolia	勿忘草
foxglove	digitalis latana	指顶花、毛地黄
frankincense	boswellia carterii	乳香
freesia	freesia sp.	较剪兰
galbanum	ferula galbanifllua	白松香
gardenia	gardenia augusta	栀子花
garlic	allium sativum	蒜
geranium	pelargonium graveolens	天竺葵
ginger	zingiber officinale	姜
ginseng	panax ginseng	人参
goat's rue	galega officinalis	山羊豆
godetia	godetia sp.	古代莃
grapefruit	citrus x paradisi	葡萄柚
grapeseed oil	vitis vinifera	葡萄子油
groundnut oil	arachis hypogaea	花生油
hazelnut	corylus avellana	榛果油
hebe	hebe sp.	梳帽卷瓣兰
helichrysum straw flower	helichrysum italicum	永久花（麦秆菊）
heliotrope	heliotropium arborescens	天芥菜
hellebore	helleborus atrorubens	黑藜芦
hemlock	conium maculatum	毒参
honeysuckle	lonicera sp.	忍冬
hops	humulus lupulus	蛇麻草（啤酒花）
horsetail	equisetum arvense	木贼
hosta	hosta ventricosa	好运竹
hyacinth	hyacinthoides non-scripta	风信子
hydrangea	hydrangea petiolaris	绣球花
hypericum, st john'swort	hypericum perforatum	圣约翰草

英文名称	拉丁文名	中文名
hyssop	hyssopus officinalis	牛膝草
impatiens	impatiens sp.	凤仙花
iris	iris stylosa	鸢尾花
japanese quince	chaenomeles, japonica	木瓜花
jasmine absolute	jasminum officinale	茉莉原精
jojoba	simmondsia chinensis	荷荷芭油
jonquil	narcissus, jonquilla.	黄水仙
juniper berry	juniperus communis	杜松子
labdanum, rock rose	cistus ladaniferus	岩蔷薇（岩玫瑰）
larkspur	consolida ambigua	飞燕草
laurel	laurus nobilis	月桂树
lavandin	lavandula x intermedia	醒目薰衣草
lavender, spike	lavandula latifolia	穗花薰衣草
lavender, true	lavandula angustifolia	真正薰衣草
lemon	citrus limon	柠檬
lemon geranium	pelargonium baume melisse	柠檬天竺葵
lemongrass, west indian	cymbopogon citratus	柠檬草
lemon verbena	aloysia triphylla	柠檬马鞭草
lilac	syringa vulgaris	紫丁香
lily of the valley	convallaria majalis	铃兰
lime	citrus aurantifolia	莱姆
linseed,flax seed	linum usitatissimum	亚麻子
lobelia	lobelia sp.	山梗菜
lonicera	lonicera fragrantissima	香忍冬
lovage	levisticum officinale	圆叶当归
love-in-a-mist	nigella sativa	黑种草
lungwort	pulmonaria officinalis	疗肺草
lupin	lupinus polyphyllus	羽扇豆
macadamia oil	macamia intergrifolia and m. ternifolia	夏威夷核果油、昆士蓝果油、澳洲坚果
magnolia	magnolia stellata	玉兰花
mandarin	citrus reticulata	橘
marjoram, sweet	origanum marjorana	马郁兰
marshmallow	althaea officinalis	药蜀葵
may chang	listea cubeba	山鸡椒
meadowsweet	filipendula ulmaria	欧洲合欢子
melissa, lemon balm	melissa officinalis	香蜂草、蜜蜂花
mignonette	reseda odorata	黄木犀草
mimosa absolute	acacia dealbata	银合欢原精
mirtle	myrtus communis	香桃木
morning glory	ipomoea hederacea	牵牛花
myrrh	commiphora myrrha	没药
narcissus	narcissus sp.	水仙
nasturtium	tropaeolum majus	金莲花
neroli	citrus aurantium var amara	橙花
nettles	urtica dioica	荨麻
nicotiana	nicotiana alata	烟草
night-scented stock	matthiola bicornis	夜香紫罗兰

英文名称	拉丁文名	中文名
nutmeg	myristica fragrans	肉豆蔻
oakmoss absolute	evernia prunastri	橡树苔
olive oil	olea europea	橄榄油
opium poppy	papaver somniferwm	罂粟
orange, sweet	citrus sinensis	甜橙
palmarosa	cymbopogon martini var. motia	玫瑰草
pansy	viola x wittrockiana	三色紫罗兰
papaya	carica papaya	木瓜
parsley	petroselinum sativum	荷兰芹、欧芹
pasque flower	pulsatilla vulgaris	常白头翁
passionflower oil	passiflora incarnata	西番莲花油
patchouli	pogostemon cablin	广藿香
peachnut oil	prunus persica	桃核仁油
peppermint	mentha piperata	薄荷
peru balsam	myroxylon pereirae	秘鲁树脂
petitgrain	citrus aurantium var. amara	苦橙叶
petunias	petunias x hybrida	牵牛花
philadelphus	philadelphus coronarius	山梅花
phlox	phlox sp.	草夹竹桃
pilewort	ranunculus ficaria	白屈菜
pine	pinus sylvestris	松
ravensara	ravensara aromatica	罗文莎叶
red clover	trifolium pratense	红三叶草
red sage	salvia miltiorrhiza	膥(红色鼠曜)
rhododendron	rhododendron racemosum	杜鹃
rhubard	rheum officinale	大黄
rock rose	cistus ladaniferus	岩蔷薇（岩玫瑰）
rose	rosa centifolia and rosa damascena	玫瑰
rose absolute	rosa centifolia and rosa damascena	玫瑰原精
rose geranium	pelargonum roseum	玫瑰天竺葵
rosemary	rosmarinus officinalis	迷迭香
rose of sharon	hibiscus syriacus	木槿
rose otto	rosa centifolia and rosa damascena	奥图玫瑰
rose phytol	rosa centifolia and rosa damascena	帕图玫瑰
rosewood	aniba rosaeodora	花梨木
rudbeckia	rudbeckia hirta	金光菊
rue	ruta graveolens	芸香
safflower oil	carthamus tinctorius	红花油
sage	salvia officinalis	鼠尾草
sandalwood	santalum album	檀香木
sarcococca	sarcococca confusa	野扇花

英文名称	拉丁文名	中文名
sarsaparilla	smilax regelii	洋菝契
sedum	sedum spectabile	佛甲草
sesame oil	seamum indicum	芝麻油
skullcap	scutellaria lateriflora	黄芩
slippery elm	ulmus procera	榆树皮
snow drop	galanthus nivalis	雪花莲
southernwood	artemisia abrotanum	苦艾
soya oil	glycine soja	大豆油
spikenard	nardostachys jatamansi	甘松
spearmint	mentha spicata	绿薄荷
spiderwort	tradescantia virginiana	鸭跖草
spiraea	spiraea sp.	绣线菊
star of bethlehem	ornithogalum umbellatum	圣星百合
sunflower oil	helianthus annus	葵花油
sweet pea	lathyrus odoratus	香豌豆
sweet rocket	hesperis matronalis	萝卜花
sweet scabious	scabiosa atropurpurea	西洋山萝卜
tagetes	tagetes patula and tagetes minuta	万寿菊
tansy	tanacetum vulgare	艾菊
tea tree	melaleuca alternifolia	茶树
thrift	armeria vulgaris	滨簪花
thyme, sweet	thymus vulgaris	甜百里香
toadstool	amanita muscaria	蛤蟆菌
tolu balsams	myroxylon balsamum	妥鲁木香脂
tuberose	polianthes tuberosa	晚香玉
tulip	tulipa sp.	郁金香
valerian	valeriana officinalis	缬草
vanilla	vanilla plantifolia	香草
verbena	lippia citriodora	马鞭草
vetiver	vetiveria zizanoides	岩兰草
vibernum	viburnum sp.	荚迷属
viola	viola cornuta	堇菜
virginia stock	malcolmia maritima	弗吉尼亚紫罗兰
wallflower	cheiranthus cheiri	香罗兰
water lily	nymphaea odorata	睡莲
wheatgerm oil	triticum vulgare	小麦胚芽油
white lily	lilium candidum	白百合
wisteria	wisteria sp.	紫藤
witch hazel	hamamelis virginiana	金镂梅
woodruff	galiwm odoratwm	车叶草（香猪殃殃）
wormwood	artemisia absinthium	洋艾
yarrow	achillea millefolium	西洋蓍草
yellow dock	rumex acetosa	黄酸模
ylang ylang	cananga odorata var. genuine	伊兰伊兰（香水树）